Dr. med. Peter Büttner

Sprechstunde Kinderarzt

Das Standardwerk

Für all die Eltern,
die täglich die schöne und
anspruchsvolle Aufgabe annehmen,
ein Kind zu erziehen.

Dr. med. Peter Büttner

Sprechstunde Kinderarzt

Das Standardwerk

Stadelmann® Verlag

Wichtiger Hinweis
Die Gedanken, Methoden und Anregungen in diesem Buch stellen die Meinung bzw. Erfahrungen des Verfassers dar. Sie wurden vom Autor nach bestem Wissen zusammengestellt und mit größtmöglicher Sorgfalt geprüft. Sie bieten jedoch keinen Ersatz für persönlichen und medizinischen Rat. Jede Leserin, jeder Leser ist für das eigene Tun und Lassen auch weiterhin selbst verantwortlich. Die hier bereitgestellten Informationen sollten niemals als alleinige Quelle für gesundheitsbezogene Entscheidungen verwendet werden. Sie dienen auch nicht als Grundlage für eigenständige Diagnosen und den Beginn, die Änderung oder Beendigung der Behandlung von Krankheiten. Behandlungsvorschläge und Medikamente sind dann aufgeführt, wenn sie einerseits einfach durchzuführen sind und sich andererseits über viele Jahre mehrfach bewährt haben.

Der Autor kann für eventuelle Nachteile oder Schäden, die aus den im Buch gegebenen praktischen Hinweisen resultieren, keine Haftung übernehmen.

Dieses Buch enthält Hinweise auf Webseiten und Bücher, auf deren Inhalt der Autor keinen Einfluss hat. Deshalb kann er für fremde Inhalte auch keinerlei Haftung übernehmen. Es ist dem Autor nicht in allen Fällen gelungen, die Verfasser der Zitate ausfindig zu machen. Sofern diese ihn aber in Kenntnis setzen, ist er selbstverständlich bemüht, den Inhaber der Rechte in künftigen Ausgaben namentlich zu nennen.

4. Auflage 2024
ISBN: 978-3-943793-77-2

Nesso 8, 87487 Wiggensbach
Fax: 0 83 70-88 96
www.stadelmann-verlag.de
E-Mail: bestellung@stadelmann-verlag.de

Umschlagmotiv: Dorothee Büttner, München
Illustrationen: Dorothee Büttner, München
Lektorat: Frauke Bahle, Freiburg
Satz: Eberl & Koesel Studio, Kempten

Die Bedeutung von Inklusion und einer geschlechtersensiblen Sprache ist für die vorliegende Arbeit zentral. Um die Lesbarkeit und das Verständnis zu fördern, wurden an einigen Stellen nicht alle grammatisch möglichen Formen verwendet, jedoch sind stets alle Geschlechter gemeint. Dies gilt auch im Hinblick auf die Vielfalt von Partnerschafts- und Familienmodellen.

Inhalt

Inhalt

Teil 2 – Beziehung und Entwicklung

Vorwort

Liebe Leserin, lieber Leser,

unsere Gesellschaft befindet sich in einem großen Wandel. Die familiären Strukturen haben sich verändert und das Wissen voriger Generationen geht allmählich verloren. Daraus ist eine enorme Unsicherheit bei Eltern im Umgang mit ihren gesunden wie kranken Kindern entstanden. Die Medienwelt ist hierbei temporär „mehr Fluch als Segen“, denn die enorme Informationsflut via Internet macht es den Eltern schwer bis unmöglich, eine klare Antwort auf ihre Fragen zu erhalten. In den Praxen der Kinder- und Jugendärzt*innen gehört es mittlerweile zum täglichen (zeitaufwändigen) „Brot“, die unterschiedlichen Infos der Eltern zu selektieren.

Im Gegensatz dazu setzt Dr. Peter Büttner – als empathischer, kompetenter Kinderarzt und dreifacher Familienvater – mit diesem Buch ein Zeichen. Der Autor hat ein hervorragendes und umfassendes Nachschlagewerk für Eltern verfasst, das im ersten Teil die häufigen Erkrankungen bei Kindern und den Umgang mit ihnen klar beschreibt. Dr. Büttner erklärt auch komplementäre Therapieverfahren, wobei er sich bei den einzelnen Krankheitsbildern auf die vier Säulen Aromatherapie, Phytotherapie, Homöopathie und Schulmedizin stützt.

Der zweite Teil befasst sich sehr wertschätzend mit dem Thema „sichere Bindung“ zwischen Eltern und Kind und Jugendlichen – mit klarem Fazit: Bindung vor Bildung (Dr. Brisch). Wie gelingt es Eltern, eine sichere Bindung zu ihrem Kind aufzubauen und umgekehrt? Feinfühligkeit, Empathie, zuverlässige Verfügbarkeit und uneingeschränkte Aufmerksamkeit seien hier genannt. Dr. Büttner beschreibt sehr achtsam häufige Konflikte im Alltag – zum Beispiel Aufräumen, Einkaufen, Einschlafen – und nennt Möglichkeiten, diese mithilfe von bindungsorientiertem Know-how zu vermeiden.

Wie kann ich die Signale meiner Kinder erkennen und richtig interpretieren? Dies bleibt eine tägliche Herausforderung. Ein kleiner Trost: Kinder spüren auch das Bemühen ihrer Eltern, was oft schon ausreicht.

Dr. Büttner trägt mit seinem Buch dazu bei, dass liebende Eltern einen sicheren Umgang mit ihren Kindern, egal ob gesund oder krank, erlernen und deswegen kann ich das Buch Eltern uneingeschränkt ans Herz legen.

Kempten im Oktober 2019

Dr. Wilhelm Rauh

Wissen gibt Sicherheit – Eltern werden kompetent

In der Praxis erhalten die Eltern eine Fülle von Informationen, die oft gar nicht alle zu merken sind. Manchmal werfen diese Informationen im Nachhinein sogar neue Fragen auf. Dieses Buch kommt dem Wunsch vieler Eltern nach, zu Hause noch einmal genauer über die jeweilige Krankheit nachlesen zu können.

In den vielen Jahren der Beratung im Rahmen meiner Tätigkeit als Kinder- und Jugendarzt sind immer wieder dieselben Themen aufgetaucht, die Eltern beunruhigen. Meist fehlte es an Wissen über die entsprechenden Krankheiten und Erziehungsfragen. Oft waren es aber einfache Antworten, die den Eltern die Sorge nahmen. Daraus entstand die Idee, die Antworten in diesem Buch kurz, prägnant und übersichtlich zusammenzufassen. So ist ein schnelles Nachschlagen möglich und das Wesentliche kann einfach erfasst werden.

Dieses Buch ist in zwei Abschnitte gegliedert:

- **Teil 1** beschäftigt sich mit der **Gesundheit** von Kindern und Jugendlichen. Hier finden sich viele Informationen über häufige Krankheiten und Krankheitszusammenhänge, über Verletzungen, das Wachstum von Kindern und Jugendlichen und über die Ernährung.
- **Teil 2** bietet unter dem Stichwort **Beziehung** eine Auswahl an Themen rund um Erziehung, Entwicklung, Verhaltensweisen, Medien usw.

Es ist eine große Aufgabe, ein Kind beim Heranwachsen zu begleiten. Oft geht es einfacher, als das im ersten Moment erscheint. Mit diesem Ratgeber möchte ich Ihnen helfen, Ihr Kind auf dem Weg in die Selbstständigkeit zu begleiten. Viele Ansprüche werden von Familie, Gesellschaft und Staat an Sie, die Eltern, gestellt und auch Sie haben viele Vorstellungen und Ideale in der Erziehung. Die Umsetzung kann daher ganz schön anstrengend sein. Aber manchmal ist es einfacher, als Sie denken. Es ist die Aufgabe von uns Kinder- und Jugendärzt*innen, Sie zu beraten, wenn Sie Fragen haben und einen Rat brauchen. Mit diesem Ratgeber möchte ich Sie in Ihrer Erziehungskompetenz unterstützen.

Unzählige Fortbildungen in Bereich Sozialpädiatrie, in Gesprächsführung (Transaktionsanalyse) und insbesondere die über 30-jährige Berufserfahrung als Kinder- und Jugendarzt bilden die Basis für dieses Buch. Niedergelassene Kinder- und Jugendärzt*innen haben eine breit gefächerte Ausbildung. Sie besitzen neben ihrer Tätigkeit in der Praxis auch eine Lotsenfunktion in allen Belangen rund um Kinder und Jugendliche. Zögern Sie nicht, um Rat und Hilfe zu bitten. Allem voran plädiere ich für eine bessere Vernetzung der Berufe – Kinderarzt, Erzieher, Lehrer, Psychologen –, denn dann profitiert das Kind.

Alle Informationen sind von mir nach bestem Wissen und Gewissen ausgesucht und zusammengestellt, ohne den Anspruch auf Vollständigkeit zu erheben. Sie basieren zum einen auf wissenschaftlichen Quellen. Ein vollständiges Verzeichnis kann auf der Internetseite des Verlages heruntergeladen werden. Zum anderen bilden Vorträge, Fortbildungen, Expertenmeinungen und nicht zuletzt meine eigenen Erfahrungen, Meinungen und Beobachtungen die Basis.

Ich habe mich bemüht, eine verständliche Sprache zu wählen, die dennoch medizinisch genau ist. Vieles ist sehr detailliert erklärt, wenn es für das Verständnis von Zusammenhängen von Vorteil sein kann. Dieses Buch soll damit auch eine klare Gegenposition zur „Fake Science" darstellen – Berichten, in denen unseriöse pseudowissenschaftliche Erkenntnisse als seröse Wissenschaft dargestellt werden (siehe Seite 323). Und nicht zuletzt bin ich fasziniert von der beeindruckenden Entwicklung, die die Kinder über die Jahre durchmachen, und dem Meisterwerk – unserem Körper – das uns die Natur geschenkt hat.

Bilden Sie ein Team mit Ihrem Arzt oder Ihrer Ärztin

Ihr Arzt braucht Ihre Mitarbeit! Sie kommen mit Ihren Fragen, Gedanken, Vorstellungen und Beobachtungen in die Praxis. Durch Zuhören und Nachfragen, durch Untersuchungen kann der Arzt zusammen mit seinem Fach- und Erfahrungswissen in den meisten Fällen eine Diagnose stellen – oder er leitet Sie an einen anderen Spezialisten weiter. Aber im weiteren Verlauf benötigt er Ihre Mitarbeit, während Sie die Therapie anwenden und Ihr Kind aufmerksam beobachten.

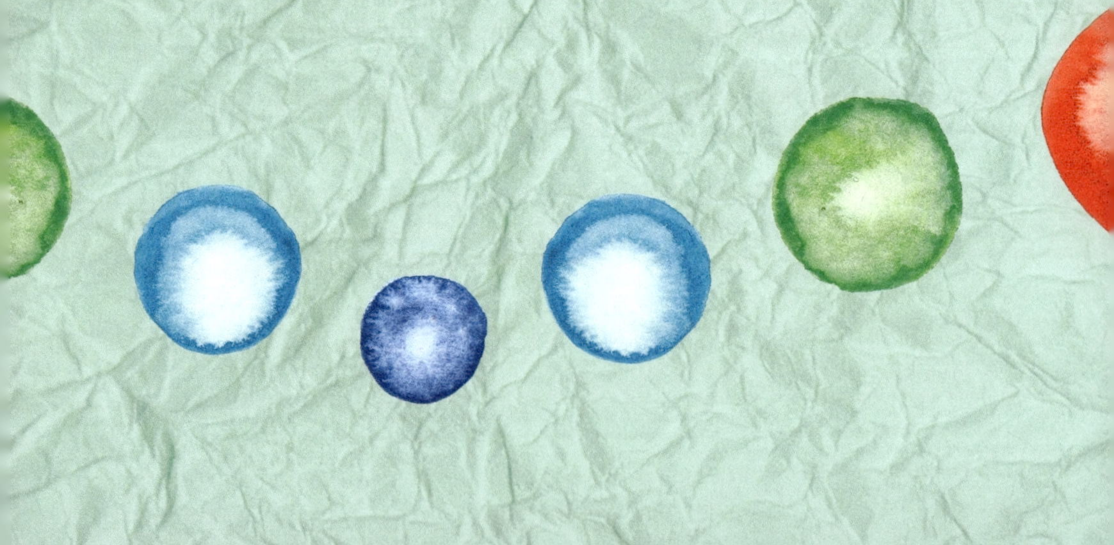

Teil 1

Was fehlt meinem Kind?

Krankheit ist kein Grund zur Panik

Krankheiten sind meist gut erklärbar

Für uns Kinder- und Jugendärzt*innen ist die Krankheit und alles, was dazugehört, meist klar – die Zusammenhänge haben wir im Lauf der Jahre wieder und wieder erklärt. Für die Eltern unserer Patient*innen ist es aber oft das erste Mal, dass sie von einer bestimmten Krankheit hören oder mit ihr konfrontiert sind. Allein der Name der Krankheit, die Diagnose, jagt manchen Eltern einen Schreck ein, vielleicht weil sie die Diagnose schon in einem anderen, unangenehmen Zusammenhang gehört haben. Möglicherweise tauchen auch eigene schmerzliche Erfahrungen auf. Die Folge: Das Problem erscheint im ersten Moment größer, als es in Wirklichkeit ist. Zum Beispiel haben viele Menschen Angst vor einer Lungenentzündung, obwohl sie heutzutage bei Kindern mit Antibiotika meist gut zu behandeln und daher eigentlich kein Grund zur Sorge ist.

Oft sind es die ganz normalen Krankheitsstadien oder die Dauer der Erkrankung, die den Eltern Anlass zur Sorge geben, obwohl sie eigentlich harmlos sind oder zum normalen Verlauf der Krankheit dazugehören (Tab. 1). Auf diese Stadien wird daher an vielen Stellen besonders eingegangen. Gleiches gilt für die normale Entwicklung, die die Kinder durchmachen, denn auch manche dieser normalen Veränderungen beunruhigt viele Eltern.

	Durchschnittlicher Verlauf	**Langer Verlauf**
Hochfieberhafter Infekt bei Kindern	3 Tage	Bis 5 (–7) Tage
Husten	3 Wochen	Bis 4 Wochen
Pseudokrupp	3 Tage	
Schnupfen	15 Tage	
Halsschmerzen	5 Tage	
Magen-Darm-Grippe	7 Tage	Bis 10 (–14) Tage
Muskelzerrung	2–3 Wochen (bei Schonung)	
Muskelkater	4 Tage	

	Durchschnittlicher Verlauf	Langer Verlauf
Bänderzerrung	2–3 Monate	
Kopfschmerzen bei Gehirnerschütterung	10 Tage	Bis 3 Wochen

Tab. 1: *Krankheiten: So lange kann es dauern*

Die unterschiedliche Lebensdauer der etwa drei Milliarden Körperzellen hilft zu verstehen, wie lange es dauern kann, bis sich Zellen nach einer Verletzung erneuern. Andererseits zeigt eine kurze Lebensdauer die hohe Verletzlichkeit der Gewebe an. So kann man sich zum Beispiel anhand der Lebensdauer von Hautzellen gut vorstellen, dass die Haut nach einer Verletzung bis zur endgültigen Heilung drei bis vier Wochen benötigt. Das lange Leben der Fettzellen ist vielleicht auch ein Grund, warum kurze Diäten keinen nachhaltigen Erfolg haben, denn die Fettzellen (Speicherzellen) lassen sich nicht so leicht aushungern (Tab. 2).

Zellart	Lebensdauer (durchschnittlich)
Leukozyten	1–5 Tage
Rote Blutkörperchen	4 Monate
Gehirnzellen	Von der Geburt bis zum Lebensende
Hautzellen	3–4 Wochen
Luftröhrenzellen	1–2 Monate
Lungenzellen	8 Tage
Herzzellen	10–20 Jahre
Leberzellen	6–12 Monate
Dickdarmzellen	3–4 Tage
Dünndarmzellen	2–4 Tage
Fettzellen	8 Jahre!

Tab. 2: *Wie lange leben Körperzellen?*

Bei der Beschreibung der Krankheiten und Gesundheitsstörungen habe ich versucht, Wesentliches und Wichtiges auf den Punkt zu bringen, auf Basis eines soliden Fach- und Erfahrungswissens. Es finden sich auch viele Faustregeln als ungefähre Anhaltspunkte, die es Ihnen einfacher machen sollen, Krankheiten, Verhaltensweisen oder sonstige auftretende Probleme einzuordnen. Dennoch: Der individuelle Verlauf kann zum Teil erheblich abweichen.

Krankheitserreger – Viren, Bakterien, Pilze?

Für die Diagnose und die Therapie, aber auch für die Vorbeugung ist es wichtig zu wissen, von welchem Krankheitserreger eine Krankheit ausgelöst wird. Die meisten Erreger hierzulande gehören einem von drei Typen an: Viren, Bakterien und Pilze. Ob die Kinder bei Kontakt mit einem Krankheitserreger tatsächlich krank werden, hängt aber von weiteren Faktoren ab, zum Beispiel von ihrem Immunsystem, ihrer Konstitution oder der Jahreszeit.

Virusinfektionen machen den größten Anteil aller infektiösen Erkrankungen bei Kindern und Jugendlichen aus. Mit den allermeisten Virusinfektionen kommt der Körper gut zurecht. Bei einer Virusinfektion nützt die Behandlung mit einem Antibiotikum in der Regel *nicht*. Allerdings gibt es wenige Ausnahmen, wie zum Beispiel Infektionen mit bestimmten Herpes- oder Hepatitisviren. Bestimmte Virusinfekte verursachen teils schwere Erkrankungen, jedoch ist es gelungen, Impfstoffe gegen viele dieser Erreger herzustellen (z. B. Kinderlähmung, Mumps, Masern, Röteln; siehe Seite 268). Bei etwa 10 – 15 % der viralen Infektionen entwickelt sich in der Folge eine bakterielle Infektion.

Viren umgeben uns in einer unvorstellbar großen Menge. Die meisten sind für uns Menschen ungefährlich, unser Erbgut besteht sogar zu 47 % aus Virusbestandteilen. Allein 1 ml Meerwasser enthält 100 Millionen, 1 ml Speichel 25 Millionen Viren. Eine Zelle, die von einem Virus befallen wird, produziert etwa 100 neue Viren.

Bakterielle Infektionen (eitrige Infektionen) kommen seltener vor. Wie auch bei den viralen Infektionen sind starke jahreszeitliche und auch wetterbedingte Schwankungen zu beobachten. Üblicherweise bei Kindern und Jugendlichen vorkommende eitrige Infektionen, wie zum Beispiel eitrige Bronchitis, Streptokokkenerkrankungen und Lungenentzündungen, sprechen gut auf Antibiotika an. Leichtere bakterielle Infektionen kann der Körper sehr gut selber bekämpfen. Bakterien produzieren häufig Gifte. Diese sind der Grund dafür, warum der Körper bei bakteriellen Infektionen so geschwächt ist.

Antibiotika

Es gibt Krankheiten, bei denen Antibiotika unverzichtbar sind und einen wirklichen Segen für die Gesundheit unserer Kinder bedeuten. Kinder- und Jugendärzt*innen verordnen Antibiotika aufgrund ihrer Ausbildung sparsamer bei Kindern und Jugendlichen als Kolleg*innen anderer Fachgruppen. Dies aus gutem Grund: So ist beispielsweise bekannt, dass die Einnahme von Antibiotika in den ersten sechs Monaten das Risiko für allergische Erkrankungen steigert. Auch das Auftreten einer Zöliakie oder einer chronisch entzündlichen Darmerkrankung kann durch Antibiotikagabe gefördert werden.

Pilzinfektionen kennen die meisten Menschen als oberflächliche Infektionen der Haut. Sie sind mit entsprechenden Salben gut zu behandeln. Schwere innerliche Infektionen mit Pilzen sind bei Kindern und Jugendliche eine Ausnahme.

Umweltbedingungen und Jahreszeiten

Bekannt für eine „Schnupfennase" und Husten aufgrund von Virusinfektionen sind Frühjahr und Herbst. Auch die typische Zeit der Grippewelle zwischen Dezember und Februar kennen alle. Die Ursache ist unter anderem, dass wir uns in dieser Zeit häufiger in geschlossenen Räumen mit vielen Menschen aufhalten. Paradebeispiel: Kinderkrippen, Kindergärten und Schulen. Hinzu kommt ein sinkender Vitamin-D-Spiegel wegen der fehlenden Sonne (siehe Seite 314).

Darüber hinaus sind bei einem Wetterumschwung gehäuft Ohrenschmerzen zu beobachten, vermutlich ist es die Veränderung des Luftdrucks im Zusammenhang mit einer verengten Eustachischen Röhre (siehe Seite 74). In Phasen mit stabilem Hochdruck mit einer lang anhaltenden Wärme- oder Kälteperiode treten gehäuft eitrige Infektionen auf. Die lange „dunkle" Periode, vor allem Dezember bis März, ist bekannt für wiederkehrende Infekte unterschiedlichster Art.

Krankheiten kommen meist zur falschen Zeit

Das gesellschaftliche Vorbild: Alles muss perfekt sein, alles wird größer, schöner, schneller und billig, 24/7 – immer erreichbar, Mausklick-bestellt-geliefert … Da hat Krankheit keinen Platz.

Die meisten Krankheiten sind lästig und kommen zur Unzeit, manche hinterlassen Spuren und wenige zwingen zu deutlichen und schmerzhaften Einschnitten. Aber viele Menschen sagen auch, durch die Krankheit etwas gelernt oder eine Erkenntnis gewonnen zu haben. Manche Kinder können nach einer Krankheit etwas, das sie vorher nicht konnten, sie wirken irgendwie reifer.

Aus medizinischer Sicht sind einige Krankheiten unvermeidbar, zum Beispiel Infekte beim Eintritt in Kinderkrippe und Kindergarten. Dabei setzt sich der Körper mit der Umwelt auseinander und trainiert das Immunsystem. Auch an den vielen kleinen Verletzungen und Stürzen, vor allem bei Kleinkindern, führt kein Weg vorbei. Auf diese Weise lernt das Gehirn die Umwelt und lauernde Gefahren kennen.

Wichtig ist, wie man mit den Krankheiten und Verletzungen umgeht. Zwei Faktoren sind wesentlich: das elterlichen Vorbild (und evtl. der älteren Geschwister) und die emotionale Veranlagung des Kindes.

Kindern lernen von den Eltern

Reagieren Sie als Eltern gelassen bei hohem Fieber oder einer blutenden Knieverletzung, dann wird auch Ihr Kind gelassen bleiben. Wirkt Ihr Blick sorgenvoll oder klingt Ihre Stimme ängstlich, dann wird sich Ihr Kind echte Sorgen um seine Gesundheit machen, vielleicht sogar Angst spüren.

Ihr Kind hat zunächst mit Krankheit, Verletzung und Schmerzen kaum eigene Lebenserfahrung und benötigt Hilfe, um die Schwere richtig einzuordnen, die passenden Worte zu finden und mit der Situation richtig umzugehen. Die Möglichkeit, die eigene Krankheit mit dem Verstand zu analysieren, entwickelt sich erst im Laufe vieler Jahre. Das kann bedeuten, dass Kinder die Angst womöglich noch viel tiefer und lebensbedrohlicher empfinden als wir Erwachsenen.

Sieht das Kind, dass Mama und Papa, die „allwissenden Eltern", immer irgendwie eine Lösung finden, dann empfindet es Sicherheit und Zuversicht: Alles wird gut! Das Kind erlebt: „Wenn es mir schlecht geht, dann sind Menschen da, die sich liebevoll um mich kümmern, denen ich wichtig bin."

Gelingt es Ihnen als Eltern, der Krankheit etwas Positives abzugewinnen, zum Beispiel indem sie die Zeit der Ruhe und Genesung als Geschenk bezeichnen, dann ist das für Ihr Kind eine gute Hilfe, die Krankheit besser zu verarbeiten.

Emotionale Veranlagung des Kindes

Kinder verhalten sich generell sehr unterschiedlich, so auch bei Schmerzen und Verletzungen. Die einen benötigen bei jedem kleinen Kratzer Trost, die anderen stürzen auf Kopf und Nase und rennen danach los, als wäre nichts geschehen. Wie Sie als Eltern auf Krankheiten und Verletzungen reagieren sollten, richtet sich daher auch nach dem Bedürfnis des Kindes. Wer Trost und Zuwendung benötigt, bekommt sie auch.

Das können Sie tun

- Oft ist es sinnvoll, den Selbstheilungskräften zunächst die Arbeit zu überlassen und die so entstandene „erzwungene" Pause und das Durcheinander erst einmal anzunehmen. Mit der Zeit entwickeln sich Lösungsideen und neue Möglichkeiten tun sich auf.
- Bei Krankheit ergibt sich häufig die Möglichkeit für Zuwendung, Kontakt, Gespräche und gemeinsame Zeit.
- Auf jedem Fall beschleunigt es die Heilung, wenn Sie Ihrem Kind Zuversicht vermitteln können.
- Positive Gedanken helfen: „Ich darf Pause machen!", „Ich muss nichts für die Schule lernen!", „Ich darf mich verwöhnen lassen!", „Das ist eine geschenkte Zeit!", „Ich kann Sachen machen, für die ich nie Zeit habe."
- Auch Fragen helfen: „Was kann ich durch die Krankheit lernen?", „Will mir mein Körper damit etwas sagen?"
- Krankheiten eröffnen dem Gehirn die Möglichkeit, neue und kreative Gedanken zu entwickeln.

Reiseapotheke

Was ins Reisegepäck gehört, hängt von vielen Faktoren ab, beispielsweise von dem Urlaubsziel, der Dauer, der Jahreszeit, Anzahl und Alter der Kinder und von den besonderen Bedürfnisse der einzelnen Familienmitgliedern. Wenn ein Kind zum Beispiel oft eine Augenentzündung hat, dann gehören Augentropfen ins Gepäck, bei empfindlicher Haut die entsprechenden Cremes. Im Folgenden sind Beispiele für Medikamente genannt, die sinnvollerweise in die Reiseapotheke gehören. Die Auflistung ist an die Empfehlung des Centrums für Reisemedizin angelehnt (www.crm.de).

Immer dabei:

- Schmerz- und Fiebermittel: Ibuprofen Saft/Tabletten und/oder Paracetamol Saft/Zäpfchen/Tabletten
- Erbrechen und Übelkeit: MCP-Tropfen (ab 2 Jahren) oder Vomex Zäfchen/Saft (ab 3 Jahren)
- Desinfektionsmittel: Octenisept Spray
- Desinfektionssalbe: Bepanthen Antisept Creme oder Jodsalbe
- Pflaster, elastische Bandage/Binde
- Wundcreme: zum Beispiel Cistrosencreme von Stadelmann, Rosatum Heilsalbe von Wala, Calendula Creme von Weleda, Bepanthen Wund- und Heilsalbe

Kurze Reisen:

- Pinzette, Schere, Einmalhandschuhe
- Sonnenbrand: Wund- und Brandgel von Wala oder Fenistil Gel (siehe Seite 190)
- Lippenherpes: Melissenbalsam von Stadelmann oder Aciclovir Creme
- Nasentropfen: Nasivin (auf die Altersdosierung achten – siehe Seite 112)
- Augentropfen: Euphrasia, ggf. Ofloxacin (Antibiotikum)
- Ekzem: entsprechende Pflegecreme und Kortison Creme, falls es einen Schub gibt (siehe Seite 177 – 179)
- Juckreizblocker:
  - Innerlich: Desloratadin Saft/Tabletten oder Cetirizin Saft/Tabletten
  - Äußerlich: Wund- und Brandgel von Wala oder Fenistil Gel

Flugreisen – Handgepäck:

- Einen Teil der Medikamente ins Handgepäck nehmen, falls es Probleme mit dem Koffer gibt.
- Medikamente für Kinder, ebenso Schmerzmittel.

Besondere Reiseziele:

- Durchfallblocker: Loperamid (ab 2 Jahren) – nur kurzzeitig anwenden (siehe Seite 141).
- Elektrolytlösung:
  - Apfelsaft 1:1 verdünnt mit Wasser für die ersten Stunden.
  - Oralpädon oder Elotrans (einige Beutel).
- Mückenschutz: Sehr effektiv bei gefährlichen Mücken sind:
  - Anti Brumm Forte (ab 3 Jahren) oder Nobite Hautspray (ab 1 Jahr): mit DEET.
  - Autan Protection Plus Multi Insektenschutz (ab 2 Jahren), Doctan Classic Spray Lotion (ab 2 Jahren): mit Icaridin.
  - Anti Brumm Naturel (ab 1 Jahr) oder Zedan Natürlicher Insektenschutz (keine Altersangabe): beide mit natürlichem Wirkstoff aus Zitroneneukalyptusöl.
  - Ream Quartett Anti Mücke Hautspray (keine Altersangabe): mit EBAAP, bei empfindlicher Haut, wirkt weniger lang.
  - Mückennetz
- Malariaschutz: Infos zu Tabletten und anderen Maßnahmen wie Moskitonetz finden sich auf der Seite der Deutschen Gesellschaft für Tropenmedizin, Reisemedizin und Globale Gesundheit e.V. (www.dtg.org).

Besondere Medikamente:

- Dafür benötigen Sie ein Attest vom Arzt: zum Beispiel für Methylphenidat, Elvanse oder andere Medikamente, die auf speziellen Betäubungsmittel-Rezeptformularen verordnet werden.

Tipps für den Aufenthalt in Ländern mit eingeschränkter Hygiene:

- Fürs Essen gilt: „Schäle es, koche es oder vergiss es!"
- Trinken: Wasser nur aus original verschlossenen Flaschen, auch zum Zähneputzen.
- Handhygiene ernst nehmen.

> *Informieren Sie sich vor Antritt der Reise, welche Impfungen sinnvoll sind, ob und wie Sie sich und Ihr Kind vor Insekten und anderen (giftigen) Tieren schützen müssen. Informationen finden Sie unter anderem im Internet unter: www.auswaertiges-amt.de oder www.dtg.org, www.tropeninstitut.de.*

Therapieverfahren: Kinderheilkunde ist mehr als Schulmedizin

Der Pfarrer Sebastian Kneipp gilt als Begründer der klassischen Naturheilverfahren (siehe Seite 33). Dazu zählen die Phytotherapie (Pflanzenheilkunde), Hydro- und Balneotherapie (Wasseranwendungen), Bewegungstherapie, Ernährungstherapie (gesunde Ernährung und spezielle Diäten) und die Ordnungstherapie (Strukturierung des Tagesablaufs und der Gedanken). Im erweiterten Sinn gehören auch Saunagänge dazu.

Im Bereich Alternativmedizin sind weitere Methoden eingeordnet, etwa Akupunktur, anthroposophische Medizin, ayurvedische Medizin, Aromatherapie, Bachblütentherapie, Homöopathie und TCM (traditionelle chinesische Medizin). Man spricht heute von komplementärer Medizin, um anzudeuten, dass es sich um Maßnahmen oder Methoden handelt, die zusätzlich zur konventionellen Medizin angewendet werden – nicht als deren vollständiger Ersatz.

Der Schwerpunkt der Empfehlungen in diesem Buch liegt auf der Pflanzenheilkunde, der Aromatherapie und der Homöopathie. Diese Therapierichtungen werden im Folgenden etwas genauer erklärt. Weitere komplementäre Heilmethoden werden im Anschluss daran kurz in alphabetischer Reihenfolge dargestellt.

> *Wenn Sie sich für eine Heilmethode entscheiden, vergewissern Sie sich, dass der von Ihnen gewählte Therapeut eine entsprechende Ausbildung vorweisen kann.*

Aromatherapie

Die Aromatherapie ist eine Unterform der Phytotherapie (Pflanzenheilkunde). Zur Anwendung kommen ätherische Öle, Pflanzenwässer (Hydrolate) und native fette Pflanzenöle.

Pflanzen produzieren Duftstoffe in Form von ätherischen Ölen. Dabei verfolgen sie mehrere Ziele: Sie locken Insekten zur Bestäubung an, schützen sich vor

Tieren, kommunizieren mit anderen Pflanzen, schützen sich vor Sonnenbrand und vieles mehr. Die mittels Wasserdampfdestillation gewonnenen ätherischen Öle sind hochkonzentrierte Pflanzenwirkstoffe, die unter anderem eine antibiotische, immunstimulierende, beruhigende, krampflösende und wundheilende Wirkung besitzen.

Duftstoffe werden vom Riechnerv wahrgenommen. Von dort gelangt die Information direkt in das limbische System im Gehirn und dann weiter in verschiedene andere Bereiche, wie zum Beispiel Amygdala, Hippocampus, Hypothalamus, Hypophyse. Regionen, die für das Gedächtnis zuständig sind, werden ebenso angeregt wie Bereiche, die die Ausschüttung von Botenstoffen im Gehirn und von Hormonen regulieren. Das erklärt gut, warum Duftstoffe eine direkte Wirkung entfalten: auf die Stimmung, auf Emotionen und auf das körperliche Befinden und damit auch auf unser Verhalten.

Bei Anwendungen auf der Haut wirkt zum einen der Duftstoff, der über die Haut in die Blutbahn gelangt, zum anderen die Berührung der Haut (über Einreibungen, Auflagen, Wickel usw.). „Jede Berührung der Haut aktiviert unser zentrales Nervensystem und veranlasst dieses, Hormone und Botenstoffe freizusetzen", so Ingeborg Stadelmann in ihrem Buch *Aromapflege* (siehe Anhang). Das Ziel aus therapeutischer Sicht ist, mit einer Aromatherapie die Selbstheilungskräfte des Körpers anzuregen. Das Wohlgefühl bei der Anwendung, zum Beispiel beim Einreiben oder Einmassieren, ist ein willkommener Nebeneffekt.

Da Säuglinge und Kleinkinder besonders empfindliche Nasen haben, ist es ratsam, ätherische Öle in diesem Alter bewusst vorsichtig zu verwenden. Das gilt auch für die Anwendung stark duftender Cremes oder Badezusätze in der Babypflege, die verwendet werden, damit das Baby „gut riecht". Hier ist es zudem wichtig zu wissen, dass in der Kosmetikindustrie meist synthetische Duftstoffe verwendet werden.

Unverdünnte reine ätherische Öle dürfen niemals in die Nase eines Kleinkindes gelangen und auch nicht an den Naseneingängen aufgetragen werden. Grundsätzlich werden ätherische Öle immer nur verdünnt angewendet. Auch bei diesen hochwirksamen, duftenden Vielstoffgemischen der Pflanzen ist Fachkompetenz gefragt, denn einige dürfen bei Kindern überhaupt nicht zum Einsatz kommen, wie zum Beispiel Kampfer oder stark kampferhaltige Öle. Wenn Sie auf Nummer sicher gehen möchten, verwenden Sie Fertigprodukte aus der Apotheke, die meist als Naturkosmetikprodukte zur Selbstpflege im Handel sind.

Am sichersten in der Anwendung sind fertige Aromamischungen, zum Beispiel von Stadelmann. Hier wird bereits bei der Zubereitung darauf geachtet, dass die Mittel für Kinder geeignet sind. Sind höhere Dosierungen erforderlich, kann Ihr Arzt auch Aromamischungen auf Privatrezept aufschreiben.

Hydrolate

Hydrolate (Pflanzenwässer) sind einfach und unkritisch in der Anwendung, Ihr pH-Wert liegt meist zwischen 4,5 und 5,0 – also optimal zur Hautpflege. Hauptbestandteile sind Wasser und wasserlösliche Wirkstoffe (bis zu 99 %), daher sind Hydrolate gut verträglich. Die zart duftenden Pflanzenwässer kühlen, pflegen und ziehen schnell in die Haut ein.

Pflanzenheilkunde

Die Behandlung von Krankheiten mit Pflanzen, die Pflanzenheilkunde oder Phytotherapie, gehört zu den ältesten Therapiemethoden der Menschheit. Und nicht nur der Menschheit: Auch Tiere scheinen die heilende Wirkung von Pflanzen zu kennen, denn bei bestimmten Erkrankungen fressen sie gezielt Heilpflanzen.

Berühmte Namen von Gelehrten der Vergangenheit sind unter anderem Hippokrates von Kos (um 460 – 370 v. Chr.), Hildegard von Bingen (um 1098 – 1179) und Sebastian Kneipp (1821 – 1897). Aber auch die moderne Wissenschaft beschäftigt sich mit der Erforschung von Heilpflanzen.

Verschiedene Expertengremien haben in den vergangenen Jahrzehnten die Forschungsergebnisse gesammelt und bewertet. In Deutschland war dies die Kommission E. Seit 1989 befasst sich die ESCOP (European Scientific Cooperative on Phytotherapy) auf europäischer Ebene mit den wissenschaftlichen Studien zur Phytotherapie. Das Ergebnis sind die sogenannten Monografien: Dies sind Beschreibungen von Heilpflanzen und ihren wissenschaftlich anerkannten Wirkungen. Auch viele traditionelle Heilpflanzen besitzen eine Monografie, etwa Kamille, Fenchel oder Ringelblume. Einen Überblick über Heilpflanzen und ihre Anwendung findet sich auf www.arzneipflanzenlexikon.de.

Auch bereichert das Wissen der Traditionellen Chinesischen Medizin (TCM) und die indische Heilkunst Ayurveda die Möglichkeiten der Behandlung mit Heilkräutern. Bekannt ist die Anwendung in Form von Tees, Wickeln, Salben, Bädern usw.

Pflanzliche Arzneimittel und Heilkräutertees

Viele pflanzliche Arzneimittel für die Behandlung der unterschiedlichsten Erkrankungen sind auf dem Markt. Sie haben gegenüber Heilkräutertees den Vorteil, dass der Gehalt an arzneilich wirksamen Bestandteilen immer gleich ist. Diese Medikamente werden altersabhängig dosiert. Angaben finden sich im Beipackzettel und in vielen Fällen auch direkt auf der Flasche. Dennoch sind Heilkräutertees eine günstige, leicht herzustellende und wirksame Alternative – in Form loser Kräuter in Bioqualität, nicht als Teebeutel vom Discounter.

Homöopathie

Vor etwa 200 Jahren machte Samuel Hahnemann (1755 – 1843) eine erstaunliche Entdeckung: Verdünnte er Stoffe aus der Natur nach einem bestimmten Prinzip, ließen sich mit diesen Verdünnungen Krankheiten lindern oder heilen. Als Ausgangsstoffe für seine Heilmittel dienten Pflanzen, tierische Materialien, Mineralien, Krankheitserregern usw.

Die Art der Verdünnung in der Homöopathie nennt sich Potenzierung. Bei uns am gebräuchlichsten sind D- und C-Potenzen. D besagt, dass die Ausgangssubstanz in Zehnerschritten verdünnt wird: Es wird eine Verdünnung 1:10 hergestellt, dieser wird erneut 1:10 verdünnt usw. Die Zahl gibt die Anzahl der Verdünnungsschritte an. Bei C-Potenzen sind es Hunderterschritte.

Das Prinzip, nach dem Hahnemann das passende Arzneimittel wählte, nannte er: Ähnliches mit Ähnlichem behandeln. Das heißt: Ein Wirkstoff wirkt in seiner verdünnten (potenzierten) Form genau gegen die Krankheitssymptome, die der Wirkstoff unverdünnt beim Gesunden auslösen würde. Bekommt beispielsweise eine gesunde Person bei Einnahme von unverdünnter Belladonna (Tollkirsche) ein rotes Gesicht, Unruhe, einen Schweißausbruch und einen schnellen Puls, dann kann Belladonna in potenzierter Form bei einem Kranken genau diese Symptome lindern oder heilen.

Zahlreiche wissenschaftliche Nachweise für die Wirkung der Homöopathie liegen vor. Für die Herstellung homöopathischer Arzneimittel sind nur sehr geringe Mengen des jeweiligen Stoffes nötig, deshalb ist die Methode sehr naturschonend. Die Anwendung erfolgt über Globuli und Lösungen.

Da ich eine Ausbildung in klassischer Homöopathie habe, wende ich homöopathische Arzneimittel seit vielen Jahren in der Praxis bei akuten und chronischen Erkrankungen und psychischen Belastungen an. Homöopathische Mittel eignen sich auch hervorragend als Ergänzung und Unterstützung der schulmedizinischen Behandlung. Gute Bücher wurden zu dem Thema verfasst (siehe Anhang).

Komplexmittel: bewährte Wirkstoffe kombiniert

Homöopathische Komplexmittel enthalten eine Kombination aus mehreren Einzelmitteln, die sich in ihrer Wirkung ergänzen sollen. Sie sind besonders einfach anzuwenden, da das Anwendungsgebiet angegeben ist und so die Suche nach dem geeigneten Einzelmittel entfällt. Im Abschnitt „Homöopathie" finden Sie geeignete Komplexmittel zusammen mit Vorschlägen, wie Sie das Mittel am besten anwenden. Im Einzelfall und nach Rücksprachen mit Ihrem Kinder- und Jugendarzt kann aber auch ein anderer Einnahmemodus sinnvoll sein.

Einzelmittel: Die Klassiker der Homöopathie

Die Auswahl der Einzelmittel basiert auf meiner Erfahrung und den Angaben in der Literatur (siehe Anhang). Bei der Beschreibung der Mittel werden als Erstes typische Krankheitszeichen genannt (z.B. trockener Husten). Es folgen die Umstände, unter denen sich die Symptome bessern (z.B. besser durch kalte Luft) bzw. verschlechtern (z.B. schlechter durch warme Getränke). Schließlich folgen typische emotionale Zeichen, die häufig zu beobachten sind (z.B. ängstlich, reizbar).

Die aufgeführten Symptome sind jeweils charakteristisch für das homöopathische Mittel. Es müssen aber nicht alle zutreffen. Schon wenn Sie eines dieser Symptome an Ihrem Sohn oder Ihrer Tochter erkennen, können Sie das Mittel geben. Die Wahrscheinlichkeit, dass das Mittel wirkt, nimmt jedoch zu, wenn mehrere charakteristische Symptome zu beobachten sind. Es wird immer nur ein Einzelmittel gegeben.

Bei der Anwendung homöopathischer Arzneimittel ist in erster Linie das Mittel (z.B. Arnica) entscheidend und nicht die Potenz (z.B. D6 oder C30). Auch die Menge der Globuli ist nicht entscheidend – es macht keinen Unterschied in der Wirkung, ob Sie ein oder fünf Globuli geben. Da es beim Herstellungsprozess vorkommen kann, dass einzelne Globuli zufällig nicht mit dem Arzneimittel benetzt werden, empfiehlt es sich jedoch, drei bis fünf Globuli zu geben.

Im Buch werden überwiegend homöopathische Mittel in der Potenz C30 genannt, da sich diese Potenz besonders bewährt hat. Üblicherweise nimmt man Globuli in dieser Potenz nur einmal. Bei Bedarf kann man die Gabe an den folgenden drei Tagen wiederholen. Wenn Sie Mittel in den Potenzen D4 bis D12 oder C4 bis C12 zu Hause haben oder die Apotheke nur diese vorrätig hat, dann wenden Sie diese Potenzen an. Sie werden meist mehrfach täglich angewendet (siehe Seite 37).

Konstitutionelle Behandlung

Wenn sich eine Krankheit über lange Zeit hinzieht oder die Erkrankung chronisch geworden ist, empfiehlt sich eine konstitutionelle Behandlung. Sie bezieht körperliche, geistige und seelische Aspekte ein, die in einem ausführlichen Gespräch erfasst werden. Eine konstitutionelle Behandlung erfordert Wissen und Erfahrung, sodass sie von einem in klassischer Homöopathie ausgebildeten Arzt oder Therapeuten angeleitet werden sollte.

Weitere komplementäre Therapieverfahren

Akupunktur

Die Akupunktur ist ein sehr altes Verfahren, in China wurde es bereits vor 4000 Jahren erwähnt. Die Akupunktur ist Teil der traditionellen chinesischen Medizin (TCM). Durch die Stimulation bestimmter Punkte an der Körperoberfläche mit speziellen Nadeln lässt sich gezielt die Eigenregulation des Körpers aktivieren. Diese Akupunkturpunkte sind jeweils einem bestimmten Organsystem zugeordnet und befinden sich auf den Meridianen oder Leitbahnen, in denen gemäß TCM die Lebensenergie fließt.

Eine Wirkung auf die Nerven, auf das vegetative System und auf die hormonelle Steuerung konnte nachgewiesen werden. Akupunktur zeigt vor allem bei chronischen Schmerzen, psychosomatischen Erkrankungen und zur Verbesserung von Organfunktionen überzeugende Wirkungen. Besonders bei Erwachsenen findet sie häufig Anwendung. Auch für ältere Kinder und Jugendliche, die keine Angst mehr vor Nadeln haben, kann sie eine wertvolle Therapie darstellen (z. B. bei Migräne, Einnässen). Bei kleinen Kindern eignet sich naturgemäß die nadelfreie Akupressur besser.

Anthroposophische Therapie

Begründet wurden die Anthroposophie und die anthroposophische Medizin von Rudolph Steiner (1861 – 1925). Eine Kernaussage ist: Jeder Mensch ist einzigartig und soll sich in seinen Fähigkeiten voll entfalten können. Als Unterstützung dient die Aufmerksamkeit auf die innere Bewusstheit und das Bewusstwerden der Umwelt, die uns umgibt. Die Konzepte der Anthroposophie betreffen weite Teile des Lebens: Erziehung (Waldorfpädagogik in Schulen und Kindergärten), Bewegungselemente (Eurhythmie), Ernährung und Landwirtschaft (Demeter) sowie Medizin (anthroposophische Medizin).

Die anthroposophische Medizin erweitert die naturwissenschaftliche ebenso wie die naturheilkundlich orientierte Medizin um geisteswissenschaftlich-spirituelle Aspekte. Ziel der Therapie ist es, die Selbstheilungskräfte des Körpers auf mehreren Ebenen anzuregen, dabei gelten auch nicht medikamentöse Therapieformen als wichtige Bestandteile.

Zur medikamentösen Therapie finden Mischungen aus homöopathischen Einzelmitteln (Komplexmittel) Anwendung. Die verwendeten Heilpflanzen werden nach den Grundsätzen der biologisch-dynamischen Landwirtschaft angebaut oder als Wildkräuter gesammelt. Die Herstellung von Pflanzenextrakten ohne Konservierungsstoffe gelingt durch regelmäßiges Umrühren und den Wechsel aus Wärme und Kälte (= rhythmische Prozesse).

Zur nicht medikamentösen Therapie gehören:

- Bäder, Wickel, Auflagen, rhythmische Massagen
- Kunsttherapie
- Heileurhythmie (eine Bewegungskunst, die mit den Elementen Sprache und Musik arbeitet, 1913 von Steiner entwickelt)
- Psychotherapie

Die anthroposophische Medizin wird in einigen Kliniken und von vielen Ärzten und Heilpraktikern angewendet und hat eine große Anhängerschaft.

Ayurvedische Medizin

Die Wurzeln der ayurvedischen Medizin reichen mehr als 3000 Jahre zurück und liegen im Nordwesten Indiens. Nach der ayurvedischen Medizin bestehen alle Dinge im Kosmos aus den fünf Grundelementen: Raum (= Äther), Luft, Wasser, Feuer, Erde. Aus diesen Elementen sind die drei Doschas aufgebaut. Diese beeinflussen den Körperbau und die Funktionsweise des Körpers und können, wenn sie nicht im Gleichgewicht stehen, potenziell krank machen:

- Vata aus Äther und Luft
- Pitta aus Feuer und Wasser
- Kapha aus Wasser und Erde

Die Grundkonstitution jedes Menschen wird bestimmt durch die individuelle Zusammensetzung der Doschas. Bei Krankheit sind ein oder mehrere Doschas vermehrt, verunreinigt oder verringert. Daher haben therapeutische Maßnahmen im Ayurveda zum Ziel, die Doschas zu harmonisieren und das individuelle Gleichgewicht zu erhalten oder wiederherzustellen. Zahlreiche Studien zum Wirksamkeitsnachweis der ayurvedischen Medizin liegen vor.

Bachblüten

Diese Therapieform ist benannt nach Dr. Edward Bach (1886 – 1936). Seine Vermutung war es, dass jede Krankheit auf einer Störung des seelischen Gleichgewichts beruht. Er definierte 38 seelische Befindlichkeiten, die sich negativ auswirken können. Darunter finden sich unter anderem Angst, Unsicherheit, Überempfindlichkeit, Mutlosigkeit, Verzweiflung, Erschöpfung, gedanklicher Rückzug in die Vergangenheit und übermäßige Sorge um andere Menschen. Als Therapie werden Essenzen aus Blüten, eingebracht in Quellwasser, eingesetzt, um diese Zustände zu harmonisieren. Die Therapie wird seit etwa 1930 angewendet.

Bachblüten werden von vielen Menschen eingenommen, die sich durch deren Wirkung unterstützt fühlen. Besonders beliebt sind die Notfalltropfen nach Dr. Bach, die in Stress- und Notsituationen emotional stabilisierend wirken sollen.

Bioresonanztherapie oder biophysikalische Informationstherapie

Der Physiker Ludger Mersmann stellte die Methode 1971 vor und ein Jahr später begann der Arzt Franz Morell sie unter dem Namen Mora-Therapie anzuwenden. Der Name Bioresonanztherapie entstand 1987, im Jahr 1992 wurde die Methode noch einmal umbenannt in Biophysikalische Informationstherapie (BIT). Das theoretische Erklärungsmodell nimmt Bezug auf die Quantenphysik.

Jede Struktur, jedes Gewebe, jedes Umweltgift, jedes Bakterium, jedes Virus, vor allem aber auch jedes kranke Gewebe hat seine eigene Schwingung (= Oszillation), sein Frequenzmuster. Bei der Bioresonanztherapie setzt man den schädlichen Frequenzmustern, etwa von Krankheitserregern oder Allergenen, mithilfe eines speziellen Gerätes therapeutische Frequenzmuster entgegen, um die schädlichen Schwingungen aufzuheben. Auf diese Weise wird das köpereigene Immunsystem in der Selbstheilung unterstützt.

In den Jahren meiner Tätigkeit als Kinder- und Jugendarzt wurde mir von zahllosen positiven Erfahrungen mit der Bioresonanztherapie berichtet.

Hildegard-Medizin

Hildegard von Bingen lebte 1098 – 1179. In der katholischen Kirche wird die Benediktinerin als Heilige verehrt. Sie war eine bedeutende Universalgelehrte ihrer Zeit, ihre Werke befassen sich mit Religion, Medizin, Musik, Ethik und Kosmologie. Zwischen 1150 und 1160 verfasste sie zwei natur- und heilkundliche Werke, in denen sie das damalige medizinische Wissen aus griechischen und römischen Schriften mit dem Wissen der Volksmedizin zusammenführte.

In ihren heilkundlichen Werken entwickelte sie eigene Ansichten über die Entstehung von Krankheiten. Allerdings beschreibt sie keine eigenen therapeutischen Verfahren, sondern führte bereits bekannte Behandlungsmethoden aus verschiedenen Quellen zusammen. Der Begriff Hildegard-Medizin entstand 1970. Zahlreiche Heilpflanzen sind fest mit ihrem Namen verbunden, zum Beispiel Fenchel (v.a. Durchblutung und Verdauung), Galgantwurzel (Herzstärkung) und Flohsamen (Stimmung und Verdauung).

Neben den Kräutern und Kräutermischungen gibt es zahlreiche Tropfen, Elixiere, Salben und Öle, die bei verschiedenen Gesundheitsstörungen zur Anwendung kommen. Hildegard-Medizin umfasst darüber hinaus auch die Bereiche Ernährung und Fasten.

Jin Shin Jyutsu

Jin Shin Jyutsu – auch Heilströmen genannt – ist eine alte japanische Heilkunst. Wiederentdeckt hat sie der Arzt Jiro Murai (1886 – 1960) im Alter von 26 Jahren, nachdem er aufgrund einer eigenen schweren Erkrankung von den damaligen Ärzten als unheilbar aufgegeben wurde. Nach Murai entstehen Krankheiten aus einem Mangel an innerer Harmonie, der fehlerhaften Verteilung von Lebensenergie im Körper. Die Lebensenergie fließt laut Murai durch gewisse Energiebahnen. Diese passieren insgesamt 27 Energietore (Sicherheitsenergieschlösser), die ihrerseits die Energie im Körper verteilen (Energiefluss).

Sind diese Sicherheitsenergieschlösser geschlossen, entsteht im Körper ein Ungleichgewicht und, längerfristig betrachtet, eine Krankheit. Jedes Energietor steht im Körper mit bestimmten Organen, Körperregionen und psychischen Aspekten in Verbindung.

Bei Jin Shin Jyutsu wird versucht, durch das Auflegen der Finger (Strömen) auf bestimmte Energiepunkte am Körper für eine gewisse Zeit den Energiefluss wieder auszugleichen. Durch den ganzheitlichen Ansatz der Methode ist es möglich, alle Ebenen des Menschen (Körper, Seele und Geist) positiv zu beeinflussen. Sie wirkt sich also sowohl auf die körperliche als auch auf die seelische Gesundheit aus.

Jin Shin Jyutsu kann sehr einfach und jederzeit – auch kurz zwischendurch – angewendet werden und eignet sich deshalb besonders bei Kindern. Es ist eine gute Gelegenheit, dem Kind oder Jugendlichen körperlich und emotional eine Unterstützung anzubieten. Im Internet finden sich Lehrer*innen, bei denen die Methode erlernt werden kann, oder Praktiker*innen, die Behandlungen anbieten.

Kneipp-Therapie

Dem Pfarrer Sebastian Kneipp (1821 – 1897), bekannt von dem Kurort Bad Wörishofen, gilt als Begründer der klassischen Naturheilverfahren. Ihm gelang es, sich selbst durch das Baden im eiskalten Wasser der Donau von einer Krankheit (vermutlich Tuberkulose) zu heilen. So entstanden seine berühmten Wasseranwendungen, die kostengünstig und einfach durchzuführen sind, denn Wasser ist nahezu überall vorhanden.

Das Wirkprinzip der Hydrotherapie (Wassertherapie) funktioniert über die Beeinflussung der Hautdurchblutung und somit der Wärmeregulation der Haut (= Thermoregulation). So wird zum Beispiel beim kurzen Gehen in kaltem Wasser oder durch Güsse mit kaltem Wasser kurzzeitig die Durchblutung der Haut vermindert, nachfolgend kommt es dann zu einer Überdurchblutung der Haut.

Da Hautnerven mit den Nerven des vegetativen Nervensystems über sogenannte Reflexbögen verbunden sind, werden durch diese Kältereize auch andere Hautregionen und sogar die inneren Organen angeregt. Dies reguliert zum Beispiel den Wärmehaushalt, Stoffwechselvorgänge, das Muskel- und Skelettsystem, das Nervensystem, die Nieren und den Kreislauf. Die Wirkung ist faszinierend: Durch Abhärtung bzw. Training der Reflexbahnen wird das Immunsystem stimuliert und so die Infektanfälligkeit vermindert. Wissenschaftliche Studien zum Wirkungsnachweis liegen vor.

Im gesamten deutschsprachigen Raum sind an vielen Orten Kneipp-Anlagen zu finden, die sich großer Beliebtheit erfreuen. In vielen Kurkliniken ist die Kneipp-Therapie ein fester Bestandteil, auch existieren zertifizierte Kneipp-Kindergärten. Das System der Kneipp-Medizin geht jedoch weit über die Hydrotherapie hinaus und umfasst auch die Bereiche Ernährung, Pflanzenheilkunde, Bewegung und gesunde Lebensführung.

Osteopathie

Die Osteopathie geht auf den Begründer Andrew Taylor Still (1828–1917) zurück. Sie behandelt Bewegungseinschränkungen verschiedener Gewebe im Körper. Laut Osteopathie hat jedes Gewebe seine eigene Elastizität und steht außerdem mit seinem Nachbargewebe in einer Art beweglicher Verbindung. Die Elastizität und Verschiebbarkeit der Gewebe untereinander sind für die gesunde Funktion des Körpers und seiner Organe unerlässlich, eine Einschränkung kann die Funktion des betroffenen, aber auch eines weiter entfernten Gewebes stören.

Die osteopathische Behandlung hat zum Ziel, die Beweglichkeit wiederherzustellen, und soll dem Körper die Möglichkeit zur Selbstheilung bzw. Selbstregulierung geben. Die drei Therapiebereiche zielen auf:

- Muskeln, Knochen, Bänder, Faszien = parietales System
- Innere Organe, Gefäße, Lymph- und Nervengewebe = viszerales System
- Kopf, Wirbelsäule, Hirnhäute, Rückenmarkskanal = kraniosakrales System

Neben der klassischen Anwendung bei Problemen im Bewegungsapparat kommt die Osteopathie auch bei Schädelasymmetrien, Verdauungsbeschwerden oder Wachstums- und Entwicklungsstörungen zum Einsatz. Es gibt speziell ausgebildete Kinderosteopathen. Nach meiner Beobachtung sind bereits wenige Behandlungen erfolgreich, eine merkliche Besserung zeigt sich meist schon nach einer einzigen Behandlung. Die häufigsten Gründe für die Verordnung einer osteopathischen Behandlung bei Kindern:

- Schädelasymmetrie bei Säuglingen: Das Kind dreht bevorzugt den Kopf auf eine Seite. Unbehandelt entwickelt sich daraus oft eine Schädelasymmetrie (Verformung des Kopfes). Vermutlich empfindet das Kind die Drehung als schmerzhaft. Häufig ist bereits nach nur einer Behandlung ein freies Drehen möglich. Liegt bereits eine Schädelverformung vor, bildet sich diese bei frühzeitiger Behandlung weitgehend zurück.

- Unruhezustände bei Säuglingen, Kleinkindern und schwer behinderten Kindern: Ein Versuch beim Osteopathen lohnt sich besonders, wenn die Kinder dazu neigen, sich zu überstrecken.
- Hexenschuss: Plötzlich einsetzende Schmerzen im Bereich der Wirbelsäule. Besonders häufig zu beobachten sind Schmerzen im Steißbeingelenk (Iliosakralgelenk oder ISG), vor allem in den Wachstumsphasen.

Die osteopathische Behandlung sprechen Sie bitte im Vorfeld mit Ihrem Kinder- und Jugendarzt ab.

Sauna mit Kindern

Saunabesuche sind für viele Familien ein wichtiger Bestandteil ihrer Gesundheitsprävention und dienen vor allem auch der Entspannung. Es liegt nahe, dass diese Eltern ihre Kinder gerne mit in die Sauna nehme möchten.

Die Wärme der Sauna besitzt eine Reihe positiver Wirkungen auf den Körper: Sie steigert die Durchblutung der Haut, entspannt die Muskulatur und macht die Atemwege weiter. Auch die Durchblutung der Schleimhäute und die Schleimabsonderung (z. B. in der Nase) werden angeregt, sodass die Abwehrbereitschaft der Schleimhäute steigt. Zusätzlich stimuliert die Hitze allgemein das Immunsystem und wirkt so einer erhöhten Infektanfälligkeit entgegen.

Bei Kindern gilt es, ein paar Einschränkungen zu beachten: **Säuglinge** sollten erst ab einem Alter von etwa sechs Monaten in die Sauna, nicht länger als fünf Minuten und maximal drei Saunagänge. Die körpereigene Temperaturregelung funktioniert in diesem Alter nur sehr eingeschränkt, daher kann es vor allem bei hohen Saunatemperaturen zu einer Überhitzung kommen. Ab dem **Kleinkindalter** wird das Kind in der Regel signalisieren, wenn es sich unwohl fühlt, und es wird von sich aus die Sauna verlassen wollen – oder einen Saunabesuch ganz ablehnen.

> *Wichtig: Nur mit gesunden Kindern die Sauna besuchen.*

Zur Abkühlung tauchen Erwachsene und Jugendliche gerne in das Kaltwasserbecken ein. Das ist bei Kleinkindern noch nicht zu empfehlen. Hier sind kalte Güsse über Hände und Füße sinnvoller.

Symbioselenkung oder mikrobiologische Therapie

Schon lange bevor die Schulmedizin die Bedeutung der Darmbakterien für sich entdeckte, ging man bei der Symbioselenkung, auch Darmsanierung genannt, davon aus, dass Darmbakterien eine wesentliche Rolle bei der Gesunderhaltung spielen. Zur Therapie werden unter anderem speziell gezüchtete oder behandelte Darmbakterien eingesetzt mit der Absicht, das Darmimmunsystem zu stärken und eine Fehlbesiedelung, etwa nach einer Antibiotikatherapie, zu beseitigen.

Die Präparate nennen sich **Probiotika** und sind in Form von Tabletten, Kapseln oder Tropfen erhältlich. Der Begriff **Präbiotika** bezeichnet Präparate, die das Wachstum von Bakterien unterstützen, zum Beispiel bestimmte Zuckerarten. Auch die Muttermilch enthält Probiotika und Präbiotika!

In den letzten Jahren sind unzählige Studien über die positive Wirkung der mikrobiologischen Therapie veröffentlicht worden (siehe Seite 149). Neben Störungen des Verdauungssystems werden Prä- und Probiotika auch bei Allergien, atopischer Dermatitis und Infektanfälligkeit mit Erfolg eingesetzt.

Anwendungen

Aromamischungen und ätherische Öle

Aromaanwendungen reichen vom Raumduft über die tägliche Hautpflege bis hin zu wundheilungsunterstützenden Maßnahme. Beachtet werden muss, dass reine ätherische Öle nicht pur auf die Kinderhaut aufgetragen werden dürfen. Sie müssen immer mit fetten Pflanzenölen verdünnt sein, zum Beispiel mit nativem, rückstandsfreiem Sonnenblumen- oder Aprikosenkernöl, oder in natürliche Salbengrundlagen wie Sheabutter eingearbeitet sein. Fertigmischungen aus reinem ätherischem Öl stellen die Ausnahme dar und werden nur pur angewendet, wenn der Hersteller dies explizit auf der Verpackung angibt – und auch dann nur wenige Male punktuell über ein bis zwei Tage, zum Beispiel bei einem Insektenstich.

Folgende Anwendungen stehen zur Verfügung:

- Ätherische Öle eingemischt in ein Hydrolat in der Sprühflasche: Sie sind zum Beispiel eine wohlriechende Erste Hilfe bei Schürfungen und Prellungen.
- Aromamischungen eingemischt in ein Pflanzenöl: Sie können als konzentrierter Duft aufgetragen werden (Naturparfüm), zum Beispiel als Einschlafhilfe, bei Heimweh im Schullandheim oder zur besseren Konzentration bei Hausaufgaben.

- Körperpflegemittel mit Aromamischungen: Sie dienen der täglichen Hautpflege und bestehen zum Beispiel aus Nachtkerzenöl, das reich an ungesättigten Fettsäuren ist, und hautregenerierenden ätherischen Öle. Insbesondere Kinder mit empfindlicher oder neurodermitischer Haut benötigen regelmäßige Pflege in Kombination mit einem Hydrolat.
- Einreibung oder Auflage mit einer ölgetränkten Kompresse, zum Beispiel bei Prellungen oder Wachstumsbeschwerden.
- Wickel: Aromamischungen können die Wirkung eines Wickels unterstützen, zum Beispiel bei Husten, Prellungen zugesetzt werden. So erfährt der Wickel eine zusätzliche Wirkkomponente und riecht angenehm.
- Raumbeduftung mit naturreinen ätherischen Ölen hilft Kindern, in Erkältungszeiten besser durchzuatmen.

Fußbäder

Aufsteigende Fußbäder wirken insgesamt durchwärmend und können bei Atem- oder Harnwegsinfekten effektiv sein. Bei kalten Füßen wird die Durchblutung der Schleimhaut in den Atemwegen (Nase, Luftröhre, Bronchien) und der Blasenregion (v. a. der Harnröhre) vermindert. Weniger Durchblutung bedeutet automatisch auch wenige Infektabwehr, der Körper ist somit anfälliger für Infektionen.

- Beginnen Sie das Fußbad mit handwarmem Wasser (etwa 35 °C), gießen Sie vorsichtig immer wieder eine Tasse mit heißem Wasser dazu (Endtemperatur 39 – 40 °C), jedoch nur solange es Ihrem Kind angenehm ist. Dauer etwa 10 – 12 Minuten.
- Danach die Füße abtrocknen und warm einpacken.

Homöopathische Einzelmittel

- Bewährt hat sich die Potenz C30: 3 – 5 Globuli 1-mal täglich.
- Wenn die Apotheke andere Potenzen (C6, D6, D12, C12 u. a.) vorrätig hat: 3 – 5 Globuli 3- bis 4-mal täglich.
- Globuli in den Mund geben und das Kind bitten, es zu lutschen (zerbeißt das Kind die Globuli, ändert dies nichts an deren Wirkung).
- Alternativ Globuli in einem Glas Wasser auflösen und immer wieder einen Schluck davon trinken.
- Die einmalige Gabe eines Einzelmittels kann bereits ausreichend sein. Bei Bedarf an den folgenden drei Tagen wiederholen.

Hygiene

- Händewaschen – gründlich – reduziert die Bakterienzahl auf der Hand um 99 %! Diese Keimreduktion ist für den normalen Umgang ausreichend. Wichtig ist das Händewaschen vor allem:
  - vor dem Essen,
  - bevor man die Hände zum Mund führt oder vor dem Reiben der Augen,
  - nach dem Naseputzen, Niesen und Husten,
  - vor und nach dem Kratzen an entzündeten Hautstellen,
  - nach dem Spielen mit Tieren.
- Bei Niesen und Husten den Arm vor den Mund halten und den Kopf wegdrehen. Viren können bis zu zehn Meter weit fliegen.
- Abstand halten – beim normalen Sprechen können Viren bis zu einen Meter weit fliegen.
- Desinfektionsmittel sind im privaten Haushalt nur in Ausnahmefällen sinnvoll, zum Beispiel bei Durchfall und Erbrechen in der Familie.
- Räume regelmäßig lüften.

Kälte

Kälte ist dann gut, wenn das Kind nach Kühlung verlangt. Nicht anwenden, wenn das Kind die Kälte und Berührung ablehnt. Es gibt mehrere Möglichkeiten, Kälte anzuwenden.

- Kirschkernkissen im Kühlschrank abkühlen und auflegen.
- Plastikbeutel mit einer Mischung aus Wasser und Eiswürfeln auflegen.
- Kalte Umschläge mit einem in kaltes Wasser getauchten Tuch anlegen.
- Besonders sanft kühlen Auflagen mit kaltem Quark.

Keine Eiswürfel direkt auf die Haut! Besonders bei Kühlaggregaten und Eis gilt: Die Haut oder das Kühlmittel mit einem Tuch abdecken, damit keine Erfrierungen entstehen.

Kamillendampfbad

Das Inhalieren von Kamillendampf eignet sich erst bei Kindern ab etwa drei bis vier Jahren. Stellen Sie in jedem Fall sicher, dass sich Ihr Kind nicht bei einer unbedachten Bewegung mit dem heißen Wasser verbrüht! Zu empfehlen ist es bei Schnupfen, Nebenhöhlenentzündung und Husten.

- 1 – 2 Esslöffel Kamillenblüten mit etwa 1 Liter heißem Wasser übergießen und 10 Minuten ziehen lassen. Das Wasser nach dem Aufkochen auf 80 °C abkühlen lassen, sonst gehen Inhaltsstoffe verloren.
- Dann vorsichtig den Kopf über die Flüssigkeit beugen und die Dämpfe einatmen. Dabei ein Handtuch über Kopf und Topf legen, damit möglichst wenig der heilsamen Inhaltsstoffe entweicht.

Kochsalzlösung

Eine physiologische Kochsalzlösung kann bei Schnupfen und Nasennebenhöhlenentzündung zum Spülen oder bei Husten zum Inhalieren verwendet werden. Physiologisch ist sie dann, wenn sie 0,9 % Salz enthält.

- Dazu 1 Teelöffel (gestrichen) Salz in 0,5 Liter Wasser auflösen.
- Abgekochtes Wasser verwenden und täglich neu herstellen.

Mütze auf!

Eine Mütze wärmt den Kopf und verbessert dadurch die Durchblutung der Schleimhäute im Kopfbereich (Mund, Nase, Ohren). Neugeborene und kleine Kinder verlieren deutlich mehr Wärme über den Kopf als Erwachsene und brauchen zur Unterstützung der Wärmeregulation häufiger eine Mütze. Denn: Beim Neugeborenen nimmt der Kopf etwa 20 % der Körperoberfläche ein, beim Erwachsenen nur etwa 9 %. Außerdem wirken die Haare beim Erwachsenen isolierend. Neugeborene haben meist relativ wenig Haar, erwachsene Frauen viel und Männer meist weniger und kürzere Haare. Das heißt, kaum Wärmeisolation beim Neugeborenen, viel Isolation vor allem bei Frauen.

Schwarzer Tee als Sitzbad oder zum Abtupfen

- 3 Beutel schwarzen Tee mit 1 Liter heißem Wasser übergießen und lange ziehen lassen. Anwenden, wenn der Tee sich angenehm warm anfühlt.
- Als Sitzbad: etwa 15 Minuten bzw. solange das Kind mitmacht – gerne auch länger.
- Zum Abtupfen: einen Waschlappen mit dem Tee tränken und auf die betroffene Stelle legen oder sie Region abtupfen.

Wärme

Wärme ist dann gut, wenn das Kind nach Wärme verlangt. Nicht anwenden, wenn das Kind die Wärme und Berührung ablehnt. Es gibt mehrere Möglichkeiten, Wärme anzuwenden:

- Wickel mit Kartoffeln oder erwärmtem Quark anlegen.
- Wärmflasche mit etwa 40 °C warmem Wasser füllen.
- Kirschkernkissen im Backofen auf maximal 40 °C anwärmen.

Vorsicht bei Verwendung der Mikrowelle: Das Kirschkernkissen wird innen schnell zu heiß, während es sich außen noch kühl anfühlt. Dann besteht die Gefahr der Verbrennung!

Wickel

Wickel können wärmen oder kühlen und mit verschiedenen Hausmitteln verwendet werden, etwa mit Quark, Kartoffeln oder Zitrone. Wickel bestehen meist aus zwei oder drei Tüchern: Auf das Innentuch (Leinen, Baumwolle oder Seide) wird das entsprechende Heilmittel (Quark, Öl, Salbe usw.) aufgetragen, das große Zwischentuch (Baumwolle) fixiert das Innentuch und wärmt gleichzeitig und wenn zusätzliche Wärme gewünscht wird, wirkt das Außentuch (Wolle, Molton) unterstützend.

- Für einen **Kartoffelwickel** kochen Sie etwa sechs bis sieben Kartoffeln weich und lassen sie einige Minuten abkühlen. Die weichen Kartoffeln auf ein Geschirrtuch legen, das Tuch zusammenfalten und die Kartoffeln mit der Hand zerdrücken. So sind Sie sicher, dass der Wickel nicht zu heiß ist.

- Für einen **Quarkwickel** tragen Sie Magerquark ca. 1 cm dick auf das Innentuch auf. Soll der Wickel wärmen, erhitzen Sie ihn etwa fünf im Backofen (maximal bei 50 °C).
- Für einen **Retterspitz-Wickel** Retterspitz Äußerlich (aus der Apotheke) 1:10 verdünnen, ein saugfähiges Tuch (Innentuch) damit tränken und danach etwas auswringen, sodass es nicht mehr tropft.
- Für einen **Zitronenwickel** den Saft einer halben Zitrone auspressen und in 500 ml Wasser einrühren. Ein saugfähiges Tuch damit tränken und danach etwas auswringen, sodass es nicht mehr tropft. Anwendung ab drei Jahren, um Hautreizungen zu vermeiden (siehe Seite 92).

Prüfen Sie vor der Anwendung von wärmenden Wickeln mit dem Handrücken die Temperatur. Wird sie als angenehm empfunden, den vorbereiteten Wickel auflegen:

- Zuerst das Außentuch auf das Bett legen, dann das Zwischentuch und dann das Innentuch mit dem Quark bzw. den Kartoffeln.

Liegedauer und Nachbehandlung:

- Kartoffelwickel bleiben maximal eine Stunde liegen.
- Quarkwickel für 20 bis 60 Minuten. Abnehmen wenn der Quark trocken ist.
- Retterspitz-Wickel bleiben maximal 30 Minuten liegen. Retterspitz enthält Phenole, die insbesondere bei Kindern die Haut reizen können.
- In jedem Fall wird der Wickel entfernt, sobald das Kind Juckreiz verspürt oder ein unangenehmes Gefühl signalisiert.
- Die Haut danach mit Pflanzenölseife abwaschen, um die Reste zu entfernen und gleichzeitig die Haut zu pflegen.

Wegweiser durch die Behandlungsoptionen

Sowohl die Schulmedizin als auch komplementäre Heilmethoden, wie zum Beispiel Homöopathie und Naturheilverfahren, bieten ein weites Spektrum an Therapiemöglichkeiten. Im Buch dargestellt ist eine Auswahl von Maßnahmen, die ich für die Anwendung zu Hause als besonders hilfreich erachte. Der Schwerpunkt liegt dabei auf Hausmitteln und allgemeinen Maßnahmen, Pflanzenheilkunde und Aromatherapie, Homöopathie und schulmedizinischen Behandlungsoptionen. Wichtig ist, dass Sie die Therapie mit Ihrem Kinder- und Jugendarzt abstimmen.

Dieses Buch kann keinen Besuch beim Arzt ersetzen.

In der Regel werden anstelle von Produktnamen die Inhaltsstoffe der Arzneimittel genannt. In manchen Fällen haben sich jedoch bestimmte Produkte besonders bewährt, die dann exemplarisch genannt sind.

Meist kommen von den aufgezählten Produkten nur eins oder zwei infrage – treffen Sie eine Auswahl, denn weniger ist mehr.

Der Aufbau der Kapitel folgt einem einheitlichen Muster: Zu Beginn wird die Erkrankung kurz beschrieben, die Hintergründe und der Krankheitsverlauf werden erklärt. Dann folgen die Behandlungsoptionen. Wenden Sie zuerst das an, was Sie zu Hause haben, nämlich die Hausmittel. Diese finden Sie im Abschnitt **„Allgemeine Maßnahmen"**. Oft wirken die einfachsten Dinge, wie zum Beispiel warme oder kalte Luft, Wunder. Auch solche Tipps stehen in diesem Abschnitt.

Es folgt ein Abschnitt mit Empfehlungen aus dem Bereich **„Pflanzenheilkunde und Aromatherapie"**. Alle aufgeführten Mittel sind in der Apotheke ohne Rezept erhältlich. Generell gilt: Wenn Sie Wirkstoffe aus der Natur langfristig anwenden, ist es wichtig, dass Sie sich mit Ihrem Kinder- und Jugendarzt besprechen, denn manche Heilmittel entwickeln bei längerem Gebraucht in seltenen Fällen Nebenwirkungen, die teils heftig ausfallen können.

Als dritte Behandlungsoption werden unter dem Stichwort **„Homöopathie"** homöopathische Einzel- und Komplexmittel aufgelistet. Wie Sie die richtige Auswahl treffen und dosieren, finden Sie im Kapitel über Homöopathie (siehe Seite 37).

Schließlich wird auf bewährte Arzneimittel aus der **„Schulmedizin"** verwiesen, die in der Apotheke frei verkäuflich sind. Bei Frage besteht für Sie immer die Möglichkeit, Ihren Kinder- und Jugendarzt zu kontaktieren, in der Apotheke nachzufragen oder im Beipackzettel nachzulesen.

Wann zur Ärztin oder zum Arzt? Diese Frage stellen sich Eltern oft. Unter dieser Überschrift finden Sie eine Entscheidungshilfe, bei welchen Symptomen und in welchem Zeitraum ein Arztbesuch wichtig ist. Generell gilt: Im Allgemeinen meldet sich Ihr Kind, wenn es ein Problem hat, oder es gibt ein Zeichen. Suchen Sie mit Ihrem Kind einen Kinder- und Jugendarzt auf:

- Wenn sich Ihr Kind auffallend verhält.
- Wenn Sie ein ungutes Gefühl haben.
- Wenn Sie sich unsicher fühlen – vertrauen Sie auf Ihr Bauchgefühl!

Stellen Sie Fragen!
- Wenn Sie welche haben.
- Wenn Sie sich unsicher fühlen.

Auf jede Frage, die Sie stellen, gibt es meist eine Antwort. Diese Antwort gibt Ihnen mehr Sicherheit und Sie werden kompetenter im Umgang mit Ihrem Kind.

Fieber

Der erste Fieberschub, den Eltern mit ihrem Kind erleben, ist meist mit viel Aufregung verbunden. Fieber ist eine ausgezeichnete Abwehrreaktion des Körpers gegen Krankheiten. Gesteuert von der Temperaturzentrale im Gehirn (genauer: im Hypothalamus) steigt die Körpertemperatur. Ab 38,5 °C sterben viele Viren ab und das Bakterienwachstum verlangsamt sich. Auch im Tierreich entwickeln alle Warmblüter bei Infektionen Fieber, wechselwarme Tiere (z. B. Eidechsen) suchen bei Krankheit einen warmen Ort auf – hindert man die Tiere daran, sterben sie häufiger an den Infektionen.

Der Körper hat mit dem Fieber einen Vorteil bei der Bekämpfung der Erkrankung, die Abwehr wird durch das Fieber verbessert. Schon durch einen Anstieg der Temperatur von 37 °C auf 38 °C wird die Anzahl der Abwehrkörper um das 1000-Fache gesteigert. Um Fieber zu erzeugen, setzt der Körper viel Energie ein, pro Grad etwa 12 % seines Grundumsatzes.

Weitere Vorteile wurden gefunden. Hatten Kinder im Kleinkindalter häufig Fieber, so traten im späteren Leben seltener Asthma und Krebserkrankungen auf. Durch liebevolle Zuwendung während der Krankheitsphase wird die Bindung (siehe Seite 331) gestärkt, diese Kinder sind später im Leben körperlich und emotional gesünder.

> *Bei Fieber gilt: Der leidende Mensch wird behandelt – nicht das Fieber.*

- **Schüttelfrost:** Wenn der Körper das Fieber schnell ansteigen lassen will, dann erzeugt er über Zittern zusätzliche Wärme.
- **Schweiß:** Dieser wird ausgeschieden, wenn der Körper sich abkühlen will.
- **Gliederschmerzen:** Sie treten häufig auf und sind ein Zeichen, dass der Körper bereits sehr aktiv gegen die Krankheit arbeitet. Ich bin überzeugt, dass es das Signal des Körpers ist: Mach Pause, schon dich, ich brauche Zeit mich zu erholen!

Mit dem Fieber reagiert der Körper auf Viren oder Bakterien. Vor allem bei Kindern ist ein Infekt der oberen Luftwege – verursacht durch Viren – mit Abstand die häufigste Ursache für Fieber. Darunter fallen Hals- und Rachenentzündungen, Schnupfen, Bronchitis und Infektionen durch Grippeviren. Über die Atemwege findet der häufigste Kontakt zur Umwelt statt (siehe Seite 101).

Grobe Hinweise auf den Auslöser liefern der Verlauf und die Reaktion auf Fieber senkende Medikamente:

- Ein Virusinfekt hat einen wellenförmigen Fieberverlauf und spricht gut auf Fiebersenker an: Das Fieber sinkt deutlich und das Kind wirkt wieder relativ fit.
- Bei einer bakteriellen Infektion ist der Fieberverlauf relativ gleichmäßig. Sie spricht weniger auf Fiebersenker an: Das Fieber sinkt wenig und das Kind wirkt weiterhin krank.

Bis zum Alter von drei Monaten gilt: Je höher das Fieber, desto schwerer ist die Erkrankung. Nach dem dritten Lebensmonat gibt es keinen Zusammenhang mehr zwischen der Höhe des Fiebers und der Schwere der Erkrankung.

Das können Sie tun

Behandlungsmöglichkeiten für grippale Infekte finden Sie im Kapitel Atemwege (siehe Seite 101). Grundsätzlich gilt aber, dass bei Fieber immer nach der Ursache geforscht werden muss, um diese dann zu behandeln. Manchmal mag jedoch ein Fiebermittel sinnvoll sein. Informationen hierzu finden Sie im Kapitel „Schmerz- und Fiebermittel" (siehe Seite 51).

Bis 40 °C ist Fieber ungefährlich. Aber: Auch Fieber bis 40 °C sollte nicht mehr als drei Tage bestehen.

Achtung

Hinter Fieber kann sich immer eine schwere Erkrankung verbergen, das gilt besonders auch bei Säuglingen im ersten Lebensjahr. Unter anderem können Symptome wie Fieber, auffallendes Schreien (vermutlich wegen der Kopfschmerzen), Berührungsempfindlichkeit, Lichtscheue und Erbrechen auch ein Hinweis auf eine Hirnhautentzündung (siehe Seite 197) oder eine schwere Nierenbeckenentzündung sein.

Sonderfall: Bei voll gestillten Säuglingen in den ersten drei Monaten gilt: Ist die Mutter gesund, deutet Fieber des Säuglings mit einer hohen Wahrscheinlichkeit auf eine schwere Erkrankung hin.

Fieberkrämpfe: Erschreckend, aber meist harmlos

Fieberkrämpfe sind eine zunächst sehr erschreckende Reaktion des noch unreifen Gehirns auf Fieber. Sie treten bei etwa 2–5 % der Kinder im Alter zwischen sechs Monaten und sechs Jahren auf, meist zu Beginn der fieberhaften Erkrankung, während die Körpertemperatur schnell ansteigt, oft sind sie das erste Symptom. Sie treten überwiegend zwischen 18 und 22 Uhr auf, dauern in 90 % der Fälle bis zu drei Minuten und hören meist von allein wieder auf. Die Kinder zucken rhythmisch und überstrecken sich oft dabei. Etwa jedes dritte Kind bekommt einen weiteren Fieberkrampf, die Hälfte davon in den folgenden sechs Monaten, 90 % innerhalb der nächsten zwei Jahre. Das Risiko, dass sich in der Folge eine Epilepsie entwickelt, ist gering.

Fieberkrämpfe haben keinen Einfluss auf die geistige Entwicklung. Das Fieber zu senken (z. B. Ibuprofen, Paracetamol) kann einen Fieberkrampf nicht verhindern.

Wann zur Ärztin oder zum Arzt?

- Wenn ein Krampfanfall auftritt – egal aus welchem Grund – also auch bei einem Fieberkrampf, den **Notarzt rufen: 112**. Man weiß zunächst nicht, ob der Krampf gefährlich oder harmlos ist, deshalb auf Nummer sicher gehen.
- Stabile Seitenlage, wenn Ihr Kind nicht ansprechbar ist.
- Hinter einem Fieberkrampf kann sich eine schwerwiegende Krankheit verbergen, deshalb *immer* Rücksprache mit einem Kinder- und Jugendarzt nehmen und mit ihm das weitere Vorgehen besprechen.
- Wenn Sie bereits einen Fieberkrampf bei Ihrem Kind erlebt haben, dann haben Sie mit Ihrem Kinder- und Jugendarzt das Vorgehen bei einem erneuten Fieberkrampf besprochen und haben das nötige Medikament zu Hause, meist Diazepam oder Buccolam, es wirkt nach zwei bis vier Minuten.

Hilfreiche App

Mit der FeverApp können Sie den Verlauf und weitere Symptome dokumentieren. Die App bietet zudem Hintergrundinformationen zum Thema Fieber.

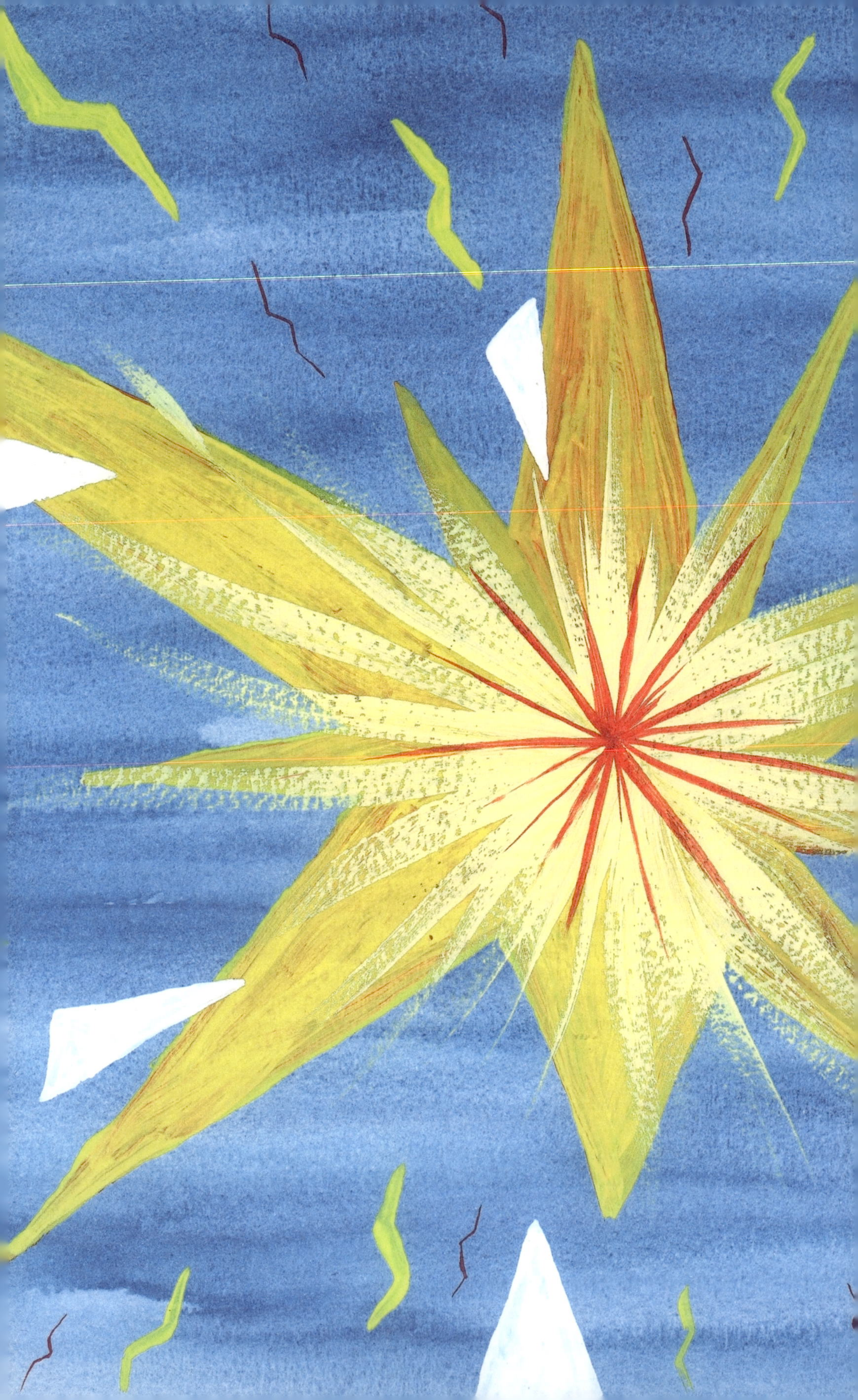

Schmerzen

Schmerzen sind das Zeichen des Körpers: Hier stimmt etwas nicht, mir geht es nicht gut. Die Ursachen können sehr vielfältig sein – sie sind in den einzelnen Kapiteln genauer beschrieben. Schmerzen können einerseits auf die Stelle hinweisen, an der es wehtut, andererseits sind sie ein Zeichen des Körpers: Mach eine Pause, schone dich! Oft ist die Ursache der Schmerzen unklar. Dann ist es die Aufgabe Ihres Kinder- und Jugendarztes, mithilfe Ihrer Angaben, den Angaben des Kindes, den Ergebnissen der Untersuchungen und seiner Berufserfahrung die genaue Ursache zu bestimmen. Das ist nicht immer ganz einfach. So kann zum Beispiel ein Kind bei einer Mittelohrentzündung zuerst über Bauchschmerzen klagen.

Allgemeine Maßnahmen bei Schmerzen

> *Im Rahmen einer Schmerzbehandlung muss immer auch nach der Ursache der Schmerzen gesucht werden.*

Informationen zu Kopfschmerzen, Ohrenschmerzen etc. finden Sie in den jeweiligen Kapiteln. Dort finden sich auch konkrete Behandlungsvorschläge mit naturheilkundlichen und homöopathischen Heilmitteln oder Hausmitteln. Bei Schmerzen im Rahmen eines grippalen Infekts schlagen Sie bitte im Kapitel Atemwege (siehe Seite 101) nach.

Das können Sie tun

- Ihre Zuwendung und Fürsorge kann sehr wichtig sein.
- Reiben, massieren streicheln, klopfen und blasen Sie die betroffene Region an, sofern es Ihrem Kind angenehm ist.
- Sorgen Sie für eine ruhige Umgebung, ggf. abgedunkelt.
- Bleiben Sie in der Nähe Ihres Kindes.
- Ablenkung, zum Beispiel durch Geschichten und Witze, hilft oft sehr gut.
- Erklären Sie Ihrem Kind, warum die Schmerzen auftreten.
- Seien Sie ehrlich. Die Wahl der Worte ist dabei entscheidend (siehe Seite 337).

- Es ist richtig, das Kind/den Jugendlichen bei Schmerzen nicht zu sehr leiden zu lassen und ggf. ein Schmerzmittel zu geben (siehe Seite 51).
- Beziehen Sie immer Ihren Kinder- und Jugendarzt mit ein, wenn die Ursache der Schmerzen unklar ist.
- Bei wiederkehrenden Schmerzen kann ein Schmerztagebuch aufschlussreich sein.

Schmerzskala und Schmerztagebuch

Bei heftigen Schmerzen und/oder wenn Schmerzen über einen längeren Zeitraum wiederholt auftreten, hat sich ab dem Schulalter bewährt, die Schmerzstärke mit einer Skala von 0 – 10 (numerische Ratingskala) zu erfragen. 0 bedeutet keine Schmerzen, 10 gibt maximale, nicht mehr aushaltbare Schmerzen an. Bereits ab zwei Jahren kann man die Gesichterskala für Schmerzen einsetzen (Abb. 1). Diese Information ist wichtig für uns Kinder- und Jugendärzt*innen, um die Schmerzen der Kinder besser einordnen zu können.

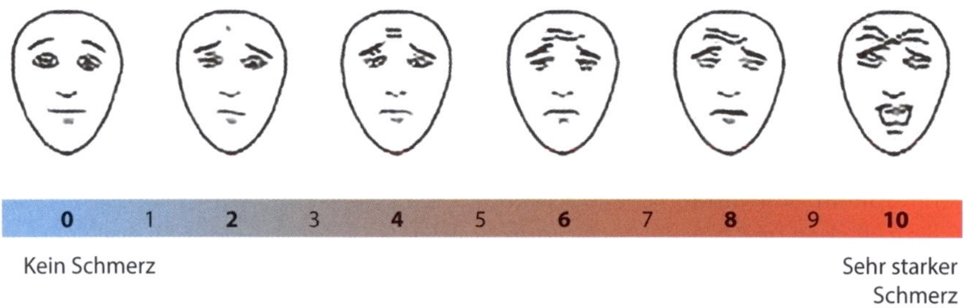

Abb. 1: *Gesichterskala und Numerische Schmerzskala (© IASP 2001)*

Wenn Schmerzen über einen längeren Zeitraum wiederholt auftreten, sollten Sie oder Ihr Kind ein Schmerztagebuch führen – eventuell mit Ihrer Hilfe (Tab. 3). Eine Vorlage zum Kopieren steht zum Download auf der Internetseite des Verlages bereit. Folgende Angaben sind für uns Kinder- und Jugendärzt*innen sehr hilfreich:

- Wie oft treten die Schmerzen auf?
- Wie lange halten die Schmerzen an?
- Wie stark sind die Schmerzen (Skala 0 – 10 oder Gesichterskala, Abb. 1)?
- Was sind mögliche Auslöser?
- Welche Medikamente haben Sie gegeben, in welcher Dosis?

	Datum	Anzahl/ Dauer	Datum	Anzahl/ Dauer	Datum	Anzahl/ Dauer
Mo						
Di						
Mi						
Do						
Fr						
Sa						
So						

Tab. 3: *Schmerztagebuch: Tragen Sie die Anzahl und die durchschnittliche Dauer der Schmerzattacken pro Tag ein, wenn möglich auch die Schmerzintensität (vgl. Abb. 1). Beispiel: 7 × ca. 5 Min., mittelstark (4–5)*

Wann zur Ärztin oder zum Arzt?

Suchen Sie immer einen Kinder- und Jugendarzt auf, wenn
- Sie sich die Schmerzen nicht erklären können,
- die Schmerzen sehr stark sind,
- sich die Schmerzen in zwei bis drei Tagen nicht verändern,
- die Schmerzen wiederholt auftreten,
- Ihr Kind auffallend krank wirkt,
- Ihr Kind jünger als drei Monate ist und
- Sie ein „ungutes“ Gefühl haben.

Ihr Kinder- und Jugendarzt wird die nötigen Untersuchungen durchführen und ggf. weitere veranlassen.

Schmerz- und Fiebermittel: Wie dosiere ich richtig?

Wann, wie viel, wie oft und soll ich überhaupt? Über diese Fragen herrscht bei vielen Eltern oft große Unsicherheit. Leider gibt es kein Patentrezept. Bei leichten Schmerzen oder geringem Fieber kann es sinnvoll sein, erst einmal auf die

Selbstheilungskräfte zu vertrauen. Wenn Ihr Sohn oder Ihre Tochter aber leidet, ist es richtig zu versuchen, die Schmerzen zu lindern oder gar zu nehmen. Allerdings rat ich davon ab, Kinder mit Schmerz- und Fiebermitteln für Kinderkrippe, Kindergarten oder Schule „funktionsfähig" zu machen.

In den folgenden Tabellen finden Sie genaue Angaben zu gebräuchlichen Schmerzmitteln. Die genannten Mittel wirken auch gegen Fieber (siehe Seite 45). Grundsätzlich gilt, dass sowohl bei Schmerzen als auch bei Fieber immer auch nach der Ursache geforscht werden muss.

> *Halten Sie Rücksprache mit Ihrem Kinder- und Jugendarzt, wenn die Schmerzen sehr stark sind, an Stärke zunehmen oder mehr als zwei bis drei Tage anhalten.*

Die wichtigsten Wirkstoffe sind Paracetamol, Ibuprofen und Metamizol.

- **Kombination:** Ibuprofen und Paracetamol können im Wechsel gegeben werden.
- **Wirkungseintritt:** Die Wirkung setzt nach etwa 30 Minuten ein.
- **Wirkdauer:** Ibuprofen wirkt etwa sechs bis acht Stunden, Paracetamol vier bis sechs Stunden und Metamizol vier Stunden.
- **Nebenwirkung:** In der angegebenen Dosierung ist bei kurzer Anwendung über Tage kaum eine Nebenwirkung zu erwarten. Selten treten bei Ibuprofen Magenschmerzen auf.

Bei Kindern richtet sich die Dosierung vor allem nach dem Körpergewicht, weniger nach dem Alter. Beispiel: Ihr Kind wiegt 10 kg. Als Erstes schauen Sie nach, wie viel pro Kilogramm Körpergewicht Sie Ihrem Kind geben dürfen (Tab. 4). Dann multiplizieren Sie diesen Wert mit 10 und erhalten die maximale Tagesdosis. Diese teilen Sie durch 3 oder 4 und errechnen so die Einzeldosis.

> *Achtung: Die Gabe von Paracetamol in der frühen Entwicklungsphase bei Säuglingen könnte für die Entwicklung einer Autismusspektrumstörung verantwortlich sein.*

Medikament	Alter	Einzeldosis	Wie oft?	Max. Tagesdosis	Nie überschreiten*
Paracetamol	0–1 Monat	10–20 mg/kg Zäpfchen	Max. 3- bis 4-mal täglich	60 mg/kg	Max. 4000 mg pro Tag
	1 Monat bis 18 Jahre	10–20 mg/kg Zäpfchen 10–15 mg/kg Saft		60 mg/kg	
Ibuprofen	3 Monate bis 12 Jahre	7–10 mg/kg Zäpfchen und Saft		30 mg/kg	Max. 1600 mg pro Tag
	12–18 Jahre	200–400 mg max. 10 mg/kg		30 mg/kg	Kurzzeitig max. 2400 mg pro Tag
Metamizol	3 Monate bis 18 Jahre	8–16 mg/kg		60 mg/kg	Max. 4000 mg pro Tag

* Unabhängig vom Gewicht sollte diese Menge pro Tag nicht überschritten werden.

Tab. 4: *Dosierung häufig verwendeter Schmerzmittel bei Kindern in Milligramm pro Kilogramm Körpergewicht (mg/kg) in Anlehnung an www.kinderformularium.de*

So berechnen Sie die **Einzeldosis:**

- Welches Medikament haben Sie zu Hause? Meist ist es Paracetamol oder Ibuprofen.
- Sie benötigen das Gewicht und das Alter Ihres Kindes. Beispiel: 7,5 kg, Alter 7 Monate.
- Wählen Sie in der Tabelle 4 die entsprechende Spalte. Dann multiplizieren Sie das Gewicht Ihres Kindes mit der angegebenen Einzeldosis pro Kilogramm. Beispiele:
  - Paracetamol: 1–12 Monate, Einzeldosis 10–15 mg/kg. Das heißt, die Einzeldosis, die Sie Ihrem Kind geben dürfen, beträgt: 7,5 (kg) × 10 mg = 75 mg.
  - Ibuprofen: ab 3 Monaten, Einzeldosis 10 mg/kg. Das heißt, die Einzeldosis, die Sie Ihrem Kind geben dürfen, beträgt: 7,5 (kg) × 10 mg = 75 mg.
- In Tabelle 5 finden Sie eine Zusammenstellung der gängigen Zäpfchen, Säfte und Tabletten. Beispiel:
  - Paracetamol: Sie können ein Zäpfchen Paracetamol à 75 mg geben.
  - Ibuprofen: Sie können ein Zäpfchen Nurofen à 60 mg geben.

Gelingt es nicht, mit einer einmaligen Gabe die Schmerzen zu beseitigen, können Sie das Mittel nach bestimmten Regeln erneut geben. Dazu berechnen Sie die **maximale Tagesdosis**, also die Menge an Schmerzmittel, die Sie in 24 Stunden maximal verabreichen dürfen:

- Sie benötigen das Gewicht und das Alter Ihres Kindes. Beispiel: 7,5 kg, Alter 7 Monate.
- Wählen Sie in der Tabelle 4 die entsprechende Spalte. Dann multiplizieren Sie das Gewicht Ihres Kindes mit der angegebenen maximalen Tagesdosis pro Kilogramm. Beispiele:
  - Paracetamol: 1 – 12 Monate, Tagesdosis 60 mg/kg. Das heißt, die maximale Tagesdosis, die Sie bei Bedarf geben können, beträgt: 7,5 (kg) × 60 mg = 450 mg am Tag.
  - Ibuprofen: ab 3 Monate, Tagesdosis 30 mg/kg. Das heißt, die maximale Tagesdosis, die Sie bei Bedarf geben können, beträgt: 7,5 (kg) × 30 mg = 225 mg am Tag.
- Teilen Sie diesen Wert durch die auf der Packung angegebene Wirkstoffmenge. Diese wird in mg (Milligramm) angegeben (Tab. 5). Daraus ergibt sich die Anzahl der Zäpfchen, Saftlöffel oder Tabletten, die Sie pro Tag geben können. Beispiel:
  - Paracetamol: 450 mg geteilt durch 75 mg = 6 Zäpfchen Paracetamol à 75 mg. Das heißt, Sie können bei Bedarf bis zu 6 Zäpfchen am Tag geben.
  - Ibuprofen: 225 mg geteilt durch 60 mg = 3½ Zäpfchen Ibuprofen à 60 mg. So können Sie bei Bedarf bis zu 3½ Zäpfchen am Tag geben.

Einfache Regel für Anwendung von Saft bzw. Tropfen

Besonders einfach ist die Anwendung bei Saft bzw. Tropfen, denn hier gelten einheitliche Werte für die Dosis pro Kilogramm Körpergewicht und Tag:

- Ibuprofen Saft 4 % (= 40 mg/ml): 1 ml/kg pro Tag – verteilt auf (3 bis) 4 Gaben.
  - Beispiel: Ihr Kind wiegt 10 kg, das heißt, maximal 10 ml pro Tag, zum Beispiel 4-mal täglich 2,5 ml.
  - Die Menge von 40 ml (= 1600 mg), kurzzeitig 60 ml (= 2400 mg), darf am Tag nicht überschritten werden.
- Paracetamol Saft: 1,5 ml/kg pro Tag – verteilt auf (3 bis) 4 Gaben.
  - Beispiel: Ihr Kind wiegt 10 kg, das heißt, maximal 15 ml pro Tag, zum Beispiel 3-mal täglich 5 ml.
  - Die Menge von 100 ml (= 4000 mg) darf am Tag nicht überschritten werden.

- Metamizol Tropfen: 2 Tropfen/kg pro Tag – verteilt auf (3 bis) 4 Gaben.
  - Beispiel: Ihr Kind wiegt 10 kg, das heißt, maximal 20 Tropfen pro Tag, zum Beispiel 4-mal 5 Tropfen.
  - Die Menge von 250 Tropfen (= 5000 mg) darf am Tag nicht überschritten werden.

Die Angaben zur Dosierung von Schmerzmitteln bei Kindern basieren auf: www.kinderformularium.de. Diese Datenbank ist unabhängig und evidenzbasiert und wird vom Bundesministerium für Gesundheit gefördert.

Medikament		
Paracetamol	Handelsnamen	Paracetamol, Ben-U-Ron
	Zäpfchen*	à 75 mg, 125 mg, 250 mg oder 500 mg
	Saft	5 ml (1 Messlöffel) enthalten 200 mg
	Tabletten	à 500 mg
Ibuprofen	Handelsnamen	Ibuprofen, Ibuflam, Nurofen, Dolormin
	Zäpfchen*	à 60 mg, 125 mg Nurofen à 75 mg, 150 mg Ibuprofen Pädia
	Saft 2 % (= 20 mg/ml), 4 % (= 40 mg/ml)	2 %: 5 ml enthalten 100 mg 4 %: 5 ml enthalten 200 mg
	Tabletten	à 200 mg, 400 mg, 600 mg oder 800 mg
Metamizol	Handelsnamen	Metamizol, Novalgin, Novaminsulfon
	Tropfen	1 ml = 20 Tropfen = 500 mg (1 Tropfen enthält 25 mg)
	Tabletten	à 500 mg

Tab. 5: *Gängige und bewährte Medikamente und ihre Darreichungsformen (Auswahl). * Bei Zäpfchen das stumpfe Ende zuerst einführen.*

Kopfschmerzen – bei Kindern gar nicht so selten

Im Vorschulalter klagen fast 20 % der Kinder über gelegentliche Kopfschmerzen, am Ende der Grundschule sind es etwa 60 %. Bei Untersuchungen an Gymnasiasten waren sogar 80 % der Schüler und Schülerinnen betroffen. Das Auftreten von Kopfschmerzen steigt demnach mit dem Alter. Etwa 90 % der Schüler bis zum zwölften Lebensjahr haben Kopfschmerzerfahrungen. Auch treten in den letzten 30 Jahren Kopfschmerzen insgesamt häufiger auf. Während in der Grundschulzeit Jungen und Mädchen gleichhäufig über Schmerzen klagen, sind in der Pubertät deutlich mehr Mädchen davon betroffen. Etwa 1 % aller Jugendlichen leiden unter chronischen Kopfschmerzen (mehr als 15 Tage pro Monat).

In ihrem Buch *Der Kinderschmerz* berichten Kirsten Verena Buschmann-Prayon, Nicol Draheim und Coautoren von einer Befragung von 4853 Kindern. Die folgenden Ursachen für Kopfschmerzen wurden genannt: Erkältung 39 %, Schule 34 %, Wetterwechsel 30 %, Ärger 29 %, Schlafmangel 27 %, TV/PC 21 %, Autofahren 16 %. Ist die Ursache bekannt, kann die gezielte Behandlung beginnen.

Grippaler Infekt oder Erkältung als Ursache

In der Praxis werden mit Abstand am häufigsten Kopfschmerzen im Rahmen von viralen/grippalen Infekten angegeben. Die Kinder oder Jugendlichen sind abgeschlagen, fühlen sich unwohl und klagen über dumpfe, drückende Kopfschmerzen, die bei Bewegung eher zunehmen.

Auch bei einer eitrigen Halsentzündung, unter anderem bei Streptokokkeninfektionen, oder Entzündungen der Nasennebenhöhlen sind es oft Kopfschmerzen, die zuerst angegeben werden. Im Allgemeinen verschwinden die Kopfschmerzen schon nach wenigen Tagen, während der Infekt abheilt.

Niedriger Blutdruck oder Sehstörungen als Ursache

Sehr häufig ist niedriger Blutdruck für Kopfschmerzen verantwortlich, vor allem bei Jugendlichen. Schlimmer werden die Kopfschmerzen morgens beim und nach dem Aufstehen, beim längeren Stehen und bei geistiger Anstrengung. Besser werden sie beim Liegen und in Ruhe. Genaueres finden Sie im Kapitel über niedrigen Blutdruck (siehe Seite 287).

Vor allem bei Schulkindern ist es wichtig, an Sehstörungen zu denken, wenn sie ohne sonstige Krankheitszeichen über Kopfschmerzen klagen. Ein einfacher Sehtest bei Ihrem Kinder- und Jugendarzt kann Klarheit bringen. An erster Stelle steht die Entwicklung einer Kurzsichtigkeit, vor allem bei familiärer Veranlagung. Auch eine Weitsichtigkeit, die Winkelfehlsichtigkeit und andere Augenerkrankungen kommen als Ursache infrage. Die genaue Diagnostik und die Behandlung von Sehstörungen ist Aufgabe der Augenärzt*innen (siehe Seite 63).

Wenn der Nacken verspannt ist

Oft ist es die gebeugte Kopfhaltung, die zu einer Verspannung der Nacken- und Rückenmuskulatur führt. Besonders von Bedeutung ist der „Handynacken“, der bei längerem Handy- oder Tablet-Gebrauch entstehen kann. Die Nacken- und Schultermuskulatur leistet eine erhebliche Anstrengung, um den Kopf länger in der gebeugten Stellung zu halten. Die Folgen sind Nackenverspannung und Kopfschmerzen.

Der Kopf eines Jugendlichen oder Erwachsenen wiegt 4–6 kg, das heißt, die Halswirbelkörper und die Bandscheiben müssen ein Gewicht von 4–6 kg tragen. Bei Beugung des Kopfes nach vorne um 15 Grad – das entspricht einer Ohrbreite oder Nasenlänge – hält die Halswirbelsäule ein Gewicht von etwa 12 kg. Beugt man den Kopf um 45 Grad nach vorne, dann wirken Kräfte von 20 kg. Lässt man den Kopf ganz hängen, etwa 60 Grad, entspricht das einer Belastung von 27 kg!

In regelmäßigen Abständen sich aus der gebeugten Haltung aufzurichten, umherzugehen und Dehnübungen für die Nacken- oder Schultermuskeln zu machen, ist hilfreich. Sport ist noch wirksamer, da die beanspruchte Muskulatur gestärkt wird. Hilft das alles nicht, bietet sich Krankengymnastik an.

Zu wenig getrunken?

Vor allem im Sommer, bei schwülem Wetter, wenn man viel schwitzt und sich viel bewegt, trinken viele Menschen zu wenig. Gerade Kinder und auch Jugendliche vergessen – oder besser gesagt übergehen – ihr Durstgefühl, weil andere Dinge in dem Moment wichtiger erscheinen.

Die Folge ist, dass das Blut dickflüssiger wird. Dann kann es nicht so gut durch die kleinsten Blutgefäße (Kapillaren) fließen, sodass das Gewebe nicht ausreichend mit Sauerstoff und anderen Nährstoffen versorgen wird. Diese schlechtere Durchblutung ist die Ursache von Kopfschmerzen. Bereits ab einem Wassermangel von 1 – 2 % im Körper lässt die Fähigkeit zu denken nach.

Einfache Lösung: Bereits kurz nach dem Trinken eines großen Glases Wasser sind die Kopfschmerzen besser oder verschwunden, ebenso auch ein möglicher Schwindel (siehe Seite 287).

Kopfschmerzen durch Wetterwechsel

Besonders Menschen im Süden Deutschlands kennen Kopfschmerzen bei Föhn. Daneben klagen auch viele bei Wetterwechsel über Kopfschmerzen. Mehr als die Hälfte der Deutschen bezeichnet sich als wetterfühlig. Als mögliche Ursache werden Luftdruckschwankungen, elektromagnetische Entladungen und schwüle Luft diskutiert.

Angst und Alleinsein – Was wollen die alle von mir?

Kopfschmerzen können genauso wie Bauchschmerzen Ausdruck einer Angst vor etwas sein. Man spricht von psychogenen Kopfschmerzen. Vermutlich empfindet ein nicht unerheblicher Teil von Schülern, die unter Spannungskopfschmerzen leiden, Angst vor der Schule (siehe Seite 377).

Sturz auf den Kopf

Natürlich kann auch eine Schädelprellung Kopfschmerzen verursachen. Was nach einem solchen Sturz zu tun ist, finden Sie im Kapitel über Verletzungen und Unfälle (siehe Seite 211).

Erste Zeichen einer Hirnhautentzündung?

Infektionen mit Viren könnten sich, genauso wie Infektionen mit Bakterien, auf die Hirnhäute ausbreiten und eine virale (oder bakterielle) Meningitis verursachen. Selten weiten sich vor allem Virusinfektionen auf das gesamte Gehirngewebe (Enzephalitis) und auf die Nervenbahnen (Myelitis) aus.

Die Kinder oder Jugendlichen leiden dabei unter heftigen Kopfschmerzen, sie wirken benommen und schlafen auffallend viel. Die Bewegung des Kopfes ist nur eingeschränkt möglich (der Nacken ist steif), das Nachdenken fällt ihnen schwer und sie fühlen sich „richtig krank". Sie schaffen es nicht mehr, mit dem Mund die gebeugten Knie zu erreichen, das heißt, ein „Kniekuss" ist nicht mehr möglich.

In diesem Fall sollten Sie so bald wie möglich – noch am gleichen Tag – einen Kinder- und Jugendarzt aufsuchen bzw. mit dem Notdienst Kontakt aufnehmen. Gerade bei einer eitrigen Meningitis kommt es auf jede Stunde an!

Spannungskopfschmerz: Bei Schulkindern häufig

Untersuchungen an fast 7000 deutschen Schulen haben gezeigt, dass ca. 90% der Schüler bis zum 12. Lebensjahr Kopfschmerzerfahrungen haben und dass es sich dabei in ca. 60% der Fälle um Spannungskopfschmerzen handelt. Insgesamt leiden ca. 10% der Kinder und mit zunehmendem Alter bis zu ca. 25% der Jugendlichen darunter.

Die meisten Betroffenen klagen etwa einmal pro Monat über Kopfschmerzen, bei manchen sind es bis zu 15 Tage im Monat! Die Dauer reicht von 30 Minuten bis zu sieben Tagen. Die Kopfschmerzen sind drückend, betreffen meist den ganzen Kopf und werden nicht stärker bei normalen Aktivitäten. Im Gegensatz zu Migräne können Kinder und Jugendliche ihre Aktivitäten meist fortsetzen.

Ursachen: Fehlhaltung der Halswirbelsäule und des Kopfes kann zu Muskelverspannung im Nacken- und Schulterbereich führen. Das ist besonders bei Arbeiten am Computer und bei häufiger Benutzung des Handys der Fall. Auch unter Stress und bei Angst verspannen wir uns. Außerdem wird eine erhöhte Schmerzempfindlichkeit bei manchen Menschen als weitere Ursache angenommen.

Migräne: Bei Kindern oft anders als bei Erwachsenen

Insgesamt leiden etwa 4% der Kinder und 11% der Jugendlichen unter Migräne. Die Auslöser sind sehr individuell, unter anderem kommen Schlafmangel, Stress und bestimmte Lebensmittel infrage. Ein Kopfschmerztagebuch kann helfen, die Auslöser einzugrenzen.

Bereits Schulkinder können die typischen Zeichen einer Migräne relativ klar beschreiben: heftige Schmerzen in der Stirn oder an den Schläfen (bei Kindern und Jugendlichen meist beidseitig), Licht- und Geräuschempfindlichkeit, Schwindel, Übelkeit und manchmal auch Bauchschmerzen. Auch sind die Blässe im Gesicht, Schläfrigkeit, Sprechstörung, Übelkeit und Erbrechen nicht zu übersehen.

Die Schmerzen bei Migräne sind so stark, dass sie „einfach nichts mehr machen können". Allerdings können bei Kindern die starken Kopfschmerzen auch fehlen.

> *Migräneanfälle treten mindestens fünfmal pro Jahr auf und können etwa zwei Stunden, aber auch bis zu mehrere Tage andauern.*

Bis zu 25 % der Kinder und Jugendlichen beschreiben eine **Aura** für 20 – 60 Minuten vor dem Anfall. Typische Anzeichen dafür sind: Flimmern vor den Augen, Schwindel, Kribbeln oder Taubheit, die sich auf einer Seite von der Hand zum Mundwinkel ausbreitet. Auch Sprechstörung, Schwindel oder Ohrgeräusche werden beschrieben. Und … nach dem Aufwachen ist oft alles wieder gut.

Im Vordergrund der Therapie steht die Behandlung der Schmerzen und des Brechreizes. Besprechen Sie sich bitte mit Ihrem Kinder- und Jugendarzt. Auf der Seite der MigräneLiga (www.migraeneliga.de) finden Sie eine Selbsthilfegruppe für Eltern von betroffenen Kindern.

Allgemeine Maßnahmen

- Bei Kopfschmerzen hilft manchmal ein kalter Waschlappen auf der Stirn, manchmal ist Wärme besser.
- Neben den allgemeinen Maßnahmen bei Schmerzen (siehe Seite 49) können ausreichend Schlaf, Sport, Akupressur, Akupunktur und manuelle Therapie gute Dienste leisten. Homöopathie und Osteopathie sind meiner Erfahrung nach sehr wirksam.
- Entspannungsverfahren, wie zum Beispiel autogenes Training, Hypnotherapie, progressive Muskelentspannung und transzendentale Meditation senken die Häufigkeit der Kopfschmerzen um etwa 50 %.
- Spannungskopfschmerzen werden oft durch Ablenkung besser und können gut mit den üblichen Schmerzmitteln wie Ibuprofen und Paracetamol behandelt werden.
- Da in wenigen Fällen Zusatzstoffe Kopfschmerzen auslösen können, empfiehlt sich eine Ernährung mit selbst zubereiteten, möglichst naturbelassenen Lebensmitteln.

Aromatherapie

- Pfefferminzöl 10 %, zum Beispiel Euminz: bei Spannungskopfschmerzen und Migräne, 3-mal im Abstand von 15 Minuten großflächig an Stirn und Schläfen auftragen
- Pfefferminzhydrolat von Stadelmann: nach Bedarf 1 – 2 Sprühstöße an die Stirn und Schläfen, besser noch in den Nacken sprühen. Eine zweite Person kann zusätzlich frische Luft zufächeln oder pusten und mit dem Handrücken Richtung Haaransatz streichen – das erfrischt und tut gut.
- Kopfschmerzöl: 7 Tropfen Pfefferminzöl, 5 Tropfen Lavendelöl, 5 Tropfen Grapefruitöl eingemischt in 10 ml Jojobaöl. Ab Schulkindalter auf Stirn- und Schläfenbereich auftrage.

Homöopathie

- *Belladonna* – Pulsierende Kopfschmerzen, Gesicht ist rot und schwitzig.
- *Gelsemium* – Dumpfe Kopfschmerzen, wirkt abwesend und unkonzentriert, Blackout in der Schule, dabei zittrig und blass, hochwandernd von Nacken her, auch bei grippalen Infekten, durstlos. Besser durch frische Luft und Ruhe.
- *Ignatia* – Im Zusammenhang mit großem emotionalem Stress und Sorgen.
- *Kalium phosphoricum* – Kopfschmerzen durch zu viel geistige Arbeit, große Sorge, die Anforderungen nicht erfüllen zu können. Vergesslichkeit, nachts Alpträume. Besser durch Schlaf und Bewegung. Schlechter durch geistige Anstrengung, Aufregung, Sorgen. Das Kind ist ängstlich bezogen auf die Zukunft und die eigene Gesundheit.
- *Nux vomica* – Spannungskopfschmerz bei Überreizung. Unausgeschlafen am Morgen, will nicht aufstehen. Besser in Ruhe und im Liegen. Schlechter am Morgen. Das Kind ist überempfindlich, reizbar, ungeduldig.
- *Phosphorus* – Kopfschmerzen und Schwindel mit Blässe und plötzliche Erschöpfung nach vielen Eindrücken und Überanstrengung, das Kind wirkte kurz vorher noch ganz fit. Besser durch kühle Umschläge, kalte Getränke und Ruhe. Das Kind wirkt ängstlich.
- *Spigelia* – Kopfschmerzen meist auf der linken Kopfseite, pochend, stechend. Besser durch Ruhe und im Liegen. Schlechter durch Lärm und Erschütterung. Sorgenvoll.

Eine konstitutionelle homöopathische Behandlung kann hilfreich sein (siehe Seite 29).

Schulmedizin

- Schmerzmittel Paracetamol und Ibuprofen in ausreichender Menge, denn Kopfschmerzen können sehr unangenehm sein (Dosierung siehe Seite 51).
- Bei Übelkeit im Rahmen von Migräne frühzeitig ein Medikament gegen Übelkeit geben, zum Beispiel Vomex A 40 mg Zäpfchen oder Saft oder MCP Tropfen.

Vorbeugung

- Entspannungsverfahren, wie zum Beispiel Autogenes Training, können hilfreich sein. Sie können sogar neben den neuen schulmedizinischen Behandlungsmöglichkeiten bestehen.

Wann zur Ärztin oder zum Arzt?

Bei akuten Kopfschmerzen:

- Ihr Kind hat sehr heftige Kopfschmerzen und die üblichen Schmerzmittel (siehe Seite 51) helfen nicht oder nur unzureichend.
- Ihr Kind wirkt krank und klagt über Kopfschmerzen.
- Die Kopfschmerzen sind begleitet von starken Nackenschmerzen und einem deutlichen Krankheitsgefühl.
- Ein Kniekuss ist nicht mehr möglich, das heißt, das Kind kann mit den Lippen das Knie bei angewinkeltem Bein nicht berühren.
- Eine Kopfdrehung ist kaum möglich, wenn überhaupt, dann nur unter Schmerzen.

Bei schon länger bestehenden Kopfschmerzen:

- Die Kopfschmerzen treten seit ein bis zwei Wochen täglich und viele Stunden am Tag auf.
- In der Schule gibt es Probleme.
- Ihr Kind zieht sich zurück, pflegt Freundschaften nicht mehr.
- Ihr Kind liegt bzw. schläft außergewöhnlich viel.

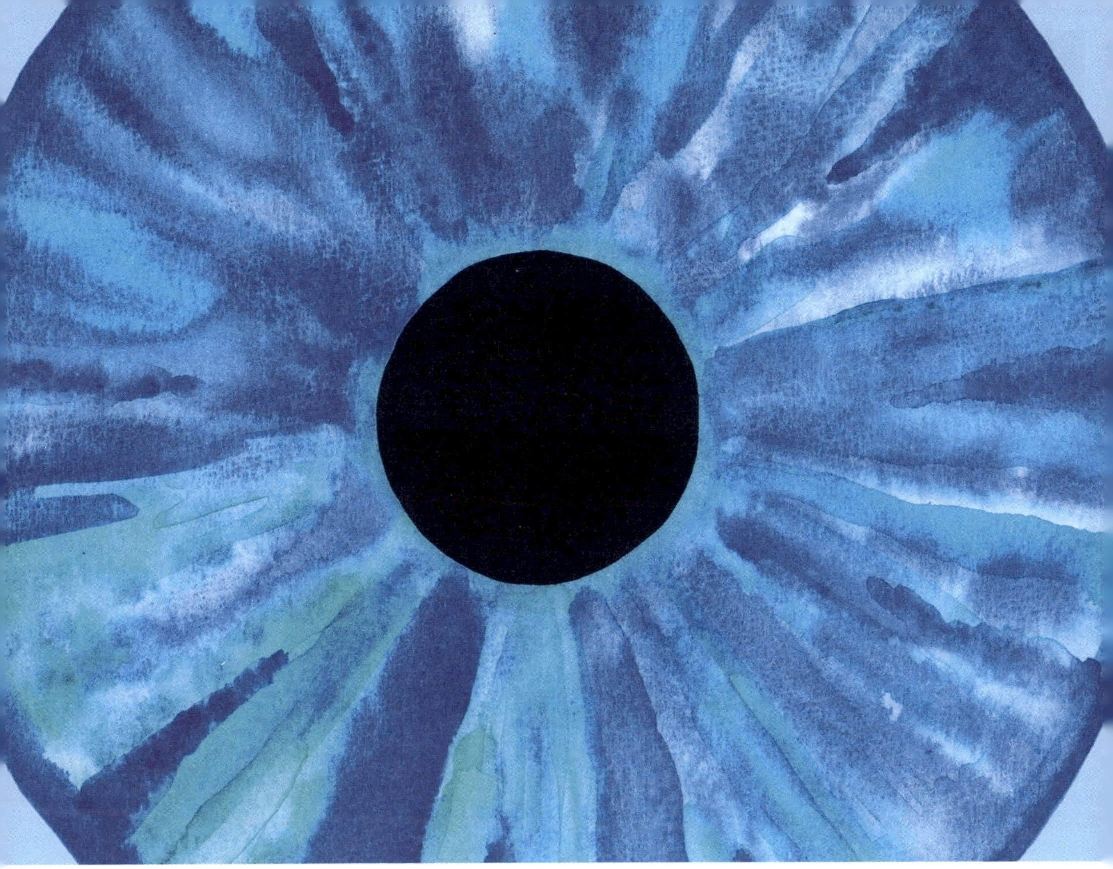

Augen

Die Augen sind wichtige Sinnesorgane, durch die das Kind seine Umwelt erfährt. Kein Wunder, dass es quält, wenn damit etwas nicht in Ordnung ist. Im Folgenden werden die wichtigsten Beschwerden und Erkrankungen der Augen erläutert. Informationen zu Heuschnupfen finden Sie im Kapitel über Allergien (siehe Seite 241).

Schwierigkeiten beim Sehen – Fehlsichtigkeit

Auf die Untersuchung der Augen wird bei den Vorsorgeuntersuchungen sehr großen Wert gelegt. Bereits ab der U2 (vom dritten bis zehnten Lebenstag) erfolgt meist die Untersuchung mit einem Ophthalmoskop, das ist eine spezielle Lampe für die Augen. Ab der U5 (fünf bis sechs Monate) ist es möglich, mit einer speziellen Infrarotmethode die Lichtbrechung der Augenlinsen zu messen (die meisten Kinder- und Jugendärzt*innen besitzen so ein Gerät). So können Fehlsichtigkeiten festgestellt werden. Ab der U7a (drei Jahre) ergänzen Tests mit Sehtafeln die Untersuchung der Augen.

Ergeben die Untersuchungen auffallende Werte, die auf eine Kurz- oder Weitsichtigkeit, eine Hornhautverkrümmung, die unterschiedliche Sehschärfe der Augen oder ein Schielen hinweisen, so kann der Augenarzt sehr früh die notwendige Therapie einleiten. Die Behandlung der Augen setzt heutzutage schon sehr früh an und so gelingt es bei den meisten Kindern, ein scharfes und räumliches Sehen zu erreichen.

Kurzsichtigkeit – Myopie

Ein Mensch mit Kurzsichtigkeit sieht in der Nähe gut, in der Ferne unscharf, abhängig vom Grad der Myopie. Im Alter von zehn Jahren sind etwa 15 % der Kinder von einer Kurzsichtigkeit betroffen, im Teenager-Alter 30 %. In den letzten 20 Jahren hat die Kurzsichtigkeit nicht weiter zugenommen, im Gegensatz zu den Jahrzehnten zuvor.

Risikofaktoren für Myopie sind eine genetische Veranlagung, vermehrter Aufenthalt im Haus, viel Naharbeit (Lesen, Schreiben, PC, Handy) und die Schul- und Ausbildungsdauer. Die Augen werden schlechter, wenn Kinder früh Medien benutzen. Die Häufigkeit einer Brillenverordnung hat seit Einführung des Smartphones zugenommen. Häufige und lange Nutzung von Handys, Tablets und Co. führen zu einer schlechteren Durchblutung und zur Degeneration der Netzhaut. Grund: Der Augapfel wird größer und dadurch die Netzhaut dünner. Bei Kurzsichtigkeit verordnet der Augenarzt eine Brille.

Vorbeugung

- Als Prophylaxe werden für Kinder etwa zwei Stunden Aufenthalt im Tageslicht pro Tag empfohlen – Dopamin wird durch Tageslicht in der Netzhaut des Auges freigesetzt und hemmt das Wachstum des Augapfels.
- Bei starker Myopie (= hohe Myopie) werden Atropin-Augentropfen oder spezielle Linsen zur Vorbeugung der Verschlechterung eingesetzt.

Weitsichtigkeit – Hyperopie

Ein Mensch mit Weitsichtigkeit sieht in der Ferne gut, in der Nähe unscharf, abhängig vom Grad der Hyperopie. Natürlicherweise sind die meisten Kinder in den ersten Lebensjahren gering weitsichtig – ihr Augapfel ist noch zu klein. Etwa bis zur Einschulung geht die Weitsichtigkeit durch das Wachstum des Augapfels langsam in die Normalsichtigkeit über. Kinderaugen können diese Weitsichtigkeit aufgrund der guten Flexibilität ihrer Augenlinsen bis zu einer gewissen Stärke ausgleichen. Bei stärkerer Weitsichtigkeit gelingt das nur mit großer Anstrengung für die Augen (bis zu einem gewissen Grad) und deshalb klagen die Kinder dann manchmal über Augenschmerzen. Bei starker Weitsichtigkeit verordnet der Augenarzt eine Brille.

Hornhautverkrümmung – Astigmatismus

Im Rahmen der Vorsorgeuntersuchungen, unterstützt durch die Infrarotvermessung des Auges, findet sich bei den meisten Kindern im ersten Lebensjahr eine geringe Hornhautverkrümmung. Etwa bis zur Einschulung normalisiert sich diese Verkrümmung. Dabei hat die Hornhaut nicht mehr die gleichmäßig gebogene Form einer Linse, sondern ähnelt in etwa der Oberfläche einer Glasvase. Bei starker Hornhautverkrümmung verordnet der Augenarzt eine Brille.

Schwachsichtigkeit – Amblyopie – Anisometropie

Das normale Sehvermögen (= Visus) beträgt ab drei bis fünf Jahren mehr als 80 %, ab sechs Jahren 100 % oder besser. Bei der Amblyopie (= Schwachsichtigkeit) ist der Visus unter 60 %. Amblyopie bedeutet, ein oder beide Augen sehen schlecht. 5 % der Kinder sind davon betroffen, meist ist es nur ein Auge. Wenn beide Augen unterschiedlich scharf sehen, spricht man von einer Anisometropie, die sich bei etwa 50 % der Kinder findet. Ergeben die Vorsorgeuntersuchungen solche Auffälligkeiten, erfolgt die Überweisung zum Augenarzt.

Schielen

Von **Schielen** spricht man, wenn beide Augen in unterschiedliche Richtungen blicken. Grob betrachtet gibt es drei mögliche Ursachen:

- Ein Auge sieht gut, das andere schlechter, deshalb entscheidet das kindliche Gehirn, das vom schwachen Auge übermittelte Bild einfach zu unterdrücken. Die Folge: Das Auge wird vom Gehirn nicht mehr gesteuert und beginnt zu schielen.
- Die Folgebewegung der Augen ist aufgrund eines Problems der Muskeln oder Nerven beeinträchtigt.
- Beide Augen sehen gut, doch der Augensteuerung im Gehirn gelingt es nicht, beide Augen in die gleiche Richtung einzustellen (= alternierendes Schielen).

Schielen sollte auf jeden Fall frühzeitig entdeckt und behandelt werden (ggf. schon ab sechs Monaten). Infrage kommen eine Brille, ein Augenpflaster, das wenige Stunden am Tag auf das gesunde Auge geklebt wird, oder ein spezielles Sehtraining, um das schwache Auge zu trainieren. Dadurch kann die Sehleistung des schwachen Auges erheblich gebessert werden.

Aus meiner langjährigen Erfahrung – auch weil ich selbst betroffen war – kommt auch der **Winkelfehlsichtigkeit** eine Bedeutung zu, wenngleich sie gerade von Seiten der Augenärzt*innen wenig Beachtung findet. Die Kinder klagen über Kopfschmerzen, unter anderem nach der Schule und beim Lesen, weshalb sie nicht gerne lesen. Sie berichten oft, dass die Augen beim Lesen schnell ermüden, sogar wehtun oder die Buchstaben „hüpfen". Ganz typisch ist auch das Verdrehen von b/d und p/q. Oft ist den Schulkindern und Jugendlichen beim Lesen nicht möglich, zwischen n und m zu unterscheiden oder zu erkennen, ob ein oder zwei l im Text stehen. Ursache für die Winkelfehlsichtigkeit ist, dass es dem Gehirn nicht gelingt, beim Lesen die Augen so exakt zu steuern, dass die zwei Bilder – jedes Auge erzeugt ein Bild – als ein räumliches Bild wahrgenommen werden.

Rote Augen: Bindehautentzündung und Gerstenkorn

Die Bindehaut der Augen ist gerötet, die Augen tränen und jucken, so ist zunächst der äußere Eindruck. Am häufigsten wird dies durch Viren hervorgerufen, seltener durch Bakterien, während der Pollenzeit (Februar bis August) auch durch Pollen und nicht zuletzt durch Schmutz, der zum Beispiel mit unsauberen Händen ins Auge gelangt. Ist das Augenlid oder der Lidrand geschwollen, spricht man von Gerstenkorn.

Kinder gehen nicht so sorgfältig mit ihren Augen um wie Erwachsene, sie reiben unabsichtlich den Schmutz in die Augen und stecken sich deshalb auch leichter bei anderen Kindern an. Bindehautentzündung (= Konjunktivitis) tritt bei Säuglingen und Kleinkinder besonders häufig auf, da sich die natürliche Immunabwehr der Augen noch nicht entwickelt hat. Ganz typisch ist auch das verklebte Auge morgens beim Aufwachen.

Allgemeine Maßnahmen

- Die Augen mehrfach täglich mit klarem Wasser, schwarzem Tee oder 0,9%iger Kochsalzlösung ausspülen, wenn sie verklebt oder verschmutzt sind.
- Die Augen von außen nach innen auswischen.
- Mütter, die stillen, können versuchen, Muttermilch auf ein Tuch zu tropfen und damit die Augen ihres Säuglings auszuwischen.

Pflanzenheilkunde und Aromatherapie

- Auflagen mit Augentrosttee: ein Baumwolltuch mit dem abgekühlten Tee tränken und auf die geschlossenen Augen auflegen.
- Auflagen mit alkoholfreiem Rosenhydrolat von Stadelmann: kann schon bei den Kleinsten angewendet werden – einfach, schmerzfrei, hilfreich und wohlriechend.
- Kamillentee nicht verwenden, er kann reizen und allergiefördernd sein.

Homöopathie

- Euphrasia Augentropfen – Komplexmittel Wala (ab der Geburt anwendbar): 3-mal täglich 1 Tropfen.
- Echinacea Quarz comp. Augentropfen – Komplexmittel von Wala: bei hartnäckigen wiederkehrenden Entzündungen 3-mal täglich 1 Tropfen
- *Euphrasia D12* – Gerötete Augen können gut damit behandelt werden. Dabei spielt die Ursache der Rötung zunächst keine Rolle. 3-mal täglich 5 Globuli.

Augentropfen bei Kindern

Tropfen Sie die Augentropfen auf den Innenwinkel der geschlossenen Augen und bitten Sie dann das Kind, die Augen kurz zu öffnen (oder machen Sie das sanft mit den Daumen). Durch die Sogwirkung gelangen die Tropfen unter die Augenlider.

Wann zur Ärztin oder zum Arzt?

- Die Rötung nimmt – trotz Euphrasia – kontinuierlich zu.
- Das Auge tut weh.
- Die Augenlider sind deutlich geschwollen.
- Es treten eitrige Absonderungen auf, das Auge ist verklebt und muss mehrfach am Tag, etwa im Abstand von mehreren Stunden, gereinigt werden.
- Die Haut um das Auge herum ist gerötet.

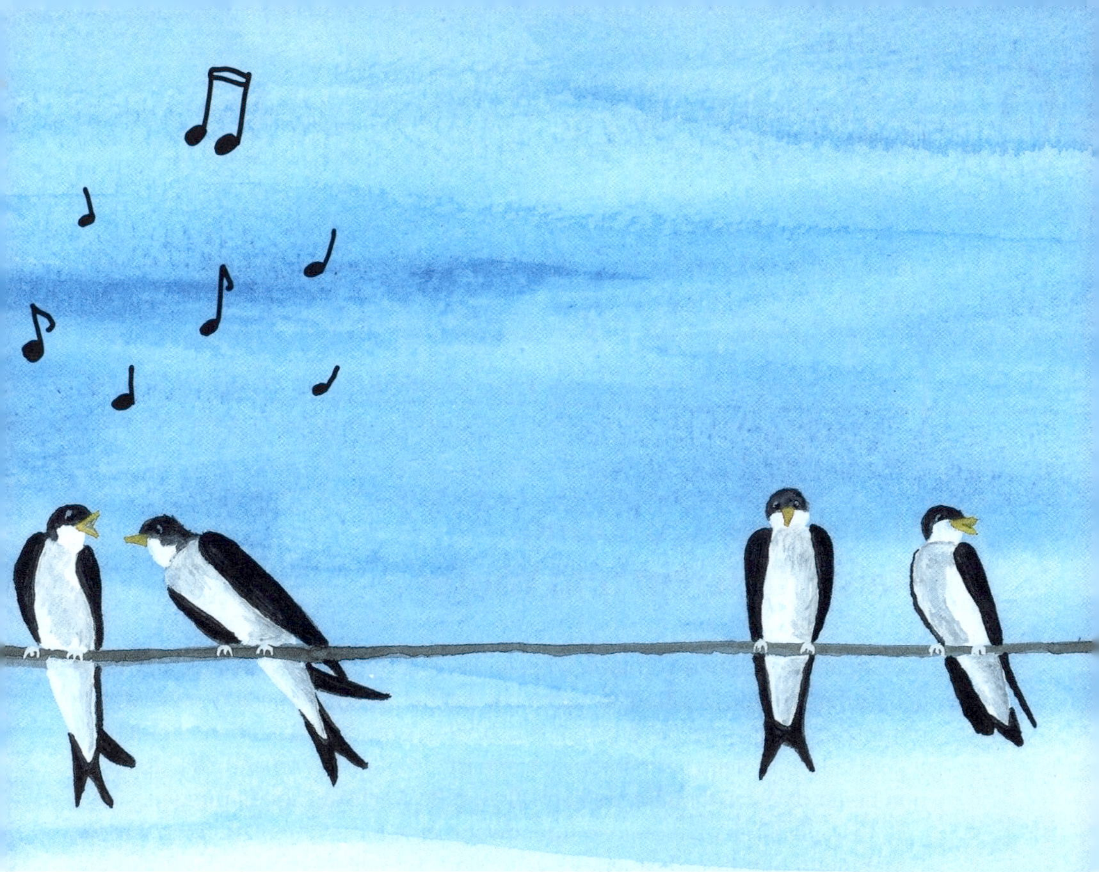

Ohren

Ohrenschmerzen entstehen durch Dehnung des Trommelfells, durch Entzündung des Trommelfells, des Gehörgangs oder des Mittelohres. Eine Dehnung des Trommelfells kann sehr schmerzhaft sein und ist äußerlich nicht von einer Mittelohrentzündung zu unterscheiden. Ursachen für die Dehnung nach außen sind meist der aufgestaute Schleim im Mittelohr und niedriger Luftdruck (z.B. beim Aufstieg in den Bergen oder beim Start im Flugzeug). Die Dehnung des Trommelfells nach innen entsteht unter anderem durch hohen Luftdruck (z.B. beim Abstieg in den Bergen, beim Landeanflug im Flugzeug) oder anderen Druck von außen (z.B. Wasserdruck beim Tauchen).

Besonders in der Schnupfenzeit kann eine Mittelohrentzündung zu Ohrenschmerzen führen (siehe Seite 70). Ein Paukenerguss oder Polypen kommen ebenfalls als Ursache für Ohrenschmerzen infrage (siehe Seite 73). Manche Kinder bekommen nach dem Baden im Meer oder in einem See Ohrenschmerzen. In diesem Fall ist der Gehörgang entzündet, man spricht von einer Badeotitis (siehe Seite 77).

> *Ohrenschmerzen können ausgesprochen schmerzhaft sein, deshalb ist es meist wichtig, dem Kind Linderung durch Schmerzmittel zu verschaffen (siehe Seite 51).*

Mittelohrentzündung: Meist im Herbst und Winter

Die Situation ist Ihnen vermutlich bekannt: Es ist Herbst oder Winter, der erste Schnupfen kommt. Das Kind hört schlecht und hat Ohrenschmerzen – eine Mittelohrentzündung ist da. Sie entsteht durch Viren und/oder Bakterien, die sich im aufgestauten Schleim vermehren. Schleim ist eiweißreich und enthält Flüssigkeit und bietet dadurch für Bakterien und Viren gute Wachstumsbedingungen.

Fast alle Kinder bekommen irgendwann eine Mittelohrentzündung, bis zur Einschulung betrifft es fast jedes zweite Kind. Schnuller erhöhen das Risiko um die Hälfte (50 %). Etwa 70 – 90 % der Mittelohrentzündungen heilen innerhalb von zwei bis sieben Tagen spontan (d. h. von alleine) ab.

Die Ohrenschmerzen sind meist heftig. Zur Schmerzlinderung gibt es gute Schmerzmittel, zum Beispiel Ibuprofen und Paracetamol. Bei eitrigen Entzündungen kommen Antibiotika zum Einsatz. Internationale Leitlinien empfehlen den Einsatz von Antibiotika – bei Kindern über zwei Jahren – erst, wenn sich nach 48 – 72 Stunden keine Besserung zeigt. Auch alternative Methoden (z. B. Zwiebelsäckchen, Homöopathie) können bei der Behandlung hilfreich sein.

Allgemeine Maßnahmen

- Mit dem Oberkörper erhöht schlafen kann Erleichterung bringen. Dafür das Kopfteil oder das ganze Bett etwas schräg stellen oder etwas unter die Matratze legen, damit der Kopf erhöht liegt.
- Nachts für frische Luft im Schlafzimmer sorgen und das Fenster aufmachen bzw. kippen – je nach Außentemperatur. Ausprobieren!
- Mütze auf den Kopf – im Bett und ggf. auch tagsüber, sofern das Kind die Wärme toleriert. Die Durchwärmung des Kopfes verbessert die Durchblutung und damit die Heilung.

- Wärme, wenn sie dem Kind guttut: Kirschkernkissen auf maximal 40 °C anwärmen und aufs Ohr legen. Nicht anwenden, wenn das Kind die Wärme und Berührung ablehnt.
- Kälte, wenn das Kind nach Kühlung verlangt: Kirschkernkissen im Kühlschrank abkühlen. Nicht anwenden, wenn das Kind die Kälte und Berührung ablehnt.

Pflanzenheilkunde und Aromatherapie

- Zwiebelsäckchen aufs Ohr legen (siehe Kasten).
- Engelwurzbalsam von Stadelmann: dreimal täglich hinter das Ohr reiben.
- Sinupret Saft (ab 2 Jahren): Die Kombination aus fünf Heilpflanzen wirkt schleimlösend, entzündungshemmend und hemmt Viren und Bakterien. Verkürzt die Krankheitsdauer deutlich.

Zwiebelsäckchen

Eine rohe Zwiebel kleinhacken, über dem Wasserbad leicht erwärmen, in ein Taschentuch oder Geschirrtuch einpacken und zum Beispiel unter ein Stirnband klemmen. Wenn es schnell gehen soll, funktioniert es auch ohne Erwärmen.

Homöopathie

- Aconit Ohrentropfen – Komplexmittel von Wala: 3- bis 6-mal täglich je 1–2 Tropfen (körperwarm) ins Ohr geben.
- *Aconitum* – Erstmittel bei plötzlich auftretenden, heftigen Ohrenschmerzen, infolge von Kälte oder Zugluft. Besser an der frischen Luft. Schlechter durch Berührung, abends und nachts. Das Kind ist unruhig und ängstlich, verlangt nach Nähe.
- *Belladonna* – Plötzlich auftretende, heftige, pochende Ohrenschmerzen, Unruhe, rotes Gesicht, Durst. Besser bei Ruhe, im Sitzen, durch Druck. Schlechter durch Geräusche und Berührung. Das Kind ist überempfindlich.
- *Chamomilla* – Heftige, unerträgliche Ohrenschmerzen, das Kind schreit sehr laut, überstreckt sich beim Herumtragen, heftige Unruhe, Durst, eine Wange ist rot. Besser durch Wärme und wenn das Kind herumgetragen wird. Schlechter

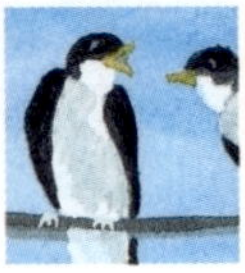

bei Berührung. Das Kind ist äußerst reizbar, grantig, schnell beleidigt und schmerzempfindlich.

- *Ferrum phosphoricum* – Heftige Ohrenschmerzen mit geringer Beeinträchtigung. Besser durch kalte Umschläge. Schlechter durch Berührung und nachts. Das Kind ist nervös und gleichzeitig erschöpft.
- *Hepar sulfuris* – Stechende Ohrenschmerzen, das Kind ist verfroren. Besser durch Wärme und Einhüllen. Schlechter durch Berührung und Kälte. Das Kind ist reizbar, schmerz- und berührungsempfindlich.
- *Pulsatilla* – Ohrenschmerzen begleitet von gelblichem, eitrigem Schnupfen, kein Durst. Besser im Freien und bei Trost. Schlechter bei Wärme und im Liegen. Trostbedürftig, weinerlich, schüchtern.
- *Mercurius solubilis* – Heftige Ohrenschmerzen begleitet von eitrigem, übelriechendem und wundmachendem Sekret. Besser im Sitzen. Das Kind wirkt unruhig und erschöpft.

Schulmedizin

- Zur Schmerzlinderung eignen sich zum Beispiel Ibuprofen und Paracetamol (siehe Seite 51).
- Nasentropfen helfen leider nicht …

Vorbeugung

- Das Kind sollte möglichst oft eine Mütze tragen, damit der Kopf warm bleibt (siehe Seite 39).
- Warme Füße und Beine helfen: Die Durchblutung der Nasenschleimhaut und damit auch ihre Schutzfunktion wird durch kalte Füße und Beine deutlich gestört.
- Silicea comp. Globuli von Wala: Komplexmittel, bei langwierigem Verlauf und auch zur Vorbeugung. 1-mal täglich 3 Globuli (bis 2 Jahre), 3 – 7 Globuli (2 – 6 Jahre) bzw. 5 – 10 Globuli (ab 6 Jahren).

Wann zur Ärztin oder zum Arzt?

Viele weitere Ursachen für Ohrenschmerzen sind denkbar, deshalb ist die Untersuchung durch Ihren Kinder- und Jugendarzt sinnvoll.

- Ihr Kind hat heftige Ohrenschmerzen und die Schmerzmittel helfen nur kurze Zeit.
- Ihr Kind wirkt krank.
- Aus einem Ohr läuft Schleim oder Eiter.
- Die Lymphknoten im Ohrbereich sind schmerzhaft vergrößert.
- Hinter dem Ohr ist die Haut gerötet.
- Besondere Vorsicht gilt bei Säuglingen unter sechs Monaten.

Paukenerguss und Polypen

Hinter der Ohrmuschel liegt der Gehörgang. Dieser endet am Trommelfell – bis dorthin kann ein Arzt mit dem Ohrenspiegel sehen. Die Hörknöchelchen liegen hinter dem Trommelfell und übertragen die Schwingungen des Trommelfells an das Innenohr. Im Innenohr werden die Signale verarbeitet und zur weiteren Höranalyse an das Gehirn weitergeleitet.

Damit das Trommelfell frei schwingen kann, befindet sich dahinter ein kleiner luftgefüllter Raum, das Mittelohr. Die Luftversorgung des Mittelohres erfolgt über die Eustachische Röhre. Eine weitere Aufgabe dieser Röhre besteht darin, das natürlicherweise im Mittelohr gebildete Sekret in den Nasen-Rachen-Raum zu transportieren.

Durch eine dauerhafte Entzündung können die Rachenmandeln weit hinten im Nasen-Rachen-Raum vergrößert sein. Diese sogenannten **Polypen** (Adenoide) fallen manchmal durch eine nasale Sprache und/oder nächtliches Schnarchen auf (etwa 12% der Kinder sind davon betroffen). Ist der Ausgang der Eustachischen Röhre durch Polypen verlegt oder wird die Röhre durch eine Entzündung (meist aufgrund einer Virusinfektion, siehe Seite 18) verengt oder durch zähen Schleim blockiert (Abb. 2 und 3), tritt Folgendes auf:

- Der Schleim aus dem Mittelohr kann nicht mehr abfließen. Diesen Stau bezeichnet man als **Paukenerguss**.
- Durch die fehlende Luftversorgung des Mittelohrs ist kein Druckausgleich mehr möglich – Sie kennen das sicher als Knacken im Ohr, wenn Sie große Höhen in den Bergen oder beim Fliegen überwinden.

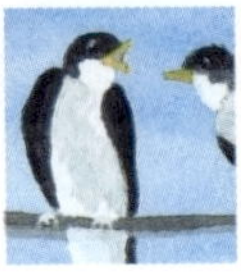

Ohren

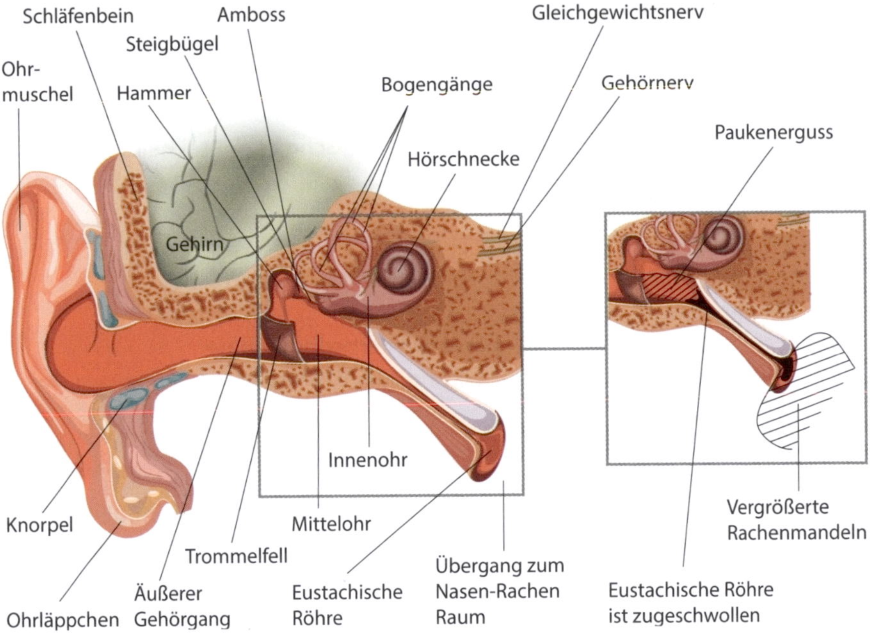

Abb. 2: *Aufbau des Ohres. Die schraffierte Fläche zeigt einen Paukenerguss, eine zugeschwollene Eustachische Röhre und vergrößerte Rachenmandeln (Polypen/Adenoide) an.*

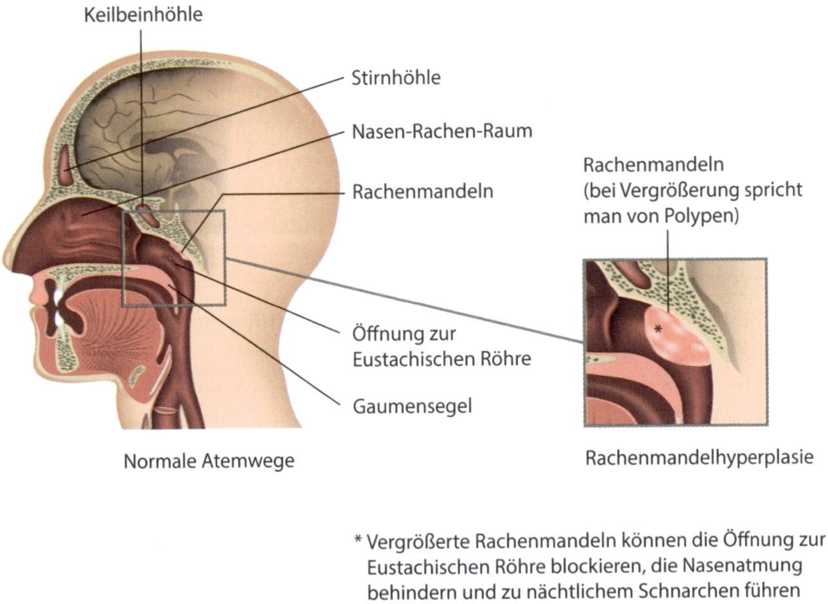

Abb. 3: *Atemwege und Rachenmandeln, schraffiert die vergrößerten Rachenmandeln (Polypen/Adenoide).*

In beiden Fällen wird die Schwingung des Trommelfells vermindert. Die Auswirkung: Das Kind hört schlecht und hat Ohrenschmerzen, weil das Trommelfell überdehnt und/oder entzündet ist.

Paukenergüsse, die im Rahmen einer Mittelohrentzündung auftreten, können auch nach Abheilung der Entzündung noch etwa drei Wochen bestehen bleiben.

Allgemeine Maßnahmen

Bei Ohrenschmerzen im Zusammenhang mit Erkältungen siehe auch Kapitel Infektanfälligkeit (Seite 107).

- Kochsalz-Nasenspray: 2-mal täglich während der Infektzeit, wirkt genauso gut wie das Kortisonspray Mometason (siehe Kasten „Wann zum Arzt").
- Druckausgleich (möglich ab 3 Jahren): mehrmals täglich versuchen. Vorgehen: Luft holen, Nase zuhalten und Mund fest schließen. Dann versuchen, kräftig auszuatmen. Knackt es in den Ohren, dann ist Luft über die Eustachische Röhre ins Mittelohr gelangt – ein gutes Zeichen. Nebeneffekt: Der Sauerstoff in der Luft tötet sauerstoffempfindliche Bakterien im Mittelohr.
- Otobar/Otovent (ab 3 Jahren): Der Druckausgleich funktioniert mit einem Nasenballon manchmal besser. Die Systeme bestehen aus einem Nasenstück, an dem ein kleiner Luftballon befestigt wird. Vorgehen: Das Nasenstück an ein Nasenloch drücken, das andere Nasenloch mit den Fingern zuhalten. Über den Mund einatmen, den Mund fest schließen und versuchen, kräftig über das Nasenstück auszuatmen.
- Mit dem Oberkörper erhöht schlafen kann Erleichterung bringen. Dafür das Kopfteil oder das ganze Bett etwas schräg stellen oder etwas unter die Matratze legen, damit der Kopf erhöht liegt.
- Nachts für frische Luftzufuhr im Schlafzimmer sorgen und das Fenster aufmachen bzw. kippen – je nach Außentemperatur. Einfach ausprobieren!
- Mütze auf den Kopf – im Bett und ggf. auch tagsüber, sofern das Kind die Wärme toleriert. Die Durchwärmung des Kopfes verbessert die Durchblutung und beschleunigt damit die Heilung (siehe Seite 39).
- Wärme, wenn sie dem Kind guttut: Kirschkernkissen auf maximal 40 °C anwärmen und aufs Ohr legen. Nicht anwenden, wenn das Kind die Wärme und Berührung ablehnt.
- Nasendusche, um Schleim und Eiter aus dem Nasenrachenraum auszuschwemmen (siehe Seite 114).

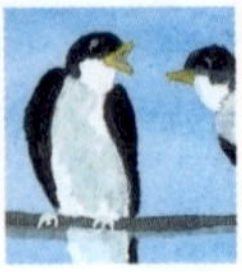

Pflanzenheilkunde und Aromatherapie

- Cuprum metallicum praeparatum 0,4 % Salbe von Weleda (ab 1 Jahr): etwa eine erbsengroße Menge Salbe 3-mal täglich hinter dem Ohr einreiben.
- Sinupret Saft (ab 2 Jahren) oder Dragees (ab 6 Jahren), Sinupret forte Dragees (ab 12 Jahren): Die Kombination aus fünf Heilpflanzen wirkt schleimlösend, entzündungshemmend und hemmt Viren und Bakterien.
- Johanniskraut-Lavendel-Öl von Stadelmann: mehrmals täglich hinter dem Ohr einreiben.
- Engelwurzbalsam von Stadelmann: 3-mal täglich hinter dem Ohr einreiben.
- Massageöl wärmend von Stadelmann: 1 Tropfen 3-mal täglich hinter dem Ohr einreiben.

Homöopathie

- Silicea comp. Globuli – Komplexmittel von Wala: bei langwierigen Verläufen und zur Vorbeugung. 1-mal täglich 3 Globuli (bis 2 Jahre), 3 – 7 Globuli (2 – 6 Jahre) bzw. 5 – 10 Globuli (ab 6 Jahren).
- Otovowen Tropfen – Komplexmittel von Weber & Weber: 1- bis 3-mal täglich 4 – 7 Tropfen (1 – 6 Jahre), 5 – 10 Tropfen (6 – 12 Jahre) bzw. 12 – 15 Tropfen (ab 12 Jahren).
- *Apis* – Paukenerguss, das Kind hört schlecht, ist sonst aber fit. Kinder mit Bewegungsdrang.
- *Calcium jodatum* – Vergrößerte Lymphknoten, Mandeln und Polypen, das Kind atmet durch den Mund, Mundgeruch, vergrößerte Lymphknoten.
- *Silicea* – Gehäufte Infekte, das Kind ist verfroren, neigt zu kalten, schwitzigen Füßen, vergrößerte Lymphknoten. Besser durch Wärme. Schlechter durch Kälte. Das Kind ist liebenswürdig, schüchtern, brav und stur.

Vorbeugung

- Möglichst oft eine Mütze tragen, um den Kopf zu wärmen (siehe Seite 39).
- Warme Füße und Beine helfen: Die Durchblutung der Nasenschleimhaut und damit auch ihre Schutzfunktion wird durch kalte Füße und Beine deutlich gestört. Wollsocken sind jeder anderen Textilfaser zu bevorzugen.
- Sauna (siehe Seite 35) und/oder aufsteigende Fußbäder (siehe Seite 37).
- Silicea comp. Globuli von Wala: siehe oben unter „Homöopathie“.

Wann zur Ärztin oder zum Arzt?

- Ihr Kind hört seit mehr als drei Wochen schlecht.
- Die Entwicklung der Sprache ist verzögert.
- Ihr Kind ist auffallend ruhig und spielt zurückgezogen, weil es vermutlich schlecht hört und deshalb in der Gruppe nicht mehr mitspielen kann.
- Ihr Kind hat Ohrenschmerzen.
- Ihr Kind schnarcht nachts relativ laut. Sie haben außerdem das Gefühl, dass es zeitweise schlecht Luft bekommt, im Schlaf schwitzt und am nächsten Morgen nicht ausgeschlafen ist.
- Zur Verkleinerung der Polypen hat sich Mometason Nasenspray bewährt (ab 3 Jahren): Der Wirkstoff Mometasonfuroat ist mit Kortison verwandt. Das Nasenspray wirkt nahezu ausschließlich oberflächlich an der Schleimhaut, wo es die Entzündung des Polypengewebes reduziert und dadurch die Verkleinerung bewirkt.

Wenn das Hören über Wochen beeinträchtigt ist

Ist die Ursache eine Verlegung der Eustachischen Röhre, etwa durch Polypen, dann gilt es, zusammen mit Ihrem Kinder- und Jugendarzt den Zeitplan für weitere Behandlungsmöglichkeiten zu überlegen. Häufig legt der HNO-Arzt beispielsweise Paukenröhrchen in das Trommelfell ein, damit das Mittelohr belüftet wird und das Sekret abfließen kann. Polypen lassen sich operativ verkleinern. Abschwellende Nasentropfen helfen leider nicht.

Badeotitis: Der Gehörgang ist entzündet

Die Kinder tollen im See oder im Meer herum und dann am Abend: Ohrenschmerzen. Wenn beim Baden kleine Algen oder Bakterien mit dem Wasser in den Gehörgang gelangen, können sie dort teils starke Schmerzen verursachen. Eine Badeotitis ist entstanden. Bei der Untersuchung finden sich oft nur geringe Veränderungen, obwohl das Kind starke Schmerzen hat. Typisch für die Gehörgangsentzündung sind Schmerzen schon beim Bewegen der Ohrmuschel oder beim Druck auf den kleinen Schutzknorpel (Tragus) vor dem Ohr.

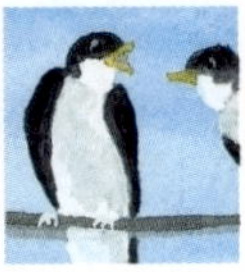

Allgemeine Maßnahmen

- Vor dem Baden/Tauchen:
  - Ölige Ohrentropfen in den Gehörgang geben, um die Haut zu schützen, zum Beispiel Aconitum Ohrentropfen oder Otodolor direkt.
- Nach dem Baden/Tauchen:
  - Das Ohr trocken tupfen, zum Beispiel mit der spitzgedrehten Ecke eines Taschentuches.
  - Die Ohren mit Stirnband oder Mütze vor Wind schützen.
  - Octenidin (z.B. Octenisept) zur Desinfektion in die Ohren einsprühen.
  - Zur Pflege über Nacht eignen sich Aconitum Ohrentropfen, Filme Oto oder Otodolor direkt.
- Bei Schmerzen im Gehörgang:
  - Ohrentropfen mit Schmerzmittel, zum Beispiel Otalgan.
  - Großzügige Behandlung mit Schmerzmitteln, zum Beispiel Ibuprofen oder Paracetamol.
  - Die Schmerzen können bis zu eine Woche anhalten und relativ heftig sei.

Homöopathie

Bei Badeotitis kommen dieselben Einzelmittel wie bei Mittelohrentzündung zur Anwendung (siehe Seite 70).

Wann zur Ärztin oder zum Arzt?

- Bei ausgeprägten Schmerzen zur Abklärung der Ursache.

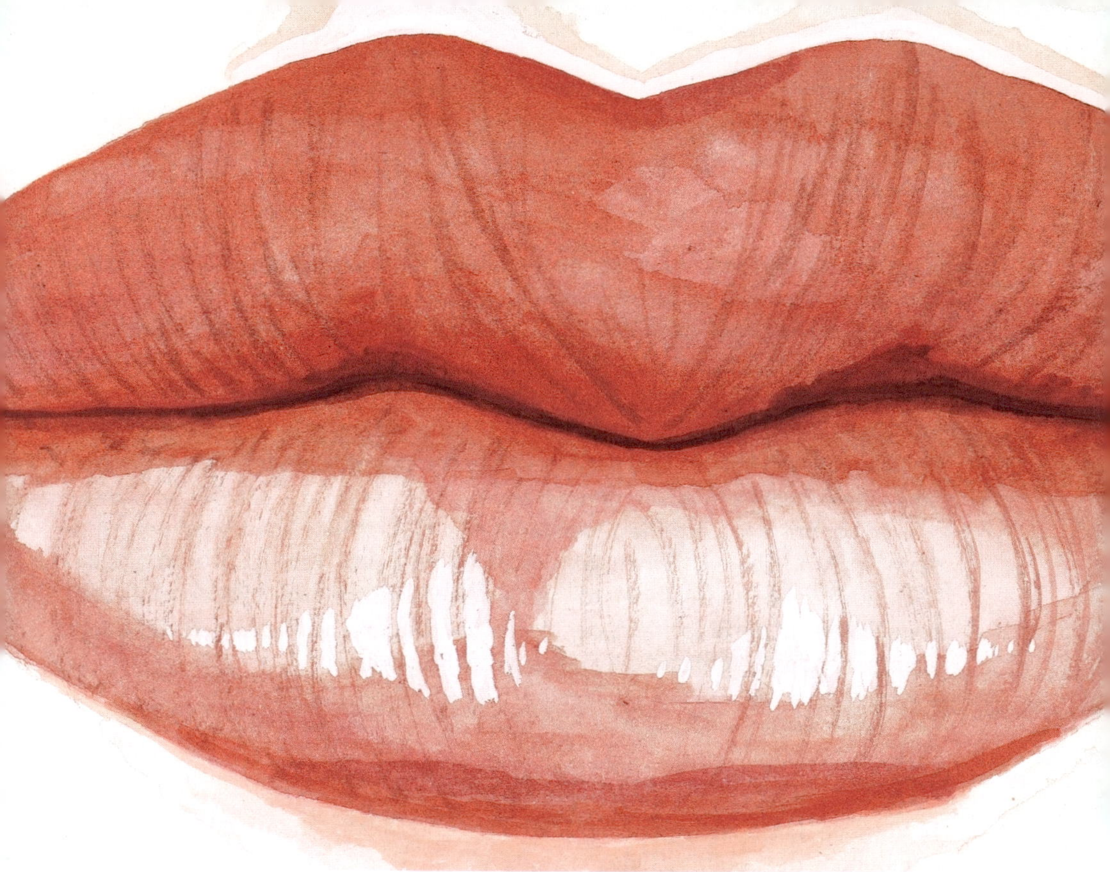

Mund

Unser Mund erfüllt vielfältige Aufgaben: Wir brauchen ihn, um Nahrung und Flüssigkeit aufzunehmen, wir besitzen mit der Zunge ein Sinnesorgan, mit dem wir schmecken können, wir können durch den Mund atmen und uns unseren Mitmenschen mitteilen. Gründe genug, um für gesunde Lippen, Schleimhäute und Zähne zu sorgen.

Mundsoor: Pilzinfektion im Mund

Betroffen von Mundsoor, einer Infektion mit dem Pilz Candida albicans, sind meistens Säuglinge. Kinder und Jugendliche erkranken eher selten an dem Erreger. Als Ursachen wird unter anderem das noch unreife Immunsystem der Säuglinge angegeben. Meines Erachtens liegt die Hauptursache für einen Mundsoor bei Säuglingen im zu häufigen Abkochen der Schnuller: Zwar werden die meisten Bakterien durch die Hitze abgetötet, die Pilzsporen überleben aber und aus ihnen entsteht dann erneut Candida albicans. Bei älteren Kindern tritt der Mundsoor manchmal nach der Gabe von Antibiotika auf. Eine Übertragung durch das Ablecken der Schnuller ist von geringer Bedeutung.

Charakteristischerweise sieht man im Mund weißliche Beläge, vor allem auf der Wangenschleimhaut und der Innenseite der Lippen, die sich mit dem Finger oder einem Tuch nicht abwischen lassen.

Es kommt vor, dass die Candida-Infektion durch den Darm wandert und dann im Windelbereich einen Windelpilz (Windelsoor) verursacht (siehe Seite 181). Auch vollgestillte Kinder können einen Mundsoor entwickeln und diesen beim Stillen auf die Brustwarze der Mutter übertragen. Die Mutter verspürt dann ein brennendes Gefühl und ein Ziehen in der Brustwarze.

Allgemeine Maßnahmen

- Normale Haushaltshygiene bei Schnullern und Trinkflaschen, zum Beispiel Reinigung in der Spülmaschine.
- Abkochen von Schnuller und Trinkflaschen „in großen Abständen“, so empfiehlt es die Ernährungskommission der Deutschen Gesellschaft für Kinder- und Jugendmedizin. Praktikabel erscheint mir das Abkochen etwa alle zwei Wochen, auch nach einem Infekt oder einer Krankheit.

Pflanzenheilkunde und Aromatherapie

- Mundbalsam von Wala (ab 2 Jahren): nach dem Essen etwa 1 cm Gel in den Mund geben oder auf den Schnuller auftragen und diesen geben.
- Mundpflegespray von Stadelmann: nach dem Essen, Stillen bzw. der Flasche 1 – 2 Sprühstöße auf einen Watteträger geben und die vom Pilz befallenen Stellen betupfen.
- Rose-Teebaum-Hydrolat von Stadelmann: nach dem Essen, Stillen bzw. der Flasche die infizierte Stelle abtupfen.

Homöopathie

- *Borax* – Schmerzhafte, entzündete, leicht blutende Beläge im Mund. Das Kind ist unruhig, weint viel und verweigert Essen und Trinken wegen der Schmerzen.
- *Petroleum* – Zunge und Wangenschleimhaut sind weiß belegt, trockene rissige Haut um den Mund.
- *Silicea* – Weiße Beläge im Mund, das Kind wirkt nicht beeinträchtigt.

Schulmedizin

- Miconazol Mundgel: nach dem Essen/Stillen etwa 1 cm Gel in den Mund geben oder auf den Schnuller auftragen und diesen geben.
- Nach drei Tagen Therapie alle Schnuller durch neue ersetzen.

Wann zur Ärztin oder zum Arzt?

- Wenn Sie Pilzbeläge sehen, die sich mit den genannten Anwendungen nicht innerhalb von drei Tagen bessern.

Lippenherpes, Aphthen und Mundfäule

Lippenherpes – Erwachsene kennen das Problem und verbinden es sofort mit unangenehm schmerzhaften und lästigen Bläschen auf den Lippen. Diese platzen nach wenigen Tagen und es bildet sich eine Kruste. Erreger ist das Virus Herpes simplex.

Bei der ersten Infektion mit dem Virus tritt der Herpes auf der Mundschleimhaut auf und verursacht dort eine äußerst schmerzhafte Entzündung, genannt Aphthen. Zu sehen sind kleine weiße Stellen, die wie ausgestanzt wirken. Umgeben sind sie von einem deutlich entzündeten roten Schleimhautsaum. Oft ist auch das Zahnfleisch betroffen, besonders am Übergang zu den Zähnen.

Sind viele Stellen der Mundschleimhaut betroffen, spricht man von einer Mundfäule (Stomatitis aphthosa). Typischerweise haben die Kinder im Vorfeld hohes Fieber über drei bis fünf Tage, erst dann zeigen sich die vielen Aphthen.

Viele Kinder verweigern wegen der starken Schmerzen das Essen und Trinken, auch das Putzen der Zähne ist für Tage unmöglich und führt leicht zu Schleimhautblutungen. Angesteckt werden die Kinder meist von Erwachsenen mit Lippenherpes. Schmerzhaft sind die Herpesinfektion und die Aphthen etwa fünf bis sieben Tage, bis zur Abheilung dauert es zehn bis 14 Tage.

Superinfektion

Besonders bei schmerzhaftem Lippenherpes berühren Kinder oft mit ihren Fingern die entzündete Stelle. Auf diese Weise können Bakterien in die Wunde gelangen und dort eine eitrige Entzündung verursachen, genannt Superinfektion. Charakteristisch dafür ist, dass der Lippenherpes nicht im üblichen Zeitraum von etwa sieben Tagen abheilt und sich schmierige Krusten bilden. Es kann auch vorkommen, dass sich die Entzündung ausbreitet.

Allgemeine Maßnahmen

- Kalte Lebensmittel anbieten, zum Beispiel kalten Saft, kalte Milch, Joghurt oder Eis (Kälte verlangsamt die Schmerzleitung).

Pflanzenheilkunde und Aromatherapie

- Melissenbalsam von Stadelmann: bei Lippenherpes frühzeitig auftragen. Melisse verkürzt die Heilungsphase auf die Hälfte der Zeit.
- Melissenhydrolat oder Melissenöl 10 % von Stadelmann: bei Lippenherpes mehrfach täglich aufsprühen bzw. auftupfen und vorsichtig verreiben.
- Lomaherpan: Creme mit Melissenextrakt, bei Lippenherpes.
- Propolistinktur alkoholfrei Apinatur: bei Lippenherpes mehrmals täglich auftupfen.
- Immortelle-Akut-Spray von Stadelmann: bei Zahnfleischentzündung oder Aphthen.
- Rose-Teebaum-Hydrolat von Stadelmann: wohltuend bei eitriger Infektion oder Superinfektion der Lippen.

Homöopathie

- Apis/Belladonna cum Mercurio Globuli – Komplexmittel von Wala: bei Zahnfleischentzündung. 1- bis 3-mal täglich 3 Globuli (bis 1 Jahr), 5 – 7 Globuli (1 – 6 Jahre) bzw. 8 – 10 Globuli (ab 6 Jahren).
- *Acidum nitricum* – Eingerissene Mundwinkel, leicht blutende, brennende Bläschen auf der Mundschleimhaut. Das Kind ist reizbar, grantig.
- *Borax* – Schmerzhafte, entzündete, leicht blutende Beläge im Mund. Das Kind ist unruhig, weint viel und verweigert Essen und Trinken wegen der Schmerzen.
- *Lachesis* – Eitrige Entzündung des Zahnfleisches, Zahnfleisch ist dunkelrot, Kinder wirken krank. Besser durch kalte Getränke und beim Schlucken. Schlechter morgens. Das Kind ist redselig, unruhig, schwach.
- *Mercurius solubilis* – Eitriger Mundgeruch, starke, schmerzhafte Schwellung des Zahnfleisches, das bei Berührung blutet, Speichelfluss nachts im Schlaf, Nachtschweiß. Besser im Sitzen und in Ruhe. Schlechter nachts, beim Schlucken. Das Kind wirkt unruhig, erschöpft.
- *Natrium muriaticum* – Bewährt bei Lippenherpes, trockene, rissige Lippen, viel Durst. Das Kind ist überempfindlich, schnell gereizt, wirkt zaghaft, leidet still, will nicht getröstet werden.

Schulmedizin

- Ein schmerzbetäubendes Mundgel (z. B. Infectogingi) auf die betroffenen Stellen auftragen. Im ersten Moment kann das Gel auf den Aphthen brennen, sodass manche Kinder das Gel verweigern.
- Ein Schmerzmittel geben (Paracetamol, Ibuprofen). Oft eignen sich bei kleineren Kindern Zäpfchen besser, da das Schlucken des Saftes Schmerzen verursacht und die Kinder ihn daher verweigern.
- Bei starken Schmerzen empfiehlt es sich, zuerst ein Schmerzmittel zu geben, dann etwa 30 Minuten zu warten, bis die Wirkung einsetzt, und dann etwas zu trinken oder zu essen anzubieten.
- Mit Aciclovir versuchen, das Wachstum der Viren zu begrenzen. Die Creme frühzeitig und mehrmals täglich auftragen.
- Bei eitriger Infektion oder Superinfektion: Desinfektion der infizierten Wunden mit Tyrosur Wundheilgel oder Bepanthen Antisept Creme.

Wann zur Ärztin oder zum Arzt?

- Wenn sich die Herpesinfektion nach wenigen Tagen weiter ausbreitet.
- Wenn der Lippenherpes über mehr als eine Woche nicht abheilt und eine eitrige Infektion entsteht.
- Wenn an anderen Körperstellen eitrigen Infektionen auftreten.
- Sonderfall: Herpesinfektionen im Bereich des Auges sollten Sie möglichst bald einem Arzt zeigen.
- Vorsicht bei Kontakt mit Neugeborenen – die betroffene Person sollte dabei einen Mundschutz tragen.

Zahnen kann wehtun

Die ersten Zähne werden oft heiß ersehnt und wenn das Baby alles in den Mund steckt und darauf herumkaut, heißt es oft: „Es zahnt!" Schon mit den ersten Zähnen können Babys Nahrung zerkleinern. Genau dafür sind die Zähne eigentlich auch vorgesehen. Anstatt sich aber auf das Essen zu beschränken, beißen Babys auf *alles* – und das kann manchmal schmerzhaft sein (siehe Seite 356).

Bereits im Mutterleib werden die Zähne angelegt. Bei der Geburt stecken sie jedoch noch im Kiefer und dort, wo später hinter den Wangen die Nasennebenhöhlen sein werden. Etwa im Alter von sechs Monaten beginnt der Körper, sie in die richtige Position zu schieben, bis mit etwa zwei Jahren alle 20 Zähne des Milchgebisses sichtbar sind.

Manche Kinder leiden sehr unter Zahnungsschmerzen. Ständig sind die Finger im Mund, der Speichel läuft vermehrt und die Kinder weinen viel. Oftmals sind Schmerzmittel nötig. Etwa mit sechs Jahren tritt hinter dem letzten Mahl- oder Backenzahn der erste Zahn des bleibenden Gebisses durch. Mit 14 Jahren ist dann das bleibende Gebiss mit 32 Zähnen vollständig.

Allgemeine Maßnahmen

- Geduld: Aus Erfahrung weiß ich: Ein neuer Zahn = drei durchwachte Nächte
- Bei Zahnungsschmerz den Oberkörper nachts hochlagern (Kopfteil hochstellen oder etwas unter die Matratze legen).
- Etwas Kühlendes zum Draufbeißen geben: Es eignen sich zum Beispiel Beißringe mit Wasserfüllung, die vor Gebrauch etwa 15 – 30 Minuten in den Kühlschrank – nicht ins Gefrierfach – gelegt werden.

- Wenn die Wangen oder der Po durch das Zahnen wund sind, die Haut großzügig eincremen.

Pflanzenheilkunde und Aromatherapie

- Veilchenwurzel – aus biologischem Anbau: zum Beißen geben. Nach Gebrauch mit Leitungswasser abspülen und bei Zimmertemperatur trocknen. Bei Verunreinigung etwa 30 Sekunden in kochendes Wasser tauchen.
- Zahnöl von Stadelmann: mehrmals täglich, vor allem abends vor dem Schlafen, außen auf die Wangen reiben. Vorsichtig und sehr sparsam die Zahnleiste einreiben.

Homöopathie

- Osanit Zahnungskügelchen – Komplexmittel (6 Monate bis 6 Jahre): bis zu 6-mal täglich etwa 8 Globuli.
- Viburcol N Zäpfchen – Komplexmittel bei Unruhe durchs Zahnen: täglich 1 Zäpfchen (1–12 Monate), 1–2 Zäpfchen (1–6 Jahre), 1–3 Zäpfchen (6–12 Jahre), 1–4 Zäpfchen (ab 12 Jahren).
- *Aconitum* – Plötzlich auftretende Unruhe, Zahnleiste sehr berührungsempfindlich, viel Durst. Besser durch warme Getränke. Schlechter abends und nachts. Das Kind ist unruhig und ängstlich, verlangt nach Nähe.
- *Belladonna* – Plötzlich auftretende Schmerzen, rotes Gesicht. Das Kind ist überreizt und tobt.
- *Chamomilla* – Heftige Schmerzen, verzweifeltes Weinen, das Kind überstreckt sich beim Herumtragen, will nicht berührt werden. Besser durch Herumtragen. Das Kind ist äußerst reizbar und schmerzempfindlich.
- *Phytolacca* – Zahnleiste sehr berührungsempfindlich, viel zäher Speichel, das Kind versucht ständig, auf harte Gegenstände zu beißen. Besser durch kalte Getränke. Schlechter durch Schlucken. Schmerzempfindlich.
- *Pulsatilla* – Das Kind weint viel, braucht ständig Trost, der auch beruhigt.
- *Rheum* – Das Kind weint viel, vor allem nachts, und ist unruhig, viel Speichel, Mundgeruch, säuerlicher Schweiß- bzw. Körpergeruch, sauer riechender, dünner Stuhl. Besser durch Wärme. Das Kind ist reizbar, grantig, nichts passt ihm.
- *Silicea* – Die Zahnung zieht sich hin, gehäufte Infekte, das Kind ist verfroren, neigt zu kalten, schwitzigen Füßen, Lymphknoten vergrößert. Besser durch Wärme. Schlechter durch Kälte. Das Kind ist liebenswürdig, schüchtern, brav und stur.

Schulmedizin

- Dentinox Gel N: wirkt schmerzbetäubend, 2- bis 3-mal täglich ein erbsengroßes Stück Gel auf die betroffene Stelle des Zahnfleischs aufgetragen und leicht einmassiert.
- Schmerzmittel großzügig geben, wenn Ihr Kind sehr leidet (siehe Seite 51).

Gesunde Zähne

Durch Nahrung und durch Kontakt mit der Umwelt gelangen Bakterien in den Mund. Die Bakterien schließen sich zusammen, bilden eine zähe klebrige Substanz und heften sich so an die Zähne. Zusammen mit Nahrungsresten und Bestandteilen des Speichels bilden sie dann den Zahnbelag.

Karies: Loch im Zahn

Um Energie zu gewinnen, bauen Bakterien vor allem die Kohlenhydrate aus der Nahrung ab, besonders die kurzkettigen – das sind die süßen (siehe Seite 310). Als Abfallprodukt entsteht dabei Säure und diese löst die Mineralien aus den Zähnen, das heißt, sie entkalkt den Zahnschmelz. Dadurch wird der Zahnschmelz porös, Bakterien können eindringen und den Zahn von innen heraus zerstören. Karies ist entstanden. Die Eintrittspforten können sehr klein sein, werden aber von einem geschulten Auge im Rahmen der zahnärztlichen Prophylaxe meist erkannt. Je häufiger Süßes gegessen oder getrunken wird, desto größer ist die Kariesgefahr.

Die Natur hat mit dem Speichel eine natürliche Möglichkeit geschaffen, die porösen Stellen im Zahnschmelz auszubessern, denn Speichel enthält Mineralstoffe, darunter Fluoride. Nehmen wir zu viel und zu oft zuckerhaltige Speisen und Getränke zu uns, dann kommt der Speichel mit der Reparatur nicht mehr nach. Es bilden sich kleine Löcher auf der Zahnoberfläche, in die sich Bakterien einnisten – Karies entsteht. Karies verursacht neben Schmerzen u.a. auch einen frühzeitigen Zahnverlust, Appetitlosigkeit, Schlaflosigkeit, Konzentrationsschwierigkeiten und eine verminderte Lebensqualität.

Black Stain – dunkle Zahnränder

Im Alter von 5–15 Jahre sieht man bei ca. 10% der Kinder und Jugendlichen harmlose bräunlich-schwarze Ablagerungen an den Zähnen, meist am Rand zum Zahnfleisch. Die Farbe entsteht durch Speichelbestandteile und Stoffwechselprodukte von Bakterien und greift den Zahn selbst nicht an. Es konnte sogar gezeigt werden, dass Kinder mit Black Stain weniger Zahnkaries haben. Die Ablagerungen kann der Zahnarzt bzw. die Zahnärztin bei der Zahnreinigung gut entfernen.

Parodontitis und Parodontose

Bei älteren Kindern kann sich bei schlechter Mundhygiene eine Parodontitis entwickeln. Im Spalt zwischen Zahn und Zahnfleisch bildet sich eine kleine Nische, in der sich eine Vielzahl von Bakterien ansiedelt und dort eine Entzündungsreaktion auslöst. Von Parodontose spricht man, wenn die Entzündung eine dauerhafte Gewebeveränderung verursacht.

Die Bakterien produzieren verschiedene Toxine (Gifte), die das Immunsystem belasten und Einfluss auf manche Krankheiten im Körper haben (siehe Seite 107). So sind Zusammenhänge beschrieben zwischen Parodontitis und Erkrankungen der Atemwege, Herzkreislauferkrankungen, Herzinfarkten, Diabetes, sogar das Risiko für eine Frühgeburt kann sich erhöhen.

Pflege und Kariesprophylaxe

Die Vorbeugung vor Karies beginnt schon, bevor die ersten Zähne durchgebrochen sind. Durch Ablecken von Löffel, Schnuller und auch durch Küsschen auf den Mund können Kariesbakterien von den Eltern auf das Kind übertragen werden. Laut der Empfehlung aller maßgeblichen Fachgesellschaften sollen von der Geburt bis zum Zahndurchbruch täglich 1 Fluoridtablette mit 0,25 mg und zusätzlich Vitamin D 500 IE gegeben werden.

Wenn die Zähne da sind, einfach mit einer Kinderzahnbürste die ersten Putzversuche starten – spielerisch, ohne Stress, regelmäßig morgens und abends. Wie in den meisten Bereichen der Erziehung dienen Sie, die Eltern, als Vorbild.

Verwenden Sie gleich eine fluoridhaltige Kinderzahnpasta (1000 ppm). Zur Mengenabschätzung haben Kinderzahnbürsten speziell gefärbte Borsten in der Mitte. Meist gelingt es den kleineren Kindern noch nicht, die verwendete Zahncreme nach dem Putzen komplett auszuspucken. Ein Verschlucken der zum Putzen empfohlenen Menge Zahnpaste ist ungefährlich. Zum Vergleich: Eine reiskorngroße Menge Zahnpaste enthält etwa 0,1 mg Fluorid, eine erbsengroße Menge etwa 0,25 mg, eine Fluoridtablette 0,25 mg. Fluorid hat drei Aufgaben:

- Es entsteht das relativ säurestabile Fluorapatit, das den Zahnschmelz härtet und remineralisiert.
- Zusätzlich bildet sich eine Deckschicht aus Kalziumfluorid, das als Mineralisationsdepot bei Säurebelastung dient und die Anlagerung von Bakterien erschwert.
- Fluorid greift in den Stoffwechsel von Bakterien ein, daher können Kariesbakterien nicht so schnell wachsen.

Die Meinungen der Fachgesellschaften zur Umsetzung der Fluoridprophylaxe sind unterschiedlich. In der Praxis halten wir uns an die Empfehlung der Deutschen Gesellschaft für Zahn-, Mund- und Kieferheilkunde (DGZMK). Die DGZMK empfiehlt die Anwendung fluoridhaltiger Kinderzahncreme, wohingegen die Deutsche Gesellschaft für Kinder- und Jugendmedizin (DGKJ) die tägliche Gabe von Fluoridtabletten empfiehlt.

> *Der Besuch beim Zahnarzt empfiehlt sich, wenn die ersten Zähne da sind, bei den meisten Kindern ab dem Alter von sechs Monaten.*

Die größte Kariesgefahr bergen Dauernuckeln (auch wenn es nur Wasser ist) und der häufige Genuss von allem, was süß ist. „Es ist doch nur eine kleine Menge Saft – mein Kind trinkt sonst zu wenig …" Auch das ist eine große Kariesgefahr (siehe Seite 309). Zahnärzt*innen drücken es so aus: Keine süßen Getränke aus Nuckelflaschen!

Ein Glas Saft zu trinken, zum Beispiel beim Essen, stellt für die Zähne kein Problem dar. Ein großes Problem für die Zähne ist, wenn öfters am Tag etwas Süßes gegessen oder getrunken wird, zum Beispiel immer wieder ein Schluck Saft oder immer wieder etwas zum Naschen.

Es gilt, die Milchzähne so lange und so gut wie möglich zu erhalten, denn sie sind wichtige Platzhalter für die bleibenden Zähne und Voraussetzung für eine normale Sprach- und Kieferentwicklung.

Empfehlung für die Kariesprophylaxe

Ab dem Durchbruch der ersten Zähne bis 2 Jahre:

- 2-mal täglich mit einer reiskorngroßen Menge Zahnpasta putzen.
- Kinderzahnpaste mit einem Fluoridgehalt von 1000 ppm verwenden.
- Fluoridiertes Jodsalz verwenden, wenn das Kind am Familienessen teilnimmt.

Von 2 – 6 Jahren:

- 2-mal täglich mit einer erbsengroßen Menge Zahnpasta putzen.
- Kinderzahnpasta mit einem Fluoridgehalt von 1000 ppm verwenden.

Ab 6 Jahren:

- 2-mal täglich mit einer Junior- oder Erwachsenenzahncreme putzen.
- Diese Empfehlungen nicht überschreiten (Gefahr von zu viel Fluor).

Zähneputzen – die KAI-Putztechnik

Ihre Tochter oder Ihr Sohn ist jetzt schon zwei oder drei Jahre alt und seine Zähnchen sind hoffentlich gut gepflegt und gesund. Nun bietet sich die Putztechnik KAI an, die Sie bei Ihrem Kind anwenden und ihm dann langsam beibringen können. Je früher es die richtige Reinigung lernt, desto eher klappt es ab dem Grundschulalter mit dem selbstständigen Putzen.

K Erst die Kauflächen unten, dann oben putzen

A Zähne schließen und die Außenseiten rechts und links und die Frontzähne mit kreisenden Bewegungen putzen

I Zum Schluss die Innenseiten der Zähne oben und unten putzen – immer von „Rot nach Weiß", das heißt, vom Zahnfleisch zum Zahnhals

Zahnzwischenräume nicht vergessen

Versuchen Sie, Ihr Kind auch langsam an die Zahnzwischenraumreinigung mit Zahnseide oder Zahnseidesticks zu gewöhnen. Die Milchzähne Ihres Kindes stehen meistens noch nicht so eng beisammen, sodass die Reinigung der Zwischenräume nicht wehtut und Ihr Kind sich leicht daran gewöhnen kann. Ziel ist, die Zahnzwischenräume ein- bis zweimal pro Woche zu reinigen.

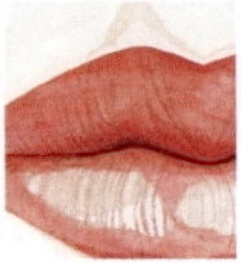

Mund

Allgemeine Maßnahmen

- Regelmäßiges Zähneputzen mit einer Zahnpaste mit Fluorid.
- Gesunde Ernährung.
- Kein Dauernuckeln.
- Wenig Süßes, wenn dann zu besonderen Gelegenheiten.
- Schnuller und Löffel nicht abschlecken, keine Küsse auf den Mund.

Wann zur Ärztin oder zum Arzt?

- Zur regelmäßigen Prophylaxe beim Zahnarzt.
- Ihr Kind hat Zahnschmerzen.
- Ihr Kind hat einen unangenehmen Mundgeruch.

Auf der Homepage des Stadelmann-Verlags finden Sie ein Merkblatt mit weiteren Infos rund um das Thema Zahnpflege und Kariesprophylaxe, die wir in der Praxis zur U5 mit sechs Monaten bzw. zur U7 mit 2 Jahren ausgeben.

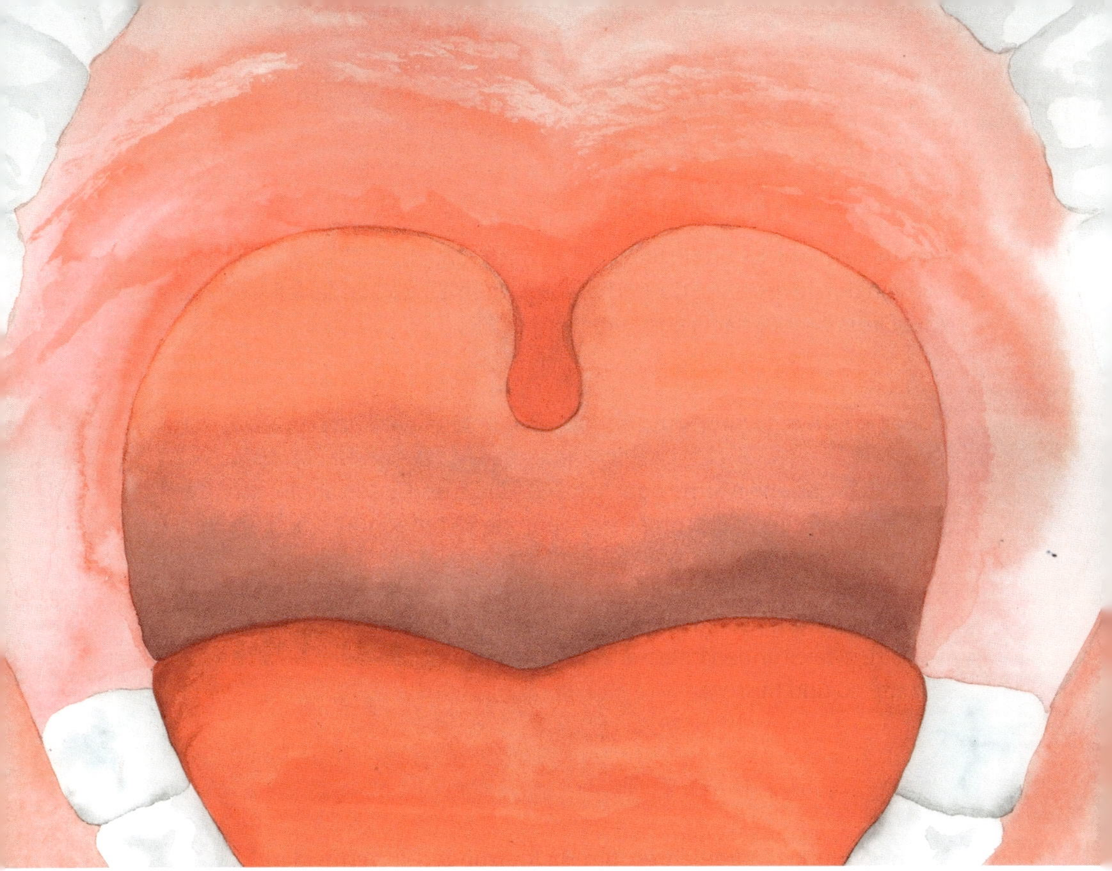

Hals

Der Hals besitzt ein ausgezeichnetes System zur Immunabwehr. Wenn Erreger beim Atmen oder beim Essen versuchen, in den Körper zu gelangen, lösen sie bereits im Hals bestimmte Erkrankungen und Schmerzen aus.

Halsschmerzen und nicht eitrige Mandelentzündung

Ein häufiger Grund dafür, weshalb Säuglinge und Kleinkinder weinen und die Nahrung verweigern, sind Halsschmerzen, ausgelöst durch unterschiedliche Virusinfektionen. Schon eine geringe Rötung im Hals kann massive Schmerzen verursachen. Vor allem die kleineren Kinder verweigern dann das Essen und Trinken.

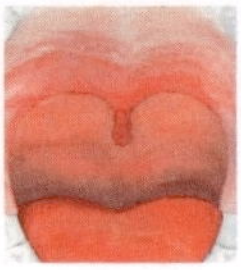

Hals

Bei Kindern und Jugendlichen sind, je nach Jahreszeit, 70 – 95 % der Halsentzündungen durch Virusinfektionen hervorgerufen. Einen Sonderfall stellt das Pfeiffersche Drüsenfieber dar (siehe Seite 96).

Allgemeine Maßnahmen

- Je nach Vorliebe warme oder kalte Getränke und Essen anbieten. Oft haben die Kinder weniger Halsschmerzen, wenn sie kalten Jogurt oder Eis essen. Ihr Kind weiß es besser als Sie, was gut hilft.
- Einen warmen Schal oder kalte Umschläge um den Hals legen.
- Wickel – warm oder kalt, je nachdem, was Ihr Kind als angenehm empfindet. Bis zu zwei Stunden belassen. Es eignen sich Quark- oder Zitronenwickel (siehe Seite 40 und Kasten).

Zitronenwickel

Anwendung ab drei Jahren, um Hautreizungen zu vermeiden.

- Saft einer halben Zitrone auspressen und in 500 ml Wasser einrühren.
- Ein saugfähiges Tuch damit tränken und danach etwas auswringen, sodass es nicht mehr tropft.
- Den Wickel von vorne um den Hals legen, den Bereich der Halswirbelsäule aussparen. Dann den ganzen Hals mit einem Wollschal umhüllen.
- Anwendung etwa 30 Minuten. Danach den Hals mit einem Tuch weiter warmhalten.

Pflanzenheilkunde und Aromatherapie

- Salbei- oder Ingwertee mit Honig, Salbei Halspastillen von Wala (ab 4 Jahren).
- Lutschtabletten, zum Beispiel Isla Moos Pastillen (ab 4 Jahren).
- Umckaloabo als Saft für Kinder (alkoholfrei) (ab 1 Jahr) oder Tabletten (ab 12 Jahren): Pelargonie, Heilpflanze aus Südafrika, wirkt desinfizierend.
- Rose-Teebaum-Hydrolat von Stadelmann: in den Rachen sprühen.
- Halströster oder Lavendel-Zitronen-Bad von Stadelmann: als Wickelzusatz.
- Ayurvedische Präparate: Kanchanara Guggulu und Tankana-Madhu Pratisarana lindern die Symptome deutlich.

Homöopathie

- Apis/Belladonna cum Mercurio Globuli – Komplexmittel von Wala. 1- bis 3-mal täglich 3 Globuli (bis 1 Jahr), 5 – 7 Globuli (1 – 6 Jahre) bzw. 8 – 10 Globuli (ab 6 Jahren).
- *Aconitum* – Zu Beginn einer Erkrankung, plötzlich auftretende Symptome, wenn Sie merken, dass sich eine Krankheit anbahnt, zum Beispiel als Folge einer Unterkühlung oder von kaltem Wind. Schlechter abends.
- *Apis* – Stechende, brennende Halsschmerzen, kein Durst. Besser durch kalte Getränke. Schlechter durch Wärme.
- *Arsenicum album* – Brennende Halsschmerzen, Durst. Besser durch warme Getränke. Schlechter durch Kälte. Das Kind wirkt unruhig, ängstlich und reizbar.
- *Belladonna* – Rachen und Gaumensegel sind deutlich gerötet, brennende Halsschmerzen, der Hals fühlt sich an wie zugeschnürt, Heiserkeit. Besser im Sitzen und in Ruhe. Schlechter beim Trinken und bei Berührung.
- *Hepar sulfuris* – Eitrige Halsentzündung, das Schlucken ist sehr schmerzhaft, teils heftig stechende Schmerzen, das Kind ist verfroren. Besser durch Wärme und Einhüllen. Schlechter durch kalte Luft.
- *Lachesis* – Eitrige Halsentzündung, das Kind wirkt krank, Mandeln und Gaumen sind leicht bläulich. Besser durch kalte Getränke und beim Schlucken. Schlechter morgens und durch Berührung, vor allem linke Seite betroffen.
- *Mercurius solubilis* – Eitriger Mundgeruch, Speichelfluss nachts im Schlaf, Nachtschweiß. Besser im Sitzen und in Ruhe. Schlechter nachts, beim Schlucken, vor allem rechte Seite betroffen. Das Kind ist unruhig, erschöpft.
- *Phytolacca* – Das Schlucken ist äußerst schmerzhalft, jeder Schluck eine Qual. Besser durch kalte Getränke. Schlechter durch Berührung.

Schulmedizin

- Halslutschtabletten, z. B. Dorithrizin oder Lemocin (ab etwa 4 Jahren), Dobendan Direkt (ab 12 Jahren), Laryngomedin Octenidin Antisept (ab 12 Jahren).
- Schmerzmittel (Paracetamol, Ibuprofen: siehe Seite 51).

Wann zur Ärztin oder zum Arzt?

- Bei starken Halsschmerzen oder wenn das Kind krank wirkt.
- Bei eitrigem Mundgeruch.

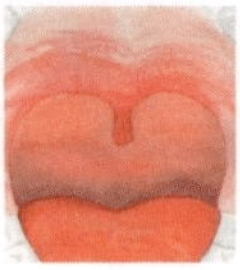

Eitrige Mandelentzündung: Streptokokken und Scharlach

Während im Zusammenhang mit einer Erkältung Viren die Auslöser von Halsschmerzen und einer (nicht eitrigen) Mandelentzündung sind, wird die eitrige Mandelentzündung von Bakterien verursacht. Am häufigsten kommen Streptokokken als Ursache infrage, deutlich seltener zu finden sind Erreger wie Haemophilus influenzae und Pneumokokken.

Bei vielen Eltern löst eine eitrige Mandelentzündung große Sorge aus, hier hilft es, einen Blick auf die medizinischen Zusammenhänge zu werfen. Bei Kindern und Jugendlichen werden, abhängig von der Jahreszeit (besonders häufig in den Wintermonaten), 10 (–20) % der Halsentzündungen durch eine bestimmte Gruppe von Streptokokken hervorgerufen: den beta-hämolysierenden Streptokokken der Gruppe A.

- Streptokokken sind Bakterien, die wiederum in verschiedene Gruppen eingeteilt werden. Es gibt ungefähr 100 verschiedene Typen von beta-hämolysierenden Streptokokken der Gruppe A.
- Wir machen im Lauf des Lebens etwa 40 Streptokokkeninfektionen durch.
- Und irgendwann ist einfach das erste Mal.
- Bis zu viermal im Lauf des Lebens kann zusätzlich ein Hautausschlag auftreten. Dann spricht man von **Scharlach**.

Streptokokkeninfektionen und Scharlach können von Mensch zu Mensch sehr unterschiedlich verlaufen. Vielleicht verspürt ein Familienmitglied drei Tage lang nur ein leichtes Kratzen im Hals, während ein anderes Mitglied über mehr als eine Woche das Vollbild von Scharlach entwickelt und ausgeprägte Krankheitssymptome zeigt. Bei Scharlach kann sich lediglich ein leichter Ausschlag ausbilden oder aber eine heftige Krankheit. Beim Abklingen der Erkrankung haben die Kinder oft trockene rissige Lippen und eingerissene Mundwinkel. Komplikationen, die früher häufiger beobachtet wurden, wie die Entzündung einer Herzklappe oder der Nieren, treten heute kaum noch auf. Übrigens: Typisch, dennoch harmlos, für eine durchgemachte Streptokokkeninfektion ist, dass sich etwa zwei Wochen nach der Infektion die Haut an Händen und Füßen schält.

Streptokokken können Folgendes verursachen:

- **Halsschmerzen:** Der Gaumenbogen ist unregelmäßig gerötet mit roten Punkten. Die Zunge zeigt eine rötliche Schwellung der Papillen, teils mit Belag.
- **Eitrige Angina:** Es finden sich kleine eitrige Absonderungen auf den Mandeln.

- **Scharlach:** Das Kind ist krank, hat Halsschmerzen, evtl. auch Fieber, Kopf- und Bauchschmerzen *und* einen gänsehautartigen roten Hautausschlag, der meist in den Leisten beginnt und sich über den Körper ausbreiten kann und manchmal juckt.

Streptokokkenabstrich

Ein Abstrich ist oft hilfreich: Dazu wird mit einem Tupfer Sekret von der Rachenhinterwand oder den Mandeln abgenommen, um Erreger – falls vorhanden – mit einem Schnelltest nachzuweisen. Die Trefferquote liegt bei 90 %. Aber: Bei manchen Kindern lassen sich die Streptokokken zwar im Hals nachweisen, die Streptokokken sind aber nicht die Ursache für die Erkrankung. Denn: Während Infektzeiten haben bis zu 25 % der Kinder Streptokokken im Hals, sind dabei aber völlig gesund und auch nicht ansteckend. Wenn diese Kinder dann eine schmerzhafte virale Halsentzündung haben, finden sich beim Schnelltest zwar die Streptokokken, eine Behandlung führt dann aber nicht zu einer Besserung.

Das können Sie tun

Die Behandlung richtet sich danach, wie krank Ihre Tochter oder Ihr Sohn ist. Nicht jede eitrige Mandelentzündung muss mit einem Antibiotikum behandelt werden. Es lohnt sich, zunächst die Behandlungsmöglichkeiten wie im Kapitel über Halsschmerzen beschrieben auszuprobieren (siehe Seite 91).

Dabei gilt es allerdings zu beachten, dass das Kind ohne antibiotische Therapie frühestens nach Abklingen der Krankheitssymptome nicht mehr ansteckend ist. Das kann bis zu drei Wochen dauern. Ohne eine Behandlung mit einem Antibiotikum darf das Kind erst wieder nach dem Abklingen der Krankheitssymptome in Gemeinschaftseinrichtungen wie die Schule oder den Kindergarten.

Wann zur Ärztin oder zum Arzt?

- Die Halsschmerzen sind stark.
- Ihr Sohn oder Ihre Tochter wirkt krank.
- Es besteht eitriger Mundgeruch.

Die Therapie durch einen Kinder- und Jugendarzt besteht in der Gabe von Penicillin. Dieses Antibiotikum stellt eine gute Behandlungsmöglichkeit dar. 24 Stunden nach Therapiebeginn ist das Kind nicht mehr ansteckend. Übrigens hat Penicillin keine Wirkung auf Darmbakterien, die Darmflora wird nicht geschädigt.

Pfeiffersches Drüsenfieber

Typischerweise im Alter zwischen 15 und 19 Jahren kommen manchmal Jugendliche wegen starker Halsschmerzen, großer Abgeschlagenheit, auffallend dicker Lymphknoten seitlich am Hals und Fieber in die Praxis. Beim Blick in den Mund finden sich deutlich vergrößerte Mandeln mit gräulichen Belägen. Außerdem lässt sich nicht selten ein unangenehmer Mundgeruch wahrnehmen und eine vergrößerte Milz und Leber tasten. Es ist das Bild des Pfeifferschen Drüsenfiebers, auch Mononukleose genannt.

Bei Kindern unter fünf Jahren verläuft die Infektion gewöhnlich wie ein fieberhafter Infekt, manchmal auch völlig unbemerkt. Von den angesteckten älteren Kindern, Jugendlichen und jungen Erwachsenen erkranken etwa Dreiviertel relativ stark.

Das Fieber dauert wenige Tage bis zwei Wochen (manchmal sogar bis zu sechs Wochen!). Heftige Hals- und Schluckschmerzen für etwa zwei bis drei Wochen werden berichtet und eine Abgeschlagenheit oft über mehrere Wochen. Komplikationen treten selten auf.

Die Ansteckung erfolgt über Speichel bei engem Kontakt, deshalb auch der Name „Kusskrankheit". Bis zum Auftreten der Krankheit können zwei bis sieben (!) Wochen vergehen. Da es sich um eine Virusinfektion mit dem Epstein-Barr-Virus (EBV) handelt, ist die Behandlung mit einem Antibiotikum nicht sinnvoll. Allerdings ist es bei der ersten Untersuchung meist nicht möglich, das Pfeiffersche Drüsenfieber sicher von einer eitrigen Halsentzündung zu unterscheiden. Erst eine Blutuntersuchung oder ein Speichelabstrich bringen die Klärung.

Allgemeine Maßnahmen

- Es lohnt sich, zunächst die Behandlungsmöglichkeiten wie im Kapitel über Halsschmerzen beschrieben auszuprobieren (siehe Seite 91).
- Unterstützen Sie Ihre Tochter oder Ihren Sohn, sich zu schonen.
- Geduld für alle Beteiligten – das Pfeiffersche Drüsenfieber kann sich hinziehen.

- Um einer Ansteckung weiterer Familienmitglieder vorzubeugen, sollten Sie engen Kontakt vermeiden, vor allem den Kontakt mit Speichel. Weitere Maßnahmen, wie zum Beispiel die Isolation des erkrankten Kindes, sind nicht notwendig.

Aromatherapie

- Halströster von Stadelmann: 1 Prise der Salzlösung als Zusatz für Mundspülungen.
- Engelwurzbalsam von Stadelmann: den Hals 2-mal täglich sanft einreiben.

Homöopathie

Es können dieselben homöopathischen Heilmittel wie bei Halsschmerzen gegeben werden (siehe Seite 91). Auch eine konstitutionelle homöopathische Behandlung kann hilfreich sein (siehe Seite 29).

Schulmedizin

Die Entzündung kann sehr schmerzhaft sein, geben Sie bei Bedarf ein Schmerzmittel. Besonders geeignet ist Ibuprofen (siehe Seite 51).

Wann zur Ärztin oder zum Arzt?

- Bei deutlicher Lymphknotenschwellung und anhaltender Abgeschlagenheit.
- Wenn Sie beunruhigt sind und Ihr Kind sehr krank wirkt.
- Bei einer zunehmenden Verschlechterung im Verlauf der Krankheit, zum Beispiel bei heftigen Schluckschmerzen oder Schwierigkeiten beim Atmen.

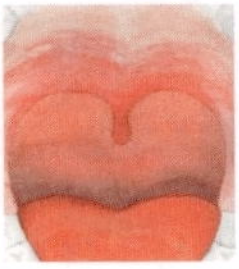

Verdickte Lymphknoten

Besonders häufig beunruhigt Eltern bei ihrem Kind ein kleiner härterer Knoten seitlich am Hinterkopf – fast immer findet sich dann bei der Untersuchung ein ganz normaler, kleiner, erbsengroßer Lymphknoten. Lymphknoten bis etwa Kirschkerngröße sind vor allem am Kinderhals und in den Leisten normal. In der Leiste werden sie auch schon mal so groß wie eine Mandel. Ein normaler Lymphknoten lässt sich etwas im Gewebe verschieben, tut bei Druck nicht weh. Erst im Rahmen eines Infektes nimmt er an Größe zu und wird vielleicht auch druckempfindlich, um nach dem Abheilen langsam wieder auf die Ausgangsgröße abzuschwellen.

Hintergrundwissen

Aufgabe des Lymphsystems: Natürlicherweise sickert ein Teil des Blutes durch die Blutgefäßwand in das umgebende Gewebe, um Nährstoffe zu den Zellen zu bringen. Ein Teil dieser Flüssigkeit (= Gewebeflüssigkeit), in der sich auch Stoffwechselprodukte der Zellen sammeln, wird als Lymphe über Lymphgefäße zu den Lymphknoten abtransportiert. Dort wird die Lymphe gefiltert und dann an bestimmten Stellen wieder in den Blutkreislauf eingeleitet. Das Lymphsystem transportiert unter anderem auch wertvolle Eiweiße und Fette, die bei der Verdauung in die Gewebeflüssigkeit des Darmgewebes wandern.

Für jede Körperregion sind bestimmte Lymphknoten als „Kläranlagen" zuständig, zum Beispiel die Lymphknoten der Leiste für Beine und Füße, die der Achsel für Arme, Hände und Brustbereich. Auf den Schleimhäuten von Mund und Nase tummeln sich viele Millionen Viren und Bakterien, die durch die Atmung und mit dem Essen in den Körper gelangen. Deshalb befinden sich in der Halsregion zur Immunabwehr mehr als 300 Lymphknoten, die stark in Anzahl, Größe und Verteilung variieren.

Ständig gelangen auch Fremdstoffe und Krankheitserreger über die Lymphe zu den entsprechenden Lymphknoten. Dort werden sie von speziellen weißen Blutkörperchen (B- und T-Lymphozyten) abgefangen. Bei einer Infektion bilden die Lymphknoten verstärkt Lymphozyten, bis die Erreger bekämpft sind, deshalb schwellen die Lymphknoten vorübergehend an und sind druckempfindlich. Diese Lymphozyten werden zur Unterstützung der Abwehr mithilfe der Lymphe in die Blutbahn eingeschwemmt und so über den ganzen Körper verteilt. Sind die Erreger bekämpft, schwellen die Lymphknoten wieder ab. In den meisten Fällen dauert das An- und Abschwellen zwei, maximal drei Wochen. In besonderen Fällen wie dem Pfeifferschen Drüsenfieber (siehe Seite 96) kann eine Schwellung über Wochen anhalten.

Allgemeine Maßnahmen

Normalweise müssen leicht geschwollene Lymphknoten nicht behandelt werden. Sollten sie jedoch sehr groß und druckempfindlich sein, stehen folgende Möglichkeiten zur Verfügung:

- Kalte Umschläge, solange sie gut tun. Ihr Kind spürt das selbst am besten.
- Kühle Quarkwickel für 20 – 60 Minuten, wirken entzündungslindernd.

Pflanzenheilkunde und Aromatherapie

- Engelwurzbalsam von Stadelmann.
- Thymian-Angelika-Öl von Stadelmann.

Homöopathie

- Lymphdiaral sensitiv Salbe N (ab 2 Jahren): Calendula, Conium, Mercurius bijodatus und Stibium sulfuratum nigrum lindern die Entzündung.
- Weitere Behandlungsmöglichkeiten finden sich in den Kapiteln über Halsschmerzen und nicht eitrige Mandelentzündungen (siehe Seite 91).

Wann zur Ärztin oder zum Arzt?

- Wenn die Lymphknoten nach zwei bis drei Wochen weiter größer werden.
- Wenn nicht nur die Lymphknoten am Hals und in der Leiste anschwellen.
- Wenn sie schnell und deutlich an Größe zulegen.
- Wenn die Schwellung nicht mit einer Entzündung oder mit Halsschmerzen zu erklären ist.
- Wenn sie länger als ein bis zwei Wochen druckempfindlich sind bzw. immer druckempfindlicher werden.
- Wenn die geschwollene Stelle rot wird.

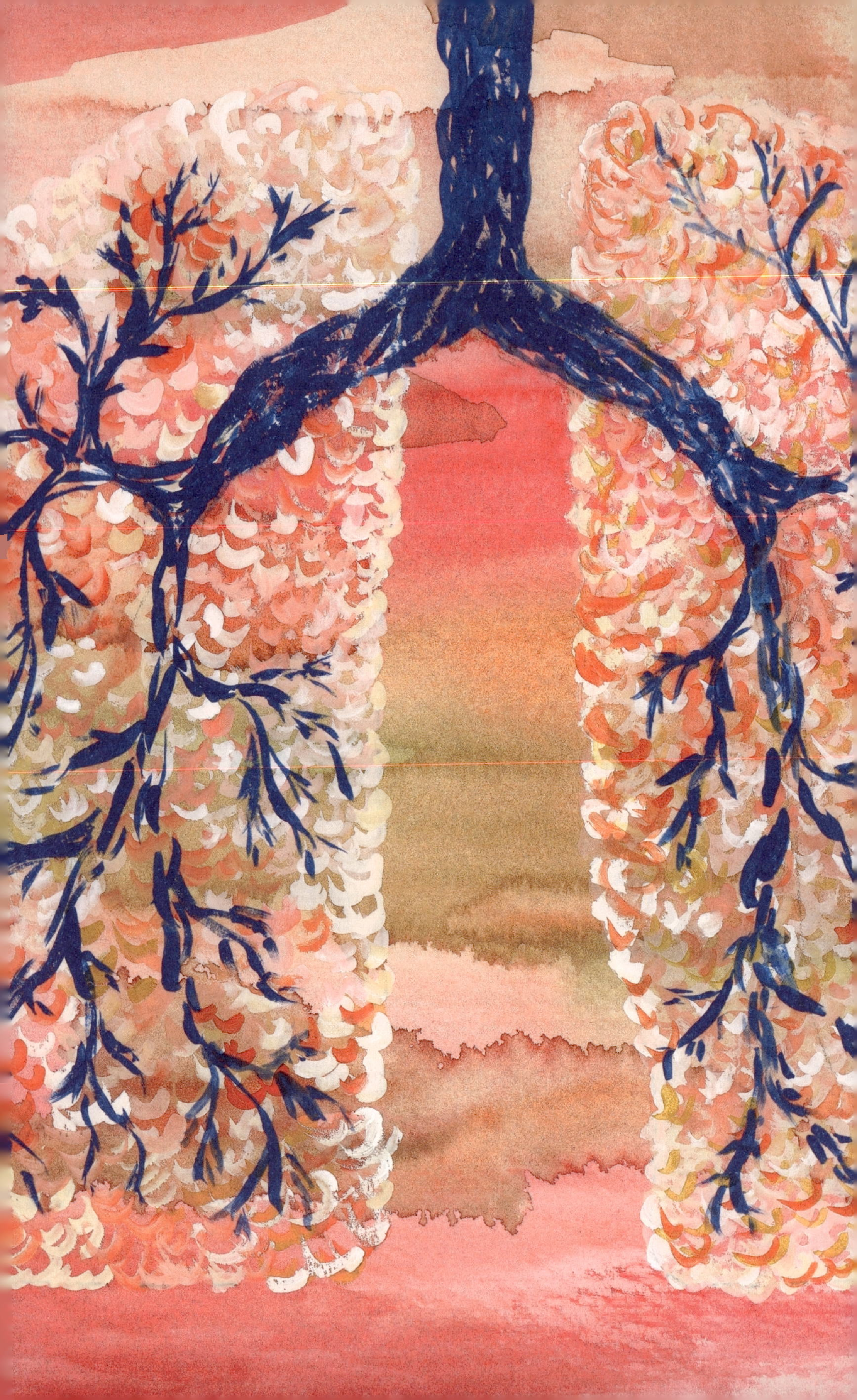

Atemwege

Zu den Atemwegen zählen die Nase, die Nasennebenhöhlen und der Rachenraum (obere Atemwege) sowie der Kehlkopf, die Luftröhre, die Bronchien und die Lunge. Die Atemwege sind ein häufiger Ort des Geschehens bei Infekten durch Viren und Bakterien, da mit jedem Atemzug unzählige Erreger in die Atemwege gelangen. Deshalb sind die Schleimhäute der Atemwege mit einem exzellenten Immunabwehrsystem ausgestattet. Behandelt dauern einfache Infekte wenige Tage, manche bis zu drei Wochen (Tab. 6).

Erkrankung	Durchschnittliche Dauer
Schnupfen	15 Tage
Husten	25 Tage
Pseudokrupp	3 Tage
Mittelohrentzündung	7–8 Tage
Paukenerguss (danach)	2–3 Wochen
Mandelentzündung (nicht eitrig)	2–7 Tage
Infekt der oberen Luftwege	16 Tage

Tab. 6: *Durchschnittliche Dauer von Erkältungskrankheiten bei schulmedizinischer Behandlung*

Erkältung – grippaler Infekt – Grippe

Ein grippaler Infekt ist eine Erkältung, etwa 200 verschiedene Viren kommen als Auslöser infrage. Sie gelangen über die Atemwege in den Körper. Grippale Infekte können mit hohem Fieber einhergehen und zu allen Jahreszeiten auftreten.

Die echte Grippe verursacht zwar ähnliche Symptome, wird aber von anderen Viren, den Influenzaviren, ausgelöst. Sie verläuft oft deutlich schwerer als ein grippaler Infekt: Das Fieber setzt meist plötzlich ein und ist dann oft hoch, die Betroffenen fühlen sich sehr krank und schwach und brauchen länger, bis sie wieder fit sind.

Ob grippaler Infekt, eine echte Grippe, RSV oder Covid 19 (siehe Seite 102), die Symptome sind vielfältig und variieren stark, eine Unterscheidung ist kaum möglich: Während bei einer Erkrankungswelle die meisten Betroffenen zum Beispiel über hohes Fieber, Abgeschlagenheit, Unruhe, starke Halsschmerzen, Schnupfen und Husten klagen, berichten die Patient*innen bei einer anderen Erkrankungswelle von heftigen Glieder- und Kopfschmerzen und dem Gefühl, nicht mehr denken zu können. Bei einer Infektion werden entzündungsfördernde Interferone und andere Zytokine freigesetzt, diese Botenstoffe wandern ins Gehirn, verlangsamen dort die Entstehung von Nervensignalen und verstärken so das Krankheitsgefühl und die emotionale Niedergeschlagenheit. Hinzu kommt, dass nicht jeder Mensch gleichermaßen auf die Viren reagiert.

Auch die Dauer variiert, bei Kindern sind es bei einem grippalen Infekt meist drei Tage. Danach sind sie häufig innerhalb von zwei bis drei Tagen wieder erholt. Selbst wenn das Fieber dabei oft relativ hoch steigt – teils bis über 40 °C – sind die Kinder nach Gabe von Fiebersenkern (siehe unten) auffallend fit. Im Gegensatz dazu leiden ältere Jugendliche und Erwachsene stärker und länger unter dem viralen Infekt – manche Erwachsene fühlen sich bis zu drei Wochen und länger abgeschlagen!

> *Im Rahmen einer Fieberbehandlung muss immer auch nach den Ursachen des Fiebers gesucht werden.*

Grippale Infekte – das sind die „Übeltäter"

Im Wochenbericht des RKI finden Sie die jeweils aktuell vorkommenden Viruserkrankungen (www.influenza.rki.de). Im Jahresverlauf kommt es zu ausgesprochen starken Schwankungen und großen altersabhängigen Unterschieden. Bekannt ist die jährliche Grippewelle um den Jahreswechsel. Kleinkinder sind am häufigsten von Infekten betroffen, erfreulicherweise erkranken sie weniger schwer als Erwachsene. Die Übertragung der meisten Viren erfolgt über Tröpfchen und Schmierinfektionen (unsaubere Hände oder Gegenstände), bei Coronaviren etwa je zur Hälfte über Aerosole (die über mehrere Stunden in der Luft schweben können) und Tröpfchen.

Rhinoviren: Sie sind die häufigste Ursache von Erkältungen. Nach einer Ansteckungsdauer von ein bis vier Tagen kommt es zu Schnupfen mit verstopfter Nase, Niesen, Husten, Ohrenschmerzen, Abgeschlagenheit, Krankheitsgefühl und Kopfschmerzen. Bei über 100 verschiedenen Virustypen ist es sehr wahrscheinlich, dass man sich immer wieder mit neuen Typen ansteckt.

Adenoviren: Nach einer Ansteckungsdauer von einer Woche kommt es zu Fieber, starken Halsschmerzen, Mandelentzündung und Husten, zusätzlich kann es zu Bindehautentzündung, Durchfall, Übelkeit und Erbrechen und Hautausschlägen (wie bei Scharlach) und auch zu Lungenentzündung kommen.

Influenza A und B Viren (Grippeviren): Nach einer kurzen Ansteckungsdauer von ein bis zwei Tagen kommt es plötzlich zu Fieber, Muskel- und Kopfschmerzen, im weiteren Verlauf auch zu trockenem Reizhusten und Schwäche. Etwa ein Drittel der Betroffenen erkranken schwerer, ein Drittel leicht und ein Drittel hat keine Symptome. Die Impfung dagegen wird jährlich an die variierenden Virustypen angepasst.

Parainfluenzaviren (PIV): Nach einer Ansteckungsdauer von drei bis sechs Tagen kommt es zu Fieber, Schnupfen, Halsschmerzen mit Rachen- und Mandelentzündung und Husten, teils mit Pseudokrupp.

Coronaviren: Humane Coronaviren (hCoV) zählen schon sehr lange zu den Auslösern grippaler Infekte. 2019 trat in Wuhan (China) ein neuartiger Coronavirus (Sars-Cov-2) auf, der die Krankheit Covid19 verursacht. Der Wuhan-Typ und die Typen Alpha und Delta waren verantwortlich für teils schwere Krankheitsverläufe, etwa einer von 100 Erkrankten (1 %) starb daran – weltweit starben in den Jahren 2019 bis 2023 etwa sieben Millionen Menschen. Masken zur Vorbeugung waren und sind effektiv, ebenso eine Impfung. Omikron-Typen verursachen nur selten schwere Verläufe und wenn, dann vor allem bei älteren Menschen.

Nach einer kurzen Ansteckungsdauer von drei bis sieben Tagen kann es plötzlich zu Fieber, Schnupfen, Husten, Halsschmerzen, Geruchs- und Geschmacksverlust, auch Atemnot, Muskel-, Glieder- und Kopfschmerzen sowie Symptomen einer Magen-Darm-Grippe kommen. Wiederholte Ansteckungen sind möglich.

Long Covid bezeichnet die teils über Monate und Jahre anhaltenden Spätfolgen der Erkrankung aufgrund einer überschießenden Immunreaktion. Die unterschiedlichsten Symptome werden beschrieben, etwa Schwäche, Konzentrationsstörungen und Probleme der Nerven, Atmung, Nieren und an Herz und Kreislauf.

Respiratorische Synzytialviren (RSV): Nach einer Ansteckungsdauer von zwei bis acht Tagen verläuft eine RSV-Infektion wie ein Infekt der oberen Atemwege mit Schnupfen und Husten. Nach einem bis drei Tagen kann sich die Infektion auf die kleinsten Atemweg (= Bronchiolen) ausbreiten. Dort verursacht sie eine Entzündung (Bronchiolitis) mit Atemnot, die durch Bildung kleinster Schleimklumpen noch verstärkt wird. Hinzu kommen oft Fieber, Kopfschmerzen und Appetitlosigkeit. RSV tritt besonders in den Wintermonaten auf.

Im ersten Lebensjahr machen 50 – 70 % der Säuglinge eine RSV-Infektion durch, bis zum Ende des zweiten Lebensjahrs hatten es fast alle. Besonders gefährdet sind Säuglinge in den ersten Monaten, Frühgeborene und Kinder mit schweren Herzfehlern. Eine wiederholte Ansteckung mit RSV ist möglich. Zur Vorbeugung stehen spezielle Antikörper zur Verfügung und eine Impfung für Schwangere und Kinder ist zugelassen.

Humane Metapneumoviren (hMPV): Sie sind vergleichbar mit RSV (siehe oben), besonders unangenehm ist hMPV bei Säuglingen und Kleinkindern mit zähschleimigem Husten. Eine wiederholte Ansteckung ist möglich.

Allgemeine Maßnahmen

- Kalte Füße können grippale Infekte auslösen – achten Sie in Infektzeiten darauf, dass die Kinder warme Füße haben.
- Schonung ist wichtig. Das ist jedoch auch außerhalb des Hauses möglich.
- Dem Kind die Möglichkeit zur Ruhe geben.
- Wenn es Ihrem Kind im Freien oder in einer fremden Umgebung nicht gut geht, dann ist es besser, zu Hause zu bleiben.
- Warme Fußbäder oder Körnerkissen um 40 °C entlasten den Körper bei Fieberanstieg – so muss er weniger Wärme selbst produzieren. Oft sinkt nach solchen Anwendungen die Körpertemperatur.
- Kleidung/Decken in mehreren Schichten, sodass Sie Ihr Kind beim Schwitzen schichtweise abdecken oder beim Frösteln schichtweis zudecken können.
- Wadenwickel – gedacht zur Linderung – sind nur sinnvoll, wenn es dem Kind zu heiß ist – nicht anwenden, wenn Ihr Kind friert. Meist hilfreich in der zweiten Fieberphase. Je nach Alter maximal 1 – 5 °C unter der aktuellen Körpertemperatur. Bei Kleinkindern soll die Temperatur der Wadenwickel mindestens ca. 36 – 37 °C betragen.

Aromatherapie

- Erkältungsöl wärmend von Stadelmann: im Vernebler oder einer Duftlampe 3 – 5 Tropfen vor dem Zubettgehen im Raum verduften.
- Thymian-Benzoe von Stadelmann: Naturparfüm, mehrmals täglich 1 Tropfen auf Brust oder Rücken einreiben.
- Allgäuer Atemöl für Kinder von Stadelmann: als atemstimulierende Einreibung.

Homöopathie

Achten Sie bei der Mittelwahl vor allem auf die Symptome Unruhe, Schwäche, Durst bzw. Durstlosigkeit.

- *Belladonna* – Unruhe, rotes Gesicht, kalte Füße, schwitzig, trockener Mund und Durst. Besser bei Ruhe, im Sitzen und in der Wärme. Schlechter im Liegen, beim Trinken, durch Geräusche und Berührung. Das Kind ist überempfindlich gegen Licht und Geräusche und hat Fieberträume.
- *Bryonia* – Viel Durst auf kaltes Wasser, trockene Lippen, fröstelt. Besser durch Ruhe, Kälte. Schlechter schon bei kleinen Bewegungen, Wärme. Das Kind ist reizbar, ärgerlich.
- *Chamomilla* – Unruhe, das Kind schreit sehr laut, überstreckt sich beim Herumtragen, hat Durst, schläft sehr unruhig. Besser durch Herumtragen. Schlechter abends, an der frischen Luft. Das Kind ist äußerst reizbar, grantig, schnell beleidigt und schmerzempfindlich.
- *Cocculus* – Schwäche, Frösteln, das Kind ist zerstreut, erschöpft, übermüdet, hat Schwindel und schläft unruhig. Besser im Sitzen und im Zimmer. Schlechter durch Kälte, an der frischen Luft, durch Autofahren und Schlafmangel. Das Kind ist überreizt, weinerlich, grantig, reizbar, ängstlich.
- *Eupatorium* – Unruhe, der ganze Körper fühlt sich schmerzhaft an, Knochenschmerzen, viel Durst bei Fieber, schmerzhafter Husten. Besser durch Liegen auf dem Bauch. Schlechter durch Bewegung und kalte Luft, von 7–9 Uhr. Das Kind stöhnt viel, ist traurig, weint.
- *Ferrum phosphoricum* – Schwäche, das Kind wirkt relativ unbeeinträchtigt. Besser durch Ruhe und frische Luft. Schlechter durch Anstrengung, nachmittags, nachts. Eher nervöse Kinder, schnell erschöpfbar.
- *Gelsemium* – Durstlosigkeit, Schwäche, eher zittrig, rotes Gesicht, dumpfe Kopfschmerzen, von Hinterkopf und Nacken kommend. Besser durch Ruhe und frische Luft. Schlechter durch Bewegung und Sonne. Das Kind ist benommen, erschöpft, schläfrig.
- *Natrium muriaticum* – viel Durst, trockene, rissige Lippen (oft auch Fieberbläschen). Besser im Freien. Schlechter durch Hitze, Sonne, vormittags. Das Kind ist überempfindlich, schnell gereizt, wirkt zaghaft, leidet still, will nicht getröstet werden.
- *Nux vomica* – Unruhe, fröstelt, will immer zugedeckt sein, Verlangen nach herzhaftem Essen. Besser durch Wärme, warme Getränke und Zudecken. Schlechter durch kalte Luft, Aufdecken und am frühen Morgen. Das Kind ist reizbar, überempfindlich und ungeduldig.

- *Pulsatilla* – Durstlosigkeit, weinerlich. Besser durch Trost, Nähe, frische Luft. Schlechter durch Wärme. Das Kind ist benommen, weinerlich, schüchtern, hat Stimmungsschwankungen.
- *Rhus toxicodendron* – Unruhe, bei feucht-kaltem Wetter nach Unterkühlung und Durchnässung, Steifheit und Schmerzen in den Gelenken. Besser durch Wärme, warme Getränke, Bewegung und Lagewechsel. Schlechter durch Kälte, frische Luft, in der Ruhe. Das Kind ist ängstlich, verzagt, besonders nachts.

Schulmedizin

- Wenn Ihr Kind leidet, dann typische Medikamente wie Ibuprofen, Paracetamol oder Metamizol geben (siehe Seite 51).
- Auf jeden Fall ist es richtig zu versuchen, die Schmerzen zu lindern – vor allem Hals-, Glieder- oder Kopfschmerzen, die meist als Folge einer viralen Entzündung im Körper auftreten.
- Das Fieber hat eine Aufgabe bei der Bekämpfung der Erkrankung, ebenso ergibt es Sinn, dass sich die Kinder schonen. Das heißt, es ist nicht sinnvoll – vermutlich sogar hinderlich bei der Heilung – wenn die Kinder Fiebermittel bekommen, um schneller fit zu werden.

Wann zur Ärztin oder zum Arzt?

Zur genauen Abklärung der Ursache durch Ihren Kinder- und Jugendarzt, vor allem in folgenden Situationen:

- Ihr Kind wirkt auffallend krank und matt.
- Das Fieber hält länger an als drei bis vier Tage an.
- Bei Fieber und starken Kopfschmerzen.
- Bei Fieber und auffallender Schwäche, Abgeschlagenheit und Teilnahmslosigkeit.
- Der Zustand Ihres Kindes ändert sich nicht, wenn Sie Fiebermittel geben.
- Bei Säuglingen und Kleinkindern sollten Sie lieber früher als später einen Arzt aufsuchen (Ausnahme: Fieber im Rahmen von Impfungen).

Infektanfälligkeit

Oft äußern Eltern die Sorge, dass ihr Kind eine erhöhte Infektanfälligkeit haben könnte. Beim genauen Erfragen der Hintergründe finden sich meist bestimmte Lebensumstände, die bewirken, dass das Kind sich häufiger ansteckt (siehe Seite 267):

- Es ist eine infektreiche Jahreszeit, also Herbst oder Winter.
- Es herrscht kaltes, nasses und windiges Wetter.
- Das Kind ist neu in die Kinderkrippe oder den Kindergarten gekommen.
- Es ist der erste Winter in der Kinderkrippe oder dem Kindergarten.
- Ältere Geschwister bringen die Infekte aus dem Kindergarten oder der Schule mit nach Hause und stecken die kleineren Geschwister an – manchmal auch die Eltern.
- Wachstumsphase – besonders bei Jugendlichen.
- Die Zähne sind stark kariös.
- Chronischer Stress kann zu vermehrten Infekten führen.

Bis zu zwölf Infekte pro Jahr ist normal, bis zur Einschulung etwa 50 Infekte. Die gute Nachricht:

- Das Immunsystem der Kinder ist sehr gut.
- Es ist schon „scharf" gestellt.
- Es reagiert schneller als bei uns Erwachsenen.
- Die Erreger dringen nicht so weit vor. Sie werden in den engen Atemwegen schon weit oben vom Immunsystem abgefangen.
- Kinder sind schneller wieder gesund.

Echte Immundefekte sind eine Seltenheit. Charakteristisch für solche Defekte sind schwere eitrige Infektionen, die in kurzen Abständen nacheinander auftreten, wie zum Beispiel mehrere Lungenentzündungen.

Hat Ihr Kind auffallend häufig Infekte, dann ist eine Untersuchung bei Ihrem Kinder- und Jugendarzt sinnvoll. Meiner Erfahrung nach finden sich bei vielen Blutanalysen ein Eisen- und ein Vitamin-D-Mangel, beide begünstigen das Auftreten von Infekten.

So beugen Sie Infekten vor

- Abstand halten – mindestens einen Meter – zu Kindern/Personen mit Infekten.
- Hygiene – vor allem regelmäßiges Waschen der Hände (siehe Seite 38).
- Warme Füße und Beine: Kalte Füße können einen grippalen Infekt auslösen. Tragen Sie gewissenhaft dafür Sorge, dass Ihr Kind warme Füße hat. Die Durchblutung der Schleimhaut im Nasen-Rachen-Raum und damit auch die Infektabwehr werden durch kalte Füße und Beine deutlich gestört. Auch Blasenentzündungen kann so vorgebeugt werden.
- Achten Sie auf eine ausgewogene Ernährung.
- Viel Bewegung, häufiger Aufenthalt in der Natur bei Wind und Wetter hilft.
- Verminderung von Stress, denn anhaltender Stress kann einen grippalen Infekt triggern.
- Angemessene Kleidung, die dem Wetter angepasst sein sollte. Lieber früher als später eine Mütze tragen.
- Für ausreichenden Schlaf sorgen.
- Lüften Sie regelmäßig die Wohnung.
- Auf gesunde Zähne achten – Bakterien in kariösen Zähnen bedeuten einen Dauerstress für das Immunsystem. Die Bakterien sondern pausenlos Giftstoffe (Toxine) in den Kreislauf ab, wodurch das Immunsystem ständig gefordert ist.
- Rauchfreie Umgebung – in der Wohnung sollte nie geraucht werden.
- Regelmäßig in die Sauna (siehe Seite 35) hat einen Effekt.
- Präparate mit Darmbakterien können grippalen Infekten vorbeugen, zum Beispiel Prosymbioflor, Omni-Biotic Panda oder Mutaflor, um die Immunvorgänge an der Darmschleimhaut zu stimulieren.
- Treten bei Kleinkindern immer wieder neue Infekte auf, empfiehlt sich auch mal eine mehrtägige Kita- oder Kindergartenpause. Das Immunsystem braucht Zeit zur Erholung.

Pflanzenheilkunde und Aromatherapie

- Ingwer: wirkt immunmodulierend und entzündungshemmend. Besser als reinen Ingwertee akzeptieren Kindern Kräutertee mit Ingwer.
- Contramutan Junior Sirup (ab 1 Jahr): pflanzliches Arzneimittel aus Eupatorium perfoliatum (Wasserdost), Aconitum, Belladonna und Echinacea.
- Eleu Curarina Tropfen (ab 12 Jahren): pflanzliches Arzneimittel aus der Taigawurzel.

- Imupret N Tropfen (ab 2 Jahren): Heilpflanzenmischung zur Stimulierung der Abwehr.
- Malvenöl von Wala: wirkt aufbauend und stärkend nach Infekten.
- Thymian-Angelika-Öl von Stadelmann: für abendliche Brusteinreibungen oder Fußmassagen.
- Echinacea Saft Madaus (ab 4 Jahren): besitzt nachweislich einen vorbeugenden Effekt.
- Saft aus Aroniabeeren und Acerola/Kirsche: hoher Gehalt an Vitamin C.

Homöopathie

Eine konstitutionelle homöopathische Behandlung kann hilfreich sein (siehe Seite 29).

- Meteoreisen Globuli velati – Komplexmittel von Wala: bei Erschöpfung und wenn sich die Heilung verzögert. 1- bis 3-mal täglich 3 – 5 Globuli (bis 6 Jahre), 5 – 7 Globuli (6 – 12 Jahre) bzw. 5 – 10 Globuli (ab 12 Jahren).
- Echinacea/Argentum Globuli velati – Komplexmittel von Wala: zur allgemeinen Stärkung des Immunsystems. 2- bis 4-mal täglich 3 – 5 Globuli (bis 6 Jahre) bzw. 3 – 5 Globuli (ab 6 Jahren).

Schulmedizin

- Vitamin D und Eisen: ein Mangel macht infektanfällig.
- Vitamin C, E und Omega-3-Fettsäuren: stimulieren das Immunsystem.
- Zink und Selen: unterstützen die körpereigene Abwehr.
- Kombipräparate mit Vitaminen und Mineralstoffen: zum Beispiel Orthomol Junior C Plus (ab 4 Jahren), ImmunLoges Saft (ab 1 Jahr).

Ihr Kinder- und Jugendarzt wird Sie genau befragen und, wenn nötig, entsprechende Untersuchungen und Laboruntersuchungen durchführen, um festzustellen, ob es sich um eine echte Infektanfälligkeit handelt und was die Ursachen sein könnten. Zum Beispiel kann er Blutwerte bestimmen lassen, etwa die Entzündungszeichen, ggf. auch die Eisen-, Vitamin-D- und Zinkwerte, denn deren Mangel kann eine erhöhte Infektanfälligkeit bewirken.

Schnupfen: Alle Jahre wieder

Der häufigste Kontakt zur Umwelt entsteht über die Atmung – und da meist über die Nase. Bei jedem Atemzug gelangen neben der Luft zum Atmen auch Schwebstoffe und vor allem Krankheitserreger in die Atemwege und treffen dabei zunächst auf die Nasenschleimhäute. Mit dem Schnupfen schwemmt der Körper die Erreger wieder aus dem Körper heraus – beim Niesen schleudert er sie regelrecht mit aller Kraft nach draußen. Bis zu 10 m weit können die Erreger dann fliegen und so andere Menschen anstecken.

> *Wässriger oder weißer Schnupfen deutet eher auf einen viralen Infekt oder eine Allergie hin, gelber oder grüner Schnupfen eher auf eine eitrige Infektion, das heißt, auf eine Besiedelung mit Bakterien.*

Solange das Kind fit ist, hält der Körper die Infektion auf die Nase begrenzt. Wenn die Infektion tiefer wandert, kommt es zu Husten und manchmal auch zu einer Fieberreaktion.

Mancher Schnupfen, gerade durch Viren verursachter Schnupfen, kann über Wochen anhalten. Es handelt sich dabei um immer wieder neue Virusinfektionen, vor allem wenn die Kinder gerade mit Kinderkrippe und Kindergarten begonnen haben – kaum ist der eine Infekt abgeklungen, folgt schon der nächste. Wenn das Kind dabei fit wirkt, ist das aber kein Problem.

Allgemeine Maßnahmen

- Mit erhöhtem Oberkörper schlafen: Oft ist die Nase vor allem im Liegen verstopft. Dann kann es helfen, das Kopfteil oder das ganze Bett etwas schräg zu stellen oder etwas unter die Matratze zu legen, damit der Kopf bzw. der Oberkörper erhöht liegt.
- Mütze auf den Kopf: im Bett und ggf. auch tagsüber. Die Durchwärmung des Kopfes verbessert die Nasenatmung (siehe Seite 39).
- Fenster auf: In der warmen Luft nimmt die Schwellung der Nasenschleimhaut oft zu. Daher kann es hilfreich sein, das Fenster im Schlafzimmer je nach Außentemperatur zu kippen oder ganz aufzumachen und so die ganze Nacht über für frische Luft zu sorgen. Ausprobieren!
- Nasensauger: Zäher Nasenschleim lässt sich absaugen, zum Beispiel mit dem Nasenputzer von Klugzeug.

- Kochsalzlösung (0,9%) in die Nase tropfen: dazu einen gestrichenen Teelöffel Salz in einem halben Liter Wasser auflösen. Abgekochtes Wasser verwenden und täglich neu herstellen.
- Muttermilch: Stillende Mütter können ihrem Baby ein paar Tropfen Muttermilch in die Nase tröpfeln.

Pflanzenheilkunde und Aromatherapie

- Kamillentee mit viel Zucker: Eine Tasse Kamillentee zubereiten (1 Beutel bzw. 1 Teelöffel aufgießen, etwa 10 Minuten ziehen lassen) und etwa 5 Teelöffel Zucker oder mehr in den warmen Tee einrühren, bis der Zucker sich nicht mehr löst und beginnt, auf den Boden abzusinken. Davon wenige Tropfen in die Nase tröpfeln.
- Kamillendampfbad (siehe Seite 39).
- Engelwurz Nasenbalsam von Stadelmann: äußerlich auftragen.
- Fitonasal Kinder Nasenspray (ab 6 Monaten): mit Tanninen (gerbend, Schutz der Schleimhaut), Flavonoide (antioxidativ, abschwellend) und Steinsalz.
- Nasenbalsam für Kinder von Wala: bei trockener entzündeter Nase am Naseneingang auftragen.
- Rhinodoron von Weleda: Nasenspray mit Salzlösung und Aloe vera.

Homöopathie

- *Allium cepa* – Wässriger, wund machender Schnupfen mit Niesen und tränenden Augen. Besser im Freien. Schlechter im warmen Zimmer. Konzentration ist schwierig, das Kind wirkt abwesend, verlangsamt.
- *Arsenicum album* – Wässriger, wund machender, brennender Schnupfen mit Niesen, Nase wirkt verstopft, viel Durst. Besser durch Wärme und warme Getränke. Schlechter durch Kälte. Das Kind ist unruhig, ängstlich und reizbar.
- *Natrium muriaticum* – Wässriger, wund machender Schnupfen, rissige, trockene Lippen. Besser im Freien und im Liegen. Schlechter durch Kälte. Sensibel, leicht gekränkt.
- *Pulsatilla* – Verstopfte Nase, gelblicher, eitriger Schnupfen, kein Durst. Besser im Freien. Schlechter im Liegen. Das Kind ist trostbedürftig, weinerlich, schüchtern.

- *Sambucus* – Verstopfte Nase mit zähen, trockenen Klumpen, nachts besteht das Gefühl zu ersticken, Kleinkinder und Säuglinge wachen panisch auf. Besser im Sitzen. Schlechter im Liegen.
- *Sticta pulmonaria* – Verstopfte Nase mit Krusten, Gefühl der Verstopfung in Nase und Stirn, die Erkältung beginnt mit Schnupfen und geht über in Husten. Besser im Freien und im Sitzen. Schlechter nachts und im Liegen.
- *Luffa* – Nase ist verstopft und läuft im Wechsel, Nasenschleimhaut und Hals trocken, mit Absonderung am Morgen, Durst. Besser im Freien. Schlechter im warmen Zimmer. Abgeschlagenheit.
- *Nux vomica* – Verstopfte Nase mit wässrigem, wund machendem Schnupfen und Niesen, das Kind ist verfroren. Besser im warmen Zimmer, durch Wärme. Schlechter im Freien. Reizbar, überempfindlich und ungeduldig.

Schulmedizin

- Abschwellende Nasentropfen oder Nasenspray, zum Beispiel Nasivin sanft für Babys 0,01 % (bis 1 Jahr), Nasivin 0,025 % (1–6 Jahre), Otriven 0,05 % (ab 6 Jahren): bei Bedarf, wenn die oben genannten Maßnahmen nicht helfen. Oft reicht es schon aus, das Spray oder die Tropfen nur in ein Nasenloch zu geben. Die Wirkung hält etwa sechs Stunden an. Wenn Sie nur nachts das Spray oder die Tropfen geben, kann die Anwendung auch deutlich länger als eine Woche erfolgen.

Wann zur Ärztin oder zum Arzt?

- Der Schnupfen plagt das Kind oder Baby und raubt den Schlaf.
- Die Nase ist verstopft und die Medikamente helfen nicht.
- Der Schnupfen verursacht eine sehr wunde Nase mit Krusten.
- Das Baby setzt oft beim Stillen ab und weint deshalb viel.
- Das Baby oder Kind wirkt krank oder weint viel.
- Das Kind hat sich – oft zunächst unbemerkt – etwas in die Nase gesteckt. Zu erkennen an einer einseitigen Absonderung und am unangenehmen Geruch aus der Nase.

Sinusitis: Wenn die Nasennebenhöhlen schmerzen

Die Nasennebenhöhlen sind luftgefüllte Hohlräume in den Schädelknochen: je zwei Kiefer-, Siebbein-, Stirnhöhlen und Keilbeinhöhlen. Sie sind mit Schleimhaut ausgekleidet und durch kleine Öffnungen mit der Nase verbunden. Die Aufgabe der Nasennebenhöhlen besteht im Anfeuchten und Aufwärmen der eingeatmeten Luft.

Entzündet sich die Schleimhaut – in 70 % der Fälle sind Viren die Ursache – entsteht eine Sinusitis oder Nasennebenhöhlenentzündung. Bekannt sind vor allem die mit heftigen Schmerzen verbundene Kieferhöhlen- und die Stirnhöhlenentzündung bei Jugendlichen und Erwachsenen.

Die Größe der Nasennebenhöhlen und die Neigung zu Entzündungen sind abhängig vom Alter und variieren zudem von Kind zu Kind. Zwar sind bei Geburt alle Nasennebenhöhlen schon angelegt, doch sind sie meist noch so klein, dass sie bei Entzündungen keine Rolle spielen. Die Kieferhöhlen sind nahezu ausgefüllt mit den Zahnanlagen der bleibenden Zähne. Entzündungen in den Siebbeinhöhlen und der Keilbeinhöhle sind schwer bzw. nicht zu erkennen. Kleinkinder können meist den genauen Ort der Schmerzen nicht angeben, sie wirken krank und weinerlich.

- Die **Kieferhöhlen** liegen im Oberkiefer beidseits der Nase. Ungefähre Größe: Bei Säuglingen weniger als 1×1×1 cm, mit 8 Jahren etwa 2×2×4 cm, mit 18 Jahren bis 3×3×5 cm. Entzündungen (Sinusitis maxillaris) treten etwa ab dem Kleinkindalter auf. Schulkinder und Jugendliche empfinden Schmerzen vor allem im Gesicht, in den Wangen und Zähnen.
- Die **Siebbeinhöhlen** liegen hinter der Nasenwurzel an der Innenseite der Augenwinkel. Entzündungen (Sinusitis ethmoidalis) treten etwa ab dem Kleinkindalter auf, oft als Begleiterscheinung eines starken Schnupfens.
- Die **Stirnhöhlen** liegen nahe der Stirnmitte, sie entwickeln sich sehr langsam und sind etwa ab dem Schulalter erbsengroß. Entzündungen (Sinusitis frontalis) treten etwa ab dem Schuleintritt auf, Betroffene sind von Stirn- und Kopfschmerzen geplagt.
- Die **Keilbeinhöhlen** liegen in der Mitte einer gedachten Linie zwischen den Ohren und entstehen etwa ab dem Schulalter. Entzündungen (Sinusitis sphenoidalis) treten etwa ab dem Schuleintritt auf und bewirken starke Schmerzen in der Kopfmitte.

Allgemeine Maßnahmen

- Mit dem Oberkörper erhöht schlafen kann Erleichterung bringen. Dafür das Kopfteil oder das ganze Bett etwas schräg stellen oder etwas unter die Matratze legen, damit der Kopf erhöht liegt.
- Nachts für frische Luft im Schlafzimmer sorgen und das Fenster aufmachen bzw. kippen – je nach Außentemperatur. Ausprobieren!
- Mütze auf den Kopf – im Bett und ggf. auch tagsüber, sofern das Kind die Wärme toleriert. Die Durchwärmung des Kopfes verbessert die Durchblutung und beschleunigt damit die Heilung (siehe Seite 39).
- Wärme, wenn sie dem Kind guttut: Kirschkernkissen auf maximal 40 °C anwärmen und auf Wangen oder Stirn legen, je nachdem, an welcher Stelle die Wärme als angenehm empfunden wird. Nicht anwenden, wenn das Kind die Wärme und Berührung ablehnt.
- Rotlichtlampe, wenn vorhanden: Sie durchwärmt den Kopf mithilfe von Infrarotstrahlen.
- Kamillendampf inhalieren (siehe Seite 39).
- Warme Füße und Beine helfen: Die Durchblutung der Nasenschleimhaut und damit auch ihre Schutzfunktion wird durch kalte Füße und Beine deutlich gestört.
- Nasendusche, um die Nase zu befreien (siehe Kasten).

Nasendusche

Die Nasendusche ist zwar gewöhnungsbedürftig, wirkt aber wegen der befreienden Wirkung schnell überzeugend. Den Behälter (z. B. Nasanita Kindernasendusche) mit 0,9 %iger Kochsalzlösung (1 gestrichener Teelöffel Salz in ½ Liter Wasser auflösen) oder Emser-Salz-Lösung (aufgelöst nach Beipackzettel) füllen und einmal täglich die Nase spülen. Die Nasendusche wird über dem Waschbecken an ein Nasenloch gedrückt, sodass das Wasser durch das eine Nasenloch hinein- und durch das andere hinausfließt. Einmal täglich die Nase spülen, um Schleim und Eiter aus dem Nasenrachenraum zu schwemmen.

Pflanzenheilkunde und Aromatherapie

- Kamillendampfbad (siehe Seite 39).
- Sinupret Saft (ab 2 Jahren), Dragees (ab 6 Jahren) oder forte Dragees (ab 12 Jahren): Die Kombination aus fünf Heilpflanzen wirkt schleimlösend, entzündungshemmend und gegen Viren und Bakterien.
- Umckaloabo Saft für Kinder (alkoholfrei, ab 1 Jahr) oder Tabletten (ab 12 Jahren): Pelargonie, Heilpflanze aus Südafrika, wirkt desinfizierend.
- Cineol (Sinoplan, Soledum): Der Wirkstoff aus Eukalyptusblättern wirkt schleimlösend und entzündungshemmend.
- Engelwurzbalsam von Stadelmann: bis zu 3-mal täglich auf Nasenflügel, Stirn und Wangen einreiben.
- Cuprum metallicum praeparatum 0,4 % Salbe von Weleda (ab 1 Jahr): etwa 1- bis 3-mal täglich eine erbsengroße Menge Salbe auf der Haut hinter dem Ohr verreiben.

Homöopathie

- Silicea comp. Globuli – Komplexmittel von Wala: bei Fieber und langwierigen Verläufen. 1-mal täglich 3 Globuli (bis 2 Jahre), 3 – 7 Globuli (2 – 6 Jahre) bzw. 5 – 10 Globuli (ab 6 Jahren).
- Myristica sebifera comp. Globuli – Komplexmittel von Wala: bei zähem und eitrigem Schleim. 1- bis 3-mal täglich 5 – 10 Globuli (ab 12 Jahren).
- *Kalium bichromicum* – Zäher, klebriger, gelber Schnupfen. Besser durch Wärme und Druck. Schlechter durch Kälte (feuchtkalt). Das Kind wirkt gleichgültig und träge.
- *Luffa* – Verstopfte Nase, Nasenschleimhaut und Hals trocken, mit Absonderung am Morgen, Durst. Besser im Freien. Schlechter im warmen Zimmer. Abgeschlagenheit.
- *Sticta pulmonaria* – Verstopfte Nase mit Krusten, Gefühl der Verstopfung in Nase und Stirn, die Erkältung beginnt mit Schnupfen und geht über in Husten. Besser im Freien, im Sitzen. Schlechter nachts, im Liegen. Konzentrationsschwäche.

Eine konstitutionelle homöopathische Behandlung kann bei wiederkehrenden Nasennebenhöhlenentzündungen hilfreich sein (siehe Seite 29).

Schulmedizin

- Abschwellende Nasentropfen können hilfreich sein (siehe Seite 112).
- Oft ist ein Antibiotikum der einzige Ausweg – Ihr Kinder- und Jugendarzt wird Sie beraten.

Vorbeugung

- Wer zu Sinusitis neigt, sollte möglichst oft eine Mütze tragen und dafür sorgen, dass Füße und Beine warm sind.
- Regelmäßig in die Sauna (siehe Seite 35).
- Aufsteigende Fußbäder (siehe Seite 37).
- Silicea comp. Globuli von Wala: Komplexmittel, auch zur Vorbeugung geeignet. 1-mal täglich 3 Globuli (bis 2 Jahre), 3–7 Globuli (2–6 Jahre) bzw. 5–10 Globuli (ab 6 Jahren).
- Fitonasal Kinder (ab 6 Monaten): Nasenspray mit Tanninen und Steinsalz, mehrfach täglich in beide Nasenlöcher sprühen.

Wann zur Ärztin oder zum Arzt?

- Ihre Tochter oder Ihr Sohn klagt über starke Kopfschmerzen bzw. Schmerzen im Bereich der Kiefer- bzw. Stirnhöhlen.
- Ihr Kind hat hohes Fieber, Kopfschmerzen und wirkt krank.
- Bei länger anhaltendem eitrigem Schnupfen mit behinderter Naseatmung.
- Ergüsse in den Kieferhöhlen sind im Ultraschall etwa ab drei Jahren zu erkennen, Ergüsse in den Stirnhöhlen etwa ab dem Schulalter.

Husten und Bronchitis

Husten dient in erster Linie dazu, die Atemwege zu reinigen, unter anderem von Staub, Krankheitserregern und Pollen. Er gehört zu den typischen Symptomen einer Erkältung, bei der Erreger (in 90% sind es Viren) eine Entzündung der Schleimhäute in den Atemwegen verursachen. Kommt es durch anhaltende Reizung der Atemwege zu einer Entzündung der Schleimhäute in den Bronchien, dann spricht man von einer Bronchitis.

Husten dauert in der Regel insgesamt drei bis vier Wochen. Es gibt zwei Phasen, die allerdings nicht zwangsläufig beide durchlaufen werden. Bei manchen Infekten tritt nur die Phase des trockenen Hustens auf, diese dauert dann ebenfalls etwa drei bis vier Wochen.

1. Phase: trockener Husten. Er wird auch Hustenreiz oder Reizhusten genannt. Erreger (Viren und Bakterien), Schwebstoffe (Staub) in der Atemluft und auch Schadstoffe (z.B. Zigarettenrauch) gelangen beim Einatmen in die Atemwege und verursachen dort – teils nur minimale – Schleimhautreizungen. Der Körper versucht nun, durch Husten diese wieder auszuwerfen. Die Phase des trockenen Hustens dauert etwa drei Tage.

2. Phase: schleimiger Husten. Wenn das Aushusten nur teilweise gelingt, dann beginnen schleimbildende Zellen auf der Oberfläche der Atemwege, die Erreger bzw. die Partikel mit Schleim einzupacken. Der Ausschwemmvorgang, das heißt, der Transport aus den Atemwegen heraus, wird unterstützt von kleinen Härchen auf der Oberfläche der Schleimhaut, die ständig in Richtung Kehlkopf schlagen und so den Schleim nach oben transportieren. Die Phase des schleimigen Hustens dauert ca. drei Wochen. Der überwiegende Teil des so nach oben abtransportierten Schleims gelangt über die Speiseröhre in den Magen – wir schlucken ihn einfach hinunter. Durch die Magensäure werden die meisten Erreger unschädlich gemacht und der Schleim (wertvolles Eiweiß) wird vom Körper wiederverwertet, also „recycelt".

Folgende Merkmale können hilfreich sein, um eine virale Bronchitis von einer eitrigen zu unterscheiden:

- Virusinfektion: Der nach oben transportierte Schleim (Auswurf) ist meist durchsichtig oder weißlich.
- Bakterielle Infektion: Der Schleim ist meist gelb oder grün. Er kann auch unangenehm riechen.

Generell gilt:

- Eine Therapie ist nicht nötig, wenn sich der Schleim gut löst, Ihr Kind ihn gut abhusten kann und fit und gesund wirkt.
- Den Schleim zu lösen, ist sinnvoll, wenn der Schleim zäh ist und nur sehr schwer abgehustet werden kann. Zäher Schleim engt die Atemwege ein und begünstigt Atemwegsinfektionen.
- Den Husten zu blocken, ist sinnvoll, wenn Ihr Kind durch den Husten gequält wirkt, wenn es nicht zur Ruhe kommt oder keinen Schlaf findet.

Allgemeine Maßnahmen

- Zählen Sie die Atemfrequenz, so können Sie in etwa einordnen, wie schwer die kleinen Atemwege und die Lunge mitbetroffen sind (die App „Respi-Rate" ist hilfreich).
- Nachts das Kind mit erhöhtem Oberkörper schlafen lassen.
- Warme oder kalte Luft im Schlafzimmer. Was besser hilft, können Sie nur herausfinden, indem Sie es ausprobieren. Das kann von Infekt zu Infekt verschieden sein! Ziel ist, dass Ihr Kind weniger hustet und so besser schlafen kann (siehe Kasten).
- Inhalation über spezielles Inhalationsgerät mit Kochsalzlösung 0,9 %, besonders gut geeignet ist Emser Inhalationslösung.
- Brustwickel: warm oder kalt, je nachdem, was Ihr Kind als angenehm empfindet. Es eignen sich Quark- oder Kartoffelwickel (siehe Seite 40).
- Honig reduziert nachweislich den Hustenreiz:
  - Tee mit Honig (ab 1 Jahr): Der Tee sollte maximal 40 °C warm sein, da der Honig bei höheren Temperaturen seine antimikrobielle Wirkung verliert. Honig wirkt schleimlösend und beruhigend auf die Atemwege und ähnlich gut wie manche Hustenblocker.
  - Milch mit Honig: Milch wirkt nicht verschleimend, wie oft vermutet. Auch hier die Milch nicht über 40 °C erhitzen.
- Süße Getränke: Für die schleimlösende und hustenreizlindernde Wirkung von Tee mit Honig ist hauptsächlich der Zucker im Honig verantwortlich, deshalb helfen auch andere süße Getränke, zum Beispiel Sirup oder Tee mit Zucker.
- Salzgrotte: In einigen Saunen oder Bädern gibt es Salzgrotten. Die salzige Luft kann bei langwierigem Verlauf nachhaltig beruhigend wirken.
- Sorgen Sie für eine rauchfreie Umgebung! Auf keinen Fall in der Wohnung rauchen.

Fenster auf!

Oft hilft die kalte Nachtluft. Also: Fenster auf und Kind warm einpacken. Das Fenster je nach Außentemperatur ganz aufmachen oder kippen und so die ganze Nacht für frische Luft sorgen. Ihr Kind meldet sich sicher in der Nacht, wenn es ihm zu kalt ist oder es sich unwohl fühlt! Sie brauchen sich nicht zu sorgen, dass sich die Krankheit durch das Lüften nachts unbemerkt verschlimmert.

Viele Kinder schwitzen nachts im Schlaf. Da liegt es nahe zu glauben, das Kind würde dadurch zu stark abkühlen, und die Heizung aufzudrehen. Meist ist das Gegenteil der Fall: Die Kinder schwitzen, weil es ihnen zu warm ist! Manche Kinder entwickeln zu gewissen Zeiten im Schlaf viel Körperwärme und benötigen deshalb weniger Zudecke und ein kühleres Zimmer.

Pflanzenheilkunde und Aromatherapie

- Honig (ab 1 Jahr): lindert die Hustensymptome und verkürzt die Hustendauer. 1 Teelöffel bis 1 Esslöffel je nach Alter.
- Kamillendampfbad (siehe Seite 39).
- Thymiantee: Thymian wirkt desinfizierend, schleimlösend und entzündungshemmend.
- Salbeitee: Salbei wirkt desinfizierend und zusammenziehend (adstringierend). Nur anwenden bei reichlich Schleim- und Speichelproduktion, nicht bei trockenem Husten.
- Tee mit Zimt: eine Prise Ceylon-Zimt pro Tasse oder eine kleine Stange pro Liter. Das beliebte Gewürz wirkt desinfizierend und durchwärmend und hat deswegen auch Einzug ins Weihnachtsgebäck gefunden.
- Zwiebelsirup: 150 ml Wasser mit einer kleingehackten Zwiebel aufkochen, abkühlen lassen und dann 2 Esslöffel Honig (oder braunen Kandiszucker) einrühren. Davon mehrmals täglich 1 Teelöffel geben. Zwiebeln wirken antibakteriell.
- Schleimlösende Hustensäfte: Bronchipret, Umckaloabo und Prospan verkürzen die Hustendauer.
  - Bronchipret Hustensaft (ab 1 Jahr): mit Efeu- und Thymianextrakt.
  - Umckaloabo Saft für Kinder (alkoholfrei, ab 1 Jahr) oder Tabletten (ab 12 Jahren): Pelargonie, Heilpflanze aus Südafrika, wirkt desinfizierend.
  - Prospan Hustensaft (ab Säuglingsalter): mit Efeuextrakt, wirkt auch entkrampfend.
  - Bronchicum Thymian Hustensaft (ab Säuglingsalter): mit Thymianextrakt.
  - GrinTuss Kinder Hustensaft (ab 1 Jahr): mit Grindelia (Milzkraut), Spitzwegerich und Honig.
- Hustensäfte gegen Reizhusten:
  - Monapax (ab 6 Monaten): Heilpflanzenmischung.

- Stillaxx Hustenstiller junior (ab 1 Jahr): mit Eibischwurzelextrakt und Islamoos.
- Phytohustil (ab 1 Jahr): mit Eibischwurzelextrakt.
- Plantago Bronchialbalsam von Wala: Heilpflanzenmischung mit Spitzwegerich zum Einreiben der Brust.
- Thymian-Myrte-Balsam von Stadelmann: zum Einreiben der Brust und als Zusatz für wärmende Brustwickel.
- Bienenwachswickel von Wickel & Co oder Alana.

Homöopathie

- Pulmo/Vivianit comp. – Komplexmittel von Wala. Inhalt einer Ampulle in ein Glas Wasser einrühren, davon schluckweise trinken.

Achten Sie bei der Wahl des Einzelmittels auf die Unterscheidung trockener Husten und schleimiger Husten. Auch die Frage, ob sich der Husten im Liegen oder im Sitzen, in warmer oder kalter Luft bessert, kann bei der Mittelwahl helfen.

- *Belladonna* – Trockener, harter, hartnäckiger Husten beim Einschlafen und Aufstehen. Rotes Gesicht, roter Hals.
- *Coccus cacti* – Zäher, festsitzender Husten. Besser im Freien und im Sitzen. Schlechter im warmen Zimmer.
- *Drosera* – Trockener, heftiger Husten. Besser in kalter Luft, im Sitzen. Schlechter im Liegen, im warmen Zimmer. Das Kind wirkt unruhig, eigensinnig, gequält.
- *Ipecacuanha* – Stark schleimiger Husten mit Würgereiz. Besser in frischer Luft. Das Kind ist unzufrieden und reizbar.
- *Rumex* – Ständiger Kitzelhusten, jeder Atemzug reizt. Besser, wenn ein Tuch vor den Mund gehalten wird, in warmer Luft, im Liegen. Schlechter beim Einatmen kalter Luft.
- *Sticta pulmonaria* – Trockener, harter Kitzelhusten. Zunächst Schnupfen mit Niesreiz, dann Reizhusten. Besser im Freien und im Sitzen. Schlechter nachts und im Liegen. Konzentrationsschwäche.
- *Tartarus stibiatus* – Kurzatmigkeit, schwerlöslicher Husten mit Würgereiz. Atmung rasselnd, erschwert, teilweise pfeifend. Besser im Sitzen, bei frischer, kalter Luft. Schlechter im Liegen, nachts, im warmen Zimmer. Das Kind ist schüchtern, weinerlich.

Schulmedizin

- Mucosolvan/Ambroxol Kindersaft (ab dem Säuglingsalter): Schleimlöser.
- ACC Kindersaft (ab 2 Jahren): Schleimlöser.
- Sedotussin Hustenstiller/Silomat gegen Reizhusten (ab 2 Jahren): nach Bedarf, falls das Kind wegen ständigem Reizhusten nicht zur Ruhe kommt.

Vorbeugung

- Generell bei offenem oder gekipptem Fenster schlafen.

Wann zur Ärztin oder zum Arzt?

- Ihr Sohn oder Ihre Tochter ist durch den Husten sehr gestört, auch tagsüber.
- Er oder sie wacht in der Nacht wegen des Hustens häufig auf.
- Ihr Kind hat heftige Hustenanfälle, die zum Erbrechen führen.
- Der Husten klingt auffallend bellend, hohl und Ihr Kind hat Atemnot.
- Die Atmung ist schneller als normal und die Ausatmung klingt pfeifend.
- Ihr Kind wirkt abgeschlagen und nicht mehr leistungsfähig.
- Husten und Fieber bestehen gleichzeitig.
- Ihr Kind hat einen schleimigen, gelben oder grünen Auswurf und ist zudem krank, abgeschlagen, matt.
- Ihr Kind hat Ihrer Einschätzung nach zu oft und zu lange Husten, denn dahinter kann sich immer eine Einengung der Atemwege verbergen.
- Keuchhustenfälle sind aufgetreten, Ihr Kind ist nicht geimpft und hat Husten. Ein Abstrich bei Ihrem Kinder- und Jugendarzt kann Klärung bringen.

Solange das Kind trotz eines eitrigen Auswurfs fit und leistungsfähig ist, beherrscht der Körper mit seinen Selbstheilungskräften die Krankheit noch gut. Aber: Das kann sich schnell ändern. Hört sich der Atem bei Säuglingen pfeifend oder rasselnd an oder klagen Kinder oder Jugendliche über Atemnot, könnte eine obstruktive oder spastische Bronchitis bzw. Asthma dahinter stecken (siehe folgendes Kapitel).

Obstruktive Bronchitis und Asthma

Der Atem von Säuglingen pfeift und rasselt, Kinder und Jugendliche klagen über Atemnot, kommen bei Belastung schneller außer Atem und sind meist nicht so leistungsfähig wie Gleichaltrige. Grund dafür ist eine Einengung der Atemwege, Obstruktion genannt. Drei spezielle Vorgänge führen zu einer Einengung:

- Muskeln, die die Bronchien umschließen, ziehen sich zusammen.
- Die Schleimhaut der Bronchien bildet vermehrt Schleim.
- Die gereizte Schleimhaut in den Bronchien schwillt an.

Die Folge: Die Luft in den kleinen Atembläschen der Lunge kann nicht ausreichend ausgeatmet werden und die Atembläschen sind ständig überbläht. Dauert dieser Zustand über mehrere Wochen an, dann kommt es zu einem fehlerhaften Strukturumbau der Lungenbläschen und die Lungenfunktion verschlechtert sich anhaltend.

Die Grundvoraussetzung, dass der Körper so überempfindlich reagiert, ist die genetische Veranlagung und damit angeboren (siehe Seite 243). Diese Überempfindlichkeit der Bronchien wird als **bronchiale Hyperreagibilität** bezeichnet.

Auslöser für eine **obstruktive Bronchitis** (spastische Bronchitis) bei Säuglingen und Kleinkindern sind in den meisten Fällen virale Infekte. Im späteren Lebensalter spricht man bei entsprechend veranlagten Kindern von **Infektasthma**, wenn die Symptome im Rahmen eines Infektes auftreten.

Die Bezeichnung **Asthma** verwendet man, wenn die oben beschriebenen Einengungen aufgrund der Überempfindlichkeit dauerhaft bestehen bleiben. Dem Körper gelingt es nicht, die Überreaktion ausreichend zu vermindern und die Einengung aufzuheben. Etwa 4 % der Kinder zwischen drei und 17 Jahren sind vom Asthma betroffen.

Beim **allergischen Asthma** kann die Einengung bereits ab dem Kindergartenalter durch eine allergische Reaktion ausgelöst sein, meist auf Pollen, Hausstaub oder auch Tierhaare. Dies wird umso wahrscheinlicher, wenn ein oder beide Elternteile eine allergische Veranlagung haben – dazu zählen Heuschnupfen, Asthma und atopische Dermatitis (siehe Seite 241).

Bei Schulkindern und Jugendlichen mit entsprechender Veranlagung kann Sport zur Verengung der Atemwege führen, denn durch heftiges Atmen nimmt die mechanische Reizung der Atemwege zu. Man spricht von **Belastungsasthma**. Auch emotionale Erregung ist als Auslöser möglich.

Sehr gute Elternratgeber zu den speziellen Themen finden Sie auf der Internetseite der Gesellschaft für pädiatrische Allergologie und Umweltmedizin unter www.gpau.de/eltern-kinderinfos.

Allgemeine Maßnahmen

- Zählen Sie die Atemfrequenz (siehe Seite 125, Tabelle 7), so können Sie in etwa einordnen, wie schwer die Einschränkung der Atemwege ist. Die App „Respi-Rate" hilft Ihnen dabei.
- Für eine rauchfreie Umgebung sorgen. Auf keinen Fall in der Wohnung rauchen.
- Brustwickel: mit Quark oder Retterspitz (siehe Seite 40).

Pflanzenheilkunde und Aromatherapie

- Cuprum/Nicotiana Unguentum von Wala: Salbe zum Einreiben auf der Brust, wirkt entkrampfend.
- Allgäuer Atemöl für Kinder von Stadelmann: Zum Einreiben von Brust und Rücken.

Homöopathie

- Nicotiana comp. Globuli – Komplexmittel von Wala (6 Monate bis 6 Jahre): bei trockenem Husten. Bis zu 6-mal täglich etwa 8 Globuli.
- Pulmo/Tartarus stibiatus II – Komplexmittel von Wala (Ampullen): bei rasselndem, zähem Husten. Eine Ampulle in ein Glas Wasser geben und schluckweise davon trinken.
- *Arsenicum album* – Atemnot nachts, Atmung pfeifend. Besser durch Wärme, warme Getränke und Nähe einer Bezugsperson. Schlechter durch Kälte, Alleinsein und nachts. Das Kind wirkt ängstlich, grantig und unruhig.
- *Chamomilla* – Trockner Reizhusten, pfeifende, rasselnde Atmung, Ruhelosigkeit, das Kind überstreckt sich. Besser durch Herumtragen und Wärme. Schlechter bei Ärger. Das Kind schreit laut, ist reizbar, ungeduldig, schlecht gelaunt und ärgerlich.
- *Cuprum* – Pfeifende Atmung, krampfartiger Husten mit Atemnot. Besser im Liegen, in Ruhe, durch kalte Getränke. Schlechter bei Bewegung und kalter Luft. Das Kind ist unruhig, überreizt.
- *Lobelia* – Das Kind ringt um Luft, hat Atemnot. Schlechter im Liegen, in kalter Luft. Das Kind ist ängstlich, hat Panik wegen Atemnot.
- *Natrium sulfuricum* – Atmung rasselnd, erschwert, teilweise pfeifend, Husten mit viel gelbem Schleim. Besser bei trockenem, warmem Wetter. Schlechter bei feucht-kaltem Wetter, Nebel. Das Kind wirkt ruhig, zurückgezogen, traurig.

- *Tartarus stibiatus* – Kurzatmigkeit, schwer löslicher Husten mit Würgereiz. Atmung rasselnd, erschwert, teilweise pfeifend. Besser im Sitzen, bei frischer Luft. Schlechter im Liegen, nachts, im warmen Zimmer. Das Kind wirkt schüchtern, weinerlich.

Eine konstitutionelle homöopathische Behandlung kann hilfreich sein (siehe Seite 29).

Schulmedizin

- Zur Akutbehandlung kommt meist Salbutamol zur Erweiterung der Bronchien zum Einsatz, die Wirkung setzt nach ca 15 – 30 Minuten ein. Die Gabe als Spray ist die effektivste Form der Anwendung mit der geringsten Medikamentenbelastung für den Körper, da das Medikament direkt in den Bronchien wirkt und nicht wie beim Saft über die Blutbahn zu den Bronchien transportiert werden muss. Ab dem Säuglingsalter sprüht man das Spray in einen Spacer (Reservoir), über den das Kind das Medikament mit fünf bis zehn Atemzügen einatmet. Sobald es für das Kind möglich ist, erfolgt eine Umstellung auf eine Pulverinhalation. Salbutamol ist auch in Form von Tropfen zum Einnehmen (z. B. Salbubronch Elixier) und als Saft (z. B. Mucospas) erhältlich. Die Verordnung erfolgt durch Ihren Kinder- und Jugendarzt, der Ihnen auch die Handhabung erklären wird.

Wann zur Ärztin oder zum Arzt?

- Wenn Ihr Kind schwer Luft bekommt oder heftige Hustenanfälle hat.

Die fachkundige Beratung durch Ihren Kinder- und Jugendarzt umfasst unter anderem:
- Beratung zur Vermeidung von Allergenen bzw. anderen Auslösern.
- Abklärung der Ursache und Allergietestung.
- Überlegung, ob bei einer Allergie eine Hyposensibilisierung angezeigt ist.

Bei kurz dauernden Beschwerden, zum Beispiel im Rahmen eines Infekts, genügt eine kurzzeitige Behandlung. Bei Belastungsasthma können Medikamente vor der Belastung sinnvoll sein. Treten die Symptome häufig auf und halten über Wochen an, sollte eine langfristige Behandlung durch Ihren Kinder- und Jugendarzt erfolgen.

Lungenentzündung

In etwa 10% der Fälle entwickelt sich aus einer zunächst harmlosen Bronchitis eine Lungenentzündung oder Pneumonie. Die Kinder oder Jugendlichen wirken krank, sie haben Fieber, sind abgeschlagen, matt, blass, der Husten ist unangenehm und strengt an, sie atmen schneller als gewohnt, die Atmung wirkt angestrengt (Tab. 7). Suchen Sie in diesen Fällen zeitnah einen Kinder- und Jugendarzt auf.

Alter	Atemzüge pro Minute
Um die Geburt	20–60
1 Jahr	20–50
2 Jahre	20–40
3–5 Jahre	20–35
6–12 Jahre	20–30
Erwachsene	15–20

Tab. 7: *Atemfrequenz in Ruhe*

Je mehr Lungengewebe von einer Entzündung betroffen ist, desto weniger Atemfläche steht dem Körper zur Verfügung, um verbrauchte gegen frische Luft auszutauschen, und desto schneller atmen wir. Die Atemfrequenz steigt auch im Rahmen einer obstruktiven Bronchitis oder eines allergischen Asthmas (siehe oben) – bei Fieber allein steigt die Atemfrequenz hingegen *nicht*.

Man kann grob drei Arten der Lungenentzündung unterscheiden:

- Die klassische Entzündung: Der Zustand der Kinder oder Jugendlichen verschlechtert sich innerhalb eines Tages. Erreger sind meist Pneumokokken, Streptokokken oder Haemophilus, diese Bakterien sind mit einem Antibiotikum gut zu behandeln.
- Die sich langsam entwickelnde Entzündung: Zunächst ist es nur ein anhaltender Husten, die Kinder oder Jugendlichen wirken matter, der Husten ist etwas schleimig und die Temperatur ist mit etwa 37,5–38 °C nur leicht erhöht. Erreger sind Mykoplasmen oder Chlamydien, die ebenfalls mit einem Antibiotikum gut zu behandeln sind. Weil der Verlauf so schleichend ist, dauert es vom Auftreten der ersten Symptome bis zur Behandlung oft zwei bis drei Wochen.

- Virale Lungenentzündungen: Viele Viren kommen als Erreger infrage. Der Körper hat die Fähigkeit, diese Entzündungen selber zu behandeln, Antibiotika stehen nicht zur Verfügung.

Allgemeine Maßnahmen

- Zählen Sie die Atemfrequenz, so können Sie in etwa einordnen, wie schwer die kleinen Atemwege und die Lunge mitbetroffen sind, die App „Respi-Rate" hilft Ihnen dabei.
- Geeignete Liege- oder Sitzposition finden, in der sich Ihr Kind wohlfühlt. Eventuell braucht es dabei Ihre Hilfe.
- Brustwickel: warm oder kalt, je nachdem, was Ihr Kind als angenehm empfindet. Es eignen sich Quark- oder Kartoffelwickel (siehe Seite 40).

Pflanzenheilkunde und Aromatherapie

- Plantago Bronchialbalsam von Wala: Heilpflanzenmischung mit Spitzwegerich zum Einreiben der Brust.
- Thymian-Myrte-Balsam von Stadelmann: Zum Einreiben von Brust und/oder Rücken.
- Lavendel-Zitrone-Bad von Stadelmann: für erfrischende Fieberwaschungen.

Homöopathie

Die Behandlung einer Lungenentzündung allein mit homöopathischen Mittel sollte zwingend nur in direkter Zusammenarbeit mit dem Arzt erfolgen.

Atemfrequenz zählen

Diese Information ist für Sie und den Arzt bzw. die Ärztin sehr hilfreich. Zählen Sie am besten, wenn Ihr Kind ruhig schläft. Gezählt wird mehrmals je eine Minute in größeren Abständen.

Beurteilung:
- Steigt die Atemfrequenz, dann verschlimmert sich die Krankheit.
- Sinkt sie, setzt möglicherweise die Heilung ein.
- Bleibt sie gleich, dann schreitet die Krankheit zumindest im Moment nicht fort.

Wann zur Ärztin oder zum Arzt?

Eine Lungenentzündung ist eine ernst zu nehmende Erkrankung – zögern Sie nicht, zeitnah einen Kinder- und Jugendarzt aufzusuchen:
- Wenn Ihr Kind krank und erschöpft wirkt.
- Wenn es viel schleimigen Husten hat und dabei geschwächt wirkt.
- Wenn Ihr Kind kurzatmig ist.
- Wenn die Kurzatmigkeit über Stunden zunimmt.

Pseudokrupp: Frische Luft hilft

Beim Pseudokrupp hat der Husten einen hohlen, bellenden, blechernen Klang. Meist wird die Krankheit durch einen an sich harmlosen Virusinfekt hervorgerufen und ist oft von Heiserkeit begleitet. Sie tritt auf vor allem im Kleinkindalter. Der Infekt verursacht eine Schleimhautentzündung im Kehlkopfbereich, verbunden mit einer Schwellung, die ihrerseits diesen Bereich einengen und zu Atemnot führen kann.

Liegt man flach im Bett, schwellen die Schleimhäute natürlicherweise leicht an, weil der Blutrückstrom vom Kopf zum Herzen durch das Liegen verlangsamt ist. Im Stehen nimmt diese natürliche Schwellung wieder ab. Auch bei einer Entzündung schwellen die Schleimhäute an. Ein typisches Beispiel dafür ist die verstopfte Nase bei Schnupfen: Im Liegen ist sie stärker verstopft, richtet man sich auf, wird sie häufig wieder frei (siehe Seite 110). Ähnlich verhält es sich bei einer Entzündung im Kehlkopfbereich.

Allgemeine Maßnahmen zur Soforthilfe

- Aufsetzen oder Oberkörper hoch lagern.
- Fenster auf, an die frische kalte Luft gehen oder vor den offenen Kühlschrank setzen.
- In seltenen Fällen hilft auch das Einatmen von heißem Wasserdampf aus der Dusche.
- Etwas zum Trinken anbieten.

Aromatherapie

- Allgäuer Atemöl für Kinder von Stadelmann: Zum Einreiben von Brust und Rücken.
- Engelwurzbalsam von Stadelmann: vor dem Zubettgehen zur Fußmassage verwenden und die Nasenflügel einreiben.

Homöopathie

- *Aconitum* – Trockener, bellender Husten. Das Kind ist unruhig und vor allem ängstlich.
- *Hepar sulfuris* – Zu Beginn der Nacht ist der Husten trocken, heiser, bellend, gegen Morgen wird er schleimig, rasselnd. Besser durch Wärme und Einhüllen. Schlechter gegen Ende der Nacht und in kalter Luft. Das Kind ist aufbrausend, reizbar, schmerz- und berührungsempfindlich.
- *Spongia* – Trockener, bellender Husten, beginnt kurz nach dem Einschlafen. Besser in warmer Luft. Schlechter im Liegen. Das Kind wirkt furchtsam, schreckhaft.

Schulmedizin

- Kortison: Dieses Notfallmittel muss der Arzt verschreiben. Es gibt Zäpfchen (z. B. Rectodelt 100), Saft (z. B. InfectoDexaKrupp) oder Tabletten (z. B. Prednisolon). Geben Sie das Medikament, wenn Sie Angst um Ihr Kind haben.

Vorbeugung

- Generell bei offenem oder gekipptem Fenster schlafen – sofern möglich.

Wann zur Ärztin oder zum Arzt?

Den Notarzt rufen – Tel. 112:

- Wenn das Kind Atemnot hat und um Luft ringt.
- Wenn es Angst hat, aufgelöst wirkt.
- Wenn Sie sich unsicher fühlen.

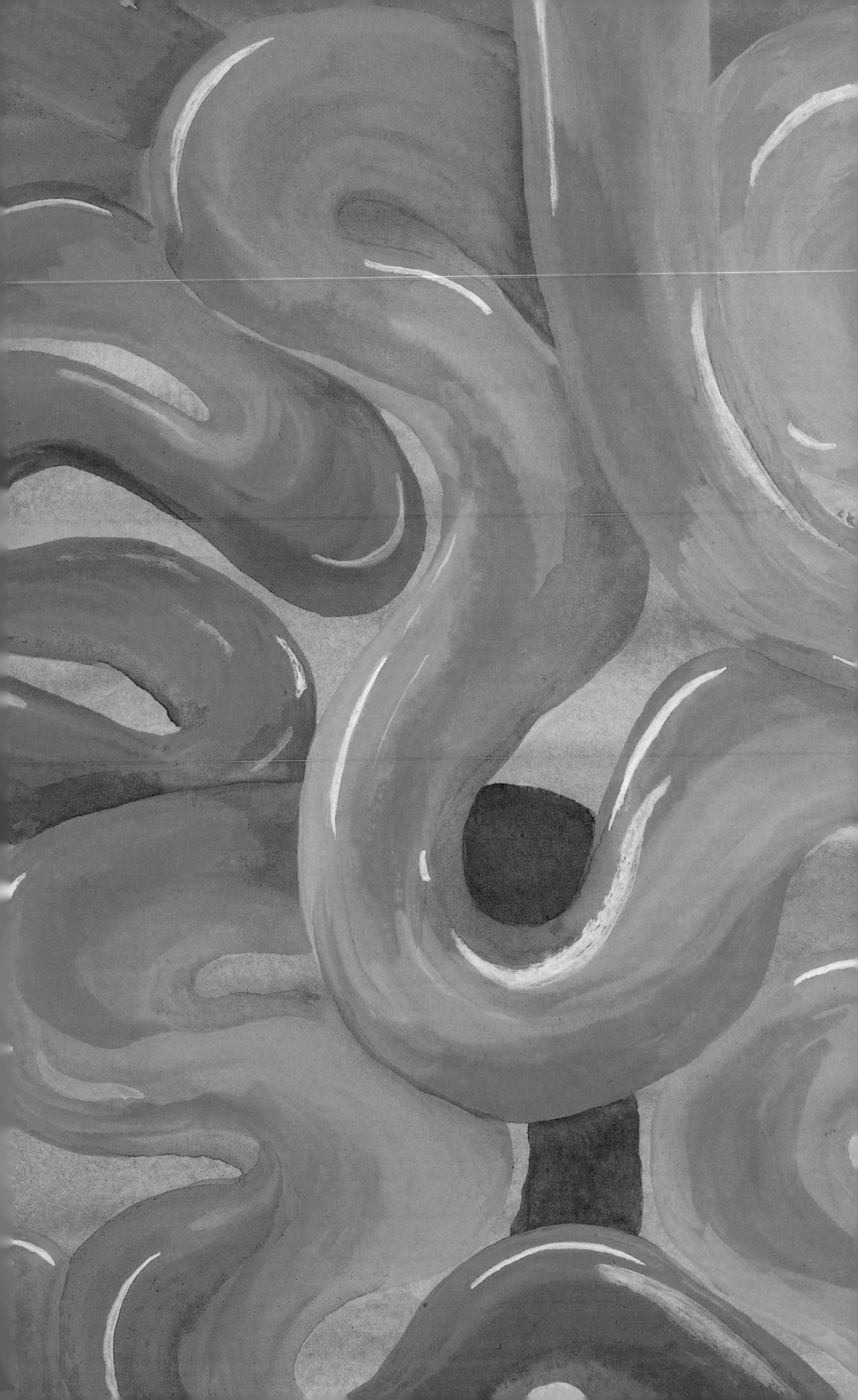

Magen und Darm

Wenn wir Hunger oder Durst haben, essen und trinken wir etwas und denken dann nicht weiter darüber nach. Dabei fängt für den Körper die Arbeit jetzt erst an: Die Zähne zerkleinern die Nahrung zu einem Nahrungsbrei. Der Magen vermischt den Nahrungsbrei zur Vorverdauung und Desinfektion mit Magensäure und leitet ihn dann in kleinen Portionen an den Darm weiter. Dort wird er weiter in seine Bestandteile zerlegt. Die frei gewordenen Nährstoffe werden aufgenommen, der Rest wird eingedickt und nach draußen befördert, sichtbar als Stuhlgang. Unwohl fühlen wir uns, wenn diese Vorgänge nicht reibungslos ablaufen. Dafür können unter anderem Krankheitserreger, Allergien, Gift- und Reizstoffe, aber auch emotionale Auslöser verantwortlich sein. So klagt fast jedes fünfte Kind (19 %) über Bauchschmerzen.

Wenn der Bauch wehtut

Die Ursachen für Bauchschmerzen können sehr unterschiedlich und vielschichtig sein. Krankheiten wie Magen-Darm-Grippe und Verstopfung sind wohl die häufigsten Auslöser. Als Ursache können aber auch eine Laktoseintoleranz, eine Fruktoseintoleranz, diverse Nahrungsunverträglichkeiten und auch Harnwegsinfektionen infrage kommen. Oder ist es vielleicht eine Zöliakie, eine Histaminintoleranz, eine Gastritis? Oder sind es doch nur Blähungen? Auch kann das Kind bei Mittelohrentzündung oder Lungenentzündung zuerst über Bauchschmerz klagen. Oder hat es sich Würmer eingefangen? Daneben gibt es emotionale Auslöser, die häufig unterschätzt werden. So können Stress oder Ängste sogenannte psychogene Bauchschmerzen verursachen.

Jeder Mensch reagiert anders bei Krankheiten und emotionalem Stress. Wenn Sie sich über die Ursachen der Bauchschmerzen bei Ihrer Tochter oder Ihrem Sohn nicht sicher sind, zögern Sie nicht, die Hilfe eines Kinder- und Jugendarztes in Anspruch zu nehmen.

Mögliche Ursachen für Bauchschmerzen

- Magen-Darm-Grippe mit Durchfall und Erbrechen (Seite 136)
- Verstopfung (Seite 143)
- Probleme mit Nahrungsmitteln (Seite 255)
  - Lactose (Seite 257)
  - Fruktose (Seite 260)
  - Histamin (selten, Seite 261)
  - Zöliakie (Seite 262)
- Gastritis (Seite 147)
- Helicobacter-pylori-Infektion (Seite 149)
- psychische Auslöser (Seite 151)

Dreimonatskoliken: Schreien bei Säuglingen

Über die Ursache von Koliken bei Säuglingen wurde schon viel geforscht und viele Vermutungen wurden angestellt, bis heute gibt es jedoch Unklarheit. Angenommen werden unter anderem die Unreife des Magen-Darm-Trakts, eine Fehlbesiedelung des Darms oder eine Nahrungsmittelunverträglichkeit. Ursachen für Schreiattacken können aber auch ein wiederholtes saures Aufstoßen von Nahrung, eine hohe Schmerzempfindlichkeit mancher Säuglinge oder die psychische Erschöpfung des Kindes am Abend sein – Erwachsene würden es Abgespanntheit nennen.

Die typische „Schreistunde" liegt zwischen 17 und 22 Uhr. Kommt es zu anderen Zeiten des Tages eher nicht zu derartigen Schreiphasen und wirken die Kinder ansonsten überwiegen zufrieden, scheiden schwere Erkrankungen schon einmal aus – denn dann würde das Kind auch tagsüber krank wirken und viel schreien.

Viele Mütter interpretieren das Schreien am Abend als Hunger und gerade stillende Frauen kommen dann zu dem Schluss: „Ich habe zu wenig Milch", „Ich mache etwas falsch" usw. Manchmal verunsichern Kommentare und ungebetene Ratschläge aus der Umgebung noch mehr.

Die Untersuchung, die Beratung und auch das Wiegen bei Ihrem Kinder- und Jugendarzt werden Sie vermutlich beruhigen. Ich erlebe, dass die Kinder in den allermeisten Fällen genug Gewicht zulegen und die Sorge unbegründet ist.

Schreien ist ein wichtiges Instrument der Säuglinge, um auf Bedürfnisse aufmerksam zu machen, zum Beispiel auf Hunger oder Durst, auf das Bedürfnis nach

Nähe, auf ein unangenehmes Gefühl durch die volle Windel, zu viele Reize usw. Für schnell überreizte Kinder ist das Schreien auch eine wirkungsvolle Methode, um Stress abzubauen.

Die Schreidauer pro Tag beträgt im Alter von zwei Wochen etwa eineinhalb Stunden, mit vier Wochen zwei Stunden, mit sechs Wochen fast drei Stunden! Danach geht die Schreidauer zurück, beträgt mit acht Wochen zwei Stunden und pendelt sich dann zwischen einer und eineinhalb Stunden ein.

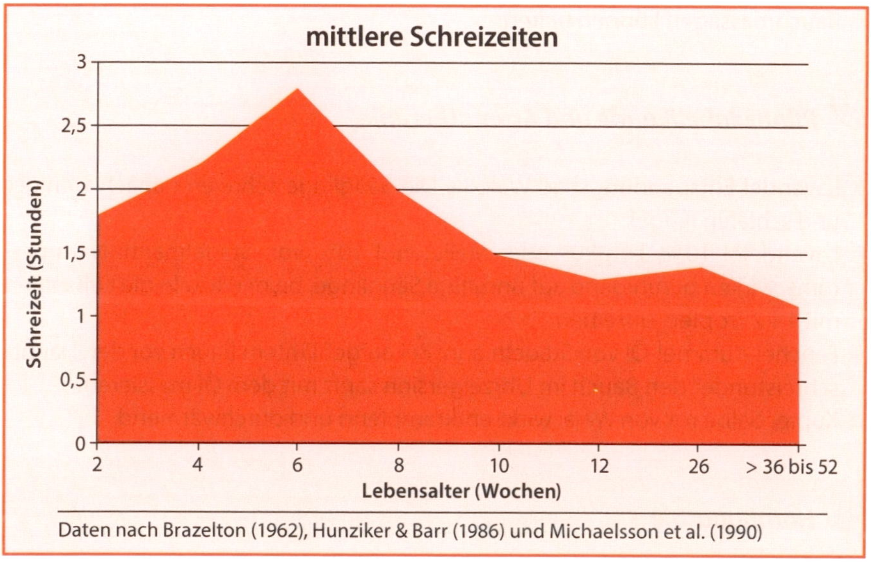

Abb. 4: *Es ist normal, wenn ein Baby häufig schreit: mittlere Schreizeiten bei Säuglingen. (Aus Buderus und Petermann 2014)*

> *Einen Säugling kann man nicht zu sehr verwöhnen.*

Allgemeine Maßnahmen

Weniger schreien Säuglinge:

- Wenn die Mütter schnell bereit sind, auf das Schreien mit Beruhigungsmaßnahmen zu reagieren.
- Wenn die Kinder häufig angelegt und gestillt werden, das heißt, Stillen nach Bedarf.

- Wenn die Kinder viel Nähe erfahren, Körperkontakt haben, das heißt, viel herumgetragen werden – besonders bewährt hat sich das Tragen im Tragetuch oder in einer anderen Tragehilfe.
- Wenn sie mit im Familienbett schlafen – in einem Beistellbett, das direkt an das Elternbett anschließt (Cobedding).
- Wenn die Mütter es schaffen, eine gewisse Gelassenheit zu entwickeln.
- Wenn der Vater bzw. Lebenspartner oder andere Familienmitglieder zur Unterstützung der Mutter zur Verfügung stehen.
- Bauchmassagen können helfen.

Pflanzenheilkunde und Aromatherapie

- Lavendel Entspannungsbad Weleda: Die Säuglinge schreien danach weniger und schlafen länger.
- Lavendelöl 10 %, Luftikus oder Melissenöl 10 % von Stadelmann: Naturparfüms, wirken beruhigend auf unruhige Säuglinge, beim Wickeln die Fußsohlen mit 1 – 2 Tropfen einreiben.
- Fenchel-Kümmel-Öl von Stadelmann: Bei aufgeblähtem Bauch vor der „Hauptschreistunde" den Bauch im Uhrzeigersinn sanft mit dem Öl massieren.
- Kupfer Salbe rot von Wala: wirkt entkrampfend und durchwärmend.

Homöopathie

- Carum carvi comp. Säuglingszäpfchen – Komplexmittel von Wala: Zäpfen auf Kümmelbasis. 1- bis 3-mal täglich 1 Zäpfchen in den Po einführen.
- *Colocynthis* – Heftige, kolikartige Bauchschmerzen, Kind krümmt sich zusammen. Besser beim Zusammenkrümmen, durch Wärme, Druck. Schlechter nachts. Das Kind ist reizbar, unruhig.
- *Carbo vegetabilis* – Heftige Bauchschmerzen mit Blähungen. Besser nach dem Abgang von Blähungen und Stuhlgang. Schlechter im Liegen.
- *Chamomilla* – Unruhe, das Kind schreit sehr laut, überstreckt sich beim Herumtragen, hat Durst, schläft sehr unruhig. Besser durch Herumtragen. Schlechter abends, an der frischen Luft. Das Kind wirkt äußerst reizbar, grantig, schnell beleidigt und schmerzempfindlich.
- *Coffea* – Das Kind ist neugierig, reizempfindlich, findet schlecht in den Schlaf, wacht leicht auf. Schlechter durch Überreizung oder Übermüdung.

- *Lycopodium* – Typische Schreizeit am Nachmittag und Abend (16 – 20 Uhr), aufgetriebener, geblähter Bauch, das Kind ist schon nach wenigen Schlucken satt. Besser durch Wärme und Lockern der Kleidung. Ängstliche, empfindliche Kinder, die bei Überreizung heftig zornig werden können.
- *Nux vomica* – Krampfartige Bauchschmerzen, anhaltender und teils vergeblicher Würgereiz. Besser durch Wärme und Zudecken. Schlechter durch kalte Luft, Druck auf den Magen, Aufdecken und am frühen Morgen. Der Säugling ist reizbar, überempfindlich und ungeduldig.
- *Zincum valerianicum* – Bei Erregung überstreckt sich das Baby, es tritt viel mit den Beinen, auch im Schlaf.

Schulmedizin

Schulmedizinisch kann man versuchen, mithilfe entsprechender Präparate die Darmflora (Mikrobiom) zu beeinflussen. Die Zusammenhänge sind im Kapitel über die Darm- und Hautflora beschrieben (siehe Seite 149).

- Bigaia Tropfen (ab Geburt): enthält Lactobacillus Reuteri, 1-mal täglich 5 Tropfen. Senkt die Schreidauer um 50 %.
- Bactoflor Pulver für Kinder (ab Geburt): enthält Lactobacillen, Bifidobakterien, Streptococcus thermophiles, 1 Messlöffel täglich.
- Mutaflor Suspension (ab Geburt) oder Kapseln (ab 12 Jahren): enthält Escherichia-coli-Bakterien, ½ Ampulle bzw. 1 – 2 Kapseln täglich.
- Entschäumer: Manchmal ist zusätzlich die Gabe eines Entschäumers auf Siliconbasis (Wirkstoff Simeticon) hilfreich, zum Beispiel Sab Simplex oder Lefax (ab Geburt). Keines dieser Mittel beeinflusst die Darmflora.

Besonders bewährt hat sich die Kombination aus Carum carvi, Bigaia und Sab simplex.

Vorbeugung

- Ernährung der Mutter bei vollgestilltem Kind: Bei wenigen Säuglingen bessern sich die Symptome, wenn die Mutter auf Zwiebeln und Kohlarten, frisches Brot, Milchprodukte, Schokolade usw. verzichtet. Es lohnt höchstens ein *kurzer* Versuch. Wichtig ist, dass Sie als Mutter sich nicht zu einseitig ernähren.

Wann zur Ärztin oder zum Arzt?

- Ihr Kind schreit über Stunden auffallend schrill und ist nicht zu beruhigen.
- Sie fühlen sich stark verunsichert und wissen sich keinen Rat.
- Sie haben das Gefühl, dass Ihr Kind nicht genügend Nahrung bekommt.
- Es findet sich eine Schwellung im Leistenbereich.
- Ihr Kind erbricht wiederholt sauer riechende Nahrung, es wirkt berührungsempfindlich und hat evtl. auch Fieber.

Tipp: Wenn möglich, vor dem Arztbesuch einen Urinbeutel anlegen, um eine Harnwegsinfektion ausschließen zu können. Sie bekommen ihn nebst Anleitung beim Arzt oder in der Apotheke.

Magen-Darm-Grippe: Durchfall und Erbrechen

Eine Magen-Darm-Grippe ist leicht an den typischen Symptomen zu erkennen: Bauschmerzen, Übelkeit und Erbrechen, Durchfall und Appetitmangel. Jedes Symptom kann alleine oder in Kombinationen auftreten, zum Beispiel Erbrechen und Durchfall, Bauchschmerzen und Durchfall, Bauchschmerzen und Erbrechen. Der Verlauf beginnt meist mit Erbrechen und Bauchschmerzen, dann kommt der Durchfall hinzu. Das Erbrechen kann einen halben bis einen Tag anhalten, dann erst beginnt der Durchfall. Begleitet sind die Symptome häufig von einem mehr oder weniger ausgeprägten Appetitmangel.

Meist sind Viren (Rota- und Noroviren), seltener Bakterien die Erreger. Sie gelangen über den Mund in den Magen und weiter in den Darm. Dort zerstören sie eine gewisse Menge an Darmzellen. Das Darmimmunsystem analysiert und bekämpft die Erreger – dafür braucht es etwa drei Tage (das kann aber stark variieren).

- **Bauchschmerzen:** Sie sind ein Zeichen, dass sich der Darm gestresst fühlt. Vermutlich reagieren die durch die Entzündung gereizten Darmabschnitte mit einem Schmerzsignal. Neben einem Infekt kommen aber auch andere Ursachen für Bauchschmerzen infrage (siehe Seite 131).
- **Übelkeit/Erbrechen:** Der Körper reagiert mit Erbrechen, um die bereits geschädigten Darmzellen vor weiterer Nahrung zu schützen.
- **Durchfall:** Je mehr Darmzellen betroffen sind, desto länger dauert der Durchfall an und desto heftiger ist er. Die Neubildung der zerstörten Darmzellen nimmt etwa vier Tage in Anspruch. Mit dem Durchfall nutzt der Körper auch

die Möglichkeit, Krankheitserreger auszuschwemmen und den Darm davon zu befreien.
- **Appetitmangel:** Er dient dem Zweck, den Darm nicht durch weitere Nahrung zu belasten, besitzt also eine Schutzfunktion.

Ein Magen-Darm-Infekt dauert wenige Tage – meist eine Woche. Da die zerstörten Darmzellen wieder repariert werden müssen, können die Symptome aber bis zu 14 Tage anhalten, vor allem der Durchfall, oft auch Bauchschmerzen und vereinzelt das Erbrechen.

> *Wenn der Appetit wiederkommt, beginnt die Heilungsphase und die Krankheit ist eigentlich überstanden.*

Die normale Stuhlfarbe ist braun oder braun-gelb. Zwar ist der Gallenfarbstoff grünlich, aber die Darmbakterien wandeln auch diesen Farbstoff um. Wandert der Stuhl aber schneller durch den Darm, zum Beispiel bei Durchfall, ist er grünlich. Grüner Stuhl ist also nur ein Zeichen der schnellen Darmpassage.

Spezielle Durchfalldiäten bringen keinen Vorteil für die Heilung, deshalb darf den Kindern nach einer kurzen Zeit wieder normales, altersgerechtes Essen angeboten werden. Die Darmzellen ernähren sich selbst zu einem Drittel direkt aus dem, was „an ihnen vorbeikommt“. Isst man bei Durchfall zu wenig oder gar nichts, dann fehlt den Darmzellen ein erheblicher Teil ihrer Ernährung und damit ist auch die Heilung verzögert. Einzige Ausnahme: Zu fette Speisen sollten vermieden werden.

Trocknet mein Kind aus?

Es ist eine Sorge, die Eltern oft äußern. Dazu zwei Faustregeln:
- Wenn der Abstand zwischen zweimal urinieren (bzw. zwei nassen Windeln) weniger als zwölf Stunden beträgt, ist noch Zeit zum Abwarten.
- Ein Kind, das herumlaufen kann – und sei es nur kurz –, das Interesse an der Umgebung zeigt, hat noch genügend Flüssigkeit im Körper.

Allgemeine Maßnahmen

- Geduld und Ruhe bewahren. Es ist normal, dass man in den ersten Stunden kaum Durst oder Appetit hat.

- Apfelsaft 1:1 verdünnt mit Wasser (ab 6 Monaten): schluckweise anbieten, wirkt laut Studien besser als Elektrolytlösung.
- Elektrolytlösung: In den ersten vier Stunden nach Beginn der Symptome schluckweise anbieten, zum Beispiel Saltadol, Oralpädon (diese Lösungen schmecken den meisten Kindern erfahrungsgemäß nicht). Eine vergleichbare Lösung können Sie auch selber herstellen (siehe Kasten).
- Nach vier Stunden kann wieder normales, altersgerechtes Essen angeboten werden.
- Oft akzeptieren die Kinder ein Getränk, wenn sie schluckweise zu trinken bekommen. Das Getränk soll auf jeden Fall gesüßt sein, um zumindest den Blutzuckerspiegel etwas zu unterstützen. Ungesüßter Tee und Wasser alleine ist nicht zu empfehlen. Schon durch die Darmgrippe fühlt man sich schwach, wenn zusätzlich der Blutzuckerspiegel zu niedrig ist, fühlt man sich noch elender.
- Bei Übelkeit/Erbrechen vermindert Cola – 1:1 mit Wasser verdünnt und schluckweise getrunken – den Würgereiz und die Übelkeit.
- Bei anhaltendem Erbrechen wären Einläufe möglich und sinnvoll. Der Enddarm nimmt dabei die Flüssigkeit über die Schleimhaut auf, sodass sie dem Kreislauf zur Verfügung steht. Das lindert den Durst und die Übelkeit. Dazu 5 gestrichene Teelöffel Traubenzucker und ½ gestrichener Teelöffel Kochsalz in 1 Liter Wasser lösen, maximal 100 ml pro Kilogramm Körpergewicht pro Tag.
- Aufbau der Darmflora mit speziellen Bakterien (z. B. Bactoflor, Prosymbioflor, Mutaflor, Omni-Biotic Panda) und Hefen (z. B. Perenterol) ist nur sinnvoll, wenn die Symptome länger als eine Woche bestehen, denn bei akuten Durchfällen verkürzen diese Medikamente den normalen Krankheitsverlauf nur um etwa einen halben Tag.

Elektrolytlösung

Für eine Lösung mit einer Osmolarität um 280 mosmol/kg:

- 5 gestrichene Teelöffel Traubenzucker + ½ gestrichenen Teelöffel Kochsalz + 1 Liter Wasser oder
- 4 gestrichene Teelöffel Haushaltszucker + ¾ gestrichenen Teelöffel Kochsalz + 200 ml Orangensaft + 1 Liter Wasser

Achtung: Diese Lösung als alleinige Nahrungsquelle maximal einen Tag geben. Danach bitte einen Arzt aufsuchen.

Pflanzenheilkunde und Aromatherapie

- **Erbrechen:**
  - Leinsamenaufguss: Ein Esslöffel Leinsamen in einem Teestrumpf in eine Tasse geben, mit kochend heißem Wasser übergießen und 20 Minuten ziehen lassen. Sobald der Aufguss etwas abgekühlt ist, schluckweise trinken.
- **Bauchschmerzen:**
  - Carminativum Hetterich Tropfen (ab 1 Monat): Mischung aus Kamille, Pfefferminze, Fenchel, Kümmel und Pomeranzen gegen Blähungen, Bauchschmerzen und Bauchkrämpfe. Nur wenige Tage anwenden. Enthält Alkohol, wenige Tropfen sind unbedenklich. 3-mal täglich 3–10 Tropfen (1–12 Monate), 10–15 Tropfen (1–4 Jahre), 15–20 Tropfen (4–12 Jahre), 30–40 Tropfen (ab 12 Jahren).
  - Gentiana Magen Globuli velati von Wala: Komplexmittel bei Übelkeit, Erbrechen, Blähungen. 3-mal täglich 3–5 Globuli (1 Monat bis 6 Jahre), 5–10 Globuli (ab 6 Jahren). Bei Säuglingen die angegebene Menge in wenig Wasser auflösen.
- **Durchfall:** Bei stärkerem Durchfall eignen sich folgende Mittel:
  - Karottensuppe nach Prof. Moro: 500 g geschälte Karotten in 1 Liter Wasser 90 Minuten kochen, danach pürieren, 3 g Salz (1 gestrichener Teelöffel) hinzufügen und anschließend mit kochendem Wasser auf 1 Liter auffüllen. Mehrmals am Tag löffelweise anbieten, das Kind darf so viel essen, wie es möchte. Durch das lange Kochen entstehen kleinste Zuckermoleküle (Oligogalakturonide), die die krank machenden Bakterien abfangen, sodass sie über den Stuhl ausgeschieden werden können.
  - Diarrhoesan Saft (ab 6 Monaten): enthält Apfelpektin, ein natürliches Geliermittel aus der Apfelschale, das den dünnen Stuhlgang eindickt, und Kamille. Schmeckt besser mit verdünntem Apfelsaft.
  - Uzara Saft (ab 2 Jahren): enthält die südafrikanische Heilwurzel Uzara, die hemmend und krampflösend auf die Darmmuskulatur wirkt und so die Beschwerden vermindert.
  - Colina (ab 2 Jahren): das Pulver enthält Smektit, ein natürliches Mineral, das schützend auf die Schleimhaut wirkt.
  - Massageöl entspannend von Stadelmann: als Zusatz für einen warmen Bauchwickel oder für eine sanfte Baucheinreibung im Uhrzeigersinn.
  - LenoDiar Kinder (ab 1 Jahr): Das Pulver enthält Tannine, die gerbend wirken und die Schleimhautoberfläche schützen, sowie Flavonoide (aus Kamille), die antioxidativ und abschwellend wirken. Etwa alle drei Stunden einen Beutel in Wasser einrühren, bis zu vier Beuteln am Tag.

Homöopathie

Bei der Auswahl des passenden Mittels hilft die Überlegung, ob eher Bauchschmerz, Übelkeit und Erbrechen oder Durchfall im Vordergrund steht.

- *Arsenicum album* – Durchfall, krampfartige Bauchschmerzen, wunder Po, Stuhlgang brennt und stinkt. Mehrfaches Erbrechen, dem Kind ist ständig übel, die Flüssigkeit wird aber sofort wieder erbrochen. Das Kind ist blass und schwach und hat großen Durst. Infekt evtl. ausgelöst durch verdorbene Lebensmittel. Besser durch Wärme, warme Getränke und Nähe einer Bezugsperson. Schlechter durch Kälte, Alleinsein und nachts. Das Kind ist ängstlich, grantig und unruhig.
- *Chamomilla* – Durchfall mit kolikartigen Bauchschmerzen, nach faulen Eiern stinkend, wunder Po, Ruhelosigkeit, das Kind überstreckt sich. Besser durch Herumtragen und Wärme. Schlechter beim Zahnen. Das Kind schreit laut, ist reizbar, ungeduldig, übelgelaunt und ärgerlich.
- *Cocculus* – Übelkeit beim Fahren im Auto und durch Essensgeruch. Besser durch Ruhe. Schlechter durch Bewegung und Schlafmangel. Das Kind ist nervös, überreizt, ärgerlich und erschöpft.
- *Colchicum* – Übelkeit/Erbrechen, allein der Geruch von Essen führt zum Würgereiz.
- *Colocynthis* – Kolikartige Bauchschmerzen, periodisch wiederkommend. Besser durch Zusammenkrümmen, Druck, Wärme und Ruhe. Schlechter durch Essen, Trinken und Bewegung. Das Kind ist reizbar, ärgerlich und ängstlich.
- *Ipecacuanha* – Ständige Übelkeit, die auch nach dem Erbrechen nicht besser wird. Erbrechen auch ausgelöst durch Husten. Besser an frischer Luft und bei Ruhe. Schlechter durch Bewegung. Das Kind ist unzufrieden und reizbar.
- *Lycopodium* – Bauchschmerzen, aufgeblähter Bauch und Blähungen. Heißhunger, auch nach Süßem, das Kind isst dann aber wenig. Besser durch Wärme und Lockern der Kleidung. Schlechter am Nachmittag. Das Kind steht gerne mit Mittelpunkt, fordert Aufmerksamkeit, ist reizbar, schnell verärgert, widerspricht gerne und duldet keinen Widerspruch.
- *Nux vomica* – Krampfartige Bauchschmerzen, krampfartiges Erbrechen mit anhaltendem und teils vergeblichem Würgereiz. Symptome evtl. ausgelöst durch Überessen. Besser durch Wärme und Zudecken. Schlechter durch kalte Luft, Druck auf den Magen, Aufdecken und am frühen Morgen. Das Kind ist reizbar, überempfindlich und ungeduldig.
- *Okoubaka* – Durchfall und Blähungen. Infekt evtl. ausgelöst durch verdorbene Lebensmittel. Besser durch Wärme, warme Getränke und Speisen. Schlechter beim Aufwachen. Das Kind ist erschöpft, reizbar und ängstlich, zeigt ein Gefühl der Machtlosigkeit.

- *Phosphorus* – Durchfall heftig und spritzend. Erbrechen, jedoch großer Durst auf kalte Getränke, die Flüssigkeit wird erst nach einer gewissen Zeit wieder erbrochen. Geruchsempfindlich. Besser durch Essen, Ruhe und Schlaf. Schlechter durch Anstrengung, Erregung und Berührung des Bauches. Das Kind wirkt sensibel und ängstlich.
- *Podophyllum* – Heftiger Durchfall, spritzende, stinkende und unverdaute Stühle (Windel läuft über), krampfartige Bauchschmerzen. Besser durch Wärme, Bauchlage und Zusammenkrümmen. Schlechter bei Berührung des Bauches und am frühen Morgen. Das Kind wirkt erschöpft, jammert und ist unruhig.
- *Pulsatilla* – Durchfall wechselt ständig die Konsistenz, auch schleimig. Besser durch Trost und im Freien. Schlechter durch Ruhe und Wärme. Das Kind ist schüchtern, weinerlich und ängstlich.
- *Rheum* – Durchfall riecht sauer und schäumt, heftige Koliken, viel Kopfschweiß. Besser durch Wärme und Zusammenkrümmen. Schlechter durch Zahnung, nach dem Essen und nachts. Das Kind ist schwierig, ungeduldig, ruhelos, grantig und reizbar.
- *Tabacum* – Heftige Durchfälle mit quälender Übelkeit, große Schwäche, Blässe und kalter Schweiß. Besser nach Erbrechen, nach Durchfall, an frischer Luft und beim Aufdecken. Schlechter durch Bewegung und Autofahren. Das Kind ist gereizt und verzweifelt.
- *Veratrum album* – Heftige Brechdurchfälle mit Bauchschmerzen, begleitet von einer ausgeprägten Schwäche, das Kind fröstelt sehr und ist kaltschweißig. Besser durch Wärme, warme Getränke und im Liegen. Schlechter durch Bewegung. Trotz Schwäche wirkt das Kind unruhig.

Schulmedizin

- Vomex A Kinder-Suppositorien (Zäpfchen à 40 mg Wirkstoff: ab 8 kg Körpergewicht), Vomex A Sirup (ab 6 kg Körpergewicht): bei Übelkeit/Erbrechen, Wirkstoff Dimenhydrinat (ab 3 Jahren, da für Kinder unter 3 Jahren keine ausreichende Wirkung nachgewiesen ist, Nebenwirkungen vorkommen und eine Überdosierung gefährlich ist, siehe www.Kinderformularium.de).
- Emesan K Kinderzäpfchen (ab 8 kg Körpergewicht): bei Übelkeit/Erbrechen, Wirkstoff Dimenhydrinat. Wie bei Vomex unter 3 Jahren nicht empfohlen.
- Loperamid (ab 2 Jahren): bei Durchfall. Nur kurzzeitig anwenden, zum Beispiel bei massivem Durchfall auf Reisen – *nicht* bei einer normalen Darmgrippe. Achtung: Loperamid vermindert die Darmaktivität, das bedeutet auch, dass Erreger und Giftstoffe nur stark verlangsamt ausgeschieden werden.

- Tiorfan (ab 3 Monaten): bei Durchfall. Der Wirkstoff Racecadotril verkürzt den Durchfall im Schnitt um ein bis zwei Tage.
- Schmerzmittel bei Bauchschmerzen, zum Beispiel Paracetamol oder Ibuprofen (siehe Seite 51).

Bei langanhaltenden Durchfällen kann es sinnvoll sein, die Darmflora mit **Probiotika** aufzubauen. Die enthaltenen Bakterien stimulieren das Immunsystem in der Darmschleimhaut und schaffen Bedingungen, unter denen sich die Darmflora gut wieder regenerieren kann.

- Prosymbioflor: enthält Enterokokken und Escherichia-coli-Bakterien.
- Bactoflor: enthält Lactobacillen, Bifidobakterien, Streptococcus thermophilus.
- Mutaflor: enthält hochkonzentrierte lebende Escherichia-coli-Bakterien.

Vorbeugung

- Hände waschen – regelmäßig, vor allem nach dem Gang zur Toilette und vor dem Essen.
- In besonders heftigen Fällen und wenn mehrere Familienmitglieder betroffen sind, kann es sinnvoll sein, die Hände zum Beispiel mit Sterilium zu desinfizieren, um eine Weiterverbreitung zu verhindern.
- Bei Durchfallerkrankungen sollte jedes Familienmitglied ein eigenes Handtuch zum Abtrocknen der Hände verwenden.
- Bei Reisen in Länder mit problematischen hygienischen Bedingungen gilt in Bezug auf Lebensmittel: Koche es, schäle es oder vergiss es!

Wann zur Ärztin oder zum Arzt?

- Ein ständig schläfriges oder desinteressiertes Kind *muss* behandelt werden. Suchen Sie einen Arzt auf, er wird die nötigen Untersuchungen durchführen.
- Wenn der Durchfall länger als 14 Tage anhält.
- Wenn der Durchfall blutig ist oder blutige Beimengungen hat.
- Ein Gewichtsverlust bis zu 10 % kann akzeptiert werden, wenn das Kind einen stabilen und zufriedenen Eindruck macht.

Verstopfung: Den Darm auf Trab bringen

Verstopfung (Obstipation) ist eine sehr häufige Ursache für Bauchschmerzen und oft mit vielen Tränen verbunden … und erfreulicherweise relativ leicht zu behandeln.

Eine Verstopfung kann in jedem Lebensalter auftreten, auffallend häufig im Alter von zwei bis vier Jahren und elf bis 17 Jahren (insgesamt bei 7 %, also einem von 14 Kindern). Manchmal neigen schon Säuglinge zur Verstopfung, etwa bei Beginn des Zufütterns. Manche Kinder sind durch einen Wechsel, zum Beispiel in die Kinderkrippe oder den Kindergarten, irritiert oder wollen fremde Toiletten nicht aufsuchen. Die Kinder leiden sehr, viele ziehen sich zurück oder wirken häufig gereizt.

Je länger der Stuhl im unteren Dickdarm und im Enddarm bleibt, desto länger hat der Körper die Möglichkeit, dem Stuhl das Wasser zu entziehen. Dadurch wird der Stuhl fester und fester und in der Folge gelingt es dem Darm kaum noch, diesen harten Stuhl (Stuhlklumpen) auszuscheiden. Die Folge: Der feste Stuhl staut sich im unteren Dickdarm und im Enddarm auf. Der Darm versucht daraufhin mit massiver Muskelanspannungen der Darmwand, den harten Stuhl auszuscheiden. Eine solche Kolik ist oft mit heftigen Schmerzen verbunden.

Die Dehnung des Afters (Anus) und kleine Einrisse (Analfissuren, siehe Seite 184) in der Schleimhaut durch den harten Stuhl beim Stuhlgang können heftige Schmerzen verursachen, deshalb entscheiden sich gerade Kleinkinder dafür, den Stuhl bewusst zurückzuhalten. Die Folge: Noch mehr harter Stuhl staut sich auf. Die Kleinkindlogik sagt: „Stuhlgang tut weh, also halte ich ihn zurück." Die Logik des Jugendlichen: „Ich bestimme selber über meinen Körper. Wenn ich keinen Durst habe, dann trinke ich nicht!" Die Erfahrung des Erwachsenen sagt: „Je früher desto besser, denn weiteres Zuwarten bedeutet noch mehr Schmerzen."

Ein weiterer negativer Effekt der Verstopfung ist die Entstehung von Fäulnis- und Gärungsprozessen durch bakterielle Fehlbesiedelung und Darmpilze. Als Folge davon werden vermehrt giftige Stoffe, unter anderem bestimmte Alkohole (Fuselalkohole), gebildet – es kommt zu Blähungen mit unangenehmem Geruch.

Sonderfall: Vollgestillte Säuglinge

Bei vollgestillten Säuglingen kann die Stuhlhäufigkeit zwischen siebenmal pro Tag und einmal alle sieben Tage schwanken. Ich habe schon erlebt, dass es sogar 14 Tage gedauert hat, bis der Stuhlgang kam – ganz weich. Auch hier gilt die Regel: Wenn das Kind leidet, oft die Beine anzieht und offensichtlich stark drückt, dann den Kinder- und Jugendarzt aufsuchen. Er wird den Darm abtasten und mit Ihnen das weitere Vorgehen besprechen.

Allgemeine Maßnahmen

- Soforthilfe bei Schmerzen: den Bauch im Uhrzeigersinn massieren.
- Eine Wärmflasche auf den Bauch legen, 35 – 40 °C oder auch kühl, je nachdem, was Ihrem Kind guttut.
- Butterzäpfchen: Ein Stückchen Butter zu einem Zäpfchen formen und in den Po einführen. Das ist meiner Erfahrung nach eine einfache und harmlose Lösung, wenn Ihr Kind gerade sehr leidet und Sie kein anderes Medikament zur Verfügung haben.
- Magnesium und Vitamin C sind evtl. hilfreich, ein Versuch empfiehlt sich vor allem in der Pubertät.

Pflanzenheilkunde und Aromatherapie

- Leviaclis Pediatric Mikroklistier (0 – 12 Jahre): bei Verstopfung 1 Klistier, enthält Honig, Aloe und Malve.
- Quercus Salbe von Wala (ab Geburt): mit Eichenrinde, Hamamelis und Borretschblättern, wirksam bei kleinen, schmerzhaften Einrissen.
- Sitzbad mit schwarzem Tee: lindert bei schmerzhaften Einrissen (siehe Seite 40).
- Fenchel-Kümmel-Öl für Kinder von Stadelmann (ab ca. 10 Jahren) oder Fenchel-Kümmel-Öl für Erwachsene von Stadelmann: täglich 2-mal eine Bauchmassage im Uhrzeigersinn.
- Hamamelis-Myrte-Balsam von Stadelmann: zur Pflege bei wundem Anus und Einrissen.

- Trockenpflaumen (klein gehackt), Feigensirup oder auch Birnensaft in geringen Mengen in das Essen gemischt, können helfen, den Stuhl weich zu halten.
- Magnesium und Vitamin C können ebenfalls den Stuhl weich machen.

Homöopathie

- *Alumina* – Kein Stuhldrang, Stuhl hart, trocken. Besser durch Bewegung und warme Getränke. Schlechter in der Wärme. Das Kind wirkt freudlos, niedergeschlagen, es fehlt ihm an Selbstwertgefühl.
- *Calcium carbonicum* – Verstopfungsneigung bei Säuglingen, Neigung an Kopf und Nacken zu schwitzen, langsame allgemeine Entwicklung. Besser durch Ruhe, Wärme und Reiben. Schlechter durch Kälte und Zugluft. Das Kind ist träge, ängstlich, eigenwillig.
- *Graphites* – Harter, dicker Stuhl, stinkende Blähungen, Einrisse im Anus. Ekzeme mit trockener, rissiger Haut. Besser durch Essen und in frischer Luft. Schlechter durch Kälte. Das Kind wirkt ängstlich, quengelt und besitzt wenig Selbstvertrauen.
- *Nux vomica* – Mühsamer, erfolgloser Stuhldrang, Folge von Überessen. Besser durch Wärme und Ruhe. Schlechter durch Aufdecken und Abkühlen. Das Kind ist ruhelos, reizbar, schmerzempfindlich, empfindlich gegen Reize.
- *Opium* – Harter, knotiger Stuhl, kolikartige Schmerzen, aufgetriebener Bauch. Besser durch Bewegung und frische Luft. Schlechter durch Wärme, nach dem Schlaf und durch Erregung wie Angst und Schreck. Das Kind wirkt zeitweise euphorisch, dann wieder benommen und teilnahmslos.
- *Silicea* – Harte Kotballen, die beim Pressen immer wieder zurückschlüpfen. Das Kind ist kälteempfindlich und hat kaltschwitzige Füße. Besser durch Wärme. Schlechter durch Kälte und Zugluft. Das Kind wirkt empfindsam, sehr ängstlich und starrköpfig.

Schulmedizin

- Glycerinhaltige Zäpfchen (z. B. Glycilax, Babylax): Glycerin dient als Gleitmittel, damit der Stuhl leichter herauskommt. Sie können auch mehrmals täglich angewendet werden.
- Microlax Klysma (ab 1 Monat): bis 3 Jahre ½ Klysma pro Tag, danach 1 Klysma pro Tag. Die sorbitolhaltige Lösung stimuliert die Darmentleerung innerhalb von 5 – 20 Minuten.

- Infectogingi Mundgel (ab Geburt): schmerzbetäubendes Gel, anwenden vor dem Stuhlgang, wenn Ihr Kind kleine schmerzhafte Einrisse am Anus hat. Maximal viermal täglich eine erbsengroße Menge Gel auftragen.
- Macrogol Pulver (z. B. Macrogol 4000, Laxbene junior, Kinderlax, zugelassen ab 6 Monaten): Bei Verstopfung wird empfohlen, in den ersten drei Tagen eine Dosis von 1,5 g/kg Körpergewicht am Tag zu geben, verteilt auf 2 Gaben, danach etwa 0,5 g/kg (nach Bedarf weniger oder mehr). Im Verlauf entscheidet die Wirkung: Geben Sie zu viel Macrogol, bekommt das Kind Durchfall, geben Sie zu wenig, bleibt die Verstopfung. Eine Gabe von Macrogol ist oft über viele Wochen notwendig, eine Gewöhnung tritt nicht ein.
- Schmerzmittel (z. B. Paracetamol oder Ibuprofen, siehe Seite 51) innerlich, wenn Ihr Kind unter großen Schmerzen leidet. Die Wirkung tritt nach etwa 30 Minuten ein.
- Buscopan Zäpfchen (ab 6 Jahren), Dragees (ab 12 Jahren): gegen kolikartige Bauschmerzen. Nur kurzzeitig einsetzen.
- Einläufe mit speziellen Lösungen bitte nur in Rücksprache mit Ihrem Kinder- und Jugendarzt anwenden.

Vorbeugung

Ziel ist es, mindestens fünfmal Stuhlgang pro Woche zu erreichen, ohne dass das Kind dabei Schmerzen hat und deshalb versucht, den Stuhl zurückzuhalten. Oft hilft es, ein bis zwei Teelöffel reines Pflanzenöl auf das Essen (Gemüse, Nudeln) zu geben – zum Beispiel Nussöle schmecken gut. Bekannte Empfehlungen, zum Beispiel mehr Vollkornprodukte und Gemüse zu essen, gehen oft an der Lebensrealität der Kinder vorbei. Außerdem bleiben diese Maßnahmen bei vielen Menschen ohne den gewünschten Erfolg. Dennoch kann sich ein Versuch für zwei Wochen lohnen.

Fordern Sie Ihr Kind nach dem Essen auf, die Toilette aufzusuchen und sich Zeit zu lassen. Bei Jugendlichen lohnt es sich, sie immer wieder geduldig – und liebevoll – zum Trinken von Wasser oder Tee zu ermutigen. Passen Sie aber auf, dass Sie damit nicht nerven, Jugendliche sind diesbezüglich zu Recht empfindlich. Auch dann zu trinken, wenn man keinen Durst verspürt, kann eine Verstopfung aber sehr effektiv verhindern. In diesem Alter ist die zu geringe Aufnahme von Flüssigkeit die häufigste Ursache für eine Verstopfung.

Wann zur Ärztin oder zum Arzt?

- Suchen Sie frühzeitig Ihren Kinder- und Jugendarzt auf – möglichst innerhalb von ein bis zwei Monaten nach Beginn der Symptome. Meiner Erfahrung nach warten die Eltern oft zu lange, dabei gibt es gute Möglichkeiten, den Kindern zu helfen und ihnen die Schmerzen zu nehmen.
- Ihr Kind ist geplagt von heftigen Bauchschmerzen, die meist in regelmäßigen Abständen, etwa alle zehn bis 15 Minuten, auftreten.
- Der Abstand zwischen den Stuhlgängen beträgt mehr als drei Tage.
- Der Bauch ist gebläht und schmerzhaft bei Druck.
- Der Stuhlgang riecht deutlich unangenehmer als vorher (in „altem" Stuhl produzieren Bakterien und Pilze Stoffwechselprodukte wie Alkohol, die ihrerseits zu Entzündungen im Darm führen können).
- In der Unterhose finden sich immer wieder Stuhlrest (Kotschmieren).

Ihr Kinder- und Jugendarzt entscheidet unter anderem, ob ein Einlauf mit einer speziellen Lösung zur raschen Linderung von Schmerzen nötig ist. Die Kinder sind allerdings oft von den ständig wiederkehrenden Schmerzen im Analbereich so empfindlich, dass sie von den Eltern meist keinen Einlauf akzeptieren.

Wenn die Versuche zu Hause keinen Erfolg zeigen, hilft in den meisten Fällen Macrogol. Das ist ein Pulver, das vom Körper nicht aufgenommen, sondern unverändert wieder ausgeschieden wird. Es kann gut in das Essen oder in Getränke eingerührt werden. Fragen Sie Ihren Kinder- und Jugendarzt nach einer Anleitung. Eine langfristige Anwendung über viele Wochen ist sinnvoll.

Gastritis – Entzündung der Magenschleimhaut

Jugendliche leiden häufiger unter einer entzündeten Magenschleimhaut, vor allem in Stressphasen und wenn sie viele süße Getränke wie Energiedrinks und Cola oder Kaffee trinken. Auch Rauchen begünstigt eine Gastritis. Eine weitere Ursache für eine Gastritis ist das Bakterium Helicobacter pylori (siehe unten).

Allgemeine Maßnahmen

- Viel trinken, vor allem Wasser oder Tee, das verdünnt die Magensäure.
- Ein Ernährungsversuch mit basischen Lebensmitteln kann sich lohnen, also viel Obst und Gemüse essen. Besonders basisch sind Rosinen, reife Bananen oder Trockenfrüchte.
- Fleisch, Fisch, Quark und Käse sollten seltener auf den Teller kommen, denn sie wirken säurebildend.

Hilfreiche App

Auf www.basisch-lecker.com steht eine App zum Download bereit, die einen schnellen Überblick über den Säuren-Basen-Gehalt vieler Lebensmittel liefert.

Pflanzenheilkunde und Aromatherapie

- Iberogast Classic Tropfen (ab 3 Jahren): Heilpflanzenmischung – ohne Rücksprache mit Ihrem Kinder- und Jugendarzt sollte es nur wenige Tage angewendet werden.
- Massageöl entspannend von Stadelmann: für Baucheinreibungen im Uhrzeigersinn und als Zusatz für einen warmen Bauchwickel.

Homöopathie

Einzelmittel finden Sie im Kapitel über Magen-Darm-Grippe (siehe Seite 136).

- Cichorium/Pankreas comp. Globuli – Komplexmittel von Wala (ab 1 Monat): stärkt die Verdauungstätigkeit, unter anderem bei Bauchschmerzen und Blähungen. Säuglinge (1 – 12 Monate) erhalten täglich 1- bis 3-mal 3 – 5 Globuli aufgelöst in etwas Wasser oder Tee. Ältere Kinder nehmen täglich 1- bis 3-mal 3 – 5 Globuli (1 – 6 Jahre) bzw. 5 – 10 Globuli (6 – 18 Jahre).

Schulmedizin

- In Einzelfällen wird Ihr Kinder- und Jugendarzt einen Magensäureblocker verordnen, zum Beispiel Omeprazol.

Vorbeugung

- Reduktion bzw. Verzicht – vorübergehend, solange die Probleme bestehen – auf süße Getränke (z. B. Säfte, Cola, Eistee), Kaffee und schwarzen Tee.

Helicobacter-pylori-Infektion

Helicobacter pylori ist ein Bakterium, dem es gelingt, im sauren Milieu des Magens zu überleben. Es verursacht eine Entzündung der Magenschleimhaut, die sich unter anderem durch Bauchschmerzen, Unwohlsein und Übelkeit bemerkbar macht. Die Ansteckung erfolgt meist über Speichelkontakt mit Eltern oder Großeltern, die Träger des Bakteriums sind. Helicobacter-pylori-Infektionen können mit Antibiotika und Säureblocker gut behandelt werden – Ihr Kinder- und Jugendarzt wird Sie fachkundig beraten.

Darm- und Hautflora: Das Mikrobiom

Hauptsächlich in unserem Darm, aber auch auf der Haut und den Schleimhäuten leben etwa so viele Mikroorganismen (überwiegend Bakterien) wie unser Körper Zellen hat. Diese Mikroorganismen werden in ihrer Gesamtheit als Mikrobiom bezeichnet. Ihre Bedeutung wird seit Jahren intensiv erforscht und zunehmend zeigt sich, wie überragend wichtig das Mikrobiom für die Gesunderhaltung ist.

Eine wesentliche Aufgabe des Mikrobioms besteht im Schutz der Haut und Schleimhäute. Die Mikroorganismen stimulieren das Immunsystem, bekämpfen Entzündungen, produzieren Vitamine, unterstützen beim Abbau schwer verdaulicher Ballaststoffe, bauen Giftstoffe ab und verdrängen Krankheitserreger. Das Mikrobiom ist Teil des menschlichen Stoffwechselsystems.

Dabei scheint die richtige Zusammensetzung des Mikrobioms von großer Bedeutung zu sein, denn zunehmend wird eine bakterielle Fehlbesiedelung des Darms mit vielen Krankheiten in Zusammenhang gebracht, zum Beispiel mit

Übergewicht, Allergien, Asthma, Arthritis, Arteriosklerose, Darmkrebs, Alzheimer- oder Parkinson-Krankheit. Die Besiedelung des Darms mit Bakterien wird von vielen Faktoren beeinflusst, unter anderem durch:

- Die Ernährung, auch ob ein Säugling gestillt wird oder nicht, spielt eine Rolle (siehe Hygienehypothese Seite 244).
- Körperliche Aktivität beeinflusst die Immunregulation des Darms und die Stoffwechselvorgänge positiv.
- Antibiotikagaben können die Darmflora verändern.
- Art der Geburt: Spontan entbundene Kinder haben lebenslang eine andere Darmflora als Kaiserschnittkinder. Es gibt Hinweise darauf, dass Kinder, die spontan entbunden wurden, seltener an Allergien, chronischen Entzündungskrankheiten und Stoffwechselerkrankungen leiden. Als wahrscheinlich gilt auch, dass Wehen die Übertragung von Keimen auf das Baby begünstigen. Ein möglicher Ansatz für Kaiserschnittgeburten könnte sein, das Kind direkt nach der Geburt mit Vaginalsekret aus der mütterlichen Scheide zu betupfen, und zwar an Mund, Gesicht und Körper.

Schon heute gelingt es, manche Krankheiten durch die Gabe von bestimmten Darmbakterien positiv zu beeinflussen. Die medizinische Forschung geht weiter, sie wird mit Sicherheit in den nächsten Jahren weitere Erkenntnisse zu Tage bringen, um noch effektiver gegen viele Krankheiten vorgehen zu können. Faszinierend ist, dass bereits während der Schwangerschaft und bei einer natürlichen Geburt mütterliches Mikrobiom auf das ungeborene Kind übertragen wird.

Das können Sie tun

Die Regeln kommen Ihnen sicher bekannt vor. Viele davon hat Pfarrer Kneipp schon im 19. Jahrhundert aufgestellt:

- Gesund essen:
  - hergestellt aus frischen Nahrungsmitteln
  - abwechslungsreiche mediterrane Ernährung mit viel Gemüse
  - reich an Ballaststoffen
  - bevorzugt ungesättigte Fette (v. a. in Raps- und Leinöl, Samen und Nüssen)
- Gesund leben:
  - viel Bewegung und Sport
  - Aktivität auch im Freien, bei Sonnenlicht in Maßen
  - rauchfreie Umgebung
  - Körperpflege mit natürlichen Pflegeprodukten

- Darmbakterien fördern:
  - Symbioselenkung (siehe Seite 36) mit Pro- und Präbiotika (z. B. Bactoflor, Prosymbioflor, Mutaflor, Omni-Biotic Panda).

Psychogene Bauchschmerzen

Psychogene Bauchschmerzen (auch somatoform genannt) sind Ausdruck von innerer Anspannung, Unwohlsein, Angst, Wut, Ärger, Sorgen, Unzufriedenheit, Unsicherheit und anderen psychischen Befindlichkeiten. Konkret können die Auslöser unter anderem sein: Angst vor dem Kindergarten bzw. der Schule, familiäre Spannungen, Stress mit Gleichaltrigen, Mobbing (bei Schulkindern ein großes Thema). Häufig führt dieser emotionale Stress zu Bauchschmerzen, die sich mit Unwohlsein, Abgeschlagenheit, Blässe, Übelkeit und Erbrechen zeigen können.

Etwa die Hälfte der Schüler klagt über Bauchschmerzen, besonders fallen in der Praxis die Monate November und Dezember auf, dann die Zeit vor den Zwischenzeugnissen bis zu den Osterferien und schließlich die Zeit vor den Abschlusszeugnissen.

Auch bei familiären Problemen machen Kinder sich große Sorgen, sie spüren die Spannung in der Luft. Eine angespannte Stimmung bekommen übrigens auch schon Säuglinge mit. Da es den Kindern oder Jugendlichen meist noch nicht gelingt, die Gefühle in Worte zu fassen, äußern sie das „blöde" Gefühl meist in Form von Bauchschmerzen. Oft empfinden sie die Sorgen tiefgehender und existenzbedrohender als die Erwachsenen, die für diese Probleme verantwortlich sind. Weil ihnen Lebenserfahrung fehlt, wissen sie nicht, wie sie die Probleme einordnen sollen, und fühlen sich deshalb unsicherer und bedroht. Vor allem Jugendliche trauen sich oft nicht, über die Probleme zu sprechen – sie fühlen sich einfach schlecht. Und manche Kinder und Jugendliche machen sich sehr viele sorgenvolle Gedanken um ihre Gesundheit und ihre Zukunft.

Allgemeine Maßnahmen

- In den Kapiteln über Schulangst (siehe Seite 377) und über die Pubertät (siehe Seite 381) finden Sie Hinweise, wie Sie Ihr Kind unterstützen können.

Pflanzenheilkunde und Aromatherapie

- Kamillentee oder Baldriantee gut warm vor dem Einschlafen trinken. Besonders zu empfehlen sind Kräuterteemischungen aus der Apotheke.
- Kytta Sedativum (ab 12 Jahren): Heilpflanzenmischung aus Baldrian, Hopfen, Passionsfrucht in Form von Dragees.
- Massageöl entspannend von Stadelmann: für eine sanfte Bauch- oder Fußmassage vor dem Schlafengehen.
- Kindermassageöl Strubbelpeter von Stadelmann: für eine sanfte Bauch- oder Fußmassage vor dem Schlafengehen.
- Lavendelöl 10 % von Stadelmann: 2 – 3 Tropfen für eine Fußmassage.
- Notfalltropfen: Bachblüten-Mischung (siehe Seite 31), auch Rescue Tropfen genannt.

Homöopathie

Die Homöopathie kann eine Psychotherapie unterstützen, jedoch nur in wenigen Fällen überflüssig machen. Wenn Sie lange auf einen Termin beim Psychotherapeuten warten müssen, ist es sinnvoll, frühzeitig mit einer unterstützenden homöopathischen Behandlung zu beginnen. Auch eine konstitutionelle homöopathische Behandlung kann hilfreich sein (siehe Seite 29).

- Calmedoron – Komplexmittel von Weleda: Streukügelchen mit den Inhaltsstoffen Baldrian, Hafer, Hopfen und Passionsblume. Vor dem Schlafengehen 5 Globuli (bis 1 Jahr), 10 Globuli (1 – 5 Jahre) bzw. 15 Globuli (ab 6 Jahren)
- *Ambra* – Das Kind zieht sich zurück, meidet Unterhaltungen. Es leidet unter sorgenvollen, traurigen Gedanken, wirkt ängstlich und unruhig.
- *Causticum* – Das Kind ist sensibel, mitfühlend, hat einen ausgeprägten Sinn für Gerechtigkeit und setzt sich für andere ein. Besser bei feuchtem, nassen Wetter. Schlechter im Dunkeln. Das Kind leidet unter traurige Gedanken und lang anhaltenden Sorgen.
- *Ignatia* – Kolikartige Bauchschmerzen, das Kind ist körperlich und seelisch erschöpft. Es seufzt und leidet unter lang anhaltendem Kummer.
- *Natrium muriaticum* – Das Kind macht sich viele Sorgen, auch um bereits weiter zurückliegende Probleme. Besser im Freien. Das Kind ist sensibel, mitfühlend, schnell gekränkt, es leidet still. Beim Versuch, es zu trösten, kann es mit heftigem Zorn reagieren.

Wann zur Ärztin oder zum Arzt?

- Sicher ist es richtig, mit Ihrem Kinder- und Jugendarzt die Untersuchungen zum Ausschluss einer schweren Erkrankung zu besprechen und ggf. durchzuführen.
- Denken Sie lieber früher als später daran, dass sich große emotionale Probleme hinter den Bauchschmerzen verbergen können.
- Ist das der Fall, ist ein rasches Handeln notwendig. Ihr Kinder- und Jugendarzt berät Sie dabei fachkundig.
- Die Therapie bei einem Kinder- und Jugendpsychotherapeuten kann sich als sehr hilfreich erweisen.

> *Je länger Sie die psychischen Gesichtspunkt außen vor lassen, desto länger leidet Ihr Kind.*

Reiseübelkeit

Leider wird es manchen Kindern beim Autofahren schnell schlecht. So können auch notwendige Fahrten zur Tortur werden.

Allgemeine Maßnahmen

- Sorgen Sie dafür, dass Ihr Kind im Auto möglichst aufrecht sitzt. Auch ein Säugling ab 6 Monaten kann für eine gewisse Zeit (bis zu etwa einer Stunde) relativ aufrecht transportiert werden. Sollte sich Ihr Kind in dieser Position unwohl fühlen, wird es sich melden.
- In regelmäßigen Abständen beim Fahren lüften und Pausen machen.

Pflanzenheilkunde und Aromatherapie

- Lemongras-Ingwer-Öl von Stadelmann: das Naturparfüm punktuell auf den Puls oder den Mageneingang einreiben. Auch als Riechfläschchen geeignet.
- Ingwer Lutschbonbons (ab etwa 4 Jahren).
- Pfefferminztee schluckweise (ab 1 Jahr), Pfefferminzöl AL 182 mg Kapseln (ab 8 Jahren).

Homöopathie

- *Cocculus* – Übelkeit beim Fahren im Auto, Schwindel. Besser durch Ruhe. Schlechter durch Bewegung und Schlafmangel. Das Kind ist nervös, überreizt, ärgerlich und erschöpft.
- *Nux vomica* – Anhaltende Übelkeit, krampfartiges Erbrechen, anhaltender und teils vergeblicher Würgereiz. Besser durch Wärme, Zudecken, Schlafen. Schlechter durch Aufdecken und am frühen Morgen. Das Kind wirkt reizbar, überempfindlich und ungeduldig.
- *Tabacum* – Quälende Übelkeit, große Schwäche, Blässe und kalter Schweiß. Besser nach Erbrechen, nach Durchfall, an frischer Luft und beim Aufdecken. Schlechter durch Bewegung und Autofahren. Das Kind wirkt gereizt und verzweifelt.
- *Veratrum album* – Heftige Übelkeit mit Bauchschmerzen, begleitet von einer ausgeprägten Schwäche, das Kind fröstelt sehr und ist kaltschweißig. Besser durch Wärme, warme Getränke und im Liegen. Schlechter durch Bewegung. Trotz Schwäche wirkt das Kind unruhig.

Schulmedizin

- Vomex Zäpfchen, VomiSaft (praktische kleine Einmalfläschchen), Dragees: Wirkstoff Dimenhydrinat (ab 3 Jahren).
- Emesan K Kinderzäpfchen: Wirkstoff Dimenhydrinat.
- MCP Tropfen (ab 2 Jahren): Das Medikament ist rezeptpflichtig, fragen Sie Ihren Arzt danach. Oft genügt ein Viertel oder ein Drittel der angegebenen Dosis, wenn Sie die Tropfen ohne zusätzliche Flüssigkeit in den Mund geben. Das Medikament wird direkt über die Mundschleimhaut in den Körper aufgenommen.

Einkoten: Etwas ist in die Hose gegangen

Einkoten (Enkopresis) ist so peinlich, dass kaum darüber gesprochen wird. Da eine gewisse genetische Veranlagung vorliegt, wird das Thema gerade in diesen Familien vermieden. Von Einkoten spricht man, wenn in einem Alter ab etwa vier Jahren regelmäßig Stuhl in die Unterwäsche gelangt, ohne dass sich eine organische Ursache finden lässt. Im Alter von sechs bis acht Jahren sind etwa 1 % der Kinder betroffen, Jungs drei- bis viermal so oft wie Mädchen. Die Menge an Stuhl kann sehr variieren.

Die Kinder fallen durch den unangenehmen Geruch auf. Sie selbst scheinen das oft nicht zu bemerken, werden deshalb aber von anderen Kindern verspottet und gemieden. Um dem Streit mit den Eltern aus dem Weg zu gehen und weil sie sich schämen, verstecken manche die verschmutzte Unterwäsche oder geben einfallsreiche Erklärungen ab. Die wichtigsten Gründe:

- Keine Zeit! Es ist einfach lästig, auf die Toilette zu gehen. Die meist kleineren Kinder spüren zwar den Druck, doch das Spielen selber oder die Unternehmung mit den Freunden ist viel wichtiger.
- Fremde Toiletten sind eklig! Die Kinder weigern sich, auf fremde Toiletten zu gehen, obwohl sie einen Drang verspüren, können dann aber den Stuhl nicht mehr zurückhalten.
- Überlaufenkopresis: Das ist die Ursache bei 90–95 % der Kinder und Jugendlichen. Im Rahmen einer Verstopfung (siehe Seite 143) gelangt dünner Stuhl an den harten Stuhlklumpen im Enddarm vorbei und kann nicht zurückgehalten werden. Charakteristisch für die Überlaufenkopresis sind „Schleifspuren" (geringe Stuhlmengen) in der Unterwäsche und der äußerst üble Geruch.

Auch seelische (psychogene) Ursachen kommen in Betracht:

- Einkoten kann im Rahmen einer großen inneren Anspannung auftreten, hervorgerufen zum Beispiel durch Eintritt in den Kindergarten oder die Schule, durch Trennungserlebnisse, familiäre Übergangsperioden, Lebenseinschnitte, Sorge um erkrankte Eltern, Stress in der Familie, Beziehungsprobleme der Eltern usw.
- Eine zu strenge und frühe Sauberkeitserziehung kann dazu führen, dass die Kinder aus Angst vor Misserfolg keine natürliche Darmkontrolle entwickeln.

Vom Einkoten unterschieden werden muss die Stuhlinkontinenz. Hier führen zum Beispiel bestimmte körperliche Behinderungen (u. a. Spina bifida oder Querschnittslähmung) oder geistige Behinderungen dazu, dass das Kind den Stuhlgang nicht ausreichend kontrollieren kann. Deshalb müssen sie oft dauerhaft eine Windel tragen.

Allgemeine Maßnahmen

- Da die Ursache, wie oben beschrieben, meist eine Verstopfung ist, gilt es als Erstes, die Verstopfung zu behandeln (siehe Seite 143).
- Beobachten Sie, ob der Stuhl zwischendurch sehr hart ist oder sehr unangenehm riecht.

- Falls familiäre Stresssituationen vorliegen, benötigt das Kind vielleicht klärende Gespräche und ggf. besondere Zuwendung.
- Sprechen Sie mit Ihrem Kind und versuchen Sie, gemeinsam Lösungen zur Vermeidung zu entwickeln.
- Ermuntern Sie Ihr Kind, regelmäßig zur Toilette zu gehen, zum Beispiel immer nach dem Essen.

Wann zur Ärztin oder zum Arzt?

- Wenn Ihr Kind regelmäßig über mehr als einen Monat einkotet.
- Wenn das Einkoten für Sie ein Problem darstellt.
- Wenn Ihr Kind darunter leidet.

Ihr Kinder- und Jugendarzt berät Sie, welche weiteren diagnostischen und therapeutischen Schritte zur Verfügung stehen.

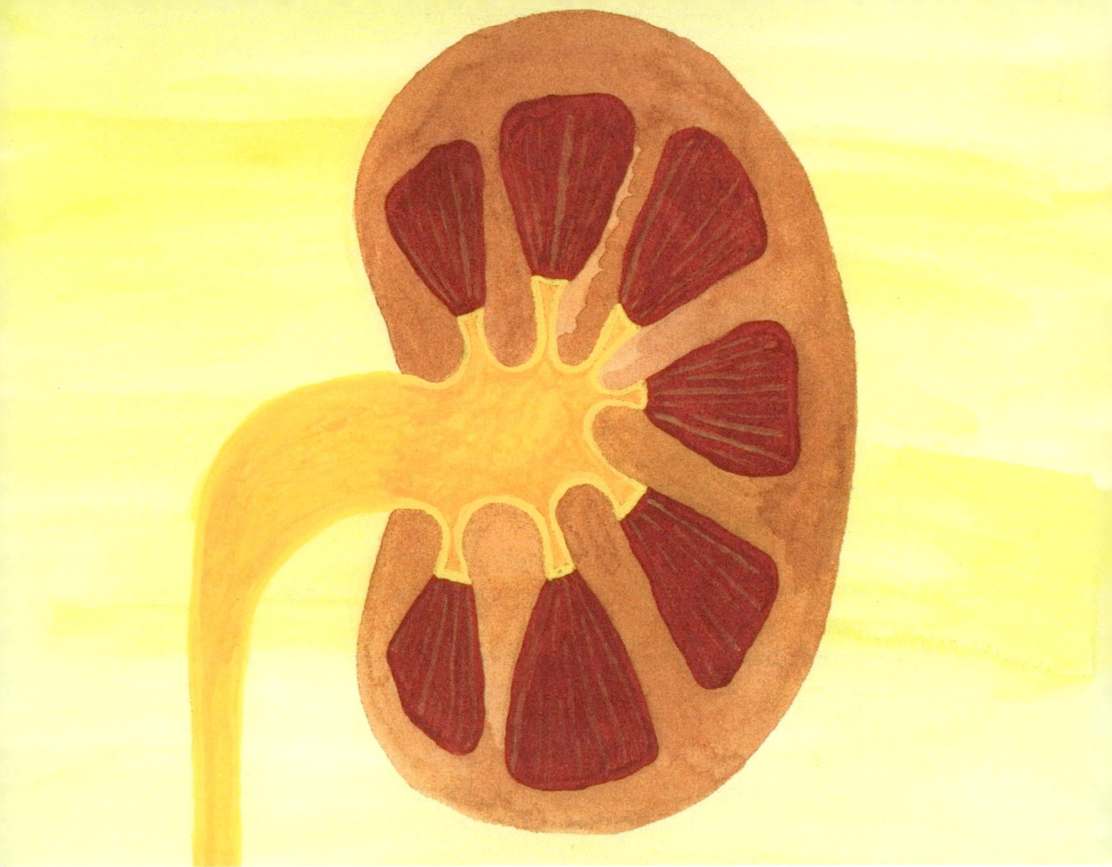

Harnwege – Blase – Nieren

Die Niere ist neben der Leber ein wichtiges Entgiftungsorgan des Körpers. Sie filtert Endprodukte des Stoffwechsels und Giftstoffe aus dem Blut, um sie über den Harn auszuscheiden. Außerdem reguliert sie den Wasser- und Elektrolythaushalt. Aus den Nieren gelangt der Harn über die Harnleiter in die Blase und von dort über die Harnröhre nach draußen.

Entzündungen der Harnwege und der Blase

Harnwegsentzündungen (HWI) kommen bei Kindern häufiger vor als man denkt (etwa 1 % der Jungen und 7 % der Mädchen). Sie werden durch Bakterien hervorgerufen, die über die Harnröhre in die Blase gelangen und manchmal über die Harnleiter noch weiter aufsteigen zu den Nieren. Man unterscheidet:

- **Harnröhrenentzündung/-reizung:** Der Urintest ist meist unauffällig. Die Zeichen sind:
  - Brennen beim Wasser lassen.
  - Eventuell Rötung der Harnröhrenöffnung bei Jungs.
  - Bei Mädchen kann auch eine Rötung im Scheidenbereich ähnliche Symptome verursachen.
- **Blasenentzündung:** Der Urintest ergibt einen Befall mit Bakterien. Die Zeichen sind:
  - Schmerzen im Unterbauch, schlimmer bei Druck auf die Blase.
  - Schmerzen im Unterbauch beim Wasser lassen.
  - Möglicherweise riecht der Urin unangenehm.
- **Nierenbeckenentzündung:** Der Urintest ergibt einen Befall mit Bakterien. Die Zeichen sind:
  - Die Kinder wirken krank, haben zum Beispiel Fieber, Bauchschmerzen, Rückenschmerzen und manchmal auch Erbrechen.
  - Druck auf den Nierenbereich tut oft weh.
  - Nierenbeckenentzündungen können sehr schwer und schmerzhaft verlaufen. Gerade bei Säuglingen sind sie gefährlich.

Durch die Untersuchung des Urins – zunächst mittels Teststreifen – kann eine Entzündung der Harnwege meist relativ einfach erkannt werden. Allerdings ist das mit Tücken verbunden: Bei Säuglingen und Kleinkindern stehen Urinbeutel zum Aufkleben zur Verfügung – erhältlich beim Arzt und in der Apotheke. Größere Kinder mögen oft einfach nicht auf Verlangen Urin abgeben, deshalb bietet es sich an, dies schon zu Hause kurz vor dem Arztbesuch zu versuchen. Den Urin in einem gut verschließbaren, sauberen Gefäß auffangen und bis zur Abfahrt in den Kühlschrank stellen, er sollte nicht älter als zwei Stunden sein. Die Behandlung erfolgt durch Ihren Kinder- und Jugendarzt.

Allgemeine Maßnahmen

- Urin sammeln (Mittelstrahlurin) kurz vor dem Arztbesuch. Mittelstrahlurin heißt: Den ersten Teil des Urins ablaufen lassen, dann das Sammelgefäß (Becher, Glas) in den Harnstrahl halten und den Urin auffangen.
- Viel zu trinken anbieten – kleinere Kinder sind allerdings weniger kooperativ.
- Sitzbäder mit schwarzem Tee: bei Harnröhrenreizungen oder Reizungen im Scheidenbereich (siehe Seite 40).

Pflanzenheilkunde und Aromatherapie

- Cuprum metallicum praeparatum 0,4% Salbe von Weleda (ab 1 Jahr): Einreibungen im Blasenbereich fördern die Durchwärmung.
- Kistinox Forte: Propolisextrakt, verhindert das Anhaften der Bakterien an die Schleimhaut in Blase und Harnröhre.
- Angocin Anti Infekt N (ab 6 Jahren): mit Meerrettich und Kapuzinerkresse.
- Sandelholz-Sitzbad von Stadelmann: bei jedem Wasserlassen als Zusatz für eine Warmwasserspülung. Außerdem mehrmals täglich ein Sitzbad machen.
- Femannose N (ab 14 Jahren): Der Zucker D-Mannose ummantelt die entzündungsverursachenden Escherichia-coli-Bakterien und verhindert, dass sie sich an den Schleimhäuten der Blasenwand festsetzen.
- Canephron N (ab 12 Jahren): mit Rosmarin, Tausendgüldenkraut und Liebstöckl. Wirkt krampflösend, schmerzlindernd, entzündungshemmend und spült Bakterien aus. Die Wirkung setzt bereits nach vier Stunden ein.
- Cranberry-Produkte: zur Vorsorge bei wiederholten Blasenentzündungen.
- Echinacea Saft Madaus (ab 4 Jahren): zur Vorbeugung bei Entzündungen der Harnwege.
- Aroniabeerensaft: zur Vorbeugung bei Entzündungen der Harnwege.

Homöopathie

- Spascupreel – Komplexmittel von Heel (ab 6 Jahren): wirkt krampflösend. 3-mal täglich 1 Tablette. Bei akuten Schmerzen etwa alle 15 Minuten 1 Tablette, bis zu 8 Tablette am Tag.
- Cantharis Blasen Globuli – Komplexmittel von Wala. 1- bis 3-mal täglich 3–5 Globuli (1–6 Jahre) bzw. 5–10 Globuli (ab 6 Jahren).

- *Cantharis* – Heftige brennende Schmerzen beim Wasserlassen, das Kind weint vor Schmerzen.
- *Causticum* – Brennende Schmerzen beim und nach dem Wasserlassen, unwillkürlicher Urinabgang.
- *Dulcamara* – Blasenentzündung und Reizblase nach Unterkühlung.
- *Equisetum* – Reizblase, Schmerzen nach dem Wasserlassen.

Vorbeugung

- Gewissenhaft dafür Sorge tragen, dass Ihr Kind warme Füße hat.
- Für Jugendliche: Genitalhygiene nach dem Sex.

Wann zur Ärztin oder zum Arzt?

- Wenn Fieber länger als drei Tage anhält und eine Ursache nicht offensichtlich ist.
- Wenn der Urin einen auffallenden Geruch hat.
- Wenn das Kind beim Wasserlassen weint bzw. Schmerzen signalisiert.
- Ihr Kinder- und Jugendarzt untersucht dann den Urin und entscheidet über die Art der Behandlung und ob eine Ultraschalluntersuchung ansteht.

Einnässen: Blasenkontrolle noch nicht perfekt

Wenn Kinder ab einem Alter von fünf Jahren unwillkürlich und wiederholt einnässen, spricht man auch von Harninkontinenz oder Enuresis. Aber ein einzelnes Ereignis macht noch keine Harninkontinenz. Erst wenn im Lauf eines Vierteljahres einmal pro Monat etwas in die Hose ging, handelt es sich um eine Harninkontinenz. Die Gründe für das Einnässen im Schlaf oder am Tag unterscheiden sich.

Nächtliches Einnässen

Viele Kinder nässen nachts völlig unbeabsichtigt ein, die Eltern sind dadurch oft sehr belastet. Bis zum Alter von fünf Jahren ist das Einnässen völlig normal, etwa 15 % der Jungen (1 von 7) und 10 % der Mädchen (1 von 10) nässen noch ein (Tab. 8). Die normale Hirnentwicklung braucht Zeit und dieser Reifungsvorgang ist bei manchen über fünf Jahre hinaus verzögert – das betrifft Jungen häufiger als Mädchen (Verhältnis 60:40). Die Vererbung spielt dabei eine klare Rolle, denn wenn ein Elternteil früher eingenässt hat, sind knapp 50 % der Kinder betroffen.

Beobachtet wird:

- Die Kinder schlafen sehr tief und wachen durch den Harndrang nicht auf. Versucht man, sie nachts zu wecken, dann gelingt das kaum.
- Der Schließmuskel der Blase wird im Schlaf nicht genügend gehemmt. Diese Funktion ist noch nicht so gut ausgereift, das Gehirn entwickelt sich eben noch.
- Die Hirnanhangsdrüse (Hypophyse) produziert nachts zu wenig ADH (antidiuretisches Hormon). Das Hormon steuert die Urinmenge. Haben wir zu wenig getrunken, wird viel ADH produziert, damit der Körper nicht zu viel Flüssigkeit verliert. Haben wir viel getrunken, wird weniger oder kein Hormon gebildet, um eine Überwässerung des Körpers zu verhindern. Dann verspüren wir Harndrang. Im Normalfall ist die Produktion in der Nacht gesteigert, damit wir nicht im Schlaf gestört werden. Bei Kindern und älteren Menschen ist dieser Tag-Nacht-Rhythmus vermindert.
- Sensible Kinder reagieren oft mit dem Einnässen auf bedeutende Lebensereignisse oder auf Stress in der Familie (z. B. Geburt eines Geschwisterkindes, Umzug, Trennung der Eltern, Todesfall in der Familie, Kindergarten- oder Schulprobleme).

Alter	Anteil
4 Jahre	20–25 %, Geschlechterverteilung gleich
5 Jahre	15 % Jungen, 10 % Mädchen
7 Jahre	10 % Jungen, 5 % Mädchen
10 Jahre	5 %
17 Jahre	1 %

Tab. 8: *Anteil Kinder, die nachts einnässen (ungefähre Angaben)*

Allgemeine Maßnahmen

- Ruhe bewahren, denn die Erfahrung zeigt, dass fast alle Kinder im Laufe der Jahre „trocken" werden.
- Wenn jemand in der Familie auch lange gebraucht hat, um nachts „trocken" zu werden, dann kann Ihr Kind das geerbt haben.
- Viele Kinder vergessen tagsüber beim Spielen regelrecht, dass sie Durst haben, und stillen ihren Flüssigkeitsbedarf abends. Die Blase ist deswegen nachts zu voll. Solch ein falscher Trinkrhythmus kann beim nächtlichen Einnässen zu den Ursachen gehören oder andere Faktoren verstärken.
- Ihrem Kind in der Nacht eine Windel anziehen, das verringert den Stress in der Familie.
- Nachmittags viel zu trinken anbieten, abends wenig.
- Weitere Infos und eine Vorlage für ein Blasentagebuch finden Sie auf www.kinderaerzte-im-netz.de oder www.blasentagebuch.de. Das hilft Ihrem Kinder- und Jugendarzt bei der Eingrenzung der Ursachen.
- Einen Erfolgskalender zu führen, kann ebenfalls hilfreich sein (www.initiative-trockene-nacht.de oder www.vollehose.com).
- Fußreflexzonenmassage, vor dem Einschlafen angewendet, kann hilfreich sein.
- Akkupunktur eignet sich erst für ältere Kinder, die keine Angst vor Nadeln mehr haben, dann liegt die Rate langfristiger Erfolge bei etwa 50 %.

Pflanzenheilkunde und Aromatherapie

- Johanniskrautöl: Oberschenkelinnenseiten sowie die Nieren- und Blasengegend mit dem Öl einreiben.
- Rosengeranie-Lavendel-Massageöl von Stadelmann: Unterbauch und Oberschenkelinnenseite morgens und abends einreiben.

Homöopathie

Eine konstitutionelle homöopathische Behandlung kann hilfreich sein (siehe Seite 29).

Schulmedizin

- Klingelhose: Sie wird vom Arzt verordnet. Der Erfolg liegt bei 70–80 %, die Rückfallquote allerdings bei 30 %. Das heißt, langfristig hilft sie nur etwa 50 % der Kinder.

Wann zur Ärztin oder zum Arzt?

- Wenn Ihr Kind älter als fünf Jahre ist und Sie beunruhigt sind.
- Wenn Ihre Umgebung Sie verunsichert hat.
- Bei wiederholtem bzw. häufigem Einnässen.
- Um das weitere Vorgehen mit Ihrem Kinder- und Jugendarzt abzuklären.

Der Arzt wird ggf. den Urin testen, um eine Blasen- und Nierenbeckenentzündung auszuschließen. Auch kann er die Harnwege untersuchen, um Erkrankungen auszuschließen. Neben einer eingehenden Untersuchung und Beratung kommt ggf. auch die Verordnung einer Klingelhose, des antidiuretischen Hormons (ADH, langfristiger Erfolg etwa 85 %) oder anderer Medikamente infrage.

Einnässen am Tag

Für das Einnässen tagsüber gibt es „gute Gründe" und es können sich auch Krankheiten dahinter verbergen. Mit vier Jahren nässen noch etwa 10 % der Kinder (1 von 10) tagsüber ein, mit sieben Jahren sind es nur noch 2,5 % (1 von 40), mit 17 Jahren 0,3 % (1 von 300).

Aus der Sicht des Kindes ist es mit Windel bequemer. Die Windel war doch schon immer da. Warum soll ich jetzt plötzlich auf die Toilette gehen? Andere Kinder halten in gewissen Situationen (Kindergarten, Schule, Spiel, Stress usw.) den Urin zurück (Miktionsaufschub). Die Rückhaltemanöver sind häufig gut zu sehen – und dann geht doch etwas in die Hose, weil die Blase den Druck nicht mehr halten kann. Die wichtigsten Gründe:

- Keine Zeit! Es ist einfach lästig, auf die Toilette zu gehen. Die Kinder spüren zwar den Druck der Blase, aber es ist gerade viel wichtiger zu spielen oder mit den Freunden etwas zu unternehmen. Möglicherweise hat das Kind beim Spiel in der Gruppe in dem Moment, als sich die Blase meldet, gerade ein Spielzeug ergattert oder eine gewisse Rangfolge erreicht. Beides will es nicht aufgeben.

- Zur kurzen Entlastung geht etwas Urin in die Hose. Der Druck ist danach geringer und das Spiel wird kurzzeitig nicht mehr vom Harndrang unterbrochen. Die Hose ist aber immer etwas nass und riecht mit der Zeit unangenehm.
- Der Ekel vor der Toilette oder vor fremden Toiletten, zum Beispiel im Kindergarten, führt dazu, dass das Kind wartet, bis es wieder zu Hause ist.
- Manche Kinder haben Angst vor der Toilette, vor dem „tiefen Loch", und verlangen deshalb nach einer Windel oder warten, bis sie eine Windel angezogen bekommen.
- Eine Harnwegsinfektion kann auch als Ursache infrage kommen. Durch die Untersuchung des Urins bei Ihrem Kinder- und Jugendarzt kann diese leicht ausgeschlossen werden.
- Eine Harnblasenreizung nach Unterkühlung, zum Beispiel durch längeres Sitzen auf dem kalten Boden oder bei Nässe (besonders häufig in der Übergangszeit), kann ebenfalls dazu führen, dass Kinder einnässen.

Weitere Gründe können sein:

- Eine überaktive Harnblase führt zu plötzlichem Harndrang (Dranginkontinenz).
- Eine geringe Blasenkapazität zwingt zu häufiger Blasenentleerung.
- Beim Husten, Niesen, Lachen geht etwas in die Hose, wenn der Blasenmuskel schwach ist.
- ADS/ADHS – eine Aufmerksamkeitsstörung auf allen Ebenen: Das Signal der Blase ist nur ein Signal von vielen und wird vom Unterbewusstsein als nicht so wichtig eingeschätzt.
- Etwa ein Drittel der betroffenen Kinder leidet unter Verstopfung (Obstipation): Beim Versuch, den Stuhlgang zurückzuhalten, gelingt es den Kindern nicht mehr, die Blase zu kontrollieren.
- Krankheiten, wie zum Beispiel Diabetes mellitus, können vorliegen.

Allgemeine Maßnahmen

- Ihr Kind in regelmäßigen Abständen ermuntern, auf die Toilette zu gehen.
- Ziehen Sie Ihrem Kind eine Windel an, wenn Sie das Haus verlassen und ein Einnässen unangenehm wird.
- Vorbild sein: Viele kleine Kinder haben Angst, kurze Zeit alleine zu sein, und begleiten deshalb die Eltern auf die Toilette. Dann können Sie das, was auf der Toilette vor sich geht, dem Kind gegenüber kommentieren. Auf diese Weise sind Sie Ihrem Kind ein Vorbild.

Wann zur Ärztin oder zum Arzt?

- Wenn Ihr Kind älter als fünf Jahre ist und Sie beunruhigt sind.
- Wenn Ihre Umgebung Sie verunsichert hat.
- Bei wiederholtem bzw. häufigem Einnässen tagsüber.
- Um das weitere Vorgehen mit Ihrem Kinder- und Jugendarzt abzuklären.

Der Arzt wird ggf. den Urin testen, um eine Blasen- und Nierenbeckenentzündung auszuschließen. Auch kann er die Harnwege untersuchen, um Erkrankungen auszuschließen.

Vorhautverengung bei Jungen

Das Thema Vorhaut und Vorhautverengung (Phimose) kommt bei nahezu allen Jungen von Seiten der Eltern zur Sprache. Die Vorhaut ist der natürliche Schutz der Eichel (der Teil des Penis, der von der Vorhaut bedeckt ist). Eine Vorhautverengung besteht, wenn es nicht möglich ist, die Vorhaut über die Eichel zurückzuziehen. Dies ist bei Jungen bis nach der Pubertät ganz normal (Tab. 9). Über viele Jahre weitet sich die Vorhaut langsam von selber.

Zusätzlich zur Vorhautverengung ist bei fast allen Jungen (96 %) nach Geburt die Vorhaut mit der Eichel verklebt. Auch diese Verklebung löst sich selbst im Lauf von vielen Jahren. Unter der Vorhaut sammelt sich ein weißes klumpiges Sekret (Smegma), es besteht aus Schleimhautresten und Talg.

Alter	Anteil
Bei Geburt	Fast alle Jungen (96 %), außerdem besteht eine Vorhautverklebung
7 Jahre	Etwa jeder zweite Junge (50 %)
10 Jahre	Etwa jeder dritte Junge (33 %)
13 Jahre	Etwa jeder zwölfte Junge (8 %)

Tab. 9: *Anteil der Jungen mit Vorhautverengung*

Eine Therapie sollte nur durchgeführt werden:
- *Vor der Pubertät, wenn der Junge Beschwerden hat.*
- *Nach der Pubertät, wenn die Vorhaut nicht frei zurückgezogen werden kann.*

Das könnten zum Beispiel eine deutliche Beeinträchtigung des Harnstrahls oder mehrere Harnwegsinfektionen sein. Vor einer Operation steht immer der Versuch, die Verengung mit einer Kortisoncreme zu behandeln, der Erfolg dabei liegt bei fast 90 %. Die Creme mit Betametason 0,05 % wird 1- bis 2-mal täglich für vier Wochen (maximal drei Monate) aufgetragen. Fragen Sie bitte Ihren Kinder- und Jugendarzt danach.

Eine Operation der Vorhautverengung ist notwendig:

- **Vor der Pubertät,** wenn der Junge Beschwerden hat: Wenn medizinische Gründe vorliegen, wie zum Beispiel eine Abflussbehinderung des Urins (die Vorhaut bläht sich auf), häufige Harnwegsinfektionen, mehrfache Entzündungen der Vorhaut, eine angeborene Fehlbildung usw. (bitte mit Ihrem Kinder- und Jugendarzt besprechen).
- **Nach der Pubertät,** wenn sich die Vorhaut nicht frei zurückstreifen lässt oder wenn der Jugendliche will, „dass alles richtig funktioniert". Dann kann er die Notwendigkeit der Operation nachvollziehen und emotional gut damit umgehen.

Allgemeine Maßnahmen

- Zur Genitalhygiene den Penis täglich mit Wasser waschen, dabei die Vorhaut sehr vorsichtig leicht zurückziehen, sofern möglich.
- Bei leichtem Brennen und einer Rötung der Vorhaut den Penis mit Wasser waschen, evtl. mit Kamillentee abtupfen und dann eincremen (siehe Seite 182).

Aromatherapie

- Dammmassageöl von Stadelmann: täglich mehrmals etwas Öl auf die Penisspitze (Vorhaut) sanft einmassieren.

Wann zur Ärztin oder zum Arzt?

- Ihr Sohn hat Beschwerden.
- Die Vorhaut bläht sich beim Wasserlassen auf.
- Ihr Sohn hat eine Harnwegsinfektion (siehe Seite 158).

- Der Penis sieht rot und geschwollen aus und Ihr Kind hat Schmerzen – vermutlich liegt dann eine Entzündung unter der Vorhaut (Balanitis) vor.
- Vor einer Operation kann die Anwendung einer Kortisoncreme erfolgreich sein.

Verklebung der kleinen Schamlippen bei Mädchen

Die Verklebung der kleinen Schamlippen (Labiensynechie) oder genauer gesagt der Ränder der kleinen Schamlippen (Vulvasynechie) findet sich bei bis zu 5% (1 von 20) der kleinen Mädchen. Die Verklebung ist manchmal schon bei der Vorsorgeuntersuchung U4 mit drei bis vier Monaten zu sehen, am häufigsten aber zwischen zwei und vier Jahren.

Meist ist eine unzureichende Genitalhygiene die Ursache. Schleimhautreste in der Scheide, die mit Bakterien aus dem Stuhl vermischt sind, führen zur Entzündung der Ränder der kleinen Schamlippen. Als Folge davon verkleben diese Ränder miteinander, es bildet sich eine hauchdünne, durchsichtige, gräulich erscheinende Membran. Seltener kommt eine übertriebene Genitalhygiene mit Seifen oder anderen reizenden Stoffen infrage.

Allgemeine Maßnahmen

- Bei einer Verklebung von bis zu einem Drittel kann man zunächst abwarten.
- Zur Genitalhygiene sollte die Scheide täglich außen und nur mit Wasser gereinigt werden.
- Empfindliche Haut im Bereich der großen Schamlippen oder um den After kann regelmäßig mit einer Feuchtigkeitscreme – ohne Paraffine – gepflegt werden.
- Um Bakterien keine Chance zu geben, sollte der Waschlappen täglich gewechselt werden – oder die Reinigung erfolgt mit der Hand.

Pflanzenheilkunde und Aromatherapie

- Granatapfelsamenöl hat einen hohen Anteil an pflanzlichen Östrogenen.
- Massageöl entspannend von Stadelmann: nach der Genitalhygiene auftragen.
- Rosenhydrolat von Stadelmann: nach jedem Windelwechsel oder beim Toilettengang auftragen.

Wann zur Ärztin oder zum Arzt?

- Wenn Ihre Tochter Beschwerden hat.

Kinder- und Jugendärzt*innen untersuchen vor allem bei den kleinen Mädchen im Rahmen der Vorsorge die Genitalregion und finden auf diese Weise die Verklebung.

Scheidenausfluss (Fluor vaginalis) – Vulvovaginitis

Ein Ausfluss aus der Scheide (Fluor vaginalis) kann in jedem Alter vorkommen. Beim neugeborenen Mädchen sieht man nach der Geburt einen weißlichen Ausfluss, bedingt durch die Östrogene der Mutter. Später ist die Ursache meist eine Schmierinfektion mit Stuhlresten durch ungenügende Hygiene beim Abputzen nach dem Toilettengang. Die entzündete Scheide (Vulvovaginitis) versucht, mit Schleim die Verschmutzung und Erreger (meist A-Streptokokken) auszuspülen.

Allgemeine Maßnahmen

- Zur Genitalhygiene sollte die Scheide täglich außen und nur mit Wasser gereinigt werden.
- Empfindliche Haut im Bereich der großen Schamlippen oder um den After kann regelmäßig mit einer Feuchtigkeitscreme – ohne Paraffine – gepflegt werden.
- Um Bakterien keine Chance zu geben, sollte der Waschlappen täglich gewechselt werden – oder die Reinigung erfolgt mit der Hand.
- Es ist kein Problem, wenn der Ausfluss in geringem Maß über Wochen besteht.
- Großzügig chlorfrei gebleichte Damenbinden verwenden.

Pflanzenheilkunde und Aromatherapie

- Schwarzer Tee als Sitzbad oder zum Abtupfen: wirkt gerbend und desinfizierend, danach eincremen.
- Quercus Salbe von Wala: Salbe mit Eichenrinde, Hamamelis und Borretschblättern. Lindert Juckreiz, wirkt gerbend und unterstützt die Regeneration der Haut. Auch auf die Innenseite der Schamlippen auftragen.
- Ringelblumencreme, zum Beispiel Calendula Creme von Weleda: wirkt wundheilungsfördernd.
- Intimpflegehydrolat von Stadelmann: 1- bis 2-mal täglich einen Sprühstoß aufsprühen, wenn möglich bei jedem Toilettengang.

Homöopathie

- *Pulsatilla* – Gelblicher, eitriger Ausfluss, nicht wundmachend.
- *Mercurius solubilis* – Gelblicher, eitriger, übelriechender und wundmachender Ausfluss.
- *Sepia* – Gelbgrünlicher oder milchiger Ausfluss mit trockener Haut und starkem Juckreiz; kälteempfindliche, frühreife, diskussionsfreudige Mädchen, die gerne Saures essen, tanzen und Pferde lieben.

Wann zur Ärztin oder zum Arzt?

- Wenn die Entzündung mehrere Wochen anhält oder ständig zunimmt.
- Die Ärztin oder der Arzt wird vermutlich eine desinfizierende Salbe und/oder eine Östrogensalbe verordnen, ggf. einen Abstrich machen und, falls notwendig, ein Antibiotikum verordnen. Östrogensalbe unterstützt die Schleimsekretion und fördert die Bildung der normalen Scheidenflora.

Lichen sclerosus et atrophicus – narbige Scheidenveränderung

Etwa 0,1 % der Mädchen (1 von 1000) entwickelt im Bereich der großen Schamlippen und um den Anus eine chronische Entzündung des Bindegewebes, genannt Lichen sclerosus et atrophicus. Ohne Behandlung würde über die Jahre eine narbige Einengung im Scheidenbereich entstehen. Zunächst klagen die Kinder über Brennen, Juckreiz und schmerzhafte Einrisse, die Haut wird dabei zunehmend heller. Der Beginn der Erkrankung liegt zwischen vier und acht Jahren. Auch bei ca. 0,02 % der Jungen ist die Krankheit an Vorhaut und Eichel zu finden. Als Ursache wird unter anderem eine genetische Veranlagung vermutet.

Allgemeine Maßnahmen

- Mit Wasser 2-mal täglich den Genitalbereich mit der Hand waschen, dann trocken tupfen, nicht reiben.
- Keine Seife und keinen Waschlappen verwenden.
- Nicht gefärbte Unterwäsche aus Baumwolle oder Seide tragen.

Pflanzenheilkunde und Aromatherapie

- Intimpflegecreme Stadelmann in Kombination mit Immortellenhydrolat Stadelmann: zur Pflege 2-mal täglich sparsam anwenden.

Homöopathie

- Silicea D12 1-mal täglich über mehrere Monate.

Schulmedizin

- Eine konsequente Therapie ist über viele Jahre notwendig.
- Neribas oder Deumavan Salbe nach dem Waschen auftragen.
- Kortisonsalbe (Clobetasol 0,05 % oder Mometason) 2-mal täglich anwenden, jedoch nur nach Rücksprache und mit regelmäßigen Kontrollen durch den Kinder- und Jugendarzt.

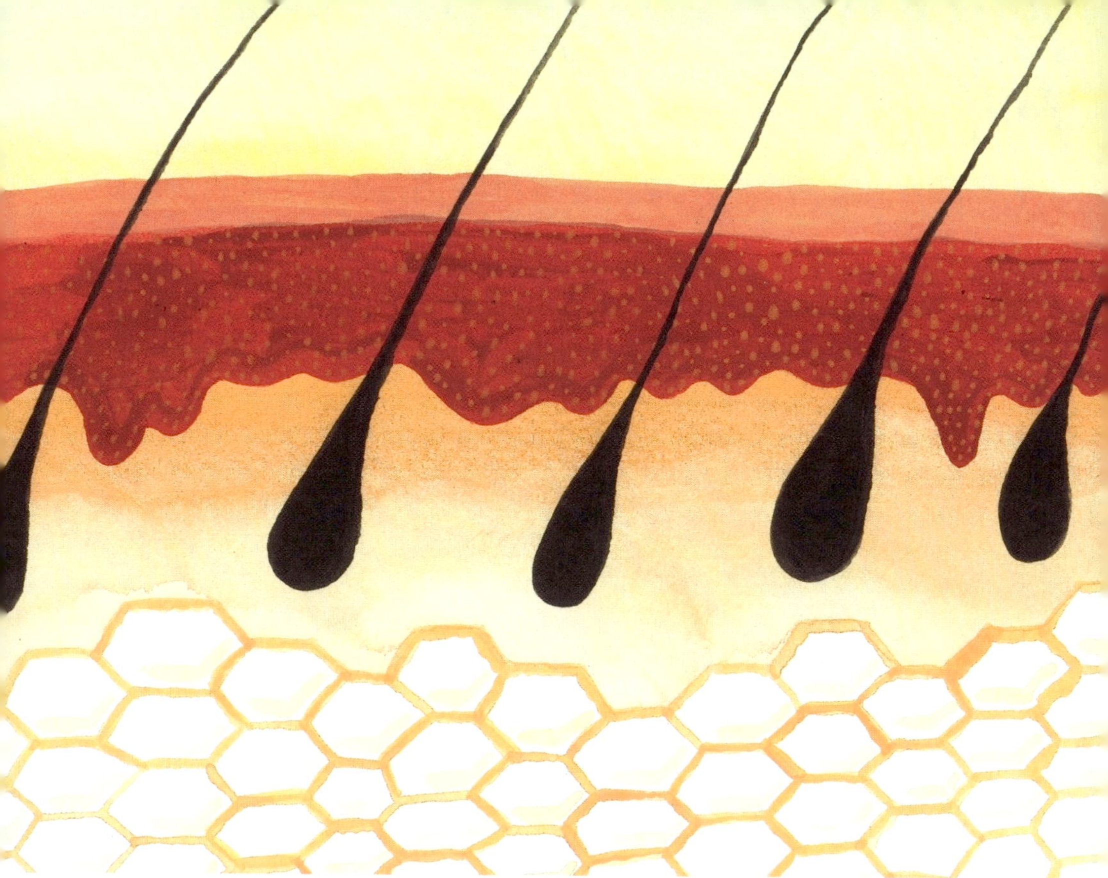

Haut

Die Haut ist ein faszinierendes Organ. Sie bietet unter anderem Schutz vor Verletzung, Infektionen, UV-Strahlen der Sonne, Hitze und Kälte. Die Schutzfunktion der Haut basiert auf vier Säulen:

- Physikalische Barriere: Haare, Haut- und Bindegewebe.
- Chemische Barriere: Der Säureschutzmantel der Haut begünstigt das Wachstum bestimmter Bakterienarten.
- Immunologische Barriere: Zellen im Hautgewebe stehen zur Immunabwehr bereit.
- Mikrobiologische Barriere: Die Besiedelung der Haut mit bestimmten Mikroorganismen (Mikrobiom der Haut) ist ein wesentlicher Bestandteil der Schutzfunktion. Mit hoher Wahrscheinlichkeit besteht ein Zusammenhang mit dem Mikrobiom des Darms (siehe Seite 149).

Etwa mit zwölf Jahren hat die Haut ihre volle Schutzfunktion erreicht. Bis zu diesem Alter ist sie vermehrt durchlässig für Konservierungsstoffe und Mineralölbestandteile in Cremes und Salben und reagiert besonders sensibel auf Umwelteinflüsse wie UV-Strahlung oder Kälte.

Über die Haut ist es möglich, die Umgebung zu spüren, wie zum Beispiel Sonnenwärme, Wind, Regen und Berührung. Durch Berührung nehmen wir Kontakt auf und erfahren Zuwendung, Zärtlichkeit und Geborgenheit.

Die Ursachen für Hautveränderung sind äußerst vielfältig. Im Folgenden werden einige typische Hautveränderungen beschrieben. Die Behandlung von Verletzungen findet sich auf Seite 217.

Atopische Dermatitis (Neurodermitis) und seborrhoische Dermatitis

Dermatitis bedeutet ganz allgemein eine Entzündung der Haut durch unterschiedlichste Ursachen wie Sonne, Verbrennung, Erfrierung, Allergie, Überempfindlichkeit, mechanische Reizung, häufiges Händewaschen, Chemikalien, Gifte usw. Ein Ekzem ist eine länger anhaltende Entzündung der Haut, die sich durch Hautrötung, Juckreiz, Schuppung, feuchte Absonderungen, Krusten- oder auch Blasenbildung zeigt. Atopie bezeichnet allgemein die Neigung des Körpers, überempfindlich auf harmlose Stoffe der Natur zu reagieren, Grund sind eine genetische Veranlagung und/oder Umweltfaktoren. Zum atopischen Formenkreis oder atopischen Syndrom gehören Überempfindlichkeiten in Form von Hautekzemen, Allergien gegen Gräser-, Baumpollen und Hausstaub, allergische Bindehautentzündungen, allergisches Asthma, Nesselsucht, Insektengiftallergien und Nahrungsmittelunverträglichkeiten. Möglich ist auch, dass zunächst eine Allergie auftritt und später im Leben weitere folgen. So kann Heuschnupfen oder Asthma nach einer atopischen Dermatitis auftreten. Die Erfahrung zeigt, dass solche „atopischen Märsche“ durch frühzeitige Behandlung und Hyposensibilisierung positiv beeinflusst werden können. Weitere Bezeichnungen für die atopische Dermatitis sind Neurodermitis oder atopisches Ekzem.

Seborrhoische Dermatitis

Im Alter zwischen drei Wochen und zwei Jahren ist die seborrhoische Dermatitis (fettige Hautentzündung) eine meist gut verlaufende Hauterkrankung. Sie wird bis zu einem Alter von drei bis vier Monaten stärker und klingt dann bis zwei Jahre ab. Es finden sich rundliche scharf begrenzte Stellen mit feinen Schuppen, die überall am Körper auftreten können. Im Bereich der Hautfalten (Hals, Gelenkbeugen, Leiste) ist die Haut oft leicht entzündet. Auf dem Kopf findet man gelbliche, fettig glänzende, teils dicke Schuppen (Milchschorf). Der Juckreiz scheint gering zu sein.

Allgemeine Maßnahmen bei seborrhoischer Dermatitis

- Gelassen bleiben – es wird innerhalb von ein bis zwei Jahren besser.
- Lotios oder Cremes verwenden, keine Salben.
- Mandel-, Oliven-, Sonnenblumen-, Cistrosenöl oder Cistrosencreme zur Hautpflege.
- Wunde, nässende Stellen (Hals, Leiste) zunächst vorsichtig mit Wasser säubern, danach mit schwarzem Tee abtupfen und mit Calendula- oder Zinkcreme eincremen.
- Milchschorf, Kopfschuppen, Kopfkrusten, wenn ausgeprägt:
  - Pflanzenöle, zum Beispiel Mandel-, Oliven-, Sonnenblumen-, Kokos- oder Cistrosenöl über Nacht einziehen lassen, dabei den Kopf mit einer Mütze bedecken. Haare am Morgen vorsichtig auskämmen.
  - BabyBene Gel (ab der 3. Woche): 30 – 60 Minuten einwirken lassen, in schweren Fällen über Nacht, dann abwaschen und die Schuppen vorsichtig ausbürsten.
  - Ketokonazol Shampoo (nach Rücksprache mit Kinder- und Jugendarzt) in hartnäckigen Fällen.

Zeigen diese Maßnahmen keinen Erfolg, bieten sich die im Folgenden genannten Maßnahmen bei atopischer Dermatitis an.

Atopische Dermatitis, Neurodermitis oder atopisches Ekzem

An atopische Dermatitis, auch Neurodermitis oder atopisches Ekzem genannt, denken viele Eltern sofort, wenn sie Flecken auf der Haut ihres Kindes entdecken. Das Thema löst meist große Sorge aus, obwohl es bei Säuglingen meist die gut verlaufende seborrhoische Dermatitis ist. Natürlich hat die Umgebung sofort gut gemeinte Ratschläge parat.

Die Hauptursache für die Empfindlichkeit und die Entzündungsneigung der Haut bei atopischer Dermatitis ist eine gestörte Hautbarriere. Fehlende Ceramide (spezielle Fette) lassen die Haut austrocknen. Eine Variation eines bestimmten Gens, dem Filaggrin-Gen, bewirkt bei bis zu 40 % der Betroffenen einen weiteren Wasserverlust der Haut und stört die Bildung der Hornhaut.

Auslöser für eine Verschlechterung sind Nahrungsmittelunverträglichkeiten bei etwa 30 % (der schwerer betroffenen Kinder), Infektionen der Haut, Reaktion auf bestimmte Kleidung (Wolle, manche Kunstfasern, selten Waschmittel) und Reinigungs- und Pflegeprodukte (deshalb pH-neutrale Produkte benutzen), Klima/Jahreszeiten und oft auch psychische Faktoren (Stress, Ängste usw.). Die Hautentzündung führt außerdem zu einer Veränderung der Hautbakterien (Mikrobiom). Bei einer gesunden Haut schützen unter anderem Bakterien, die sich natürlicherweise auf der Haut befinden, vor einer Entzündung mit Bakterien, die ein Ekzem auslösen könnten. Nicht zuletzt kann eine Allergie gegen Hausstaubmilben die atopische Dermatitis verschlechtern.

Atopische Dermatitis tritt bei etwa 13 % aller Säuglinge und Kleinkinder auf, allerdings selten vor dem dritten Monat. 90 % haben einen milden Verlauf. Ab etwa zwei Jahren nimmt die Erkrankung kontinuierlich ab: Schulkinder sind nur noch zu 8 %, Erwachsene zu 2–4 % betroffen. Ihr Kinder- und Jugendarzt kann den Schweregrad mit dem SCORAD-Index (Scoring of Atopic Dermatitis) bestimmen, Indexwerte von 0–25 sprechen für eine leichte, 25–60 für eine mittelschwere und Werte ab 60 für eine schwere Form.

Die atopische Dermatitis verläuft in Schüben, die im Säuglingsalter eher kürzer, im Jugendalter eher länger anhalten. Typische Symptome sind eine sehr trockene Haut, Ekzeme und häufig auch ein ausgeprägter Juckreiz, der die Lebensqualität der Kinder und der Familien stark beeinträchtigen kann, vor allem durch Schlafstörungen. Die atopische Dermatitis tritt familiär gehäuft auf. Betroffene bemerken oft zusätzlich auch eine Überempfindlichkeit gegen natürliche oder künstliche Umweltfaktoren, zum Beispiel Nahrungsmittel, Pollen und Hausstaub (siehe Seite 241).

Bei der Behandlung unterscheidet man generell zwischen einer Basistherapie und einer speziellen Therapie. Die **Basistherapie** besteht in der täglichen Pflege mit schützenden, wirkstofffreien Mitteln, die frei von Mineralölen und künstlichen Zusätzen sein sollten. Zunächst immer mit der Basistherapie beginnen. Wenn diese alleine nicht hilft, können Sie ggf. Darreichungen mit Zusatz von Heilpflanzen folgen lassen (siehe unten). Die Therapie ist nicht nur zur Symptomlinderung notwendig, sondern auch zum Schutz der Haut, da die natürliche Barrierefunktion gestört ist. Winzige Nahrungsmittelteilchen können durch die Haut aufgenommen werden und lösen eine Sensibilisierung aus, bevor das Kind die Chance hatte, diesen körperfremden Stoff durch die natürliche Art und Weise des Verdauens kennenzulernen. So kommt es unbemerkt zu Nahrungsmittelallergien.

Eltern berichten oft von den unterschiedlichsten Erfahrungen mit speziellen Methoden, Cremes, Salben und Heilpflanzen. Aber jedes Kind reagiert anders auf die verschiedenen Anwendungen. Es lohnt sich, verschiedene Salben oder Cremes jeweils an einer kleinen Hautstelle auszuprobieren. Oft findet sich eine mit noch besserer Wirkung.

> *Jede Creme oder Salbe kann auch ein Ekzem verursachen oder es verschlimmern.*

Sind auch diese Versuche erfolglos, stehen weitere Wirkstoffe für eine **spezielle Therapie** in Absprache mit Ihrem Kinder- und Jugendarzt zur Verfügung.

Lotio – Creme – Salbe – Umschlag?

Welche Zubereitung geeignet ist, richtet sich nach dem Zustand der Haut *und* danach, womit sich das Kind wohlfühlt:

- Cremes und Lipolotionen bei leicht feuchter Haut und im Sommer.
- Salben bei trockener, schuppiger Haut und im Winter.
- Feuchte Umschläge bei feuchter und nässender Haut.

Allgemeine Maßnahmen

Die **Basistherapie** ist von zentraler Bedeutung, das heißt: regelmäßig eincremen! Allein durch die Trockenheit kann Juckreiz entstehen. Es ist notwendig, die Haut ein- bis zweimal täglich zu pflegen. Dazu eignen sich beispielsweise folgende Produkte:

- Pflanzenöle: Mandelöl, Olivenöl (fettend, nicht trocknend), Sonnenblumenöl (fettend, halbtrocknend), Kokosöl (antibakteriell). Nicht geeignet sind Leinsamen- und Sojaöl, sie wirken austrocknend.
- Kaltgepresstes Sonnenblumenöl pur oder besser 1:1 gemischt mit Nachtkerzenöl: zuerst einen Versuch mit diesen Ölen starten. Dazu die Haut befeuchten, zum Beispiel mit einem Hydrolat, und dann das Öl auftragen.
- Cistrosenöl, -creme und -bad von Stadelmann: eigens für empfindliche Kinderhaut entwickelte Hautpflegeserie. Öl oder Creme immer auf die mit Rosen-

hydrolat befeuchtete Haut auftragen. 2-mal täglich pflegen, 1- bis 2-mal wöchentlich baden.

- Sanacutan Basiscreme oder -salbe: enthält Weißes Vaselin und Parafin (Mineralölanteile).
- Unguentum emulsificans aquosum (DAB): eher für den Sommer, wirkstofffreie wasserhaltige Creme (enthält Mineralölanteile).
- Unguentum leniens Kochsalz (Kochsalzkühlsalbe DAB): Kühlcreme mit Kochsalz.
- Verschiedene Lotios: Excipial Mandelöllotio, Lipolotio eco, Physiogel, Eubos Kinder Lotio, Mittagsblume Lotio (alle ohne Mineralölanteile).
- **Bei Juckreiz:** Alles, was kühlt, hat einen Effekt, zum Beispiel kühlende Umschläge oder gekühlte Hydrolate, Lotios, Cremes und Salben (nicht kälter als 6 – 8 °C).

Zusätzliche Möglichkeiten:

- Vitamin D: Eine ausreichende Gabe von Vitamin D verbessert die atopische Dermatitis.
- Badezusätze: Linola Fett N Ölbad, Neuroderm Mandelölbad.
- Fettfeucht Verbände bei erneut auftretenden Ekzemen, bei Hautverdickungen und Verkrustungen. Dazu die betroffene Haut dick mit einer fettreichen Basiscreme eincremen, dann einen feuchten (handwarmes Wasser) Schlauchverband (Tubifast) darüber ziehen und darüber einen trockenen Schlauchverband. Kann über viele Stunden auf der Haut bleiben. Eine Anleitung findet sich auf der Internetseite der Gesellschaft für Pädiatrische Allergologie und Umweltmedizin: www.gpau.de/service/praxishilfen/neurodermitisatopische-dermatitis.
- Die Unterstützung der Hautflora kann hilfreich sein: ActivaDerm ND als Bad mit Probiotika und Symbio Dermal Emulsion (inaktivierte Darmbakterien stimulieren die Immunzellen der Haut).
- Die Unterstützung der Darmflora kann hilfreich sein: Geeignete Medikamente sind zum Beispiel Bactoflor, Prosymbioflor, Omni-Biotic Panda oder Mutaflor (siehe Seite 149).
- Hausstaubsanierung bei nachgewiesener Hausstauballergie: Dazu gehören beispielsweise milbendichte Bettbezüge, häufiges feuchtes Reinigen von Böden und anderen Oberflächen, ein weitgehender Verzicht auf Teppiche und Polstermöbel (soweit möglich) usw. Eine Allergologin bzw. ein Allergologe kann Sie hierzu beraten.
- Nahrungsmittelallergie: Besteht der hochgradige Verdacht auf eine Nahrungsmittelallergie, kann sich der Versuch lohnen, dieses Nahrungsmittel wegzulassen – aber maximal für zwei Wochen. Meist sieht man eine Besserung schon

nach wenigen Tagen. Zu kuhmilchfreien Säuglingsnahrungen berät Sie Ihr Kinder- und Jugendarzt.

- Neurodermitis-Overall: Der Overall bedeckt auch Hände und Füße, damit sich die Kinder nicht so stark kratzen können. Als Material ist Seide besonders zu empfehlen.
- Bei Allergien kann eine Bioresonanztherapie hilfreich sein (siehe Seite 31).

Pflanzenheilkunde und Aromatherapie

Ist die Basistherapie nicht erfolgreich, kommen wirkstoffhaltige Produkte zur Anwendung. Auch hier gilt: Die Haut reagiert von Mensch zu Mensch oft sehr unterschiedlich. Was bei dem einen hilft, kann beim anderen wirkungslos sein oder sogar den Ausschlag oder Juckreiz verschlimmern. Probieren Sie verschiedene Produkte an einer kleinen Hautstelle aus. Achten Sie auch darauf, ob Creme, Salbe oder Öl besser geeignet ist (siehe Kasten auf Seite 175).

- Umschläge: Anwenden, wenn der Tee sich angenehm warm anfühlt. Nach Bedarf mehrmals täglich, danach Basistherapie.
  - Stiefmütterchentee oder Malventee: wirken gerbend und entzündungshemmend. 2 Teelöffel mit 1 Tasse kochendem Wasser übergießen und etwa 10 Minuten ziehen lassen.
  - Kamillentee: wirkt antibakteriell, entzündungshemmend und wundheilungsfördernd. 3 Beutel Kamillentee oder 1 – 2 Esslöffel Kamillenblüten mit etwa 1 Liter heißem Wasser (80 °C) übergießen und 10 Minuten ziehen lassen.
  - Schwarztee: wirkt gerbend und desinfizierend (siehe Seite 40). Nach Bedarf mehrfach täglich, danach Basistherapie. Gekühlt auch gut gegen Juckreiz.
- Lavendel- oder Rosenhydrolat von Stadelmann: zum Aufsprühen, wirken leicht kühlend, pflegend bei Juckreiz; stabilisieren den Feuchtigkeitsmantel der Haut, wirken entzündungshemmend und wundheilungsfördernd.
- Pflegecreme mit Baobab von Stadelmann: Babypflegecreme zur Pflege von ekzematischer Haut.
- Melisse-Teebaum-Öl von Stadelmann: pflegend und juckreizlindernd.
- Rosatum Heilsalbe von Wala: mit Kieselsäure, Rosen- und Geranienöl.
- Hamamelis-Salbe, zum Beispiel Hametum Wund- und Heilsalbe: wirkt entzündungshemmend, gerbend und juckreizlindernd.
- Cardiospermum-Creme oder -Salbe, zum Beispiel Halicar Creme oder Salbe N: wirkt entzündungshemmend und juckreizlindernd.
- Quercus Salbe von Wala: mit Eichenrinde, Hamamelis und Borretschblättern. Lindert Juckreiz, wirkt gerbend und unterstützt die Regeneration der Haut.

- Silicea colloidalis comp. Hautgel von Wala: Gel mit Kieselsäure und ätherischem Öl aus der Zitronenschale. 1-mal täglich auftragen, wirkt entzündungshemmend und juckreizlindernd.
- Mercurialis Salbe von Wala: mit Bingelkraut, Ringelblume und Zwiebel. Wirkt bei eitriger und schlecht heilender Haut.
- Nachtkerze, zum Beispiel Linola Gamma Creme, bzw. Borretschsamen, zum Beispiel Borretschsamenöl von Weleda: enthalten Gamma-Linolensäure, wirkt entzündungshemmend.

Homöopathie

- *Arsenicum album* – Trockene, brennende Haut. Schlechter nach dem Ausziehen.
- *Belladonna* – Trockene, rote entzündete Haut.
- *Graphites* – Hautausschläge mit Neigung zur eitrigen Entzündung, gelbliches, klebriges Sekret, besonders hinter den Ohren.
- *Natrium muriaticum* – Trockene, schuppige, leicht rötliche Hautausschläge, vor allem am Haaransatz, rissige, trockene Lippen.
- *Petroleum* – Rissige, trockene Haut mit Juckreiz um den Mund und an den Händen. Schlechter bei Kälte und im Winter.
- *Rhus toxicodendron* – Kleine, heftig juckende Bläschen, Hautausschlag nässend, teilweise mit Krusten.
- *Sarsaparilla* – Juckender, nässender Ausschlag.
- *Sulfur* – Trockene, schuppende, brennende, stark juckende Haut. Neigung zu Rötung am Po.

Eine konstitutionelle homöopathische Behandlung kann hilfreich sein (siehe Seite 29).

Schulmedizin

Ist die Behandlung mit den genannten Heilmitteln nicht erfolgreich, kommen verschiedene konventionelle Wirkstoffe infrage. Diese Therapie können Sie jedoch nicht in Eigenregie durchführen, auch wenn die Produkte teilweise nicht rezeptpflichtig sind. Sprechen Sie sich unbedingt mit Ihrem Kinder- und Jugendarzt ab.

- **Überschießende Immunreaktion** wird unterdrückt durch Linderung der Entzündung:
  - Kortison: Hydrokortison ist frei verkäuflich. Besser und mit deutlich weniger Belastung für den Körper sind Prednicarbat und Mometason (rezeptpflichtig). Bei einer Anwendung 1-mal pro Tag für maximal 5 Tage und dann 2-mal pro Woche für wenige Wochen entstehen keine langfristigen Hautschäden.
  - Pimecrolimus (Elidel, ab 3 Monaten) oder Tacrolimus (Protopic 0,03 %, ab 2 Jahren) 2-mal täglich. Die Wirkstoffe (beide rezeptpflichtig) setzen in den obersten Hautschichten an und können bei Bedarf mehrere Wochen angewendet werden.
  - **Proaktive Therapie:** Zunächst das Ekzem täglich mit Kortison oder Tacrolimus behandeln bis zur Besserung, dann weiter 2-mal pro Woche für 3–6 Monate. Dadurch werden neue Schübe seltener und der Gesamtbedarf an Medikamenten sinkt.
- **Linderung des Juckreizes:** Versuch mit einer kühlenden Creme (nicht kälter als 6–8 °C).
  - Thesit (Wirkstoff Polidocanol) als Creme oder Salbe: anwenden, so oft es nötig ist.
  - Anaesthesulf Lotio: max. eine Woche anwenden.
  - Physiogel Calming Relief Creme (ab 0 Jahre).
  - Linola Duo Creme (ab 3 Jahren): Levomenol hemmt die Entzündung, Heparin wirkt antiallergisch.
  - Juckreiz lindernde Säfte können helfen: Cetirizin, Desloratadin, Fenistil.
- **Eitrige Entzündung:** Bepanthen Antisept Creme, Tyrosur Gel, Fusidin Creme zur oberflächliche Behandlung.
- UV-Therapie nicht bei Kindern unter 16 Jahren – Gefahr der Gewebsschädigung.
- Für mittelschwere und schwere Formen stehen Januskinase-Inhibitoren (Olumiant, ab 2 Jahren) und in besonders schweren Fällen Biologika (z. B. Dupilumap, ab 6 Monaten) zur Verfügung.

Spezialambulanzen in Kinderkliniken und andere Einrichtungen bieten Neurodermitisschulung an. Sprechen Sie Ihren Arzt bzw. Ihre Ärztin darauf an. Schulungszentren finden Sie auf www.neurodermitisschulung.de.

Wann zur Ärztin oder zum Arzt?

- Wenn der Leidensdruck groß ist und die eigenen Maßnahmen nicht mehr ausreichen, zum Beispiel bei starkem Juckreiz oder wenn das Kind nachts mehrfach aufwacht.
- Bei nässender Haut oder wenn die aufgekratzte Haut entzündet wirkt.
- Wenn gut gemeinte Ratschläge und Kommentare Ihrer Mitmenschen Sie verunsichern.
- Wenn Sie sich Sorgen um Ihr Kind machen und sich unsicher fühlen.

Allergie- und Unverträglichkeitstests

Bluttests oder Tests auf der Haut (Prick-Tests) sind nur sinnvoll, wenn ein konkreter Verdacht besteht. Hierbei kann man gezielt nach Allergenen suchen, auf die der Körper reagiert, etwa bestimmte Nahrungsmittel oder Hausstaub. Auch ein Zinkmangel kann zu Ekzemen führen. Ein positives Testergebnis allein macht aber noch keine Allergie.

Die zuverlässigste Methode jedoch ist, genau zu beobachten, ob nach bestimmten Nahrungsmitteln Symptome auftreten. Wenn ja, ist das ein ausreichender Beweis für eine Unverträglichkeit.

Es kann hilfreich sein, eine kleine Menge des Nahrungsmittels in der Ellenbeuge des Kindes zu verreiben. Reagiert die Haut unangenehm, kann eine Unverträglichkeit vorliegen.

Wangenekzem durch Speichel und Nahrungsreste

Das Wangenekzem findet sich besonders häufig bei Säuglingen. In diesem Alter ist es den Kindern noch nicht so gut möglich, den Speichel zu kontrollieren, und so landet er dann meist an Kinn und Wangen. Zusätzlich verteilen kleine Kinder die Nahrung beim Essen meist über das ganze Gesicht. Ein weiterer Stress für die Haut ist die „feuchte Kammer", die der Speichel zwischen Schnuller und Haut bildet. Und: Gerade die Wangen bekommen viel liebevolle Zuwendung, das kann leider auch Stress für die Haut bedeuten.

Allgemeine Maßnahmen

Die gereizte Wangenhaut benötigt nur einen Schutzfilm gegen den Speichel. Dafür kommen zahlreiche Cremes infrage, die ggf. mehrmals täglich aufgetragen werden sollten.

Pflanzenheilkunde und Aromatherapie

- Rosatum Heilsalbe von Wala: mit Kieselsäure, Rosen- und Geranienöl.
- Hametum Wund- und Heilsalbe von Schwabe: Heilsalbe mit Hamamelis.
- Babypflegecreme von Stadelmann: zur regelmäßigen Pflege.
- Rosenhydrolat von Stadelmann: nach Bedarf mehrmals täglich aufsprühen.

Helfen diese Cremes und Salben nicht, kommen die im Kapitel über atopische Dermatitis genannten weiterführenden Maßnahmen zur Anwendung (siehe Seite 171).

Helle Flecken auf der Haut

Besonders im Sommer sind die Eltern von hellen Flecken auf der Haut beunruhigt, gut zu sehen vor allem an den Wangen. Sie sind harmlos. Die normale Hautzelle hat einen Zyklus von vier Wochen von der Neubildung bis zur Abschuppung. In dieser Zeit lagert sich bei Sonnenbestrahlung braunes Hautpigment ein, die Haut wird, je nach Hauttyp, mehr oder weniger braun. Ist die Haut wie im Fall eines Ekzems an einzelnen Stellen entzündet, dann werden die Hautzellen dort schneller abgestoßen und durch neue Zellen ersetzt, die noch kein braunes Hautpigment eingelagert haben. Daher wirkt die Haut oft fleckig.

Windeldermatitis und Windelpilz: Wund am Po

Mit angelegter Windel ist es im Windelbereich die ganze Zeit warm und spätestens, wenn Urin und Stuhl dazukommen, auch feucht. Bei der Entstehung des Menschen waren Windeln nicht mit eingeplant und so wundert es nicht, dass die Haut am Po durch zu lange Feuchtigkeits- und Stuhlbelastung wund wird. Bei längerer Wundheit kommt es zu einer Störung der Immunbarriere. So wird es möglich, dass Pilze, die natürlicherweise auf der Haut vorkommen, die Gelegenheit nutzen und sich auf der wunden Haut ausbreiten. Manche Kinder haben eine besonders empfindliche Haut und sind deshalb anfälliger für einen Windelpilz (Candida albicans) oder Windelhautausschlag.

Allgemeine Maßnahmen

- Die gesunde Haut am Po benötigt keine besondere Pflege, waschen mit Wasser reicht.
- Ist die Haut rot, sollte die Windel häufiger gewechselt und der Po feucht abgewischt werden. Danach eine Pflegecreme auftragen – verwenden Sie ruhig reichlich! Entsprechende Cremes gibt es zahlreich auf dem Markt.
- Ist keine Creme vorhanden, hilft zur Not auch Butter, Oliven- oder Sonnenblumenöl.
- Bei gereizter Haut kann sich ein Versuch mit Heilwolle oder Seidenwindeleinlagen lohnen. Einfach ein Stück Heilwolle oder eine Seidenwindeleinlage auflegen und mit der Windel fixieren. Man bekommt sie zum Beispiel in der Apotheke oder im Naturtexilversand.

Pflanzenheilkunde und Aromatherapie

- Schwarzer Tee als Sitzbad oder zum Abtupfen: wirkt gerbend und desinfizierend bei sehr wunder und nässender Haut am Po. Danach eincremen.
- Kamillentee als Sitzbad oder zum Abtupfen: wirkt entzündungshemmend und wundheilungsfördernd bei sehr wunder und nässender Haut am Po. Drei Beutel Kamillentee oder 1–2 Esslöffel Kamillenblüten mit etwa 1 Liter heißem Wasser (80 °C) übergießen und 10 Minuten ziehen lassen. Anwenden, wenn der Tee sich angenehm warm anfühlt.
- Ringelblumencreme, zum Beispiel Calendula Creme von Weleda: wirkt wundheilungsfördernd.
- Quercus Salbe von Wala: mit Eichenrinde, Hamamelis und Borretschblättern, wirkt gerbend und wundheilend bei nässender Haut, gut geeignet zum Beispiel nach einer Behandlung mit schwarzem Tee.
- Windelbalsam von Stadelmann: zur generellen Pflege genügt die zweimal tägliche Anwendung.

- Immortelle-Akut-Spray von Stadelmann: wenn plötzliches Wundsein auftritt, bei jedem Windelwechsel einsprühen, antrocknen lassen und dann eine Heilsalbe auftragen.
- Immortelle-Beinwellsalbe von Stadelmann: zur Pflege stark irritierter wunder Haut.
- Rose-Teebaum-Balsam von Stadelmann: optimale Hautpflege von irritierter Haut, bei Pilzinfektion oder Wundsein.
- Zinkpaste (Pasta Zinci mollis): wirkt desinfizierend, hauttrocknend und wundheilend. Bei stark entzündeter Haut die wunden Stellen mit reichlich Zinkpaste abdecken, damit Urin und Stuhl keinen Kontakt zur Entzündung haben. Zinkpaste wird häufig empfohlen, Homöopathen verzichten darauf und empfehlen stattdessen eine Heilpflanzencreme.

Schulmedizin

- Wenn trotz bewährter Pflegecreme die Haut weiter wund bleibt, dann kann es sich um einen Windelpilz handeln. Dann helfen Pilzsalben, zum Beispiel mit Miconazol, weiter.

Vorbeugung

- Windel besonders dann frühzeitig wechseln, wenn Stuhl in der Windel ist. Besonders bei Durchfall kann der ausgeschiedene Stuhl die Haut stark reizen und die wunde Stelle wird sehr schmerzhaft. Außerdem wird die Immunabwehr an der Stelle vermindert, wodurch das Risiko einer Pilzinfektion steigt.

Wann zur Ärztin oder zum Arzt?

- Wenn alles nicht hilft, wenden Sie sich an Ihren Kinder- und Jugendarzt.

Analfissuren – Risse im Anus

Einrisse an der Schleimhaut im Anus entstehen oft, wenn der Stuhl sehr hart ist und der Anus beim Stuhlgang zu weit aufgedehnt wird. Selten sind Verletzungen von außen die Ursache. Solche Einrisse sind sehr schmerzhaft (juckend, brennend, stechend), besonders wenn neuer Stuhlgang daran vorbeigleitet. Manchmal sieht man dann auf dem harten Stuhl blutig-schleimige Auflagerungen.

Pflanzenheilkunde und Aromatherapie

- Quercus Salbe Wala: ab Säuglingsalter ohne Bedenken einsetzbar.
- Hamamelis-Myrte-Balsam von Stadelmann: zur Pflege bei wundem Anus und Einrissen.
- Hametum Hämorrhoidensalbe (ab Säuglingsalter): 2-mal täglich.
- Hametum Hämorrhoidenzäpfchen (ab 12 Jahren): mehrmals täglich.
- Sitzbäder mit schwarzem Tee (siehe Seite 40).
- Weitere Möglichkeiten stehen im Kapitel über Verstopfung (Seite 143).

Homöopathie

- *Acidum nitricum* – Eingerissene Schleimhaut, leicht blutend, brennend. Das Kind ist reizbar, grantig.
- *Mercurius solubilis* – Heftige Schmerzen begleitet von eitrigem, übelriechendem und wundmachendem Sekret.
- *Sulfur* – Trockene, schuppende, brennende, stark juckende Haut. Neigung zu Rötung am Po.

Schulmedizin

- Wichtigste Maßnahme ist die Behandlung der Verstopfung (siehe Seite 143), zum Beispiel mit Macrogol, damit der harte Stuhl weicher wird.
- Infectogingi Gel (ab Geburt): bis zu 4-mal täglich eine erbsengroße Menge. Betäubt den Schmerz für etwa eine Stunde. Möglich ist auch die Anwendung vor dem Stuhlgang.
- Schmerzmittel (Ibuprofen, Paracetamol): bei starken Schmerzen vor dem Stuhlgang (siehe Seite 51).

Nesselsucht und Quaddeln

Bei einer Nesselsucht (Urtikaria) erscheinen Quaddeln eher plötzlich, oft gleichzeitig an mehreren Stellen, und jucken unter Umständen stark. Über Stunden betrachtet wechseln sie meist die Stelle und auch die Größe. Typische Auslöser der **Hautallergie** sind:

- körpereigene Ursachen:
  - Infektionen – besonders virale Infekte und Magen-Darm-Grippe
  - Überreaktion des Immunsystems – bekannt sind Allergien auf Lebensmittel wie Erdnüsse, Karotten, Tomaten, Erdbeeren, Kiwi usw.
  - Medikamente
  - Stress
- von außen kommende physikalische Reize, vor allem Druck, Schweiß, Hitze/Kälte und Sonnenlicht

Ist die Ursache behoben – weil es zum Beispiel keine Erdbeeren mehr gibt – dauert es bis zu 48 Stunden, bis die Quaddeln wieder verschwunden sind bzw. keine neuen mehr auftreten. Bei Kindern sind in etwa 80 % der Fälle harmlose virale Infekte die Ursache. Bei Jugendlichen und Erwachsenen findet man in 80 % keine Ursache.

Allgemeine Maßnahmen

- Kühlende Umschläge wirken lindernd, zum Beispiel einen feuchten Waschlappen auflegen.
- Antiallergisch wirkende Säfte oder Tabletten (Antihistaminika), wie zum Beispiel Cetirizin (Saft ab 2 Jahren, Tabletten à 10 mg ab 6 Jahren) oder Desloratadin (Saft ab 1 Jahr, Tabletten à 5 mg ab 12 Jahren), wirken gut. Sie sind frei verkäuflich in der Apotheke erhältlich.
- Bioresonanztherapie.

Pflanzenheilkunde und Aromatherapie

- Wund- und Brandgel von Wala oder Aloe-vera-Gel: wirkt kühlend und wundheilend.
- Combudoron Flüssigkeit von Weleda: mit Arnika und Brennnessel, für Umschläge.

- Lavendel-, Rosen- oder Melissenhydrolat von Stadelmann: kühlen leicht und versorgen die Haut mit Feuchtigkeit. Gut zu kombinieren mit allen Salben und Cremes.

Homöopathie

- *Apis* – Quaddeln, die Haut ist rot und geschwollen. Stechende Schmerzen.
- *Dulcamara* – Quaddeln, hervorgerufen durch Kälte (Kälteurtikaria).
- *Ledum* – Starker Juckreiz, geringe teigige Schwellung.
- *Urtica urens* – Juckende, fein stechende Quaddeln, wie Ameisenlaufen, auch nach Kontakt mit Pflanzen (Kontaktdermatitis).

Eine konstitutionelle homöopathische Behandlung kann bei wiederkehrenden Quaddeln hilfreich sein (siehe Seite 29).

Schulmedizin

Als Antiallergika zum Einnehmen eignen sich:
- Cetirizin (Saft ab 2 Jahren, Tabletten à 10 mg ab 6 Jahren), Loratadin (Tabletten à 10 mg ab 30 kg Körpergewicht): machen manche Patient*innen müde, relativ günstig.
- Desloratadin (Saft ab 1 Jahr, Tabletten à 5 mg ab 12 Jahren), Levocetirizin (Tabletten à 5 mg ab 6 Jahren): machen nicht oder kaum müde.

Wann zur Ärztin oder zum Arzt?

- Wenn die Quaddeln rasch an Größe zunehmen und der Juckreiz unerträglich wird.
- Wenn neben den Quaddeln auch Übelkeit, Durchfall oder Kreislaufschwäche auftritt.
- Wenn Ihr Kind neben den Quaddeln über Enge im Hals oder Atemnot klagt – dann über die 112 den Notarzt informieren.

Warzen: Abwarten, selber behandeln oder entfernen lassen?

Kinder und auch Eltern fühlen sich meist gestört und wollen sie so schnell wie möglich loswerden. Wo immer Warzen auftauchen, sind sie lästig, denn an Fingern und Händen sieht sie jeder und an der Fußsohle spürt man sie bei jedem Schritt. Besonders Jugendliche empfinden sich mit Warzen an den Händen als hässlich.

Dennoch sind Warzen im Grunde völlig ungefährlich. Sie liegen in der äußersten Hautschicht, der Hornhaut, und sind so für die Körperabwehr zunächst „unsichtbar". Erst wenn nach einer Hautverletzung Virusmaterial in die Blutbahn gelangt, kann der Körper mit Antikörpern gegen sie vorgehen.

Die eigentlichen Warzen werden von humanen Papillomviren (HPV) verursacht. Man unterscheidet Vulgär- und Flachwarzen an den Händen und Dornwarzen (auch Stechwarzen, Hühneraugen und Plantarwarzen genannt) an den Füßen.

Dellwarzen (Mollusken) bilden eine eigene Gruppe, sie werden von anderen Viren (DNA-Viren) verursacht. Dabei handelt es sich, wie der Name schon sagt, um kleine weiche Warzen mit einer Delle in der Mitte. Zu finden sind sie bevorzugt an trockenen Hautstellen, seitlich am Stamm, unter der Achsel, aber auch im Gesicht.

Bäder werden für die Verbreitung verantwortlich gemacht, deshalb aber den Kindern den Besuch im Hallen- oder Freibad zu untersagen, ist völlig übertrieben.

Allgemeine Maßnahmen

- Geduldig abwarten – innerhalb von zwei Jahren heilen 60 % der durch HPV verursachten Warzen spontan ab. Die Abheilung beginnt mit rötlichen entzündlichen Veränderungen. Dellwarzen entzünden sich nach Wochen bis Monaten (bis zwei Jahren) spontan und heilen ab. Das Warten lohnt sich, da Kinder die Entfernung als sehr unangenehm empfinden.
- Die trockene Haut bei Bedarf mit einer fettenden Salbe pflegen.

Pflanzenheilkunde und Aromatherapie

Ein Zyklus zur Hauterneuerung dauert etwa drei bis vier Wochen. Wenn Sie etwas zur Behandlung der Warzen ausprobieren, dann ist es richtig, diese Zeit abzuwarten, um zu sehen, ob die Behandlung Erfolg hat.

- Schöllkraut: gegen Warzen an Händen und Füßen. Ein mit Schöllkrautsaft oder Schöllkrauttinktur (z.B. Chelidonium extern DHU) getränktes Pflaster über Nacht auf die Warze kleben. Anwendung bis zu vier Wochen.
- Propolisextrakt: gegen Warzen an Händen und Füßen, etwa zwölf Wochen lang auftragen.
- Quercus Salbe von Wala: gegen Dellwarzen, mit Eichenrinde, Hamamelis und Borretschblättern. Schützt die umgebende Haut und verhindert so die Bildung neuer Warzen.
- Rose-Teebaum-Balsam oder -Essenz von Stadelmann: täglich 1- bis 2-mal auftupfen.
- Rose-Teebaum-Öl 1:1 gemischt mit Thymian-Öl.

Homöopathie

- *Thuja D12* – Bei weichen Warzen. Täglich 3 – 5 Globuli für bis zu 4 Wochen.
- *Antimonium crudum D12* (= Stibium sulfuratum nigrum) – Bei derben Warzen an der Fußsohle. Täglich 3 – 5 Globuli für bis zu 4 Wochen.

Schulmedizin

- Warzen an Händen und Füßen:
  - Ameisensäure, zum Beispiel Endwarts
  - Salizylsäure, zum Beispiel Guttaplast
  - Vereisung mit speziellen Sprays, zum Beispiel Wartner
- Dellwarzen: Kaliumhydroxid, zum Beispiel Infectodell (ab 2 Jahren)
- Entzündete Warzen: mit Jodsalbe und Pflaster abdecken, damit sich die Entzündung nicht ausbreitet.

Wann zur Ärztin oder zum Arzt?

- Wenn die Warzen sehr stören und eigene Behandlungsversuche erfolglos blieben.
- Ihr Kinder- und Jugendarzt behandelt unter anderem mit einem speziellen Kältespray, speziellen Pflastern oder Lösungen (z. B. Verrumal).

Blutschwamm bei Säuglingen (infantiles Hämangiom)

Etwa 4 – 5 % der Säuglinge haben einen kleinen Blutschwamm (infantiles Hämangiom), 60 % davon befinden sich im Kopf- und Halsbereich. Hämangiome sind kleine, gutartige Gefäßwucherungen, die durch vermehrte Neubildung von kleinen, erweiterten Blutgefäßen (Kapillaren) entstehen. Auf der Haut werden sie typischerweise in den ersten Tagen oder Wochen nach der Geburt sichtbar und vergrößern sich. Meist ist eine rote oder leicht violette, rundliche, etwas erhabene Stelle zu sehen, seltener liegen sie tiefer in der Haut und sind dann als leicht bläuliche Gebilde zu erkennen.

Hämangiome wachsen etwa bis zum neunten Monat. Wie schnell sie sich vergrößern und wie groß sie werden, ist nicht vorhersagbar. Nach dem neunten Monat beginnen sie langsam zu vernarben. Im Lauf mehrerer Monate werden sie fast immer blasser und kleiner. Zurück bleibt meist ein heller Hautbereich, der etwas dünner wirkt als die normale Haut und nicht so widerstandsfähig ist.

Die Behandlung hängt davon ab, an welcher Stelle sie entstehen und wie schnell sie wachsen. An kosmetisch wichtigen Stellen, wie zum Beispiel Gesicht und Hals, oder auch im Windelbereich ist es notwendig, zeitnah über eine Behandlung zu entscheiden. Kleine Hämangiome, vor allem an Armen, Beinen, Fingern usw., sind unproblematisch, hier können Sie einfach abwarten.

Pflanzenheilkunde und Aromatherapie

- Ysop-Immortellenöl in Kombination mit Immortellenhydrolat, beides von Stadelmann: 2- bis 3-mal täglich einölen. Das Hydrolat kann auch mehrmals täglich aufgesprüht werden.

Homöopathie

- *Phosphorus* – Mittel bei gefäßreichen Tumoren. Täglich 5 Globuli, bis die Abheilung beginnt.
- *Silicea* – Bindegewebsmittel. Täglich 5 Globuli, zur Unterstützung der Rückbildung.
- *Arnica* – Bei Verletzung des Hämangioms. Täglich 5 Globuli bis zur Abheilung.

Wann zur Ärztin oder zum Arzt?

Die Vorsorgeuntersuchungen U2, U3 und U4 bieten eine gute Gelegenheit, das Vorgehen mit Ihrem Kinder- und Jugendarzt zu besprechen:

- Wenn das Hämangiom an einer kosmetisch wichtigen Stelle auftritt, wie Gesichtshaut, Nase, Augenlider, Lippen.
- Wenn es schnell wächst oder eine komische Form hat.

In Spezialambulanzen wird dann entschieden, welche Behandlung ansteht. Bei kleineren Hämangiomen steht Propranolol (bekannt als Blutdrucksenker) als Salbe zur Verfügung, bei größeren Hämangiomen als Tropfen. Ebenso kommen eine Laser- oder eine Kryotherapie (Vereisung) zur Vernarbung der Kapillaren zum Einsatz.

Sonne, Sonnenschutz und Sonnenbrand

Sonnenstrahlen auf der Haut sind wichtig. Sonne auf der Haut stimuliert das Hormon Serotonin, das in uns das Gefühl von Ruhe, Zufriedenheit und Gelassenheit auslöst. Um Vitamin D zu bilden, brauchen wir Sonnenstrahlen (siehe Seite 314). Sonne auf der Haut ist lebensnotwendig – aber zu viel davon ist gesundheitsschädlich. Einerseits ist die UV-Strahlung des Sonnenlichts immer ein Stressfaktor für die Haut, andererseits benötigt der Körper für seine Gesundheit Sonnenlicht, das heißt, ein gesunder, individueller Mittelweg zwischen Sonne und Schatten muss gefunden werden.

Der bekannteste Schutzmechanismus der Haut vor der Sonne ist die Bräunung. Sie entsteht, weil Melanin (braunes Hautpigment) in der Haut eingelagert wird. Zusätzlich verdickt sich die Hornhaut. Darüber hinaus braucht die Haut Schutz durch entsprechende Kleidung und Sonnencremes. Im Handel befinden sich vielerlei Angebote, die für Kinder geeignet sind.

Zu beachten gilt:
- Die Dauer des Aufenthaltes im direkten Sonnenlicht – hier spielt der Hauttyp eine wesentliche Rolle. Zum Beispiel können sich Menschen mit sehr dunkler Hautfarbe bis zu zehnmal so lange in der Sonne aufhalten, ohne Schaden zu nehmen, wie Menschen mit heller Hautfarbe. Als einfache Faustregel wird in den USA empfohlen: 15 Minuten in die Sonne, dann eincremen.
- Die Jahreszeit – besonders empfindlich ist unsere Haut im Frühjahr, wenn sie noch hell und der eigene Schutzmechanismus noch im Entstehen ist. Das dauert etwa vier Wochen.
- Die Tageszeit – um die Mittagszeit zwischen 12 und 16 Uhr ist die Sonne am intensivsten, zu dieser Zeit die Sonne meiden.
- Die Qualität des Sonnenschutzes (siehe unten).
- Die Sonnencreme – rechtzeitig aufgetragen und mit dem passenden Lichtschutzfaktor entsprechend dem individuellen Risiko.
- Der Ort – im Süden und in den Bergen ist die Sonne intensiver, ebenso auf dem Meer oder im Schnee aufgrund der Reflexion.

Zu den unerwünschten Auswirkungen von zu viel Sonne zählt zunächst der Sonnenbrand. Er entsteht, wenn ungeschützte Haut tagsüber zu lange dem Sonnenlicht ausgesetzt ist. Drei Schweregrade werden unterschieden:
- Grad 1: Die Haut ist gerötet – die Abheilung ist vollständig.
- Grad 2: Kleine Blasen bilden sich. Die Verbrennung ist sehr schmerzhaft und nach Tagen schält sich die verbrannte Haut – die Abheilung ist vollständig.
- Grad 3: Eine tiefere Zerstörung der Haut tritt ein – nach der Abheilung bleibt eine sichtbare Hautveränderung, zum Teil mit Narben.

Langfristig – über Jahre – betrachtet, verändert zu viel Sonne auf der Haut die Hautzellen und die Hautstruktur und verursacht somit eine vorzeitige Hautalterung und Hautkrebs.

> *Der negative Effekt der Sonnenstrahlung ist besonders ausgeprägt bei kleinen Kindern.*

Deshalb wird intensiv vor der Entstehung von Hautkrebs gewarnt. Babys bis zu sechs Monate sollten möglichst nicht der direkten Sonne ausgesetzt sein, da ihre Haut noch keinen Schutzmechanismus gegen UV-Strahlung entwickelt hat.

Sonnenschutz

- Kleidung:
  - Kleidung schützt effektiv. Aber Achtung: Der Lichtschutzfaktor (LSF) eines hellen T-Shirts liegt bei höchstens 10! Auch unter einer dünnen Wolkendecke kann ein Sonnenbrand entstehen.
  - Spezielle UV-dichte Stoffe sind zum Sonnenschutz sehr zu empfehlen.
  - Hüte und Mützen sollten einen Nackenschutz haben.
- Sonnenbrille: selbst kleinere Kinder akzeptieren schon Sonnenbrillen.
- Sonnencreme:
  - Produkte wählen, die für Kinder zugelassen sind, und reichlich auftragen.
  - Bei Säuglingen, Klein- und Vorschulkindern mineralische Cremes oder Lotionen mit LSF bis 30 bevorzugen (UV-Schutzwirkung bis 95 %).
  - Chemische UV-Schutzfilter erst ab dem Schulalter verwenden, am besten LSF 50+ (Schutzwirkung gegen UV-Stahlen bis 98 %).
  - Auf Wirksamkeit gegen UV-A- und UV-B-Strahlung achten.
  - Nach dem Baden erneut eincremen, denn der Schutz geht durch Baden und Abtrocknen fast verloren (bis zu 80 %).
  - Auch im Auto Sonnencreme auftragen, die Scheiben filtern nur unzureichend.
- Schatten: besser als direkte Sonne, aber: Je nach Stoffdicke schützt ein Sonnenschirm oft nur unzureichend. Auch Wolken halten höchstens 20 % der UV-Strahlung ab.

Soforthilfe bei Sonnenbrand

- Kühlung durch kalte Umschläge, zum Beispiel mit Quark.
- Saft einer Zitrone auf der Haut verreiben.
- Wund- und Brandgel von Wala oder Aloe-vera-Gel auftragen bzw. Umschläge mit Combudoron Flüssigkeit von Weleda machen.
- Kamillentee zum Abtupfen: wirkt entzündungshemmend und wundheilungsfördernd bei sehr wunder und gereizter Haut. Drei Beutel Kamillentee oder eine Handvoll Kamillenblüten mit einem Liter heißem Wasser übergießen und etwa zehn Minuten ziehen lassen. Anwenden, wenn der Tee sich angenehm warm anfühlt als.
- Schmerzlinderung, wenn nötig, zum Beispiel mit Ibuprofen oder Paracetamol.

Aromatherapie

- Lavendel- oder Rosenhydrolat von Stadelmann: verschafft Kühlung und versorgt die Haut mit Feuchtigkeit, mehrmals aufsprühen.
- Sonnenpflege intensiv von Stadelmann: nach dem Hydrolat die Haut mit dem Öl pflegen.

Homöopathie

- *Acidum fluoricum* D6 – Sonnenallergie. Täglich einmal, beginnend bereits eine Woche vor dem Urlaub.
- *Apis* – Quaddeln, die Haut ist rot und geschwollen. Stechende Schmerzen. Besser durch Kühlen und kühle Umschläge.
- *Cantharis* – Die Haut ist rot, geschwollen mit juckenden und brennenden Blasen. Besser durch Kühlen und kühle Umschläge.
- *Hypericum* – Die Haut ist völlig überreizt, sehr empfindlich und schmerzhaft. Auch bei Sonnenallergie.
- *Rhus toxicodendron* – Hautrötung mit stark juckenden kleinen Hautbläschen. Große Unruhe.
- *Natrium muriaticum* – Trockene, leicht gerötete, raue Haut, die Lippen sind aufgesprungen und rissig, teilweise zeigen sich Bläschen mit eitrigem wundmachendem Sekret.
- *Sol* – Bei sonnenempfindlicher Haut und Sonnenallergie zur Vorbeugung.

Wann zur Ärztin oder zum Arzt?

- Bei starken Schmerzen.
- Ab einer Verbrennung mit Blasenbildung (Grad 2).
- Bei einer Verbrennungsfläche von mehr als einer Handfläche des Kindes.

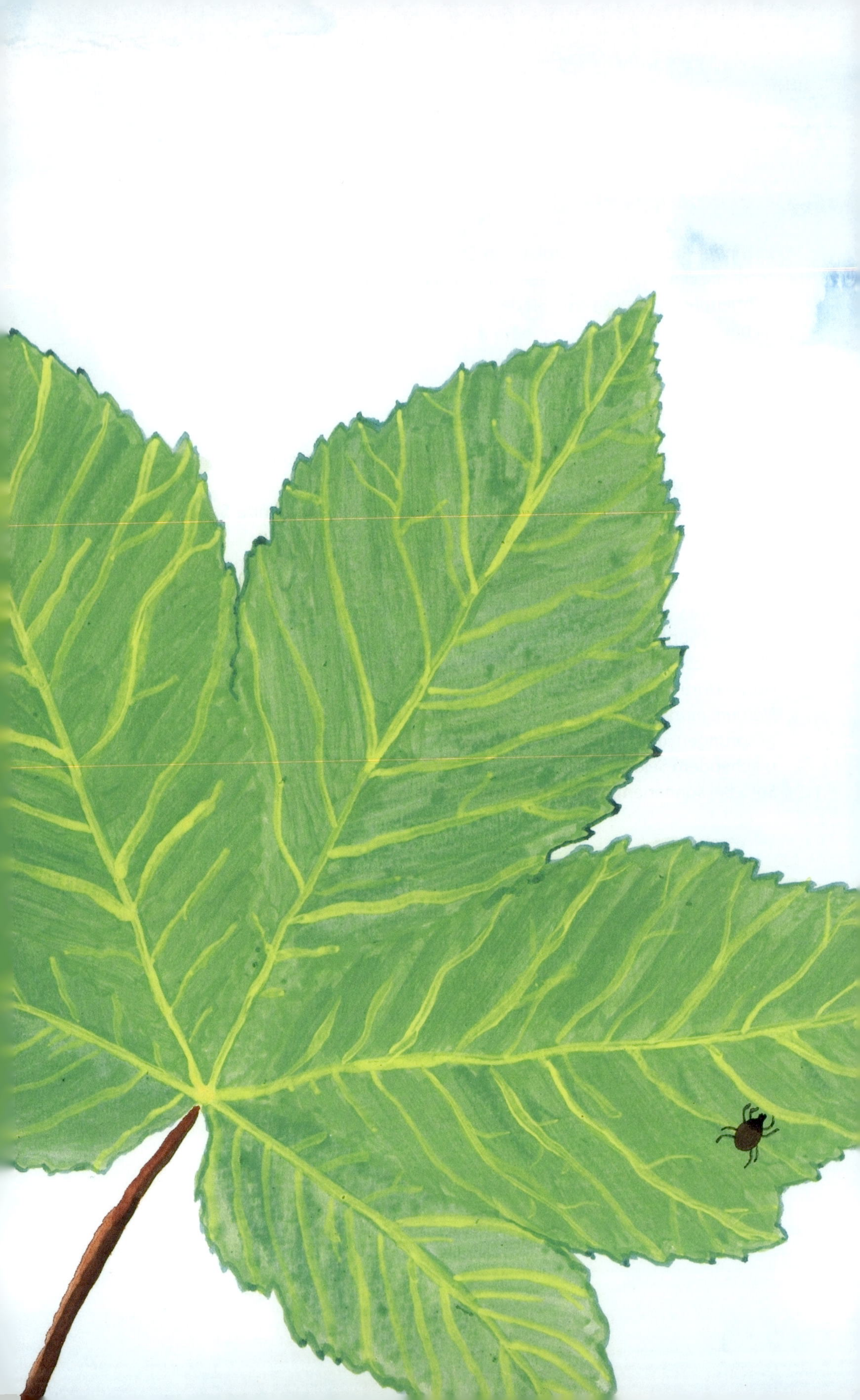

Läuse, Würmer, Zecken

Es sind Panikmacher, die diesen Namen nicht verdienen. Läuse und Würmer finden vor allem in den jungen Kindern leichte Beute, denn Kleinkinder fassen alles an und stecken beim Spielen gerne die Köpfe zusammen. Beide Parasiten lassen sich im Allgemeinen gut behandeln. Bei Zecken steht die Vorbeugung an erster Stelle. Hat doch einmal eine „angebissen", gilt es, sie möglichst bald zu entfernen.

Läuse: Sechsbeinige Untermieter

Läuse krabbeln von Kopf zu Kopf. Die Eier der Läuse, **Nissen** genannt, kleben an den Haaren und sind meist leichter zu erkennen als die Läuse selber. Die Eier werden bevorzugt an den Schläfen, hinter den Ohren und am Nacken abgelegt. Auffällig werden auch die juckenden roten Knötchen, die durch den Biss der Läuse verursacht werden. Mit mangelnder Hygiene haben Läuse nichts zu tun!

Läuse überleben – wenn sie vom Kopf herunter sind – nur maximal zwei Tage und sind nach wenigen Stunden nicht mehr infektiös. Im Wasser überleben sie sogar nur 20 Minuten. Sind die Nissen weiter als 1 cm von den Haarwurzeln entfernt, enthalten sie keine lebensfähigen Läuselarven mehr.

Allgemeine Maßnahmen

- Silikonhaltige Läusemittel aus der Apotheke sind die beste Möglichkeit, Läuse zu behandeln, zum Beispiel Hedrin Once, Etopril, Nyda, Dimet 20. Die Anwendung erfolgt bei Hedrin Once einmal, bei den übrigen dreimal im Abstand von einer Woche. Normales Shampoo reicht nicht aus.
- Kopfkissen waschen: Es reicht aus, das Kopfkissen bei 60 °C zu waschen oder 15 Minuten bei über 60 °C in den Trockner zu geben.
- Kuscheltiere und Mützen: Sie brauchen im Allgemeinen nicht gewaschen zu werden.
- Feuchtes Auskämmen ist sehr effektiv und hilft, die Läuse und viele Nissen mechanisch zu entfernen. Zunächst mit einem normalen Kamm auskämmen, dann mit einem speziellen Läusekamm.
- Informieren Sie die Kontaktpersonen, die Kinderkrippe, den Kindergarten bzw. die Schule.

- Der Läusebefall kann sehr hartnäckig sein, besonders bei dichten Haaren. Silikonhaltige Läusemittel sind völlig ungefährlich. Wiederholen Sie einfach die Behandlung in wöchentlichem Abstand mehrmals hintereinander. Auch Neuansteckungen kommen oft vor.

Aromatherapie

- Teebaum-Shampoo, -Haaröl von Stadelmann: Haarpflege mit Shampoo und Öl als Intensivbehandlung. Die Haare Strähnchen für Strähnchen einölen, einwirken lassen und dann auswaschen.

Würmer im Stuhl

Wurmeier gelangen über den Mund in den Darm und entwickeln sich dort zu Würmern. In unseren Breiten sind es häufig Madenwürmer (Oxyuren). Die Ursache sind meist ungewaschene Hände (besonders der Schmutz unter den Fingernägeln), auch verunreinigte Lebensmittel und sehr selten Staub. Die Würmer legen ihre Eier direkt am Anus ab, vorzugsweise nachts. Das verursacht den typischen abendlichen Juckreiz. Durch das Kratzen dort mit den Händen gelangen die Eier wieder in den Mund, wodurch es zu einer Neuansteckung kommt. Ein Wurmbefall ist im Allgemeinen nicht gefährlich.

Wenn Ihr Kind mehrfach sagt, dass es am Po juckt, vor allem gegen Abend, sollten Sie den Po untersuchen. Die Frage nach Würmern klärt sich beim Ansehen der juckenden Stelle oft von allein. Madenwürmer sind zwischen 3 und 13 mm lang und sehen aus wie kleine dünne, weiße Fäden, die sich teilweise bewegen – nach diesem Anblick sind fast alle Eltern entschlossen, sofort eine Wurmtherapie einzuleiten. Schauen Sie sich bei Verdacht auf Würmer auch den Stuhlgang genau an – manchmal finden sich Würmer an der Oberfläche.

Allgemeine Maßnahmen

- Hände waschen: vor dem Essen bzw. bevor die Hände den Mund oder Lebensmittel berühren, besonders gründlich nach dem Gang zur Toilette und bei besonders schmutzigen Hände nach dem Betreten der Wohnung (siehe Seite 38).
- Fingernägel kurz halten.

- Wäsche mit üblichem Waschmittel waschen: Bettwäsche und Kleidung, besonders den Schlafanzug, bei 40 °C, Tücher, mit denen der Po gereinigt wurde, bei 60 °C.
- Alle diese Maßnahmen eignen sich auch zur Vorbeugung.

Wann zur Ärztin oder zum Arzt?

- Wenn Sie einen Hinweis auf Würmer finden.
- Bei anhaltendem Juckreiz über Tage, auch wenn Sie keine Würmer oder Wurmeier finden. Neben Wurminfektionen gibt es auch andere Ursachen für einen Juckreiz.
- Würmer sind mit speziellen Wurmmitteln gut zu behandeln. Ihr Kinder- und Jugendarzt wird Sie beraten.

Zecken: Überträger von FSME und Borelliose

Die bekanntesten Krankheiten, die durch Zecken übertragen werden sind die Borreliose (siehe Seite 201) und die FSME (Frühsommer-Meningoenzephalitis, (siehe Seite 199). Zecken kommen in Gebüschen, Gärten und auf Wiesen vor. Sie klettern an ausgesetzte Stellen, etwa auf eine Höhe von 10–50 cm (bis maximal 1,50 m). Bei Kontakt werden sie abgestreift, halten sich am Wirt fest und suchen dann am Körper einen geschützten Ort. Ab einer Temperatur von 8 °C werden sie aktiv.

Wie bei jedem Insektenstich kommt es zu einer **Rötung**, hervorgerufen durch die Reaktion des Körpers auf den Speichel der Zecke. Diese Rötung ist, ähnlich wie bei einem Insektenstich, innerhalb von fünf Tagen wieder verschwunden. Es ist sinnvoll, den Zeckenstich im Kalender zu notieren.

> *Haustiere erhöhen nicht das Risiko, an einer von Zecken übertragenen Krankheit zu erkranken.*

Zecke entfernen, sobald es möglich ist: Dazu fasst man die Zecke möglichst direkt über der Haut und zieht sie senkrecht nach oben. Der Zeckenkörper sollte dabei nicht gequetscht werden, damit kein infizierter Mageninhalt in die Wunde gelangen kann. Bei kleinen Zecken ist das Quetschen des Körpers allerdings nicht zu umgehen.

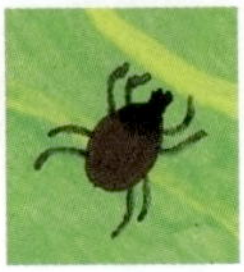

Zeckenreste – sichtbar als kleiner schwarzer Punkt –, die in der Wunde stecken geblieben sind, müssen nicht unbedingt entfernt werden. Praktikables Vorgehen für diesen Fall: Einen Klecks desinfizierende Salbe (z. B. Jodsalbe) auf die Stelle geben und mit einem Pflaster abdecken, täglich wechseln. Nach etwa fünf bis sieben Tagen müsste sich die Wunde selbst gereinigt haben. Der Körper schiebt den abgerissenen Kopf – eigentlich ist es nur der Stechapparat – genauso aus der Wunde heraus wie einen Spreißel. Eine Untersuchung der abgerissenen Zecke ist wenig sinnvoll, die Aussagekraft des Tests ist zu gering.

Allgemeine Maßnahmen

- Am Abend nach einem Aufenthalt im Freien den Körper absuchen und die Zecke entfernen.

Pflanzenheilkunde und Aromatherapie

- Wund- und Brandgel von Wala oder Aloe-vera-Gel: zur Behandlung der Einstichstelle.
- Rose-Teebaum-Essenz von Stadelmann: 1 Tropfen auf die Einstichstelle träufeln, genügt meist einmalig.

Homöopathie

- *Apis* – Die Haut ist rot und geschwollen. Stechende Schmerzen.
- *Ledum* – Starker Juckreiz, geringe teigige Schwellung.
- *Urtica urens* – Juckende, fein stechende Quaddeln, wie Ameisenlaufen.

Schulmedizin

- Es gibt zeckenabweisende Lotionen zum Eincremen, deren Wirkung hält allerdings nur bis zu zwei Stunden an. Ihr Kinder- und Jugendarzt oder die Apothekerin kann Sie dazu beraten.

Vorbeugung

- Ab einer Temperatur von 8 °C werden Zecken aktiv.
- Lange Hosen, langärmelige Oberbekleidung und feste Schuhe. Besonders beim Spielen in Wiesen und Gebüsch in Risikogebieten (siehe unten). Im Sommer ist das allerdings häufig wenig praktikabel.
- Einreiben mit Kokosöl, denn die im Kokosöl enthaltene Laurinsäure stößt Zecken ab. Das ist bereits ab der Geburt möglich, auch in der Schwangerschaft und Stillzeit. Die Wirkung hält etwa zwei Stunden an.
- In einzelnen Fällen sind Kinder nach Einnahme von Schwarzkümmelöl weniger anfällig für Zecken.

Wann zur Ärztin oder zum Arzt?

- Wenn es Ihnen nicht gelingt, die Zecke zu entfernen.
- Wenn die Stichwunde nicht innerhalb von fünf Tagen abheilt.
- Wenn die Rötung länger als sieben Tage anhält oder nach sieben Tagen die Tendenz hat, größer zu werden.
- Wenn Ihr Kind eine Woche nach dem Stich grippeähnliche Beschwerden hat (siehe unten).
- Bei unklaren Gelenk- und Kopfschmerzen, die etwa eine bis zwei Wochen nach dem Zeckenstich auftreten.
- Wenn bei der Zeckenentfernung der Stechapparat abgerissen ist und sich nach sieben Tagen die Wunde nicht gereinigt hat bzw. entzündet aussieht.

FSME – Frühsommer-Meningoenzephalitis

Bei der Frühsommer-Meningoenzephalitis handelt es sich um eine Entzündung des Gehirns und der Hirnhäute durch Viren. Je nach Region beträgt der Anteil der mit FSME infizierten Zecken in Deutschlang 0,1 – 5 %, das ist eine von 1000 Zecken bis eine von 20. In Bayern und Baden-Württemberg ist die Zahl besonders hoch, dort ist etwa jede 20. Zecke betroffen. Eine Karte mit den Risikogebieten gibt das Robert-Koch-Institut heraus (www.rki.de, Suchbegriff FSME-Risikogebiete eingeben).

Meist werden die Erreger bereits beim Stich einer Zecke übertragen. Selten erfolgt die Übertragung der Viren durch das Trinken von unbehandelter Milch infizierter Tiere. Die Mehrzahl der Infektionen verläuft völlig ohne Krankheitszeichen. 2021 gab es in Deutschland 418 gemeldete Fälle. Ab 40 Jahren steigt das Risiko, an einer FSME zu erkranken, deutlich an.

> *Nur in einem von zehn Fällen (10 %) ist ein Kind im Alter bis 15 Jahre betroffen.*

Eine spezielle Behandlung gibt es nicht. Zur Vorbeugung gegen diese Krankheit existiert eine Impfung, die ab einem Jahr zugelassen ist. Zusätzlich können die vorbeugenden Maßnahmen gegen Zeckenstiche (siehe Seite 199) das Risiko verringern.

Die Krankheit kann in zwei Phasen verlaufen (die Werte in Klammern beschreiben den möglichen zeitlichen Spielraum):

- **Phase 1:** Ungefähr eine Woche (3 – 14 Tage) nach einem Stich treten grippeähnliche Beschwerden auf mit Fieber bis 39 °C, Kopf- und Gliederschmerzen, Erbrechen und Schwindel. Die Phase dauert ca. eine Woche.
- Intervall von einer Woche (7 – 20 Tage) ohne Krankheitszeichen.
- **Phase 2:** Sie tritt nur bei 10 % der Betroffenen auf. Es kommt zu starken Kopfschmerzen, ausgeprägter Müdigkeit, Schwächegefühl, hohem Fieber bis 40 °C, Erbrechen, Zittern, Gleichgewichtsstörungen, gestörtem Bewusstsein, Zittern, Nervenschmerzen, Schluck- und Sprechstörungen, selten auch zu Lähmungen und Krampfanfällen.

Bisher ist es nicht möglich zu bestimmen, wie hoch das Risiko ist, nach einem Stich zu erkranken, da viele Infektionen ohne Symptome ablaufen oder die zweite Krankheitsphase ausbleibt.

Bereits in Phase 1 der Erkrankung findet sich eine – wenn auch geringe – Meningitis. Diese kann zu vorübergehenden Aufmerksamkeits- und Konzentrationsstörungen für die Dauer von mehreren Wochen führen. Erfreulicherweise bleiben nach Phase 2 bei Kindern selten neurologische Folgeschäden – nur bei etwa einem von 200 Kindern (0,5 %). Beschrieben sind unter anderem lang anhaltende Entwicklungsverzögerung, Lernstörungen und teilweise Lähmungen.

Bei Erwachsenen sieht das anders aus, denn sie erkranken deutlich schwerer und leiden entsprechend häufiger an neurologischen Folgeschäden (u. a. lang dauernde Kopfschmerzen, Lähmungen, Krampfanfälle). Die Sterblichkeit liegt bei unter 1 % (weniger als 1 von 100).

Lyme-Borreliose

Etwa jede fünfte Zecke (20 %) trägt Bakterien der Gattung Borrelia in sich. Die Wahrscheinlichkeit, dass eine infizierte Zecke diese Bakterien auch wirklich überträgt, liegt jedoch nur bei 5 %, das heißt, von 20 Menschen, die von einer infizierten Zecke gestochen werden, erkrankt im Durchschnitt einer. Insgesamt liegt die Wahrscheinlichkeit, sich durch einen Zeckenstich mit Borrelien zu infizieren, somit bei 1:100 (1 %). Gelingt es, die Zecke innerhalb von 12 – 16 Stunden nach dem Stich zu entfernen, so ist das Übertragungsrisiko für eine Infektion mit Borrelien, selbst wenn die Zecke infiziert ist, sehr gering. Eine Übertragung der Borrelien durch infizierte Stechmücken kommt nur selten vor.

Die Krankheit kann in drei Stadien verlaufen. Am häufigsten ist Stadium 1, deutlich seltener Stadium 2 und zu Stadium 3 kommt es bei Kindern fast nie.

- **Stadium 1:** Frühestens nach einer bis drei Wochen findet sich an der Einstichstelle meist eine kreisförmige Rötung: Ein Kreis, der von Tag zu Tag langsam größer wird – man spricht von Wanderröte (Erythema chronicum migrans). Um festzustellen, ob die Rötung größer wird, kann man den Rand mit einem Kugelschreiber markieren. Seltener bleibt die typische Rötung an der Einstichstelle deutlich länger als fünf Tage bestehen. Dann schwillt die Stelle leicht an und wird intensiver rot – ein Lymphozytom entsteht. Grippeähnliche Symptome sind beschrieben, jedoch nur dann klar zuzuordnen, wenn gleichzeitig ein Ausschlag auftritt.
- **Stadium 2:** Nach Wochen bis Monaten kann sich eine Gelenkschwellung, Hirnhautentzündung, meist in Form der Lähmung eines Gesichtsnervs, oder eine Herzmuskelentzündung entwickeln.
- **Stadium 3:** Nach Monaten bis Jahren finden sich vor allem narbenartige Hautveränderungen und Nervenlähmungen.

Stadium 1 und 2 können, gerade bei Kindern, sehr gut mit einem Antibiotikum behandelt werden. Einen Impfstoff gegen Borreliose gibt es nicht.

Skabies (Krätze)

Krätze wird durch Krätzmilben verursacht. Die Tiere sind etwa einen halben Millimeter groß. Die Weibchen bohren in der obersten Hautschicht kleine Gänge, in denen sie Eier und Kotreste hinterlassen. Das löst einen starken Juckreiz aus und die Haut wirkt aufgekratzt, rau und unrein. Die Ansteckung erfolgt über den direkten Hautkontakt von mindestens fünf bis zehn Minuten. Von der Ansteckung bis zum Ausbruch dauert es zwei bis sechs Wochen. Infizierte sind ansteckend, bevor der Ausschlag auftritt. Oft finden sich erste Stellen an Händen und Füßen, später dann über den ganzen Körper verteilt.

Allgemeine Maßnahmen

- Wäsche waschen: mit mindestens 50 °C für mindestens 35 Minuten.
- Betten frisch beziehen: täglich für vier Tage (bei starkem Befall bis zwei Tage nach der zweiten Behandlung).
- Polster/Sofa usw. absaugen und 48 Stunden nicht benutzen.
- Nicht waschbare Dinge in einer Plastiktüte verpackt für vier Tage bei mindestens 21 °C lagern oder für mindestens fünf Stunden bei mindestens –10 °C einfrieren.

Schulmedizin

- So bald wie möglich behandeln, um die weitere Ausbreitung zu verhindern.
- *Alle* direkten Kontaktpersonen mitbehandeln (einmalig, wenn keine Symptome).
- Kinder mit weniger als 15 kg Körpergewicht: mit Permethrin 5 % (Infectoscab) eincremen. Mund und Augen dabei aussparen. Creme mindestens für acht Stunden belassen (z. B. über die Nacht) und danach abduschen. Packungsbeilage beachten.
- Ab 15 kg Körpergewicht: Neben der Permethrin-Creme stehen auch Driponin 3 mg Tabletten (Ivermectin) zur Verfügung.
- Wiederholung der Behandlung nach sieben bis zehn Tagen (da nur maximal 75 % Erfolg nach erster Behandlung).
- Der Juckreiz verschwindet erst nach drei bis vier Wochen.
- Meldung an Kindergarten und Schule.
- Das Kind kann bereits 24 Stunden nach der ersten Behandlung wieder in Kita, Kindergarten oder Schule.

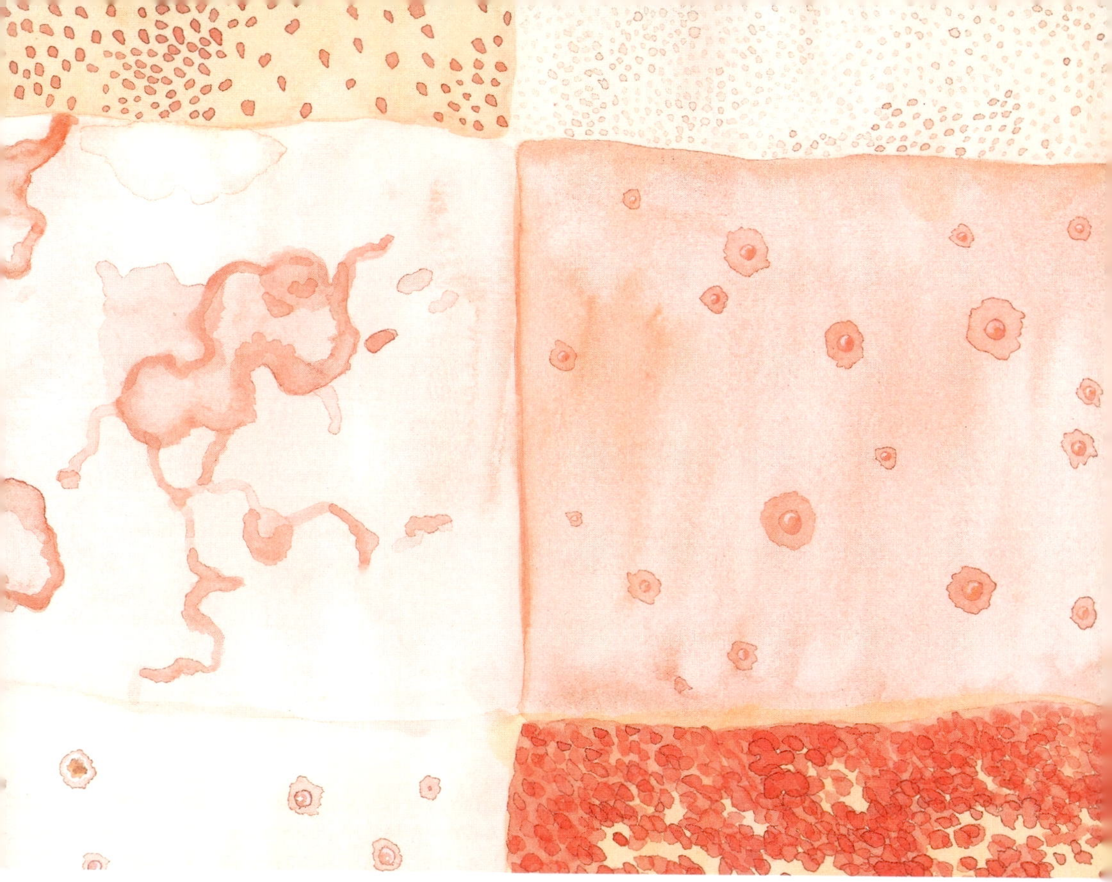

Kinderkrankheiten

Die meisten klassischen Kinderkrankheiten kommen heute kaum noch vor, da wirksame Impfungen zur Verfügung stehen (siehe Seite 268). Sie werden daher hier nicht beschrieben. Eine Übersicht über die Erreger und den Krankheitsverlauf zeigt Tabelle 10. Gegen drei ansteckende Kinderkrankheiten jedoch gibt es keine Impfung: Ringelröteln, Dreitagefieber und Hand-Fuß-Mund-Krankheit.

Krankheit	Erreger	Inkubationszeit[a]	Ansteckend vor Ausbruch der Krankheit	Ansteckend nach Ausbruch der Krankheit	Dauer der Krankheit
Masern	Masernvirus	8–12 Tage bis zur Entzündung der Schleimhäute, 14 Tage bis zum Ausschlag	5 Tage vor Auftreten des Hautausschlags	Bis 4 Tage nach Auftreten des Hautausschlags	2–3 Wochen, das Immunsystem ist etwa 6 Wochen geschwächt 5 % stumme Verläufe[b]
Mumps	Mumpsvirus	16–18 Tage (12–25 Tage sind möglich)	3–5 Tage (bis 7 Tage sind möglich)	4 Tage (bis 9 Tage sind möglich)	3–8 Tage, 30–40 % stumme Verläufe[b]
Röteln	Rötelnvirus	14–21 Tage	7 Tage vor Auftreten des Hautausschlags	7 Tage nach Auftreten des Hautausschlags	Ca. 7 Tage, 50 % stumme Verläufe[b]
Windpocken (Varizellen)	Varicella-Zoster-Virus	14–16 Tage (8–28 Tage sind möglich)	1–2 Tage vor Auftreten des Hautausschlags	Solange frische Bläschen vorhanden sind, meist 5–7 Tage nach Auftreten der Bläschen	Ca. 7 Tage
Scharlach	Streptokokken der Gruppe A	2–4 Tage	1–2 Tage vor dem Krankwerden	Bis 24 Stunden nach Antibiotikumgabe, unbehandelt bis zu 3 Wochen	Dauer und Heftigkeit kann stark variieren

Krankheit	Erreger	Inkubationszeit[a]	Ansteckend vor Ausbruch der Krankheit	Ansteckend nach Ausbruch der Krankheit	Dauer der Krankheit
Hand-Fuß-Mund-Krankheit	Enteroviren	3 – 10 Tage (1 – 30 Tage sind möglich)	Keine Angaben	Wochenlange Ausscheidung im Stuhl	5 – 7 Tage, 80 % stumme Verläufe[b]
Dreitagefieber	Humaner Herpesvirus 6 und 7	5 – 15 Tage	3 Tage vor Auftreten des Fiebers	Nach Auftreten des Hautausschlags nicht mehr ansteckend	3 Tage
Ringelröteln	Parvovirus B19	4 – 14 Tage (bis 21 Tage sind möglich)	4 Tage vor Ausbruch des Hautausschlags	Nach Auftreten des Hautausschlags praktisch nicht mehr ansteckend	80 – 85 % stumme Verläufe[b]
Borreliose	Borrelia burgdorferi	Stadium 1: Tage bis Wochen Stadium 2: Wochen bis Monate Stadium 3: Monate bis Jahre	Keine Übertragung von Mensch zu Mensch	Keine Übertragung von Mensch zu Mensch	Unterschiedliche Stadien, daher unterschiedliche Krankheitsdauer, 95 % stumme Verläufe[b]
Keuchhusten (Pertussis)	Bordetella pertussis	7 – 10 Tage (5 – 21 Tage sind möglich)	Im Stadium catarrhale (Husten und Schnupfen), 1 – 2 Wochen vor den typischen Hustenanfällen	Bis zu 3 Wochen nach Beginn der Hustenanfälle (Stadium convulsivum)	Stadium convulsivum: 1 – 3 Monate, 10 % der Kinder werden bei Kontakt nicht angesteckt

Fortsetzung nächste Seite

Krankheit	Erreger	Inkubationszeit[a]	Ansteckend vor Ausbruch der Krankheit	Ansteckend nach Ausbruch der Krankheit	Dauer der Krankheit
Krätze (Skabies)	Sarcoptes scabiei (Grabmilbe)	Bei erster Ansteckung 2 – 5 Wochen bei erneuter Ansteckung 1 – 3 Tage	Keine Angaben	Keine Ansteckung mehr nach abgeschlossener Behandlung bzw. 24 Stunden nach Einnahme von Ivermectin	
Mundfäule (Stomatitis)	Herpes-simplex-Virus	3 – 6 Tage (2 – 12 Tage, evtl. bis zu 6 Wochen sind möglich)	2 Tage vor dem Auftreten der Aphthen	Bei erster Infektion eine bis mehrere Wochen bei erneuter Infektion wenige Tage	10 Tage, 20 – 30 % der Erstinfektionen verlaufen relativ heftig

[a] Die Inkubationszeit ist die Dauer von der Ansteckung bis zum Ausbruch der Krankheit.
[b] Stummer Verlauf bedeutet: Der Körper bildet Abwehrkräfte gegen die Erkrankung, ist dabei aber nicht krank, das heißt, der Körper macht die Krankheit „stumm“ (inapparent) durch.

Tab. 10: *Ansteckende Krankheiten: Inkubationszeit, Ansteckung und Dauer*

Ringelröteln: Kringel auf der Haut

Dem Aussehen nach könnte man sie auch scherzhaft als „Kringelröteln“ bezeichnen. Kinder mit Ringelröteln fallen auf, weil sie so ungewöhnlich „gesunde“ rote Wangen haben. Nach wenigen Tagen wandert der Hautausschlag tiefer und es finden sich eigenartige, kringelförmige, meist dezente, rötliche Zeichnungen auf Unterarmen und Beinen, bei der Hälfte der Kinder auch am Körperstamm. Erreger ist ein Virus, der Parvovirus B19.

Die Ansteckung ist sehr leicht möglich und erfolgt über Speichel, etwa vier bis 14 Tage (seltener bis 21 Tage) später tritt der Hautausschlag auf. Wenn der Hautausschlag sichtbar ist, sind die Kinder praktisch nicht mehr ansteckend. Der Hautausschlag kann bis zu vier Monate lang immer wieder einmal auftauchen, das ist normal. Bei Jugendlichen und Erwachsene kommen in etwa 50 % der Fälle vorübergehend auch Gelenkschmerzen dazu (Dauer: ein bis zwei Monate).

Eine Behandlung ist nur in besonderen Fällen nötig, da Komplikationen die große Ausnahme sind. Eigentlich eine harmlose Kinderkrankheit.

Vorsicht in der Schwangerschaft

Schwangere Frauen, die Kontakt mit einem Kind haben, bei dem Ringelröteln festgestellt wurden, können beim Frauenarzt ihr Blut untersuchen lassen. Hatten sie früher einmal die Ringelröteln, dann finden sich heute noch Antikörper, die vor einer erneuten Erkrankung schützen. Fehlt dieser Schutz vor Ringelröteln, kann die Krankheit in sehr seltenen Fällen beim ungeborenen Kind zu einer Blutarmut führen, je früher in der Schwangerschaft, desto gefährlicher. Bitte Genaueres mit Ihrem Frauenarzt besprechen.

Dreitagefieber: Erst Fieber, dann Flecken

Nahezu alle Kinder machen meist schon im Säuglingsalter das Dreitagefieber durch. Es wird von humanen Herpesviren (Typ 6 und 7) verursacht. Zunächst haben die Kinder die typischen Zeichen eines hochfieberhaften Infektes. Plötzlich ist dann das Fieber weg – meist genau am vierten Tag – und es zeigen sich kleine rote Flecken, in der Regel verstärkt am Stamm, oft auch am Hals. Die Flecken blassen innerhalb der nächsten drei Tage wieder ab und alles ist vorbei.

Die Ansteckung ist sehr leicht möglich und erfolgt über die Luft (Niesen, Husten, Sprechen), etwa fünf bis 15 Tage später tritt der Hautausschlag auf. Eltern sagen oft: „Erst haben sie drei Tage Fieber und dann sind sie drei Tage grantig". Ich vermute, dass die schlechte Laune vom Juckreiz durch den Hautausschlag kommt. Leider ist für Kinder unter einem Jahr kein Juckreizblocker zugelassen, eventuell hilft Eincremen mit einer Pflegecreme.

Das Dreitagefieber ist eigentlich eine harmlose Kinderkrankheit. Gegen das hohe Fieber kann zur Behandlung ein fiebersenkendes Mittel gegeben werden (siehe Seite 51).

Hand-Fuß-Mund-Krankheit

Auch diese Krankheit wird durch Viren verursacht, und zwar durch Coxsackie- und Enteroviren. Da sie sehr ansteckend ist, grassiert sie oft monatelang in Kindergärten und Schulen. Die Symptome sind bei größeren Kindern – etwa ab dem Schulalter – ganz eindeutig: Bläschen mit Rötung an den Handflächen und Fußsohlen und Aphthen im Mund (kleine weiße rundliche Stellen, die wie aus der Mundschleimhaut ausgestanzt wirken). Oft sagen die Kinder, sie würden „wie auf Nadeln" laufen. Zu Beginn sieht man meist nur rote Punkte, aus denen sich innerhalb von Stunden Bläschen entwickeln können.

Je kleiner die Kinder sind, desto weniger hält sich die Krankheit an die beschriebenen Stellen. Säuglinge und Kleinkinder haben Fieber und signalisieren oft Schmerzen im Mund. Zuerst sieht man oft rote Flecken um dem Mund herum und auf den Lippen. An Händen und Füßen muss man meist sehr genau nach kleinen roten Punkten suchen. Von den Handflächen breiten sich die roten Punkte mit kleinen Bläschen in der Mitte aus und wandern zwischen den Fingern weiter auf die Handrücken, dann die Unterarme hoch bis etwa zu den Ellenbogen. Ähnlich an den Füßen, wo sich der Ausschlag auch an den Unterschenkeln zeigt, oft auch im Windelbereich, besonders am Gesäß. Sehr selten sind kleine rote Flecken an den Schultern oder dem Körperstamm zu finden.

Die Ansteckung ist sehr leicht möglich und erfolgt über Speichel und Stuhlgang (v. a. über die Hände), etwa drei bis zehn (ein bis 30) Tage später tritt der Hautausschlag auf. Über den Stuhl können die Viren noch über viele Wochen ausgeschieden werden, deshalb können Kinder auch nach der Krankheit noch längere Zeit ansteckend sein. Da mehrere Virustypen als Erreger infrage kommen, ist es möglich, dass sich Kinder selbst nach einer überstandenen Infektion mit einem anderen Typ erneut anstecken.

Eine Behandlung ist nur in besonderen Fällen nötig, da Komplikationen die große Ausnahme sind. Oft helfen Schmerzmittel gegen die Schmerzen im Mund und Juckreizblocker bei Juckreiz.

Die Hand-Fuß-Mund-Krankheit ist eigentlich eine harmlose, aber teils schmerzhafte und in wenigen Fällen heftig verlaufende Kinderkrankheit. Fast alle Kinder erholen sich innerhalb von fünf bis sieben Tagen ohne ärztliche Behandlung. Etwa 80 % der Infektionen verlaufen ohne Krankheitszeichen.

Etwas vier Wochen nach der Hand-Fuß-Mund-Krankheit können sich Finger- oder Zehennägel ablösen. Keine Sorge, sie wachsen wieder nach!

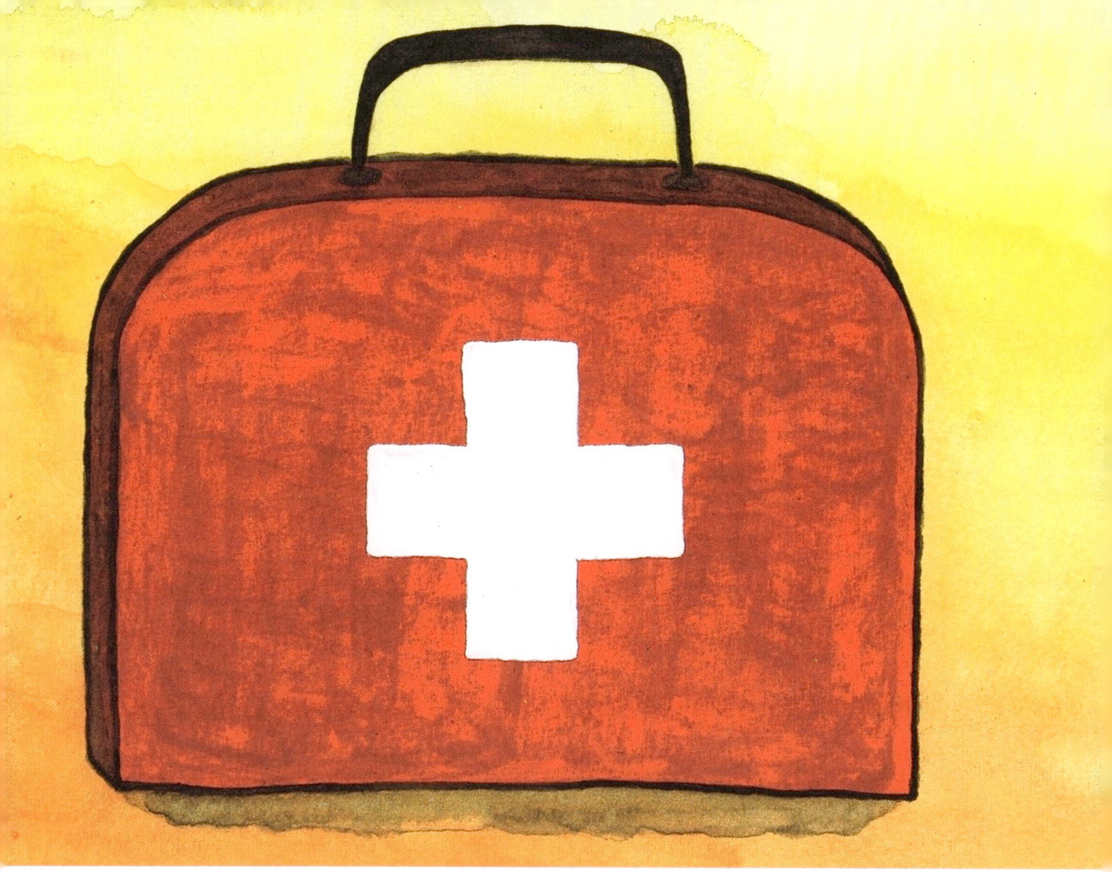

Verletzungen und Unfälle

Der Berufsverband der Kinder- und Jugendärzt*innen stellt auf seiner Homepage (www.kinderaerzte-im-netz.de) in der Mediathek im Bereich Broschüren und Informationsflyer altersbezogene „Merkblätter Kinderunfälle" zur Verfügung. Hier werden Verletzungen und Unfälle beschrieben, die häufig in der jeweiligen Altersgruppe vorkommen, und wie sie zu verhindern sind (Tab. 11).

Unfälle bei Kindern in Deutschland

- 10% Verkehrsunfälle
- 90% Unfälle im häuslichen Bereich
- 5–10% der schwer verletzten Kinder sterben.
- Hochrisikogruppe sind die Ein- bis Vierjährigen: Es ist die Zeit der ungebremsten Neugier.

Etwa jedes siebte Kind zwischen null und 14 Jahren hat pro Jahr einen Unfall (ungefähr 1,7 Millionen Kinder von elf Millionen dieser Altersgruppe).

Alter	Häufige Verletzung
Säuglinge	Verletzungen infolge von Ersticken, Sturz oder äußerer Gewalt
1–4 Jahre	Verletzungen nach Sturz, Vergiftung oder Verbrennungen/Verbrühungen
5–14 Jahre	Kopfverletzungen und Knochenbrüche durch Sport, beim Spielen oder bei sonstigen Freizeitaktivitäten

Tab. 11: *Häufige Verletzungen nach Altersgruppen*

Gehfrei – eine gefährliche „Lauflernhilfe"!

Ob Gehfrei oder Babywalker – Lauflernhilfen schaden Ihrem Kind! Unzählige teils schwerste Verletzungen sind dokumentiert (Querschnittslähmung, Verbrühungen, Schädelbrüche usw.). Die Zahl der Unfälle wird auf 6000 pro Jahr geschätzt. Außerdem hemmen diese Gestelle die Ausbildung der Körpermuskulatur und schaden der motorischen Entwicklung. Die Gefahr rührt aber nicht nur von Stürzen her: Die Kinder im Gehfrei erreichen zudem eine ungewohnte Greifhöhe und kommen so an Gegenstände, die ihnen gefährlich werden können (Wasserkocher, Messer, Zigaretten, usw.).

Auf den Kopf gefallen

Das Gehirn ist in seiner harten „Knochenschale“ gut und sicher eingepackt. Um die Geburt zu erleichtern, muss der Schädel zu diesem Zeitpunkt noch verformbar sein. Im Lauf der folgenden Monate und Jahre erlebt das Gehirn einen regelrechten Wachstumsschub – der Kopf wird größer. Mit zwei Jahren ist die maximale Anzahl an Gehirnzellen erreicht.

Zunächst enthält das Gewebe noch relativ viel Gewebeflüssigkeit, die Nervenzellen und Nervenfasern sind nicht so eng gepackt wie bei Erwachsenen. Fällt ein Säugling oder ein Kleinkind auf den Kopf, schützen die Verformbarkeit und der relativ hohe Gehalt an Gewebeflüssigkeit vor Verletzungen.

Wird der Kopf bei einem Sturz nur leicht geprellt, spricht man von einer Schädelprellung. Eine Gehirnerschütterung (Commotio cerebri) entspricht einer schwereren Prellung, dabei wirkt das Kind benommen oder ist sogar kurz bewusstlos. Im Allgemeinen gilt: Ein Sturz auf den Kopf ist dann kein Problem,

- wenn Ihr Kind in wenigen Minuten gut zu beruhigen ist und
- wenn es dann wieder Interesse an weiterem Spielen und an seiner Umgebung zeigt.

Kopfschmerzen können in jedem Fall vorhanden sein und selbst bei leichteren Stürzen bis zu 14 Tage anhalten, manchmal auch deutlich länger.

Kopfplatzwunden können, selbst bei einer relativ kleinen Verletzung, heftig bluten, das heißt, oft sieht es schlimmer aus, als es ist.

Allgemeine Maßnahmen

- Zuerst das Kind beruhigen.
- Blutende Wunde: Um die Blutung zu stoppen, sofort für mindestens drei bis fünf Minuten auf die Wunde drücken, zum Beispiel mit einem sauberen Finger, Tuch oder Kleidungsstück. Dann die Wunde versorgen wie auf Seite 217 beschrieben.
- Schädelprellung: weiteres Vorgehen siehe Seite 224.

Aromatherapie

- Immortelle-Akut-Spray von Stadelmann: zum Aufsprühen, wirkt angenehm kühlend.
- Ysop-Immortellen-Öl von Stadelmann: als Ölkompresse auflegen, fördert die Rückbildung des Blutergusses.
- Immortelle-Beinwellsalbe von Stadelmann: bei Schürfungen, fördert die Rückbildung des Blutergusses.

Homöopathie

Bei Kopfschmerzen durch eine Schädelprellung können Sie Arnica als erstes Mittel und nach ein bis zwei Stunden Hypericum als zweites Mittel geben.

- *Arnica* – Typisches Erstmittel bei blauen Flecken und Blutungen.
- *Hypericum* – Typisches Mittel bei Nervenverletzungen. Bei Schwindel, klopfenden Kopfschmerzen, Benommenheit, Konzentrationsstörung. Als Zweitmittel im Abstand von etwa ein bis zwei Stunden nach der Einnahme von Arnica.
- *Bellis perennis* – Die geprellte Stelle bzw. der Bluterguss ist sehr schmerzempfindlich. Besser durch kalte Umschläge.

Schulmedizin

- Schmerzmittel nach Bedarf (Dosierung siehe Seite 51).
- Bei heftigeren Schädelprellungen kann eine wiederholte Gabe über mehrere Tage notwendig sein.

Wann zur Ärztin oder zum Arzt?

In folgenden Fällen sollten Sie unbedingt einen Arzt oder die Klinik aufsuchen:

- Wenn Ihr Kind kurz bewusstlos war.
- Wenn es auffallend still oder auffallend überdreht ist, verwirrt wirkt – sich „irgendwie komisch" verhält.
- Wenn es wiederholt erbricht und einen anhaltenden Würgereiz hat.
- Wenn es sich nicht mehr an den Sturz erinnern kann, also eine Amnesie hat (bei größeren Kindern).

- Wenn sich eine deutlich sichtbare Prellmarke (Beule) am Kopf zeigt.
- Wenn die Fallhöhe über 1,5 m betragen hat bzw. bei Kindern bis zwei Jahren 90 cm.

Nasenbluten: Feste drücken

Durch einen Schlag auf die Nase reißen kleine Blutgefäße in der Nasenschleimhaut ein und es kommt zu Nasenbluten. Manchmal passiert es auch bei kräftigem Schnäuzen oder auch ohne sofort erkennbaren Grund. Verletzungen der Nasenschleimhaut benötigen etwa drei Tage bis zur Abheilung, das heißt, so lange kann es vorkommen, dass die gleiche Stelle wieder blutet.

Die Nasenschleimhaut hat zwei wesentliche Aufgaben und ist deshalb relativ stark durchblutet:

- Befeuchtung der Atemluft
- Abwehr von Erregern und Abfangen von Schwebstoffen und Staub in der Luft

Soforthilfe bei Nasenbluten

- Die Blutung ist fast immer im weichen Teil der Nase. Sie zu stoppen ist ganz einfach: Die Nasenflügel für etwa fünf Minuten zusammendrücken, um die gerissenen Blutgefäße zu komprimieren.
- In den nächsten drei Tagen nicht kräftig schnäuzen, an der Nase herumdrücken oder in der Nase bohren, um die Kruste, die sich zum Verschluss der blutenden Stelle gebildet hat, nicht abzulösen.
- Nicht sinnvoll: Bekannte Vorgehensweisen, wie den Kopf nach hinten zu beugen oder einen kalten Waschlappen in den Nacken zu legen, helfen nicht.

Pflanzenheilkunde und Aromatherapie

- Nasenbalsam mild von Wala: zur Pflege der Schleimhaut zur Vorbeugung und danach.
- Pfefferminzhydrolat von Stadelmann: in den Nacken sprühen oder als erfrischende feuchte Auflage auf die Nase legen.

Homöopathie

- *Arnica* – Nach Nasenprellung oder einem Schlag auf die Nase. Bei wiederholtem Nachbluten der verletzten Nasenschleimhaut.
- *Phosphorus* – Typisches Erstmittel, selbst eine kleine Verletzung der Nasenschleimhaut blutet relativ stark. Besser durch kühle Umschläge, kalte Getränke und Ruhe.

Wann zur Ärztin oder zum Arzt?

- Hinter häufigem Nasenbluten und einer Neigung zu blauen Flecken kann sich auch eine Blutgerinnungsstörung verbergen – in solchen Fällen fragen Sie bitte Ihren Arzt.
- Dagegen ist ein hoher Blutdruck bei Kindern und Jugendlichen als Grund für häufiges Nasenbluten eher eine Ausnahme.

Steifer Hals, Rückenschmerzen, Hexenschuss

Eine Geschichte, die oft erzählt wird: Das Kind wacht morgens auf, weint heftig und kann den Kopf nicht mehr bewegen oder nur noch auf eine Seite drehen. Ältere Kinder und Jugendliche beschreiben plötzlich in den Hals einschießende Schmerzen bei einer ruckartigen Bewegung. Ein Nerv hat sich eingeklemmt und zum Schutz vor weiterem Schaden blockiert der Körper durch starke Schmerzen die Bewegung des Kopfes. Als unangenehmer Nebeneffekt schwillt der gereizte, eingeklemmte Nerv auch noch an, was wiederum die Schmerzen verstärkt.

Die Wirbelsäule im Rücken hält unseren Körper aufrecht. Diesem Zweck dienen die Wirbelkörper und die dazwischen liegenden Bandscheiben. In Wachstumsphasen nehmen die einzelnen Wirbelkörper an Größe zu – sie wachsen in die Höhe, Länge und Breite. Im Schutz der Wirbelsäule, im Wirbelkanal, verlaufen wichtige Nerven, die den Körper und seine Organe mit dem Gehirn verbinden. Die Nerven für die jeweilige Region verlassen die Wirbelsäule seitlich über kleine Öffnungen.

Die Stabilität der Wirbelsäule wird erreicht durch Bänder, die entlang der Wirbelsäule verlaufen, vor allem aber durch vier kräftige Muskelstränge. Sind die Muskeln nicht gut trainiert oder werden sie durch das Längenwachstum mal wieder in die Länge gestreckt (siehe Seite 277) und sind deshalb nicht so stark, kann es passieren, dass sich bei einer einzigen gewöhnlichen Bewegung ein Nerv einklemmt.

Viele kennen den Begriff Hexenschuss für den Bereich der Lendenwirbelsäule. Aber überall im Verlauf der Wirbelsäule kann ein Nerv eingeklemmt werden, im Bereich der Halswirbelsäule (HWS), im Brustbereich (BWS) und im Lendenbereich (LWS).

- Im Bereich der HWS kann Ihr Kind den Kopf plötzlich nicht mehr gut auf eine Seite drehen, weint beim Drehversuch heftig oder hält den Kopf ganz schief (akuter Schiefhals/Torticollis). So etwas ist auch schon bei Kleinkindern zu beobachten.
- Im Bereich der BWS, eher bei Jugendlichen, sind es stechende Schmerzen meist in der Herzgegend links, etwa beim Versuch tief einzuatmen oder bei Drehbewegungen des Oberkörpers.
- Im Bereich der LWS sind Bücken, Laufen und Treppensteigen sehr schmerzhaft.

Sonderfall bei Säuglingen nach der Geburt: Während der Entbindung wird die Halswirbelsäule stark beansprucht. Nach meiner Beobachtung haben 10–20% der Säuglinge eine bevorzugte Seite, auf die sie den Kopf drehen, manchmal hat der Kopf sogar schon eine gewisse Verformung (Asymmetrie). Meist ist eine Kopfdrehung auf die andere Seite nur eingeschränkt möglich. Eine osteopathische Behandlung oder manuelle Therapie kann meist schon mit einer Behandlung Abhilfe schaffen.

Allgemeine Maßnahmen

- Kind beruhigen: Viele Kinder sind durch die Schmerzen sehr beunruhigt.
- Wärme oder Kälte anwenden, je nachdem was Ihr Kind als angenehm empfindet (einfach ausprobieren). Dazu Wärmflasche oder Kirschkernsäckchen anwärmen bzw. vorkühlen.
  - Kälte hilft zumindest zu Beginn, die Nervenreizung zu beruhigen.
  - Wärme fördert im weiteren Verlauf die Durchblutung, entspannt die Muskulatur und beschleunigt die Heilung.
- HWS: Schal mehrfach um den Hals wickeln, das stellt den Bereich ruhig und wärmt. Für wenige Tage empfinden die meisten das als angenehm.
- BWS oder LWS: Wärmflasche oder Kirschkernsäckchen auf die schmerzhafte Stelle legen.
- Schonung und Ruhigstellung, bei starken Schmerzen so lange wie nötig.

- Schiefer Hals: Kopf ruhig halten, dem Kind helfen, den Kopf so zu lagern, dass es keine Schmerzen mehr hat.
- Bewegung vorsichtig und langsam – so früh wie möglich. Durch Bewegung gelangt der eingeklemmte Nerv schneller wieder in seine eigentliche Lage und die Durchblutung wird gefördert.
- Osteopathie kann rasch und effektiv helfen.

Pflanzenheilkunde und Aromatherapie

- Aconit Schmerzöl von Wala: Öl mit Eisenhut, Lavendel und Kampfer zum Einmassieren.
- Massageöl Tonka von Stadelmann: als Einreibung oder Ölkompresse.
- Lavendelöl 10 % von Stadelmann: zur Beruhigung nur wenige Tropfen kurzfristig pur auftragen.

Homöopathie

Bei heftigen Schmerzen können die Arzneimittel ggf. auch mehrfach angewendet werden.

- *Aconitum* – Erstmittel bei plötzlich und heftig einsetzenden Schmerzen.
- *Hypericum* – Typisches Mittel für Nervenverletzungen/Quetschungen. Als Zweitmittel im Abstand von etwa ein bis zwei Stunden geben.

Schulmedizin

- Frühzeitig Schmerzmittel geben, am besten Ibuprofen, denn es hilft einerseits, die Schmerzen zu reduzieren, andererseits bewirkt es eine gewisse Abschwellung des eingeklemmten Nervs. Somit nimmt auch die Beweglichkeit wieder zu.

Vorbeugung

- Viel Sport und Bewegung.

Wann zur Ärztin oder zum Arzt?

- Bei heftigen Schmerzen.
- Wenn eine Bewegung wegen heftiger Schmerzen nicht oder kaum möglich ist.
- Wenn Ihr Sohn oder Ihre Tochter Kribbeln oder Gefühllosigkeit an gewissen Stellen angibt.

Kleine Wunden: Gut versorgt

Im Kindesalter handelt es sich vor allem um Wunden bis zu einer Größe von etwa 2 cm. Typisch sind kleine Platz-, Quetsch- oder Schnittwunden. Auch die sehr schmerzhaften, teils großflächigen Schürfwunden kommen allzu oft vor. Hierbei besteht eher die Gefahr, dass sie nach zwei bis drei Tagen zu eitern beginnen (siehe Seite 220).

Kleine Verletzungen und Wunden sind:

- Nach etwa einem Tag besonders schmerzhaft.
- Nach etwa drei Tagen „notdürftig verschlossen".
- Nach etwa fünf Tagen kaum noch schmerzhaft.
- Nach etwa sieben Tagen weitgehend verheilt.
- Nach etwa zehn Tagen wieder belastbar.

Das Bluten der Wunde bewirkt zwar, dass zumindest ein Teil der Erreger ausgeschwemmt wird. Dennoch ist es wichtig, nach kurzer Zeit die Blutung zu stoppen. Dazu – wenn möglich – für etwa drei Minuten Druck ausüben. Die Blutgerinnung benötigt ca. drei Minuten, um kleinere Blutgefäße wieder abzudichten. Danach wird die Wunde versorgt, das heißt, von Anhaftungen gesäubert, desinfiziert und verbunden.

Kinder berühren mit ihren Fingern oft entzündete Stelle. Auf diese Weise können Bakterien in die Wunde gelangen und dort eine eitrige Entzündung verursachen, genannt Superinfektion. Charakteristisch dafür ist, dass die Verletzung nach drei bis vier Tagen wieder Sekret absondert (Behandlung siehe Seite 220).

Tetanusimpfschutz – bei Verletzungen prüfen!

Schauen Sie im Impfpass nach. Wenn die Grundimmunisierung bzw. die letzte Impfung mehr als fünf Jahre zurückliegt, fragen Sie bitte einen Arzt um Rat.

Allgemeine Maßnahmen

Erster Tag, direkt nach der Verletzung:

- Die Wunde vorsichtig mit lauwarmem Wasser reinigen. Danach abtupfen, zum Beispiel mit einem sauberen Tuch, Küchenpapier, auch Toilettenpapier ist möglich, wenn sonst nichts anderes zur Verfügung steht.
- Kleine Steinchen, Spreißel und Splitter aus der Wunde entfernen, zum Beispiel mit einer Pinzette oder einer Nadel, die Sie vorher kurz über eine Flamme gehalten oder mit 70 % Alkohol desinfiziert haben.
- Desinfizieren und verbinden: Vorgehen wie im Abschnitt Schulmedizin beschrieben (siehe unten).

Zweiter Tag:

- Die Wunde neu verbinden.
- Schonung: Die Wundränder sind rot (vermehrt durchblutet), geschwollen und schmerzhaft. Das ist das Signal des Körpers, dass die Stelle geschont werden sollte.
- Auch gut versorgte Wunden können – meist über Nacht – noch einmal etwas nachbluten bzw. Sekret absondert.

Dritter bis zehnter Tag:

- Täglich neu verbinden.
- Schon ab dem dritten Tag lassen die Schmerzen langsam nach und es kommt zur weiteren Besserung.

Pflanzenheilkunde und Aromatherapie

- Calendula-Essenz: Lösung 1:10 verdünnen – kann allerdings leicht brennen.
- Calendula Babycreme von Weleda: zur Nachbehandlung, wenn die Wunde verschlossen ist.
- Ringelblumensalbe von Stadelmann: bei oberflächlichen Schürfungen.
- Immortelle-Akut-Spray von Stadelmann: aufsprühen und bei Bedarf wiederholen.
- Immortelle-Beinwellsalbe von Stadelmann: zur Pflege tieferer Wunden.
- Narbenbildung vermindern: Narben Gel Wala (ab Geburt): ca. vier Wochen nach dem Wundverschluss 1- bis 2-mal täglich anwenden, entweder einreiben, bis es trocken ist, oder als Gelverband.

Homöopathie

- *Arnica* – Generell bei Wunden und Gewebeverletzungen, auch bei Prellungen und blauen Flecken. Große Schmerzempfindlichkeit, Zerschlagenheitsgefühl. Besser durch Ruhe und Wärme. Schlechter durch Bewegung und Berührung.
- *Ledum* – Bei Stich- oder Bissverletzungen.
- *Staphisagria* – Bei Schnittverletzungen.

Schulmedizin

Kleine Wunden bis etwa 2 × 2 cm und oberflächliche Schürfungen:

- Desinfektion, zum Beispiel mit Octenisept: großzügig anwenden, damit wird auch Schmutz aus der Wunde gespült. Octenisept brennt im Gegensatz zur Jodlösung kaum auf der Wunde. Wasserstoffperoxid ist eine gute Alternative.
- Verband mit Jodsalbe oder Tyrosur Gel: Salbe oder Gel auf die Wunde geben, das desinfiziert und verhindert, dass der Verband auf der Wunde festklebt.
- Wunddistanzgitter, zum Beispiel Cuticell oder Urgotül (falls vorhanden): auf die Wunde aufgelegt verhindert es ebenfalls, dass der Verband mit der Wunde verklebt.
- Den Verband täglich wechseln.
- An Stellen, an denen sich kein Verband anlegen lässt, mehrfach am Tag eine desinfizierende Salbe auftragen oder die Fläche mit Octenisept besprühen.
- Narbenbildung vermindern: Bepanthen Narben-Gel, Contractubex Gel: sobald die Wunde abgeheilt ist, 2- bis 3-mal täglich für drei bis sechs Monate einmassieren.

Wann zur Ärztin oder zum Arzt?

- Bei äußerst schmerzhaften Wunden.
- Bei großen Verletzungen.
- Bei starker Blutung.
- Wenn sich die Rötung und die Schmerzen der Wunde nach vier bis fünf Tagen verstärken und sich vermehrt Sekret im Verband zeigt. Das kann auf eine Infektion der Wunde hindeuten: Waren bei der Verletzung zu viele Bakterien im Spiel bzw. wurde danach zu wenig geschont, kommt es typischerweise am vierten oder fünften Tag zur Eiterung, was sich an einer vermehrten Absonde-

rung von Sekret am Verband feststellen lässt. Dann benötigt die Wunde eine besondere Versorgung.
- Bei unklarem Tetanusschutz.

Eitrige Infektionen der Haut

Bei einer Verletzung gelangen Bakterien in die Wunde, entweder von der Haut oder von dem Gegenstand, der zur Verletzung geführt hat. Das ist im Grunde ein normaler Vorgang für den Körper, der geeignete Abwehrmechanismen zur Verfügung hat, zum Beispiel schwemmt er mit dem Blut einen Teil der Erreger aus. Sind Bakterien ins Gewebe eingedrungen, werden sie von eigens dafür bereitgestellten Zellen sofort bekämpft.

Dies gelingt jedoch nicht immer: Oft zu beobachten sind bei Kindern zunächst kleine Kratzwunden, die sich eitrig infizieren, weil die Kinder ständig kratzen – und so Bakterien in die Wunde bringen. Auch bei Schürfwunden gelangen oft Bakterien in die Haut, ebenso bei tiefen Wunden, etwa bei Stichverletzungen, bei denen der Kanal so eng ist, dass sich die Wunde nicht selber reinigen kann.

Wenn zu viele Bakterien ins Gewebe gelangt sind, vermehren sich die Bakterien. Der Körper versucht daraufhin, vermehrt mit weißen Blutkörperchen (Leukozyten) die Infektion zu beherrschen. Nimmt die Menge an Bakterien dennoch zu, dann entsteht ein Gemisch aus Bakterien und Leukozyten – der Eiter. Kann der Eiter nicht aus der Wunde abfließen, entwickelt sich ein Abszess.

Weil die entzündeten Wunden jucken und teilweise wehtun, kratzen die Kinder mit ihren Fingern oft an den eitrig entzündeten Stellen. Bakterien aus der Wunde gelangen so auf die Haut der Finger und unter die Fingernägel. Auf diese Weise werden Bakterien auf andere, bereits leicht entzündete Hautstellen übertragen und verursachen dort ebenfalls eine eitrige Entzündung. Betrifft das mehrere Hautstellen, so spricht man von einem Impetigo contagiosum. Charakteristischerweise nimmt die Größe der infizierten Stellen von Tag zu Tag rasch zu.

Allgemeine Maßnahmen

- Wundreinigung und Wundversorgung wie im Kapitel über kleine Wunden beschrieben (siehe Seite 217).
- Zucker in die Wunde: Wenn Sie keinerlei desinfizierende Mittel zur Hand haben und über eine gewisse Zeit keine Apotheke aufsuchen können, dann hat sich Zucker oder Honig bewährt: Reichlich davon in die Wunde streuen oder aufs

Pflaster auftragen. Die hohe Konzentration an Zucker wirkt desinfizierend und fördert die Wundheilung. Die desinfizierende Wirkung von Zucker kennen Sie von Marmelade. Die Anwendung von Zucker bei Verletzungen habe ich bei meiner Famulatur in Kolumbien, weit ab von der Zivilisation, kennengelernt.
- Auflagen mit kaltem Quark auf kleinen entzündeten Hautstellen machen, zum Beispiel bei einem eingewachsenen Zehennagel.

Pflanzenheilkunde und Aromatherapie

- Narben Gel von Wala: bei Narbenbildung. 1- bis 2-mal täglich auftragen und bis zur Trocknung einreiben oder als Salbenverband.
- Silicea colloidalis comp. Hautgel von Wala: Gel mit Kieselsäure und ätherischem Öl aus der Zitronenschale. 1-mal täglich auf auftragen.
- Immortelle-Akut-Spray von Stadelmann: aufsprühen, bei Bedarf wiederholen.
- Rose-Teebaum-Essenz von Stadelmann: 1 Tropfen 2- bis 3-mal täglich in die Wunde geben.

Homöopathie

- Myristica sebifera comp. Globuli – Komplexmittel von Wala: bei kleinen eitrigen Pickeln oder Abszessen. 1- bis 3-mal täglich 5 – 10 Globuli (ab 12 Jahren).
- *Hepar sulfuris* – Eitrige entzündete Hautstellen. Besser durch Wärme. Schlechter bei Berührung, schmerzhaft.
- *Silicea D12* – Bei kleinen eitrigen Verletzungen, bei schlecht heilenden Wunden, bei verstärkter Narbenbildung und zur Ausheilung. Täglich 5 Globuli bis zur Ausheilung.

Schulmedizin

- Desinfektion, zum Beispiel mit Octenisept: großzügig anwenden, damit wird auch Schmutz aus der Wunde gespült. Octenisept brennt im Gegensatz zur Jodlösung kaum auf der Wunde. Wasserstoffperoxid ist eine gute Alternative.
- Verband mit Jodsalbe oder Tyrosur Gel: Salbe oder Gel auf die Wunde geben, das desinfiziert und verhindert, dass der Verband auf der Wunde festklebt.
- Wunddistanzgitter, zum Beispiel Cuticell oder Urgotül (falls vorhanden): auf die Wunde aufgelegt verhindert es, dass der Verband mit der Wunde verklebt.

- Den Verband täglich wechseln.
- An Stellen, an denen sich kein Verband anlegen lässt, mehrmals täglich eine desinfizierende Salbe auftragen oder die Fläche mit Octenisept besprühen.

Wann zur Ärztin oder zum Arzt?

- Wenn es zu einer deutlichen Schwellung kommt und die Gefahr besteht, dass sich ein Abszess bildet.
- Wenn sich die Rötung um die Wunde langsam nach außen ausbreitet. Markieren Sie dazu den Rand mit einem Stift. Am nächsten Tag können Sie sehen, ob sie größer geworden ist.
- Wenn sich die Haut an der entzündeten Stelle ablöst.
- Wenn mehrere Hautstellen betroffen sind.
- Bei rascher Größenzunahmen der entzündeten Stellen.

Blasen als Folge einer Hautreizung

Durch wiederholtes Reiben oder anhaltenden Druck auf die Haut, zum Beispiel durch den Schuh an der Ferse, löst sich die oberste Hautschicht von der Haut ab, es entsteht eine Blase. Oft ist es nicht möglich, den Stress für die Haut rechtzeitig zu beenden. Als Folge davon platzt die Haut über der Blase. Schon wenn die Blase entsteht, tut es weh, wenn die Haut dann geplatzt ist, werden die Schmerzen in den nächsten Tagen meist noch schlimmer.

Eine Blase ist gefüllt mit einer klaren Flüssigkeit (seröses Sekret) als Zeichen der Überreizung. Sie schafft ein feuchtes Milieu, in dem die neue Haut wesentlich besser nachwachsen kann. Länger dauert es, wenn die Haut über der Blase geplatzt ist und der Blasengrund austrocknet.

Allgemeine Maßnahmen

Die Blase ist intakt:

- Blase stehen lassen – nicht aufstechen! Im feuchten Milieu der Blase wächst die neue Haut gut nach und es tut weniger weh.
- Verband oder Blasenpflaster zum Schutz der Blasen.
- Schmerzmittel, wenn nötig.

Die Blase ist geplatzt:
- Hautreste entfernen, um einer Infektion vorzubeugen.
- Schutz der Wunde mit einem Hydrogelpflaster (Compeed, GoTac). Diese Pflaster nehmen eindrücklich die Schmerzen und bieten der nachwachsenden Haut das notwendige feuchte Milieu.
- Salbenverband anlegen, wenn kein Hydrogelpflaster vorhanden (Salben siehe unten).
- Schmerzmittel, wenn nötig.

Pflanzenheilkunde und Aromatherapie

- Calendula Babycreme von Weleda.
- Immortelle-Akut-Spray von Stadelmann: aufsprühen, bei Bedarf wiederholen.
- Rose-Teebaum-Essenz von Stadelmann: 1 Tropfen 2- bis 3-mal täglich auf die Blase geben.

Homöopathie

- *Apis* – Die Haut ist rot, geschwollen mit Quaddeln. Stechende Schmerzen. Besser durch Kühlen und kühle Umschläge.
- *Cantharis* – Die Haut ist rot, geschwollen mit juckenden und brennenden Blasen. Besser durch Kühlen und kühle Umschläge.

Schulmedizin

- Desinfektion, zum Beispiel mit Octenisept: großzügig anwenden, damit wird auch Schmutz aus der Wunde gespült. Octenisept brennt im Gegensatz zur Jodlösung kaum auf der Wunde. Wasserstoffperoxid ist eine gute Alternative.
- Verband mit Bepanthen Antisept Creme oder Jodsalbe: auf die Wunde geben, das desinfiziert und verhindert, dass der Verband auf der Wunde festklebt.
- Wunddistanzgitter, zum Beispiel Cuticell oder Urgotül (falls vorhanden): auf die Wunde aufgelegt verhindert es ebenfalls, dass der Verband mit der Wunde verklebt.
- Den Verband täglich wechseln.
- An Stellen, an denen sich kein Verband anlegen lässt, mehrfach am Tag eine desinfizierende Salbe auftragen oder die Fläche mit Octenisept besprühen.

Wann zur Ärztin oder zum Arzt?

- Die Rötung nimmt deutlich zu und die Blase wird größer.
- Die Blase ist geplatzt, die Haut konnte nicht entfernt werden und die Wundversorgung gestaltet sich schwierig:
  - Die Haut wirkt sehr entzündet.
  - Die Blase schmerzt heftig.
  - Aus der Blase sickert eitrige Sekret.

Prellungen, Zerrungen, Sportverletzungen: PECH gehabt

Schmerzen, Schwellung und Schonhaltung sind die ersten Anzeichen für eine Prellung, eine Zerrung oder Gewebequetschung. Später bildet sich oft ein Bluterguss (blauer Fleck).

Soforthilfe

- Pause: Bewegung sofort unterbrechen.
- Druck: Sofort für etwa drei bis fünf Minuten (wenn möglich) auf die verletzte Stelle drücken. Druck vermindert die Sickerblutung in das verletzte Gewebe. Zunächst fühlt sich der Druck schmerzhaft an, doch nach ungefähr drei bis fünf Minuten lässt der Schmerz deutlich nach.
- Kühlen und Hochlagern: Für bis zu 48 – 72 Stunden – oft genügt weniger.

> *PECH-Regel: **P**ause – **E**is (kühlen) – **C**ompression (Druck) – **H**ochlagern*

Beachten Sie aber bitte die Reihenfolge: **Druck vor Kühlen!** Verschwenden Sie nicht unnötige Zeit mit dem Suchen nach einer Kühlmöglichkeit. Die Kühlung hat zwei Effekte:

- Die Blutgefäße verengen sich und dadurch vermindert sich der Blutdurchfluss. Das stoppt die Blutung oder verlangsamt sie.
- Die Übertragung der Schmerzinformation wird langsamer, das heißt, die Schmerzen sind geringer.

Zum Kühlen eignen sich kalte Umschläge mit einem in kaltes Wasser getauchten Tuch oder ein Plastikbeutel mit einer Mischung aus Wasser und Eiswürfeln. Keine Eiswürfel direkt auf die Haut! Besonders bei Kühlaggregaten und Eis gilt: Die Haut oder das Kühlmittel mit einem Tuch abdecken, damit keine Erfrierungen entstehen. Sanfter kühlen Auflagen mit kaltem Quark.

Schließlich sollte der verletzte Körperteil hochgelagert werden. Hochlagern vermindert die Durchblutung und bewirkt einen besseren Abfluss der Gewebeflüssigkeit, verringert also die Schwellung. Gekühlt wird für 48 – 72 Stunden, das ist meist ausreichend. Danach fördert Wärme die Durchblutung und unterstützt so die Heilung. Dazu kann der verletzte Bereich zum Beispiel über Nacht warm eingepackt werden (Fleece, Wärmflasche).

Generelle Regel: Der Körper weiß meist selbst eine gute Lösung.
- Kühlen, solange es sich gut anfühlt.
- Wärme, wenn es sich gut anfühlt.

Schmerzen verlangen nach Schonung

Die Stärke der Schmerzen wird maßgeblich von drei Faktoren bestimmt:
- Ausmaß der Zerstörung: Die zerstörten Nerven im Gewebe senden sofort einen Schmerzreiz.
- Menge des Blutes, das ins Gewebe gesickert ist: Die Schmerzen verstärken sich in den Stunden nach der Verletzung.
- Schmerzempfinden: Jedes Kind bzw. jeder Jugendliche reagiert anders.

Die Schmerzen verändern sich im Heilungsverlauf:
- Direkt bei der Verletzung tritt der Sofortschmerz auf.
- Über die nächsten 24 Stunden können die Schmerzen noch zunehmen.
- Am Tag vier nach der Verletzung lassen sie langsam nach.

Wie lange es dauert, bis die Verletzung verheilt ist und nicht mehr wehtut, hängt vom jeweiligen Gewebe ab. **Ziel der Schmerzen** ist die Schonung der verletzten Region, um die Heilung zu beschleunigen.

Schwellung: Kühlen und hochlagern hilft

Wenn Gewebe zerstört wird, sickert Blut in den verletzten Bereich. Blut hat unter anderem eine höhere Konzentration an Salzen (Elektrolyte) als die Flüssigkeit außerhalb der Blutgefäße. Diese erhöhte Konzentration versucht der Körper auszugleichen, indem er Flüssigkeit aus dem umliegenden Gewebe in den verletzten Bereich einströmen lässt. Gleichzeitig entsteht eine lokale Entzündungsreaktion, wodurch das Gewebe weiter anschwillt. Ein Ödem entsteht. Diese Vorgänge erfolgen langsam über Stunden, deshalb ist es typisch, dass die Schmerzen über Nacht zunehmen und am nächsten Tag meist deutlich stärker sind als am Vortag.

Die Schwellung nimmt, ähnlich wie die Schmerzen, am Tag zwei oder drei nach der Verletzung am stärksten zu. Am Tag vier nach der Verletzung lässt sie langsam nach. Das bedeutet:

- Je mehr Blut ins Gewebe fließt, desto ausgeprägter werden die Schwellung und die Schmerzreaktion.
- Die PECH-Regel mit Druck, Kühlen und Hochlagern lohnt sich!

Die Mini-PECH-Regel: Druck

Bei kleinen Prellungen und kleinen Verletzungen, zum Beispiel bei einem Stoß mit dem Kopf gegen eine Tischkante, einem Sturz auf die Stirn, beim Anschlagen des Schienbeins gegen eine Kante oder bei kleinen Schnitt- und Risswunden (bis etwa 1 cm), reicht es, sich bei der PECH-Regel zunächst auf das C – die Compression – zu konzentrieren.

> *Sofort mit dem Finger oder Handballen für etwa drei bis fünf Minuten Druck auf die verletzte Stelle ausüben.*

Der Druck vermindert die Sickerblutung in das verletzte Gewebe. Das tut zunächst weh, doch nach ungefähr drei bis fünf Minuten lässt der Schmerz deutlich nach. Ich vermute, dass durch den Druck auf die verletzte Stelle auch die Durchblutung der verletzten Nervenenden vermindert wird und deshalb der Schmerz nachlässt.

Außerdem haben Schmerzforscher herausgefunden, dass der Körper Mechanismen kennt, mit dem er Schmerzsignale blockiert. Stimuliert man die Haut um die verletzte Stelle, dann senden Hautnerven sehr viele Informationen über das Rückenmark an das Gehirn. Diese „Informationsflut" bewirkt, dass die Schmerzreize, die direkt von der Verletzung kommen, bereits im Rückenmark kaum noch durchgelassen werden und so die Verletzung als weniger schmerzhaft empfunden wird.

Schmerzen als Warnhinweis

Schmerzen – gerade bei Verletzungen – sind ein Zeichen,

- dass das Gewebe in Gefahr ist oder
- schon einen Schaden erlitten hat.

Das bedeutet: Pause machen – sich schonen! Das gilt bei jeder Art von Schmerzen, unter anderem nach Überbelastungen, vor allem auch bei Sportverletzungen.

Allgemeine Maßnahmen

- PECH-Regel oder, falls das nicht möglich ist, die Mini-PECH-Regel anwenden (siehe oben).
- Das Kind trösten und beruhigen.
- Die Haut in der Umgebung der Verletzung reiben, massieren, streicheln, klopfen und auch anblasen.
- Das Gelenk bzw. die Gelenke mithilfe einer Bandage oder Schiene ruhigstellen. Der leichte Druck der Bandage sollte sich gut anfühlen, der Bereich nach der Bandage (z.B. Finger oder Zehen) darf nicht taub werden. In den ersten drei Tagen kann es notwendig werden, die Bandage wegen der Gewebeschwellung zu lockern.
- Kühlen – sofern es als angenehm empfunden wird: etwa 48–72 Stunden, eventuell auch deutlich kürzer.
- Wärme – sobald sie als angenehm empfunden wird.

Pflanzenheilkunde und Aromatherapie

- Arnika Gelee von Weleda: direkt nach der Verletzung.
- Wickel mit Retterspitz: direkt nach der Verletzung (siehe Seite 40).
- Immortellen-Beinwell-Salbe von Stadelmann: zur Pflege, direkt nach der Verletzung bis zur Heilung.

- Ruta graveolens 10% Salbe von Weleda: bei Bänder-, Sehnen- und Knorpelverletzungen, wenn die Heilung länger dauert.
- Ysop-Immortellen-Öl von Stadelmann: Ölkompresse auflegen, bis die Schwellung abgeklungen ist.
- Lavendelöl 10% von Stadelmann: zur Beruhigung nur wenige Tropfen kurzfristig und pur auftragen.

Homöopathie

- *Arnica* – Bei Zerrungen, Schmerzen durch Muskelüberlastung, Prellungen, blauen Flecken. Große Schmerzempfindlichkeit, Zerschlagenheitsgefühl. Besser durch Ruhe und Wärme. Schlechter durch Bewegung und Berührung.
- *Bellis perennis* – Die geprellte Stelle bzw. der Bluterguss ist sehr schmerzempfindlich, fühlt sich wund und zerschlagen an, zum Beispiel eingeklemmte Finger. Besser durch kalte Umschläge.
- *Rhus toxicodendron* – Für Sehnen und Bänder. Besser bei fortgesetzter Bewegung und Wärme. Schlechter zu Beginn der Bewegung.
- *Symphytum* – Für Knochen und Knochenhaut, bei Knochenbrüchen. Besser durch Wärme. Schlechter durch Berührung und Bewegung.
- *Ruta* – Sehnen-, Bänder- und Knochenverletzungen. Besser durch Wärme und leichte Bewegung. Schlechter durch Überanstrengung, im Liegen und Sitzen.
- *Calcium carbonicum* – Neigung zu Verstauchungen, schwache Gelenke. Besser durch Wärme und im Liegen. Schlechter durch Anstrengung.

Schulmedizin

- Schmerzmittel nach Bedarf (siehe Seite 51).

Wann zur Ärztin oder zum Arzt?

- Die Schmerzen sind sehr stark.
- Schon eine geringe Berührung und kleine Bewegungen verursachen starke Schmerzen.
- Eine Belastung ist nicht möglich.
- Die verletzte Region fühlt sich taub an.
- Die Schwellung ist sehr ausgeprägt.

Muskelkater: Lieber einen Gang runterschalten

Nach außergewöhnlichen Belastungen oder ungewohnten Bewegungen schmerzen die Muskeln in den darauffolgenden Tagen – ein Muskelkater ist entstanden. Kleine Gewebeverletzungen in den Muskeln, aber vor allem in deren Faszien (das sind die Hüllen, die die Muskeln umgeben) führen zu diesen Schmerzen.

Muskelkater …

- beginnt ein Tag nach einer zu starken oder ungewohnten Belastung,
- ist am zweiten und dritten Tag nach der Belastung am stärksten,
- lässt je nach Ausmaß nach vier Tagen allmählich nach. Spätesten dann kann wieder langsam mit der Belastung begonnen werden.

Allgemeine Maßnahmen

- Schonung der betroffenen Muskelregion.
- Wärme wird oft als angenehm empfunden – Wärme fördert die Durchblutung der Muskulatur und somit auch die Heilung.
- Vorsichtige Behandlung der betroffenen Stelle mit einer Faszienrolle. Die Behandlung fühlt sich zunächst relativ schmerzhaft an, beschleunigt aber die Abheilung des Muskelkaters.

Pflanzenheilkunde und Aromatherapie

- Arnika Gelee von Weleda.
- Retterspitz-Wickel (siehe Seite 40).
- Massageöl entspannend von Stadelmann: betreffende Muskulatur mit massierenden Abwärtsstreichungen einreiben.

Homöopathie

- *Arnica* – Große Schmerzempfindlichkeit, Zerschlagenheitsgefühl. Besser durch Ruhe und Wärme. Schlechter durch Bewegung und Berührung.

- *Rhus toxicodendron* – Unruhe. Besser bei fortgesetzter Bewegung und Wärme, schlechter zu Beginn der Bewegung.
- *Cuprum metallicum* – Muskelkrämpfe.

Vorbeugung

- Regelmäßiges Training, Dehnen und Gymnastik.

Blaue Flecken

Blaue Flecken oder Hämatome entstehen, wenn ein Stoß oder Schlag eine Blutung direkt unter der Haut verursacht. Da die verschiedenen Blutbestandteile unterschiedlich schnell abgebaut werden, ändern die Hämatome ihre Farbe – das haben Sie sicher schon häufig beobachtet. Tabelle 12 zeigt, zu welcher Zeit die blauen Flecken welche Farbe haben und wann sie wieder verschwunden sind.

Farbe	Zeitlicher Verlauf
Rot/Violett	Sofort nach dem Schlag bzw. der Verletzung
Dunkelrot/Rotschwarz	Innerhalb von 24 Stunden
Grün	Nach 4 – 5 (–7) Tagen
Gelb	Nach 7 – 10 (–14) Tagen
Verschwunden	Nach 14 – 15 (–30) Tagen

Tab. 12: *Farbveränderung von blauen Flecken über die Zeit. Die Zahl in Klammern gibt die maximale Dauer an.*

Allgemeine Maßnahmen

- Direkt nach der Verletzung kühlen und bei Bedarf PECH- oder Mini-PECH-Regel anwenden (siehe Seite 224).
- Ruhigstellen.

Aromatherapie

- Ysop-Immortellen-Öl von Stadelmann: beschleunigt die Heilung.

Homöopathie

- *Arnica* – Große Schmerzempfindlichkeit, Zerschlagenheitsgefühl. Besser durch Ruhe und Wärme. Schlechter durch Bewegung und Berührung.

Verbrennung und Verbrühung: Hitzeschäden auf der Haut

Schnell ist es passiert und die duftende Tasse Kaffee oder Tee wird in einem unachtsamen Moment zu einer großen Gefahr. Das heiße Wasser, die heiße Herdplatte, heißes Fett, der Grill oder der gemütliche Kachelofen … Kinder stolpern, forschen, unterschätzen: Etwa Dreiviertel aller Kinder mit Verbrennungen oder Verbrühungen sind jünger als fünf Jahre.

Die Hauptursache sind Verbrühungen mit heißen Flüssigkeiten wie Wasser, Tee oder Kaffee. Und oft ist Unachtsamkeit der Aufsichtsperson im Spiel. Die Kinder erschrecken zunächst heftig und sind dann, je nach Ausprägung und Alter, außer sich vor Schmerzen. Verbrennungen oder Verbrühungen ab Grad 2 lösen sofort starke Schmerzen aus.

Der Verein Paulinchen e.V. (www.paulinchen.de) bietet wertvolle Infomationen und Hilfen.

Einteilung und Heilungschance

- Grad 1: Die Haut ist gerötet, aber kaum schmerzhaft. Heilt in etwa einer bis zwei Wochen folgenlos ab.
- Grad 2: Es bilden sich Blasen. Die verbrannte Stelle ist sehr schmerzhaft. Wenn die Blasen geplatzt sind, rötet sich die Haut deutlich, nässt und wird feucht.
  - Oberflächliche Verbrennungen (Grad 2a) heilen vollständig – Dauer: zwei bis drei Wochen.
  - Tiefere Verbrennungen (Grad 2b) hinterlassen Narben – Dauer: drei bis vier Wochen.

- Grad 3: Die Haut ist zerstört, trockene Hautfetzen bilden sich, aber keine Absonderung, die Schmerzen sind nicht so heftig. Heilt mit Narbenbildungen – Dauer: zum Teil viele Wochen bis Monate.

Wichtig für die weitere Behandlung ist das Ausmaß der Verletzung:

- **Größe der Verbrennung:** Eine Handfläche des Kindes entspricht 1 % der Körperoberfläche. Mithilfe dieser Rechnung gelingt es, die Größe in etwa abzuschätzen.
- **Temperatur und Einwirkzeit:** Je heißer, desto schneller nimmt die Haut Schaden (Tab. 13).

Verbrennung Grad 1 und Grad 2, die kleiner sind als 1 % der Körperoberfläche, können meist zu Hause versorgt werden. Bei Verbrennungen Grad 3 sollten Sie auf jeden Fall einen Kinder- und Jugendarzt aufsuchen. Der Vorgang im Körper ist derselbe bei Verbrennung, Sonnenbrand und Erfrierung, deshalb ist die Therapie ähnlich.

Temperatur	Zeit bis zum Hitzeschaden	Zum Vergleich
49 °C	5 – 10 Minuten	Unter 45 °C ist ein warmes Getränk gut trinkbar, über 45 °C empfinden wir Hitze auf der Haut als schmerzhaft
52 °C	2 Minuten	Unter 55 °C können wir eine Flüssigkeit schluckweises trinken
54 °C	30 Sekunden	
60 °C	1 – 5 Sekunden	60 °C hat eine Tasse Kaffee mit etwas kalter Milch
70 °C	Weniger als 1 Sekunde	75 °C hat eine Tasse Kaffee aus dem Kaffeeautomaten 90 °C hat eine frisch aufgebrühte Tasse Tee

Tab. 13: *Welche Temperatur führt wann zu einem Hitzeschaden auf der Haut?*

Soforthilfe bei Verbrennungen und Verbrühungen

- Die verbrannte Oberfläche sofort für etwa zehn bis 20 Minuten mit handwarmem Wasser **kühlen**, zum Beispiel ein sauberes Tuch damit tränken und auflegen oder die Stelle umwickeln.
- Kleidungsstücke vor oder während des Kühlens entfernen. Bedenken Sie auch, dass heiße Flüssigkeit auch in die Windel laufen kann.

- Danach die Stelle mit einem sauberen Tuch oder einer Wundauflage großflächig **abdecken**.
- Achtung: Bei Säuglingen und Kleinkindern besteht die **Gefahr der Unterkühlung**, wenn Sie eine zu große Fläche kühlen. Die Fläche sollte nicht größer sein als der Unterarm oder der Fuß (etwa 3 – 5 % der Körperoberfläche).
- **Schmerzmittel** wie Paracetamol, Ibuprofen oder Metamizol sobald wie möglich geben. Verbrennungen sind sehr schmerzhaft.

Das können Sie tun bei Verbrennungen Grad 1

- Kühlen, zum Beispiel mit kühlen, feuchten Umschlägen, zum Beispiel mit kaltem Quark.
- Wund- und Brandgel von Wala oder Aloe-vera-Gel auftragen bzw. Umschläge mit Combudoron Essenz Weleda machen.
- Kamillentee zum Abtupfen: bei sehr wunder und gereizter Haut, wirkt entzündungshemmend und wundheilungsfördernd. Drei Beutel Kamillentee oder eine Handvoll Kamillenblüten mit einem Liter heißem Wasser übergießen und etwa zehn Minuten ziehen lassen. Anwenden, wenn der Tee sich angenehm warm anfühlt als.
- Immortelle-Akut-Spray von Stadelmann: das Hydrolat wirkt kühlend und dadurch leicht schmerzlindernd – sehr wohltuend.
- Lavendelöl 10 % von Stadelmann: bei kleinen Stellen wenige Tropfen direkt auf die betroffene Stelle geben.
- Lavendelhydrolat von Stadelmann: großzügig aufsprühen.
- Rose-Teebaum-Hydrolat von Stadelmann: großzügig aufsprühen, um eine Infektion zu vermeiden.
- Homöopathie: zum Beispiel *Apis, Cantharis* und *Natrium muriaticum* (siehe Seite 193).
- Schmerzmittel großzügig, wenn nötig (siehe Seite 51).

Das können Sie tun bei Verbrennungen Grad 2

Wenn die Blasen geplatzt sind, empfiehlt sich die Behandlung bei Ihrem Kinder- und Jugendarzt. Hautreste müssen entfernt werden, um einer Infektion vorzubeugen, und die Wunde muss mit einem Salbenverband bzw. einem Hydrogelpflaster geschützt werden.

Vorgehen bei noch intakten Blasen:

- Wie bei Verbrennung Grad 1 (siehe oben).
- Blasen auf jeden Fall belassen, im feuchten Milieu der Blase wächst die neue Haut besser nach.
- Verband zum Schutz der Blasen anlegen.
- Homöopathie: zum Beispiel *Apis, Cantharis* und *Natrium muriaticum* (siehe Seite 193).
- Schmerzmittel großzügig, wenn nötig (siehe Seite 51).

Wann zur Ärztin oder zum Arzt?

- Das Maß der Verbrennung/Verbrühung ist unklar und Ihr Kind hat starke Schmerzen.
- Abschätzung der Größe: Die Handfläche des Kindes entspricht 1 % der Körperoberfläche.
- Treten Blasen auf (Grad 2):
  - 1–4 % der Körperoberfläche ist betroffen: Arzt oder Ambulanz aufsuchen.
  - 5 % und mehr: direkt in die Klinik fahren.
- Bei Verbrennungen Grad 2: Ab 10 % der Körperoberfläche besteht bereits eine große Gefahr.
- Tiefe Verbrennungen (Grad 2 und 3): Notarzt rufen, Tel. 112.

Erfrierungen

Bei Temperaturen unter dem Gefrierpunkt und wenn Schnee gefallen ist, kommt es immer wieder zu meist leichten Erfrierungen der Haut. Typisch für eine Erfrierung Grad 1 sind rote, scharf begrenzte, leicht erhabene Flecken, die nach Stunden an der betroffenen Stelle auftauchen und bei Berührung schmerzhaft sind. In den folgenden Tagen werden die Flecken leicht bläulich und heilen innerhalb weniger Tage wieder problemlos ab, eventuell schuppt sich die Haut an der Stelle leicht.

Oft ist das Gesicht von Erfrierungen Grad 1 betroffen, weil es besonders der Kälte ausgesetzt ist, während der Rest des Körpers gut eingepackt ist. Dort betrifft es vor allem die Wangen, wo verwischter Speichel oder Tränenflüssigkeit auf der Haut durch die kalte Luft eine Erfrierung verursacht. Typische Erfrierungen durch Schnee finden sich an Hals und Nacken, am Übergang vom Handschuh zum Ärmel oder an den Schuh- oder Stiefelrändern.

Allgemeine Maßnahmen

- Die Behandlung entspricht der einer Verbrennung (siehe Seite 231).
- Das Gesicht zum Schutz vor Kälte noch schnell einzucremen, bringt keinen Vorteil. Es besteht sogar die Gefahr, dass der Wasseranteil in der Salbe oder Creme in der Haut einfriert, wenn sie erst kurz vor Kontakt mit der Kälte aufgetragen wird.

Vergiftung: Wo Gefahren lauern

Kleine Kinder sind neugierig und wollen absolut *alles* erkunden – ihr Gehirn möchte lernen. Da ihnen in den meisten Fällen jegliche Erfahrung fehlt, lauern neben den äußerst interessanten Dingen auch überall Gefahren. Im Haushalt sind es vor allem Wasch- und Reinigungsmittel und Medikamente, im Garten giftige Pflanzen, beim Spazierengehen achtlos liegen gelassen Kippen und auf der Straße ist es der Verkehr.

Wasch- und Reinigungsmittel können schlimmste Verätzungen der Speise- und Luftröhre hervorrufen. So können Sie vorbeugen:
- Zu Hause Wasch- und Reinigungsmittel außerhalb der Reichweite des Kindes aufbewahren und fest verschließen.
- Das Kind darf nicht mit diesen Mitteln in Berührung kommen.
- Erklären Sie Ihrem Kind, dass diese Mittel tabu sind.

Zigaretten und Zigarettenkippen finden sich überall. Ab einem Alter von etwa einem Jahr ist das Verschlucken von bis zu einer halben Zigarette oder einer Kippe ungefährlich, ab sechs bis zwölf Jahren bis zu einer Dreiviertel-Zigarette oder zwei Kippen.

Giftige Pflanzen finden sich in vielen Gärten. Daher sollten Sie Gärten, in denen sich Ihr Kind aufhält – den eigenen, aber zum Beispiel auch den von Oma und Opa –, bewusst danach absuchen. Im Zweifel geben Gärtner Auskunft, auch eine Pflanzenbestimmungs-App (z. B. Flora incognita) kann hilfreich sein.

Kleine Batterien (Knopfzellen) sind immer häufiger in Gebrauch. Schlucken kleine Kinder eine solche Batterie, so ist oft mit schweren Verletzungen der Speiseröhre zu rechnen – auch Todesfälle sind beschrieben. Da die Batterie in der engen Speiseröhre auf beiden Seiten anliegt, stimuliert sie durch elektrische Entladungen die Muskeln und wird so in der Speiseröhre festgehalten. Im weiteren Verlauf kommt es dann zu Verätzungen bis hin zur Zerstörung des Gewebes.

Vorbeugen können Sie, indem Sie Geräte mit Knopfzellen außerhalb der Reichweite von kleinen Kindern aufbewahren. Sie schmecken zitronenartig und werden deshalb häufig geschluckt. Auch vermeintlich leere Batterien sind gefährlich!

Suchen Sie im Fall des Verschluckens sofort ein Krankenhaus auf. Dort wird über das weitere Vorgehen entschieden. Liegt die Knopfzelle noch in der Speiseröhre, muss sie innerhalb von zwei Stunden entfernt werden.

Soforthilfe bei einer Vergiftung/Verätzung

- Bei verschluckten Knopfzellen sofort die Klinik aufsuchen, hier zählt jede Minute!
- Honig hilft in der Zwischenzeit: Auf dem Weg ins Krankenhaus, wenn dadurch keine Verzögerungen auftreten und das Kind gut schlucken kann: 1 – 2 Esslöffel alle 15 Minuten, insgesamt etwa 3- bis 4-mal.
- Bei Vergiftung das mögliche Gift aus dem Mund entfernen, zum Beispiel herauswischen.
- Den Mund spülen, sofern es Ihr Kind zulässt.
- Wasser nachtrinken lassen, um das mögliche Gift zu verdünnen.
- Giftnotrufzentrale anrufen (siehe Kasten). Dort wird unter anderem nach der Substanz gefragt, nach der Menge, dem Alter Ihres Kindes, dem Zeitpunkt der Vergiftung und ob Ihr Kind bereits Symptome hat.
- Unklare Gegenstände wie Blätter aufbewahren und mit zu Ihrem Kinder- und Jugendarzt nehmen, um die Gefahr besser einschätzen zu können.

> *Fragen Sie bei jeder unklaren Situation sofort bei Ihrem Kinder- und Jugendarzt oder der Giftnotrufzentrale nach.*

Giftnotrufzentralen

- Berlin: 0 30/1 92 40
- Bonn: 02 28/1 92 40
- Erfurt für Mecklenburg-Vorpommern, Sachsen, Sachsen-Anhalt, Thüringen: 03 61/73 07 30
- Freiburg für Baden-Württemberg: 07 61/1 92 40
- Giftinformationszentrum Nord für Hamburg, Niedersachsen, Schleswig-Holstein: 05 51/1 92 40
- Gift-Info-Zentrale Homburg/Saar: 0 68 41/1 92 40
- Giftinformationszentrum Rheinland-Pfalz, Hessen: 0 61 31/1 92 40
- München für Bayern: 0 89/1 92 40
- Wien: +43 140 643 43
- Zürich: +41 442 515 151

Weitere Infos im Internet unter www.giftnotruf.de

Wespen- und Bienenstiche

Wespen- und Bienenstiche sind äußerst schmerzhaft und oft hält die Schwellung über Tage an. Im Gegensatz zu Wespen, die nur den Stich hinterlassen, verlieren Bienen meist den Stachel. Dieser sollte schnell entfernt werden – entweder mit dem Fingernagel, von der Seite kommend, herausschieben oder mit den Fingern herausziehen. Etwa zwei von 1000 Schulkindern werden pro Jahr gestochen.

Soforthilfe bei Wespen- und Bienenstichen

- Sofort auf die Einstichstelle drücken und den Druck für ca. fünf bis zehn Minuten halten. Dadurch werden zwei Dinge bewirkt: Zum einen wird die Durchblutung der Einstichstelle deutlich vermindert und damit auch die allergische Reaktion. Zum anderen lässt der Schmerz relativ schnell nach (etwa nach einer bis zwei Minuten).
- Ist ein Temperaturstift (z. B. Bite Away) zur Hand, dann diesen einsetzen. Aber: So lange auf die Einstichstelle drücken, bis Sie den Stift gefunden haben. Bite Away ist ein Stift, der Temperaturen um 51 °C erzeugt. Mit einer kurzen Anwen-

dungsdauer von drei bis sechs Sekunden verringert er die Schmerzen und die Schwellung.

- Auf die Einstichstelle zu drücken, ist sehr wirkungsvoll. Bei einer Allergie verschafft es zudem Zeit, die entsprechenden Medikamente zu suchen und einzunehmen. Übliche Vorgehensweisen, wie zum Beispiel eine aufgeschnittene Zwiebel aufzulegen oder zu kühlen, sind nicht so effektiv.

Pflanzenheilkunde und Aromatherapie

- Wund- und Brandgel von Wala oder Aloe-vera-Gel auftragen.
- Combudoron Flüssigkeit von Weleda: für Umschläge.
- Insektenstichöl Roll-on von Stadelmann: pur auftragen, zunächst in kurzen Abständen, dann 3-mal täglich.
- Immortelle-Akut-Spray von Stadelmann: das Hydrolat wirkt kühlend und dadurch leicht schmerzlindernd – sehr wohltuend.
- Umschläge mit Retterspitz oder Quarkwickel.

Homöopathie

- *Apis* – Die Haut ist rot, geschwollen mit Quaddeln. Stechende Schmerzen.
- *Ledum* – Stark juckend, sehr schmerzhafte, geringe teigige Schwellung.
- *Rhus toxicodendron* – Hautrötung mit stark juckenden kleinen Hautbläschen.
- *Vespa crabro* – Erstmittel bei Wespenstichen.

Schulmedizin

- Fenistil Gel oder Systral Gel (beide ab Geburt) auftragen.

Vorbeugung

- Lange Hosen, langärmelige Oberbekleidung und feste Schuhe – im Sommer jedoch oft wenig praktikabel.
- Klebrige Hände der Kinder waschen.
- Süße Getränke im Freien abdecken.
- Duftkerzen während des Essens im Freien verwenden.

Wann zur Ärztin oder zum Arzt?

Manche Menschen reagieren sehr heftig auf Stiche, das heißt, sie sind allergisch. Bei bekannter Allergie sollten Sie sofort den Notarzt rufen (Tel. 112)! Das Gleiche gilt, wenn keine Allergie bekannt ist, sich aber folgende Symptome zeigen:

- Die Rötung an der Einstichstelle breitet sich großflächig aus, wandert zum Beispiel vom Fuß hoch zum Oberschenkel und beginnt, auf den Körperstamm überzugehen.
- Die Schwellung an der Einstichstelle breitet sich aus und geht auf eine weitere Körperregion über.
- Neben Rötung und Schwellung klagt das Kind oder der Jugendliche über Enge im Hals oder Atemnot.
- Kreislaufprobleme mit Schwindel, Übelkeit, Erbrechen treten auf.

Ist eine Allergie bekannt, lohnt es sich in jedem Fall, so lange auf die Einstichstelle zu drücken, bis die angewendeten Medikamente zu wirken beginnen. Das dauert im Allgemeinen:

- Übliche Antiallergika: ca. zehn Minuten
- Kortison: ca. 30 Minuten
- Adrenalininjektion: zwei bis drei Minuten

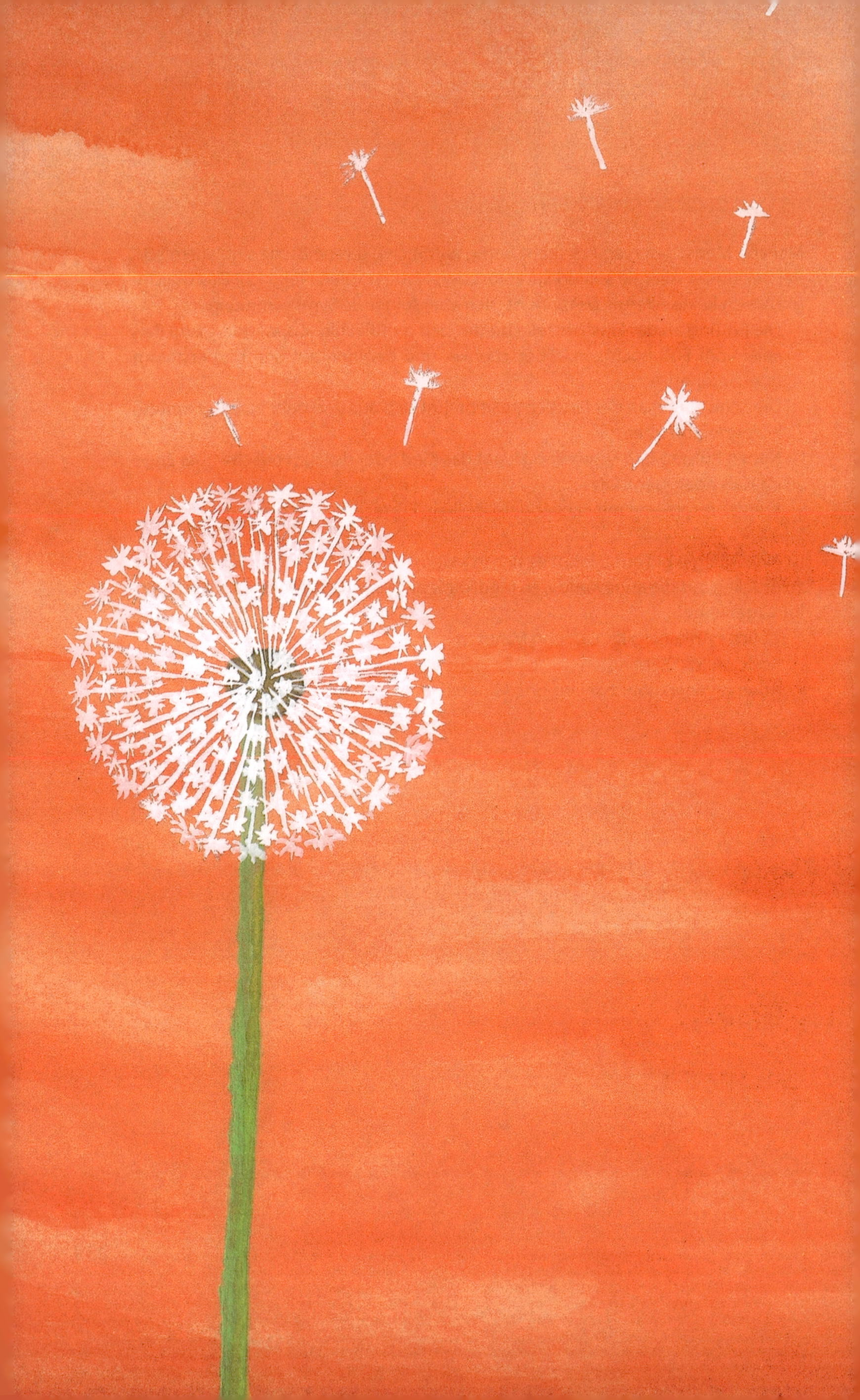

Allergien und Unverträglichkeiten

Nicht alle Allergiker leiden gleich stark – bei manchen juckt nur die Nase, andere können sich wegen heftiger Beschwerden gar nicht mehr im Freien aufhalten oder müssen bestimmte Lebensmittel konsequent meiden. Stark betroffene Schüler wie auch Erwachsene leiden während der Pollensaison sogar unter Konzentrationsstörungen. Schon vorbeugend können Sie einiges tun, damit Ihr Kind erst gar keine Allergie entwickelt. Aber auch im Fall von Heuschnupfen, Ekzemen und Co gibt es Maßnahmen, die Erleichterung bringen.

> *Auch einer atopischen Dermatitis (siehe Seite 171) oder einer Nesselsucht (siehe Seite 185) kann eine allergische Reaktion zugrunde liegen.*

Der Unterschied zwischen einer Allergie und einer Unverträglichkeit oder Intoleranz liegt in der Beteiligung des Immunsystems. Bei einer Allergie reagiert das Immunsystem auf bestimmte Bestandteile von Lebensmitteln, Pollen, Hausstaubmilben oder andere Auslöser. Diese Reaktion führt dann zu den bekannten Symptomen. Bei einer Unverträglichkeit oder Intoleranz ist das Immunsystem hingegen nicht beteiligt. Hier schafft es der Körper nicht, eigentlich harmlose Nahrungsbestandteile wie Laktose, Fruktose oder Histamin in ausreichendem Maße abzubauen.

Wenn das Immunsystem überreagiert

Allergie bezeichnet die Fehlreaktion oder Überreaktion des Immunsystems auf bestimmte normalerweise harmlose Stoffe aus der Umwelt. Das „kleine Etwas", das teils heftige allergische Reaktionen auslösen kann, wird als Allergen bezeichnet. Es sind meist nur ganz bestimmte Strukturen an der Oberfläche, zum Beispiel einer kleinen Birkenpolle, die wirksam sind.

- In der Luft sind es vor allem Pollen, Hausstaubmilben, Pilzsporen und Allergene von Tieren (Haare, Schuppen). Diese verursachen hauptsächlich Heuschnupfen, Asthma (siehe Seite 122) und auch Hautausschläge!

- In der Nahrung sind es vor allem Kuhmilch, Weizen, Hühnerei, Haselnüsse, Walnüsse, Sojabohnen, Erdnüsse und Fisch, die für fast 90 % aller Nahrungsmittelallergien verantwortlich sind. Diese, aber auch viele andere Nahrungsmittel können unter anderem Unwohlsein, Übelkeit, Erbrechen, Blähungen oder Durchfälle verursachen. Auch treten Hautausschläge und sehr selten Atemnot auf.
- Tiergifte, zum Beispiel von Bienen oder Wespen, verursachen bei einer allergischen Reaktion meist eine Rötung und Schwellung an der Einstichstelle. Sehr selten breitet sich die Hautrötung über den ganzen Körper aus. Sehr wenige Betroffene bekommen Atem- und Kreislaufprobleme.
- Bei einer Kontaktallergie verursacht der direkte Kontakt mit Kosmetika, manchen Pflanzen, wie zum Beispiel Angelikawurzel, Tulpen, Geranien, Efeu, Bohnen oder bestimmten Metallen, bekannt ist Nickel (z. B. Modeschmuck), eine allergische Reaktion. Dann kommt es an der Stelle zu Jucken, Hautrötung, Hautschuppung, Schwellung oder auch Blasen.

Die Gesellschaft für Pädiatrische Allergologie und Umweltmedizin bietet zu dem Thema wertvolle Informationen für Patient*innen (www.gpau.de).

Allergietests: Nur ein Hinweis

Testungen im Blut und auf der Haut sind sinnvoll und oft auch zielführend. Eine gezielte Suche nach erhöhten Blutwerten gegen viele Pollenarten, Hausstaub, Tierhaare/Schuppen, Schimmelpilze und Nahrungsmittel ist möglich. Die Ergebnisse geben jedoch nur Auskunft darüber, ob der Körper bzw. die Haut gegen gewisse Allergene sensibilisiert ist, nicht aber darüber, ob er tatsächlich bei Kontakt auch allergisch reagiert.

Die sicherste Methode ist die genaue Beobachtung, ob nach Kontakt mit bestimmen Pollen, Nahrungsmitteln usw. Symptome auftreten. Erst wenn Symptome auftreten, ist eine Allergie bewiesen.

Der wichtigste Hinweis, um welche Allergie es sich handeln könnte, kommt meist von den Eltern und deren Beobachtungen: Wie ausgeprägt ist die Reaktion, zu welcher Tageszeit, zu welcher Jahreszeit tritt sie auf? Nach oder beim Essen, im Freien, in der Wohnung oder unter bestimmten anderen Bedingungen?

Allergietestungen sind notwendig, wenn Konsequenzen daraus folgen – zum Beispiel die Verordnung einer milbendichten Bettwäsche bei Hausstauballergie, die Einleitung einer Hyposensibilisierung, unter anderem bei Frühblüher- und Gräserallergie, oder eine spezielle Diät, etwa bei Kuhmilchallergie.

Es kann hilfreich sein, eine kleine Menge des Nahrungsmittels in der Ellenbeuge des Kindes zu verreiben. Reagiert die Haut unangenehm, kann eine Unverträglichkeit vorliegen.

Genetische Veranlagung

Die Veranlagung zu einer Allergie können Eltern leider an ihre Kinder weitervererben. Dabei vererbt man nicht eine bestimmte Allergie, sondern die Veranlagung des Immunsystems zur Überreaktion auf bestimmte Allergene. Ob und wann beim Kind welche Erkrankung ausbricht, ist von weiteren Faktoren (Umwelteinflüssen, Gesundheitszustand, Umfeld usw.) abhängig.

Gemäß den Angaben des Deutschen Allergie- und Asthmabunds liegt das Risiko des Kindes, im Kleinkindalter ein Ekzem, Heuschnupfen, eine obstruktive Bronchitis oder eine Nahrungsmittelunverträglichkeit zu entwickeln, bei 20 – 40 %, wenn ein Elternteil daran leidet. Sind beide Eltern allergisch, dann liegt die Wahrscheinlichkeit für das Kind bei 50 – 60 %. Haben beide Eltern die gleiche Allergie, dann bekommen die Kinder zu 60 – 80 % auch eine Allergie. Ohne eine allergische Erkrankung der Eltern liegt die Wahrscheinlichkeit bei den Kindern bei 15 %.

Sollten Sie als Eltern an einer Allergie leiden, dann sollten Sie sich trotzdem nicht die Schuld geben, wenn ihr Kind ebenfalls Allergien oder Asthma entwickelt. Was wir an die Kinder vererben und was nicht, liegt außerhalb unserer Reichweite. Außerdem bedeutet ein Heuschnupfen oder eine atopische Dermatitis im Kindesalter nicht, dass Ihr Kind Zeit seines Lebens daran leiden wird.

Prognose

Über viele Jahre betrachtet verlieren sich bei einem Drittel der Betroffenen die Allergien, bei einem Drittel bessern sie sich und bei einem Drittel bleiben sie unverändert. Häufig ist die Pubertät ein Wendepunkt.

Allergien nehmen zu! Warum?

Folgende Ansätze bieten einen Erklärungsversuch:

- Hygienehypothese
- Abnahme der Biodiversität, das heißt, der Artenvielfalt

- Umwelteinflüsse, etwa Zunahme der Schadstoffbelastung
- Epigenetik
- Mikrobiom (siehe Seite 149)

Hygienehypothese

Der Hygienehypothese zufolge bietet die Natur dem kindlichen Immunsystem die Möglichkeit zu trainieren. Beim Umgang mit Tieren, Pflanzen und Erde kommen die Kinder mit einer Vielzahl an Mikroben in Kontakt, die die körpereigene Abwehr fortwährend herausfordern. Die Natur stimuliert das Abwehrsystem. Die frühe Provokation durch Mikroorganismen prägt das Immunsystem so, dass es angemessen auf harmlose Umweltantigene reagiert.

Dieses Training ist effektiv: So hat sich gezeigt, dass bei Kindern, die auf Bauernhöfen aufwachsen, das Immunsystem schneller reift. Es kommt besser und früher mit fremden Stoffen aus der Natur zurecht. Die Kinderärztin und Allergologin Prof. Erika von Mutius formuliert dies so: „Wer auf dem Bauernhof aufwächst, bekommt kaum Allergien oder Asthma." Auch Kinder mit älteren Geschwistern haben seltener Heuschnupfen und der frühe Besuch einer Kindertagesstätte senkt ebenfalls das Allergierisiko. Genauso verhält es sich mit Hunden als Haustiere. Sogar die akute lymphatische Leukämie (ALL) bei Kindern scheint durch frühen Kontakt mit harmlosen Erregern vermeidbar, wie der britische Onkologe Prof. Melvin Greaves in Studien herausfand.

Zur Vorbeugung von Nahrungsmittelunverträglichkeiten hat sich beispielsweise gezeigt, dass der frühe Kontakt mit Nahrungsmitteln (etwa ab vier bis sechs Monaten) die Entwicklung einer Toleranz für diese Nahrungsmittel fördert.

Offenbar reicht der Kontakt des modernen Menschen zur Natur schlicht nicht mehr aus, um das Immunsystem frühzeitig zu trainieren. Und es kann gar nicht frühzeitig genug sein: Wenn Mütter während der Schwangerschaft Rohmilch/Vorzugsmilch trinken, sinkt das Risiko der Kinder, eine Allergie oder Asthma zu entwickeln.

Wissenschaftler erforschen seit Jahren, inwieweit der Kontakt mit gewissen Bakterien schon bei Geburt Einfluss auf die Entwicklung von Asthma und Nahrungsmittelallergien nimmt. Es zeigt sich nämlich, dass spontan entbundene Kinder ein geringeres Risiko haben. Ein Zusammenhang zwischen der Hygienehypothese und dem Mikrobiom (siehe Seite 149) gilt als wahrscheinlich.

Biodiversität

Biodiversität oder Artenvielfalt beschreibt den unendlichen Reichtum an unterschiedlichsten Lebensformen in der Natur. Durch den Eingriff des Menschen in die natürlichen Abläufe nimmt die Artenvielfalt jedoch ab. Deutschland ist in Europa davon am meisten betroffen. Verschiedene Initiativen und Programme versuchen, dem Artensterben entgegenzuwirken, unter anderem hat die Bundesregierung dazu das Aktionsprogramm „Insektensterben stoppen" ins Leben gerufen.

Das heißt, selbst bei Kontakt mit der Natur hat man es nicht mehr mit einer immensen Vielfalt zu tun. Auch auf diese Weise wird das Immunsystem zu wenig gefordert. Mit anderen Worten:

> *Auf die Abwechslung kommt es an, zu viel von einer Sache macht krank.*

Das gilt auch bei der Vorbeugung von Nahrungsmittelallergien.

Umwelteinflüsse

Weltweit findet sich vor allem in den Industrieländern eine deutlich gestiegene Zahl von Allergikern. Für Industrieländer typisch sind die hohe Schadstoffbelastung durch Industrie und Verkehr, der überwiegende Gebrauch von weiterverarbeiteten Lebensmitteln, der großflächige Einsatz von Spritz- und Düngemitteln und besondere Entwicklungen, wie zum Beispiel die Verwendung von Nanopartikeln.

Ausgesprochen wichtig scheint mir die Qualität der Lebensmittel zu sein, denn diese nehmen wir mehrfach täglich zu uns. Den meisten Lebensmitteln sind Stoffe beigemischt – zur Haltbarmachung, zur Geschmacksverstärkung, zum besseren Aussehen usw. Zur kostengünstigen Produktion von Fleisch werden in der Masttierhaltung Tiere vermehrt mit Medikamenten behandelt, deren Reste sich dann in den Produkten nachweisen lassen. Auch über die Verpackung gelangen Substanzen wie Weichmacher in die Lebensmittel. In Mineralwasser aus Plastikflaschen lassen sich kleinste Plastikteilchen nachweisen, die wir beim Trinken mit aufnehmen.

Für die meisten dieser Stoffe fehlen Langzeituntersuchungen, in denen die langfristige Wirkung auf den Organismus untersucht wurde. Das gilt auch für Nanopartikeln, die in den letzten Jahren zunehmend unter anderem in Cremes und Kleidung verwendet werden. Nach meiner Einschätzung kommt den Zusatzstoffen in Lebensmitteln, Hautpflegeprodukten und sonstigen Kosmetika die größte Bedeutung zu.

Epigenetik

Viele Krankheiten sind zumindest zum Teil genetisch veranlagt, dazu gehören auch Allergien. Das bedeutet, dass das Kind ein oder mehrere Gene von Vater oder Mutter geerbt hat, in denen beispielsweise die Information für eine Allergie gespeichert ist. Ob sich tatsächlich eine Allergie entwickelt, hängt davon ab, ob die Gene aktiviert werden oder „stumm" bleiben.

Die Epigenetik beschreibt, wie stark und zu welcher Zeit die Erbinformation unserer Gene aktiviert wird. So kann man sich erklären, warum sich manche Krankheiten gerade bei Kindern „verwachsen" und warum manche Menschen trotz einer Veranlagung nicht an einer bestimmten Krankheit erkranken. Offenbar haben unter anderem der Lebensstil, Umwelteinflüsse und Emotionen einen großen Einfluss auf die Aktivierung von Genen, die wiederum bei der Entstehung von Krankheiten eine Rolle spielen.

Das Allergierisiko senken

Eine Reihe von allgemeinen Maßnahmen hilft, das Allergierisiko bei Ihrem Kind zu senken.

Raus in die Natur:

- Halten Sie sich mit Ihrem Säugling schon möglichst früh – etwa ab einem Monat – in der Natur auf, sofern es das Wetter zulässt.
- Lassen Sie ihn in der Wiese Krabbelversuche unternehmen, das ist schon ab drei Monaten möglich.
- Spielen Sie mit den Kindern oft und viel in der Natur, um Boden, Erde, Wasser zu erfahren.
- Melden Sie Ihr Kind in einem Waldkindergarten an, sofern am Ort vorhanden.
- Ermöglichen Sie den Kontakt mit Tieren, insbesondere Hunden. In Familien mit Hunden oder anderen Tieren entwickeln Kinder seltener Allergien.
- Lassen Sie Ihr Kind mit anderen kleinen Kindern spielen, auch wenn diese eine „Rotznase" haben.
- Generell hilft viel Bewegung im Freien.

Gesunde Ernährung:

- Stillen länger als vier Monate schützt. Ist Stillen nicht möglich, dann HA-Nahrung (siehe Seite 295).
- Säuglingsnahrung – wenn Stillen nicht geht – mit Prä- und Probiotika, wobei den Präbiotika mehr Effektivität zugeschrieben wird.
- Verwenden Sie viele verschiedene Lebensmittel, bevorzugt aus biologischem Anbau.
- Wählen Sie möglichst Nahrungsmittel ohne Plastikverpackungen, denn die Weichmacher im Plastik gehen in die Nahrung über.
- Bereiten Sie, wenn möglich, die Nahrung selbst zu und verwenden Sie frische Lebensmittel aus biologischem Anbau.
- Trinken Sie zu Hause Leitungswasser. In den meisten Regionen kann Leitungswasser bedenkenlos getrunken werden – die Lebensmittelüberwachung kontrolliert Leitungswasser sehr gründlich.
- Wenn Mineralwasser, dann bevorzugt aus Glasflaschen.
- Omega-3-Fettsäuren (Fischöl, Lein-, Hanf-, Rapsöl) haben eine vorbeugende Wirkung gegen Asthma bei Kindern.
- Schwarzkümmelöl ist reich an Omega-6-Fettsäuren. Bei manchen Patient*innen lindert die tägliche Einnahme eines Teelöffels Schwarzkümmelöl die Heuschnupfenbeschwerden während der Pollensaison.

Körperpflege, Kleidung und Lebensstil:

- Verwenden Sie für die Hautpflege generell Produkte auf der Basis von Pflanzenölen. Im Gegensatz zu Kosmetika auf mineralischer Basis können pflanzliche Produkte vom Körper verstoffwechselt werden.
- Achten Sie bei Sonnencremes besonders auf kindgerechte Inhaltsstoffe. Cremes auf mineralischer Basis bieten in diesem besonderen Fall eine deutlich bessere Schutzwirkung.
- Verwenden Sie Produkte (Kleidung, Kosmetika) ohne Nanopartikel und bevorzugen Sie pflanzengefärbte Naturtextilien aus ökologischer Produktion.
- Nicht in der Wohnung und in Anwesenheit des Kindes rauchen.
- Vermeiden Sie schon im Kindesalter Übergewicht bzw. versuchen Sie, es abzubauen. Achten Sie bereits ab fünf Jahren sehr auf die Gewichtszunahme.

In der Schwangerschaft:

- Die Vorbeugung beginnt bereits in der Schwangerschaft!
- Rohmilch/Vorzugsmilch schützt vor Allergien und Asthma. Lassen Sie sich dazu von Ihrer Frauenärztin oder Ihrem Frauenarzt beraten.

- Der Aufenthalt der Schwangeren auf dem Bauernhof hat einen starken positiven Einfluss auf die Immunantwort des Kindes.
- Eine spontane Entbindung senkt ebenfalls das Allergierisiko.
- Probiotika in den letzten Schwangerschaftswochen können das Risiko senken.

Homöopathie:
- Eine konstitutionelle homöopathische Behandlung kann hilfreich sein.

Heuschnupfen: Wenn die Pollen plagen

Die Nase juckt und ist verstopft, das Kind niest häufig und muss sich ständig schnäuzen. Die Augen tränen, jucken und sind vom vielen Augenreiben gerötet. Selbst der Gaumen juckt und manchmal sogar der Gehörgang. All das sind die typischen Symptome einer Pollenallergie. Etwa 10 % der Kinder zwischen drei und 17 Jahren sind von Heuschnupfen betroffen, die Zahl hat in den letzten Jahren nicht zugenommen.

Die bekanntesten Arten, die Pollenallergien auslösen, gehören zu den Frühblühern, darunter Birke, Erle, Hasel, und zu den Gräsern, darunter Wiesengräser und Roggen. In den letzten Jahren kommt verstärkt Ambrosia (eine Pflanze importiert aus Amerika) hinzu.

Die Pollen fliegen zu bestimmten Jahreszeiten durch die Luft: Frühblüher hauptsächlich von Februar bis Mai, Gräserpollen meist von April bis August und Ambrosia im August und September. Durch den Klimawandel bedingt, verbunden mit dem warmen Wetter früh im Jahr, kann sich die Zeit des Pollenfluges auch nach vorne verschieben.

Zur Pollenvorhersage finden sich verschiedene Apps, zum Beispiel die Pollen-App der Stiftung Deutscher Polleninformationsdienst (www.pollenstiftung.de) für Deutschland und Europa. Der Deutsche Wetterdienst bietet Informationen auf seiner Internetseite und einen Newsletter an (www.dwd.de/pollenflug) und auch viele Tageszeitungen haben eine entsprechende Seite.

Allgemeine Maßnahmen

- Die beste Zeit zum Lüften: Auf dem Land 19 – 24 Uhr, in der Stadt sechs bis acht Uhr.
- Längeren Aufenthalt im Freien während der Blütephase soweit möglich vermeiden. Die höchste Pollenbelastung ist zwischen acht und elf Uhr.

- Geringer ist die Belastung an windstillen Tagen und nach einem kräftigen Regenguss. Regen hilft, denn Regen wäscht die Pollen aus der Luft.
- Täglich in der Wohnung Staub saugen und wischen, wenn der Allergiker nicht zu Hause ist (für den Staubsauger einem speziellen Pollenfilter verwenden).
- Die Fenster mit pollendichten Fliegengitter versehen.
- Jeden Abend vor dem Zubettgehen die Haare waschen und so die Pollen abwaschen.
- Die Straßenkleidung nicht im Schlafzimmer ausziehen und aufbewahren.
- Nasenspülungen – wird eher von älteren Kindern akzeptiert – mit speziellen Salzlösungen, zum Beispiel Emser Sole.
- Das Auto mit einem Pollenfilter ausstatten und diesen regelmäßig wechseln.
- Urlaubsplanung am Meer oder im Gebirge, dort fliegen weniger Pollen.
- Für eine rauchfreie Umgebung sorgen. Auf keinen Fall in der Wohnung rauchen.
- Symbioflor 1 Suspension: zur Abwehrstärkung, 3- bis 4-mal am Tag je einen Tropfen in die Nasenlöcher tropfen.
- Bactoflor: bei einer Studie mit Bifidobakterien konnte eine deutliche Besserung des Heuschnupfens nachgewiesen werden.
- Ein Versuch mit Bioresonanztherapie lohnt sich (siehe Seite 31).

Pflanzenheilkunde und Aromatherapie

- Euphrasia Augentropfen von Wala: pflanzliche Tropfen mit Augentrost
- Nasenbalsam für Kinder von Wala: 3-mal täglich auftragen, vor allem vor dem Verlassen des Hauses.
- Schwarzkümmelöl: innerlich während der Zeit der Heuschnupfensymptome einnehmen.
- Rosenhydrolat von Stadelmann: Kompressen gut befeuchten und aufs Auge legen – sehr wohltuend.
- Brennesseltee (ab 1 Jahr): 1 Teelöffel getrocknete Blätter in einem Teestrumpf in eine Tasse geben, mit heißem Wasser übergießen und 10 Minuten ziehen lassen. Sobald der Aufguss etwas abgekühlt, ist schluckweise trinken. Bis zu 3 Tassen am Tag.

Homöopathie

- Heuschnupfenmittel DHU – Komplexmittel (ab 6 Jahren): In der ersten Woche bis zu 4-mal (6 – 12 Jahre) bzw. bis zu 6-mal (ab 12 Jahren) täglich 1 Tablette. Danach einen homöopathisch erfahrenen Therapeuten hinzuziehen.
- *Arundo* – Die Augen jucken und sind gerötet. Die Nase juckt stark, läuft. Starkes Jucken am Gaumen, Jucken im Gehörgang.
- *Euphrasia* – Die Augen tränen stark. Die Nase läuft.
- *Galphimia glauca* – Die Augen tränen stark, sind gerötet, brennen, jucken. Häufiges Niesen, die Nase läuft, ist verstopft, juckt. Heiserkeit.
- *Luffa* – Die Nase ist verstopft, trocken. Der Hals wirkt trocken.
- *Natrium muriaticum* – Wässriger, wund machender Schnupfen. Rissige, trockene Lippen.
- *Pollens C30 DHU* – bewährt bei Gräserallergie.
- *Sabadilla* – Die Augen tränen, jucken. Heftiges Niesen, Nase läuft, juckt, kribbelt. Kribbeln am Gaumen.

Eine konstitutionelle homöopathische Behandlung kann hilfreich sein (siehe Seite 29).

Schulmedizin

- Filme Opht-R Augentropfen und/oder Filme Nasale Nasenöl mit Vitamin-E-Acetat (beide ab 3 Jahren): allgemein gegen Heuschnupfensymptome.
- Lokale Antiallergika: Augen- und Nasentropfen mit Wirkstoffen wie Cromoglicinsäure (ab 3 Jahren), Azelastin (ab 4 Jahren), Levocabastin (ab 1 Jahr).
- Antiallergika zum Einnehmen: Cetirizin (Saft ab 2 Jahren, Tabletten à 10 mg ab 6 Jahren), Loratadin (Tabletten à 10 mg ab 30 kg Körpergewicht) – machen manche Patient*innen müde, relativ kostengünstig – oder Desloratadin (Saft ab 1 Jahr, Tabletten à 5 mg ab 12 Jahren, Levocetirizin (Tabletten à 5 mg ab 6 Jahren) – machen nicht oder kaum müde.
- Mometason Nasenspray (ab 3 Jahren): Mometasonfuroat ist mit dem Kortison verwandt. Das Nasenspray wirkt nahezu ausschließlich oberflächlich an der Schleimhaut und kann eingesetzt werden, wenn die üblichen Antiallergika zu wenig wirken.

Die Kinder halten es vor allem bei schönem Wetter meist nur eine sehr begrenzte Zeit in der Wohnung aus. Aus Gründen der Praktikabilität und weil es allen Beteiligten und besonders der Psyche guttut, draußen zu sein, empfehle ich, mit den Antiallergika großzügig zu sein. Fragen Sie insbesondere bei den innerlich einzunehmenden Antiallergika Ihren Arzt um Rat.

Wann zur Ärztin oder zum Arzt?

- Wenn die allgemeinen Maßnahmen nicht ausreichend helfen.
- Wenn die Allergie stark und langwierig ist, denn dann besteht die Möglichkeit zur Hyposensibilisierung (siehe Kasten). Dafür ist vorher eine Allergietestung notwendig, Ihr Kinder- und Jugendarzt kann Sie beraten.
- Es gibt lange bewährte und gut verträgliche Medikamente aus der Schulmedizin.

Hyposensibilisierung

Bei einer Hyposensibilisierung werden die Allergene, zum Beispiel Gräserpollen, auf die der Körper allergisch reagiert, in verdünnter Form zugeführt, damit sich das Immunsystem daran gewöhnt. Eine übliche Behandlung erstreckt sich über drei Jahre. Neben den Spritzen zur Hyposensibilisierung stehen auch Medikamente zur täglichen Einnahme zur Verfügung – besonders geeignet bei Kindern mit Angst vor Spritzen.

Kreuzallergie: Pollen- und Nahrungsmittelallergie

Der Name Kreuzallergie bedeutet, dass viele Pollenallergiker beim Essen bestimmter Lebensmittel ebenfalls mit Allergiesymptomen reagieren. Der Grund: Manche Eiweiße einiger Pollenarten kommen in ähnlicher Form auch in diesen Lebensmitteln vor. Für manche Betroffene lohnt es sich deshalb, auch gewisse Nahrungsmittel zu vermeiden. Bekannte Kreuzallergien sind (Tab. 14):

- Frühblüherallergie (Birke, Erle, Hasel) – Apfel, Birne, Erd-, Haselnuss, Karotte
- Gräserallergie – Tomate, Weizenmehl, Kartoffeln und Erdnüsse
- Hausstauballergie – Garnelen

Birke, Erle, Hasel (Frühblüher)	Häufig	**Apfel,** Birne, Erdnuss, **Haselnuss, Karotte,** Kirsche, Kiwi, Pfirsich, Pflaume, Sellerie, Soja
	Selten	Anis, Aprikose, Feige, Fenchel, Kaki, Koriander, Kümmel, Litschi, Mandel, Mango, Nektarine, Paprika, Petersilie, Tomate
Gräser, Getreide	Selten	Erbse, Erdnuss, Kartoffel, Kiwi, Melone, Roggenmehl, Soja, Tomate, Weizenmehl
Hausstaub	Selten	Garnelen, Krebse, Muscheln, Schnecken, Shrimps
Beifuß	Häufig	Karotte, Sellerie
	Selten	Anis, Dill, Erbsen, Erdnuss, Fenchel, Kamille, Kernobst, Knoblauch, Koriander, Kreuzkümmel, Kümmel, Litschi, Mango, Nüsse, Paprika, Petersilie, Pfeffer, Senf, Steinobst, Weintrauben

Tab. 14: *Kreuzallergien (eine Auswahl)*

Hausstaubmilbenallergie

Im Gegensatz zu Blüten- und Gräserpollen zeigt sich die Hausstauballergie über das ganze Jahr. Der Begriff Hausstauballergie ist genau genommen nicht richtig, denn empfindliche Menschen reagieren nicht auf den Staub, sondern auf Hausstaubmilben und den Milbenkot. Hauptsächlich sind die Tiere und der Kot auf und in der Bettdecke, der Matratze und dem Kopfkissen zu finden. Normale Bettbezüge schützen nicht, denn die Bezüge sind nicht dicht genug gewebt. Milben ernähren sich überwiegend von unseren Hautschuppen. Deshalb ist das Bett ein idealer Ort und dort haben wir über die Atemwege auch den intensivsten Kontakt zu ihnen.

Typische Zeichen einer Hausstauballergie sind:

- Niesen morgens nach dem Aufstehen über Wochen.
- Verstopfte Nase nachts beim Liegen im Bett über Wochen.
- Jucken von Augen und Nase nachts und am Morgen.
- Gehäuftes nächtliches Husten, ohne Zeichen einer Krankheit tagsüber.
- Kratzen im Hals, vor allem nachts.
- Atemnot/Niesanfälle beim Aufenthalt in staubigen Räumen.

Ist die Milbenallergie im Blut- oder Hauttest nachgewiesen, übernimmt die Krankenkasse die Kosten für eine milbendichte Bettwäsche. Auch eine Hyposensibilisierung gegen Milben ist möglich.

Allgemeine Maßnahmen

- Milbendichte Bettwäsche (Encasing) für Matratze, Kopfkissen und Bettdecken verwenden – wöchentlich bei 95 °C waschen.
- Bettwäsche aus Seide ist eine weitere Möglichkeit, denn Milben gedeihen nicht gut auf Seide.
- Synthetische Bettdecke, Kissen und Matratzenhülle verwenden und alle drei Monate bei 60 °C waschen.
- Möglichst wenige Kuscheltiere und nur solche, die bei 60 °C waschbar sind.
- Wischbare Fußböden in den Schlafzimmern, kein Teppich.
- Für ausreichende Lüftung unter dem Bett sorgen.
- Mehrmals täglich für fünf bis zehn Minuten stoßlüften, keine Luftbefeuchter verwenden.
- Möglichst keine Pflanzen im Kinderzimmer und keine Haustiere halten.
- Auf Rauchen in der Wohnung verzichten.
- Den Staubsauger mit einem speziellen Pollenfilter ausstatten. Besonders zu empfehlen sind Wasserstaubsauger.
- Ein Versuch mit der Bioresonanztherapie (siehe Seite 31) kann sich lohnen.

In jedem Fall sollten Sie versuchen, den Erfolg der einzelnen Maßnahmen abzuschätzen. Zeigen sie keine Wirkung, dann sind sie auch nicht zielführend.

Aromatherapie

- Hydrolate als sanfte begleitende Maßnahme.

Homöopathie

Es eignen sich die im Kapitel über Heuschnupfen genannten homöopathischen Arzneimittel (siehe Seite 248), insbesondere Luffa als Globuli, Tabletten oder Nasenspray abends vor dem Zubettgehen.

Schulmedizin

- Lokale Antiallergika: Augen- und Nasentropfen mit Wirkstoffen wie Cromoglicinsäure (ab 3 Jahren), Azelastin (ab 4 Jahren), Levocabastin (ab 1 Jahr).

- Antiallergika zum Einnehmen: Cetirizin (Saft ab 2 Jahren, Tabletten à 10 mg ab 6 Jahren), Loratadin (Tabletten à 10 mg ab 30 kg Körpergewicht) – machen manche Patient*innen müde, relativ kostengünstig – oder Desloratadin (Saft ab 1 Jahr, Tabletten à 5 mg ab 12 Jahren, Levocetirizin (Tabletten à 5 mg ab 6 Jahren) – machen nicht oder kaum müde.
- Mometason Nasenspray (ab 3 Jahren): Mometasonfuroat ist mit dem Kortison verwandt. Das Nasenspray wirkt nahezu ausschließlich oberflächlich an der Schleimhaut und kann eingesetzt werden, wenn die üblichen Antiallergika zu wenig wirken.

Fragen Sie insbesondere bei den innerlich einzunehmenden Antiallergika Ihren Arzt um Rat.

Wann zur Ärztin oder zum Arzt?

- Wenn die Beschwerden zu unangenehm sind.
- Bei häufigen Niesanfällen, Jucken in Auge und Nase, bei Atemnot.
- Zur Allergietestung und ggf. zur Verordnung milbendichter Bettwäsche.
- Wenn die Allergie zu stark und langwierig ist, besteht die Möglichkeit zur Hyposensibilisierung (siehe Seite 251).
- Es gibt bewährte und gut verträgliche Medikamente aus der Schulmedizin.

Tierhaarallergie

Gegen alle möglichen Haare, Federn und Schuppen von Tieren gibt es Allergien. Am häufigsten sind die Katzen- und Hundehaarallergie, dabei sind Katzenhaare eher die Auslöser als Hundehaare. Katzenhaare schweben länger in der Luft und können so eingeatmet werden, Hundehaare sind schwerer und fallen schneller auf den Boden.

Das können Sie tun

- Den Kontakt mit den Tieren vermeiden, auf die Ihr Kind allergisch reagiert. Besonders bei Kindern und Jugendlichen, die Tiere lieben, ist das bitter.
- Nach dem Kontakt mit Tieren die Kleidung wechseln und ausschlagen, am besten vor der Wohnungstür. Wenn möglich, Kleidung waschen.

Nahrungsmittelallergien und -unverträglichkeiten

Bei einer **Nahrungsmittelallergie** (etwa 4 %) reagiert das Immunsystem auf bestimmte Bestandteile mit der Bildung von Antikörpern (siehe Seite 241). Diese Antikörper verursachen dann die Beschwerden. Bei einer **Unverträglichkeit oder Intoleranz** (etwa 20 %) ist das Immunsystem nicht beteiligt. Hier schafft es der Körper nicht, eigentlich harmlose Nahrungsbestandteile wie Laktose, Fruktose oder Histamin in ausreichendem Maße abzubauen. Eine der häufigsten Unverträglichkeiten ist die Laktoseintoleranz (siehe Seite 257).

Ob Unverträglichkeit oder Allergie, die Symptome können vielfältig sein und zeigen sich in Form von Bauchschmerzen, Übelkeit, Blähungen, Durchfällen, aber auch als Hautausschläge, Juckreiz, Kreislauf- und Atemproblemen.

Die bekanntesten Nahrungsmittelallergien richten sich gegen Kuhmilch, Weizen und Ei, wenige vertragen keinen Fisch oder Sojaprodukte. Besonders heftig reagieren Kinder jedoch bei Allergien gegen Erdnüsse. Da es auch zahlreiche andere Unverträglichkeiten gibt, ist es gut, wenn Sie als Eltern schon eine Vermutung haben, welche Nahrungsmittel Ihr Kind nicht verträgt.

Bei Kuhmilchallergie beispielsweise, von der etwa 2 – 3 % der Säuglinge und Kleinkinder betroffen sind, entwickelt sich bei den meisten Kindern über die Jahre eine Gewöhnung: Mit zwei Jahren vertragen 75 % der anfangs Betroffenen Kuhmilch, ab dem Schulalter sind es bis zu 80 %.

Bei Nahrungsmittelallergien liefern **Hauttests und Blutuntersuchungen** häufig falsch-positive Ergebnisse. In diesen Fällen liefert der Test zwar ein positives Ergebnis, es liegt aber dennoch keine Allergie vor. Außerdem kann kein Labortest eine genaue Aussage darüber treffen, wie stark sich die Allergie beim Essen wirklich zeigt. Ihre Beobachtungen sind daher von besonderer Bedeutung.

Zur Prävention einer Nahrungsmittelallergie ist die Einführung von Beikost ab einem Alter von vier bis sechs Monaten vorteilhaft. Weitere allgemeine Maßnahmen zur Allergieprävention finden sich im Kapitel „Das Allergierisiko senken“ (siehe Seite 246).

Per App die Inhaltsstoffe checken

Wie viel Histamin, Fruktose, Laktose und Gluten ist drin? Die App „Histamin, Fruktose & Co" von Baliza gibt Ihnen schnell einen Überblick über die bei Nahrungsmittelunverträglichkeiten oder -allergien relevanten Inhaltsstoffe vieler Lebensmittel.

Das können Sie tun

- Es bietet sich an, ein oder zwei vermutete Lebensmittel für maximal zwei Wochen wegzulassen und zu beobachten, ob eine Verbesserung der Beschwerden eintritt. Wenn sich keine Besserung zeigt, dann diesen Versuch beenden und eventuell weitere Lebensmittel auf diese Weise testen. 90 % der Kleinkinder (1 – 3 Jahre) reagieren auf ein, höchstens zwei Grundnahrungsmittel.
- Es kann hilfreich sein, eine kleine Menge des Nahrungsmittels in der Ellenbeuge des Kindes zu verreiben. Reagiert die Haut unangenehm, kann eine Unverträglichkeit vorliegen.
- Besteht gleichzeilig Heuschnupfen? Dann über eine Kreuzallergie nachdenken (siehe Seite 251).
- Achtung: Manche Eltern übertreiben das Weglassen von Lebensmitteln, stressen sich und das Kind und verursachen möglicherweise bei ihrem Kind sogar eine Mangelernährung. Lassen Sie sich im Zweifel von Ihrem Kinder- und Jugendarzt beraten.
- Schälen, Zerkleinern und Kochen kann Obst und Gemüse verträglicher machen. Schon nach drei Minuten verlieren die meisten Sorten ihre allergene Wirkung.
- Getrocknete Kräuter sind verträglicher als frische.
- Vermeiden Sie fertige Back- und Kräutermischungen.
- Multivitaminsäfte können bei empfindlichen Menschen ebenfalls Unverträglichkeitsreaktionen hervorrufen (relativ viele verschiedene Früchte teils aus unterschiedlichen Kontinenten).
- Manche vertragen weniger hochgezüchtete Obst- und Gemüsesorten aus biologischem Anbau besser.

Wann zur Ärztin oder zum Arzt?

- Bei unklaren Reaktionen auf Lebensmittel.
- Bei anhaltenden Bauchschmerzen, ggf. mit Blähungen.
- Bei anhaltenden Durchfällen, wenn Sie eine Unverträglichkeit vermuten.
- Zur Abklärung und zur Besprechung der Untersuchungsmöglichkeiten.
- Zur Einleitung entsprechender Therapien.
- Zur Besprechung, welche Lebensmittel Sie wie ersetzen können.

Alarmzeichen

Bei folgenden Zeichen suchen Sie bitte einen Arzt auf bzw. rufen den Notarzt:

- Auffallende Hautreaktionen
- Kreislaufprobleme wie Schwindel, Schwäche, Ohnmacht
- Übelkeit, Erbrechen
- Probleme mit der Atmung

Laktoseintoleranz: Ein Enzym macht schlapp

Laktoseintoleranz bezeichnet die Unverträglichkeit gegen Milchzucker (Laktose). Milch, auch Muttermilch, enthält als Kohlenhydrat überwiegend Milchzucker. Er besteht aus zwei Molekülen, die miteinander verbunden sind: Glukose und Galaktose. Damit der Körper Laktose verarbeiten kann, wird im Darm die Verbindung zwischen Glukose und Galaktose mithilfe der Laktase gespalten.

Bei Laktasemangel kann die Laktose im Darm nicht gespalten werden. Dann verstoffwechseln bestimmte Darmbakterien die Laktose und es entstehen Blähungen und Entzündungen der Darmschleimhaut. Dies führt zu Bauchschmerzen, Durchfall und Unwohlsein nach dem Genuss von Milchprodukten, weshalb viele Menschen mit Laktoseintoleranz Milchprodukte schon von sich aus meiden.

Etwa 15 % der europäischen Bevölkerung und 75 % der Weltbevölkerung haben einen Laktasemangel – in Vietnam und Südafrika sind es fast 100 %. Bei Geburt bilden die kindlichen Darmzellen meist noch ausreichend Laktase. Etwa ab dem fünften Lebensjahr nimmt die Produktion mehr oder weniger schnell ab und die Kinder und Jugendlichen geben zunehmend Bauchschmerzen nach dem Genuss von Milchprodukten an. In wenigen Fällen treten Symptome schon ab dem Säuglingsalter auf.

Meist beschert der Verzehr einer gewissen Menge an Laktose dem Körper kein Problem, da noch eine geringe Restaktivität vorhanden ist. Hier gilt es auszuprobieren. Allerdings nimmt die Restaktivität im Lauf der Jahre ab.

Das können Sie tun

- Vermeidung: Gewisse Milchprodukte weglassen (Tab. 15), vor allem Milch, Joghurt, Quark. Ein Weglassversuch für etwas zwei Wochen kann sich lohnen. Aber: Bringt er nicht den gewünschten Erfolg, dann liegt vermutlich eine andere Ursache für die Bauchschmerzen vor. Dennoch ist bei nachgewiesener Laktoseintoleranz im Verlauf der nächsten Jahre mit Beschwerden zu rechnen.
- Laktosefreie Lebensmittel: Zunehmend bietet der Lebensmittelhandel auch laktosefreie Lebensmittel an, zum Beispiel laktosefreie Milch, Joghurt und auch Schokolade. Sie sind meist als laktosefrei gekennzeichnet (z. B. MinusL).
- Laktasetabletten: Eine weitere Hilfe bieten Tabletten mit Laktase, zu erhalten in Apotheken und Drogeriemärkten. Diese kann Ihr Kind einnehmen, damit es zum Beispiel im Sommer oder bei Festen auf Eis oder andere Milchprodukte nicht verzichten muss.

Bei der Auswahl der Nahrungsmittel den **Laktosegehalt** im Blick halten:

- Als laktosefrei gelten Lebensmittel mit einem Laktosegehalt von weniger als 0,1 g pro 100 g Lebensmittel. Auch Lebensmittel mit einem Kohlenhydratgehalt bis 0,1 g sind quasi laktosefrei.
- Je fermentierter die Milch ist, desto weniger Laktose enthält sie, da der Milchzucker mit der Zeit zu Milchsäure umgewandelt wird. Langgereifter Hartkäse enthält deshalb keine Laktose mehr und ist besser verträglich als Frischkäse.
- Stehen in der Nährstoffzusammensetzung Namen wie Milchzucker, Molkenpulver, Milchpulver, dann ist vermutlich eine größere Menge Laktose enthalten.
- In Eisdielen sind laktosefreie Eissorten meist extra gekennzeichnet.
- Viele Cafés bieten bereits laktosefreie Kaffeespezialitäten an.

Wann zur Ärztin oder zum Arzt?

Die genetische Veranlagung kann Ihr Kinder- und Jugendarzt mit einem einfachen Abstrich von der Mundschleimhaut nachweisen. Ein Atemtest in der Klinik zeigt die momentane Bedeutung für den Körper, denn die Veranlagung allein sagt noch nichts darüber aus, wie sehr sich die Unverträglichkeit tatsächlich auswirkt.

Nahrungsmittel	Laktose
Milch	
Muttermilch	4,9–9,5 g
Kuhmilch (Rohmilch, verschiedene Fettstufen)	4,6–5,0 g
Schafsmilch	4,4–4,7 g
Stutenmilch	6,3 g
Ziegenmilch	4,0–4,9 g
Milchmixgetränke	5,0 g
Milchpulver	51,0 g
Molkenpulver	60,0 g
Milchprodukte	
Butter	0,6–0,7 g
Joghurt (Naturjoghurt, Fruchtjoghurt)	3,1–5,5 g
Quark (Speisequark, Magerquark)	2,0–3,5 g
Sahne	3,5–4,0 g
Bavaria Blue, Brie, Cambozola, Camembert, Gorgonzola, Limburger	< 0,1 g
Bergkäse, Butterkäse, Edamer, Gouda, Parmesan	< 0,1 g
Emmentaler	0,5 g
Mozzarella	3,0 g
Frischkäse	2,6–3,4 g
Fetakäse	0,5–0,6 g
Schmelzkäse	3,6–7,0 g
Kaffeesahne	3,8–4,0 g
Kondensmilch	9,2–12,5 g
Eis (Sahneeis, Fruchteis)	5,1–6,9 g
Nutella	1,9 g

Tab. 15: *Laktosegehalt von Milch und Milchprodukten pro 100 g Lebensmittel (eine Auswahl)*

Fruktoseunverträglichkeit: Wenn Fruchtzucker Probleme macht

Fruchtzucker (Fruktose) findet sich in den meisten Obstsorten und Fruchtsäften, auch in Honig, Süßigkeiten, Softdrinks, Ketchup, Kaugummi und vielen Fertigprodukten. Der Haushaltszucker (Saccharose, meist aus Zuckerrüben, seltener aus Zuckerrohr gewonnen) besteht zur Hälfte aus Fruchtzucker. Es gibt zwei Formen der Fruktoseunverträglichkeit: die Fruktosemalabsorption und die (weitaus seltenere) Fruktoseintoleranz.

Die **Fruktosemalabsorption** tritt bei etwa einem von zehn Menschen (10%) auf. Hierbei kann der Dünndarm bei den Betroffenen nur eine begrenzte Menge Fruktose aus der Nahrung aufnehmen. Die verbleibende Fruktose wird von Darmbakterien vergoren und verursacht im Dünndarm Symptome wie Durchfall, Blähungen und Schmerzen. Sorbit oder Sorbitol ist ein Zuckeralkohol, also chemisch mit Zucker verwandt, und kann ähnliche Probleme bereiten.

Die **angeborene Fruktoseintoleranz** (auch hereditäre Fruktoseintoleranz genannt) findet man bei etwa einem von 20000 Menschen. Sobald Fruktose in die Nahrung aufgenommen wird – also bereits im Säuglingsalter – treten bei dieser Form teils heftige und lebensbedrohliche Symptome auf, zum Beispiel heftiges Schreien, Erbrechen, Unterzucker und auffallende Schwäche. In diesem Fall sollten Sie unbedingt Ihren Kinder- und Jugendarzt aufsuchen, um die Ursache abzuklären und sich bezüglich der Ernährung Ihres Kindes beraten zu lassen.

Das können Sie tun

Wenn Sie den Verdacht haben, dass Fruktose die Symptome verursacht, meiden Sie soweit wie möglich drei Wochen lang Lebensmittel, die viel Fruchtzucker enthalten:

- Fruchtsäfte und Obst stehen an oberster Stelle. Besonders reich an Fruchtzucker und Sorbitol sind: Äpfel, Birnen, Trauben, Pflaumen – vor allem deren Säfte – und Feigen.
- Honig, Süßigkeiten, Softdrinks, Ketchup, Kaugummi und viele Fertigprodukte. Fruchtzucker und Sorbitol sind oft im Kleingedruckten aufgeführt.

Frisches Gemüse und Salat sind unproblematisch und können unbegrenzt angeboten werden. Sie sind für die Vitaminversorgung völlig ausreichend.

Wenn sich die Symptome darunter deutlich bessern, führen Sie die Diät weitere drei Wochen fort. Ihr Kind wird motiviert mitmachen, wenn es spürt, dass die Bauchschmerzen verschwinden. Danach nehmen Sie schrittweise vor allem

Obst und andere fruchtzuckerhaltige Nahrungsmittel wieder in den Speiseplan auf, bis erneut Symptome auftreten. So finden Sie die individuelle Grenze Ihres Kindes heraus und wissen, wie viel Fruchtzucker es toleriert.

Wann zur Ärztin oder zum Arzt?

- Zur Ernährungsberatung, um das weitere Vorgehen zu besprechen.
- Bessern sich die Symptome nach drei Wochen nicht, wird Ihr Kinder- und Jugendarzt weiterer Ursachen für Bauchschmerzen abklären.

Histaminintoleranz

Histamin ist ein natürliches Hormon und findet sich fast überall im Körper. Es spielt eine wichtige Rolle bei Entzündungsreaktionen, bei allergischen Reaktionen und bei der Übertragung von Nervensignalen. Das Enzym Diaminooxidase (DAO) baut Histamin ab. Bei einem Mangel an DAO kann es nach dem Essen histaminreicher Lebensmittel zu verschiedenen Symptomen kommen, darunter Unwohlsein, Schwäche, Blähungen, Koliken, Durchfall, Bauchschmerzen, Kreislaufprobleme, Hautausschläge, Kopfschmerzen, Migräne oder Schwindel.

Die Ursachen für einen DAO-Mangel sind vielfältig: Genetisch bedingte Abbaustörung der DAO, Störung der Darmflora, Entzündung der Darmschleimhaut, Mangel an Vitamin B, C, Zink und Kupfer in der Nahrung, zu viel histaminreiche Ernährung. Bei einer Histaminintoleranz richtet sich die Unverträglichkeit aber nicht gegen das körpereigene Histamin. Die Intoleranz besteht nur gegen Histamin, das mit der Nahrung aufgenommen wird. Eine Histaminintoleranz findet sich bei etwa einem von 100 Menschen (1 %) – bei Kindern ist sie noch seltener.

Das können Sie tun

- Die Therapie besteht darin, histaminhaltige Nahrungsmittel zu meiden oder ganz wegzulassen. Reich an Histamin sind Wurst, Geräuchertes, Fleisch und Fisch in Konserven, gereifter Käse, frische Backwaren, Tomaten, Hülsenfrüchte, Erdbeeren, Himbeeren, Orangen, manche Nusssorten, Kakao und vieles mehr.
- Besonders geeignet sind stattdessen frische und nicht bzw. wenig verarbeitete Lebensmittel wie Obst, Gemüse, Fleisch, Fisch, Frischmilch, Frischkäse usw.

- Gehen Sie zum Austesten vor, wie im Kapitel Fruktoseunverträglichkeit beschrieben.
- Ursachen beheben, falls möglich (siehe oben).

Schulmedizin

- Daosin Kapseln oder Tabletten (ab etwa 3 Jahren): enthält das körpereigene Enzym DAO, maximal 3-mal am Tag 15 Minuten vor dem Essen mit Wasser einnehmen oder den Inhalt einer Kapsel unzerkaut mit 1 Glas Wasser trinken.

Wann zur Ärztin oder zum Arzt?

- Zur Ernährungsberatung, um das weitere Vorgehen zu besprechen.
- Bessern sich die Symptome nach drei Wochen nicht, wird Ihr Kinder- und Jugendarzt weiterer Ursachen für Bauchschmerzen abklären.

Glutensensitivität und Zöliakie

Die Glutenunverträglichkeit ist in den letzten Jahren mehr in das Bewusstsein der Ärzte und Eltern gerückt. Gluten ist ein Eiweiß, das als „Kleber" im Mehl dient. Wenn Mehl mit Wasser versetzt wird, entsteht ein klebriger Teig und für das Klebrige ist Gluten verantwortlich. Gluten ist enthalten in Weizen, Dinkel, Grünkern, Gerste, Roggen, Hafer, Emmer und Kamut.

Etwa 1 %, also eines von 100 Kindern, trägt die genetische Veranlagung für eine Glutenunverträglichkeit in sich. Von diesen erkranken 10 – 20 %, das sind insgesamt etwa ein bis zwei von 1000 Kindern. Die restlichen 80 – 90 % haben untypische oder (noch) keine Symptome. Die Krankheit wird als **Zöliakie** bezeichnet, sie kann sich in jedem Lebensalter manifestieren.

Die Symptome sind zunächst kaum von den Symptomen einer Magen-Darm-Grippe zu unterscheiden, im weiteren Verlauf bleiben unter anderem die Bauchschmerzen bestehen. Die meisten Kinder gedeihen nicht mehr gut, zu sehen an der Abweichung von der Gewichtskurve im Vorsorgeheft (siehe Seite 277). Viele haben Blähungen, einen auffallend dicken Bauch, sind schlechter gelaunt, sehr oft müde, haben Konzentrationsstörungen, sind infektanfällig, wirken emotional nicht belastbar und vieles mehr. Der Nachweis erfolgt im Blut.

Unterschieden werden muss die eigentliche Glutenunverträglichkeit von der **Glutensensitivität**. Hierbei findet sich im Blut kein Nachweis für eine Zöliakie, die Betroffenen fühlen sich aber erheblich besser, wenn sie eine glutenreduzierte Diät einhalten.

Hilfreiche Apps

- DZG-App der Deutschen Zöliakie-Gesellschaft e.V. gibt Ihnen wertvolle Hinweise bei der Suche nach den geeigneten Lebensmitteln (www.dzg-online.de).
- Histamin, Fruktose & Co von Baliza liefert schnell einen Überblick über den Glutengehalt vieler Lebensmittel und bietet Informationen auch zum Histamin-, Fruktose- und Lactosegehalt (www.baliza.de).

Das können Sie tun

- Zöliakie: Für die Beratung und Behandlung stehen Spezialisten zur Verfügung, fragen Sie Ihren Arzt danach. Die Therapie besteht darin, glutenhaltige Lebensmittel wegzulassen oder zu reduzieren – lebenslang!
- Glutensensitivität: Versuchen Sie, im Rahmen einer Diät herauszufinden, wie viele glutenhaltige Nahrungsmittel Ihr Kind verträgt. Dabei können Sie so vorgehen wie unter Fruktoseintoleranz beschrieben oder Sie bitten Ihren Arzt um Hilfe.

Wann zur Ärztin oder zum Arzt?

- Bei über Wochen anhaltendenden Bauchschmerzen, Blähungen, bei Müdigkeit und Konzentrationsstörungen.
- Eine Zöliakie kann sich hinter vielfältigen Krankheitssymptomen verbergen. Eine Blutuntersuchung wird Klärung bringen.

Penicillinallergie und andere Arzneimittelallergien

Insgesamt ist nur bei 5 % der Menschen, die glauben, sie hätten eine Penicillinallergie, tatsächlich eine solche Allergie nachweisbar. Auch spielt die Zeit für sich, denn wenn die letzte allergische Reaktion mehr als fünf Jahre zurückliegt, ist nicht mehr mit einer Reaktion zu rechnen – Ausnahme: die allergische Reaktion war sehr heftig und gleichzeitig waren die Haut und ein weiteres Organsystem beteiligt, etwa die Lunge, der Magen-Darm-Trakt oder der Kreislauf.

Sonderfall: Ein Hautausschlag, der mehrere Tage nach Einnahme von Amoxicillin (Amixocillinexanthem) auftritt, ist keine Penicillinallergie und Amocillin kann ohne Bedenken erneut eingenommen werden.

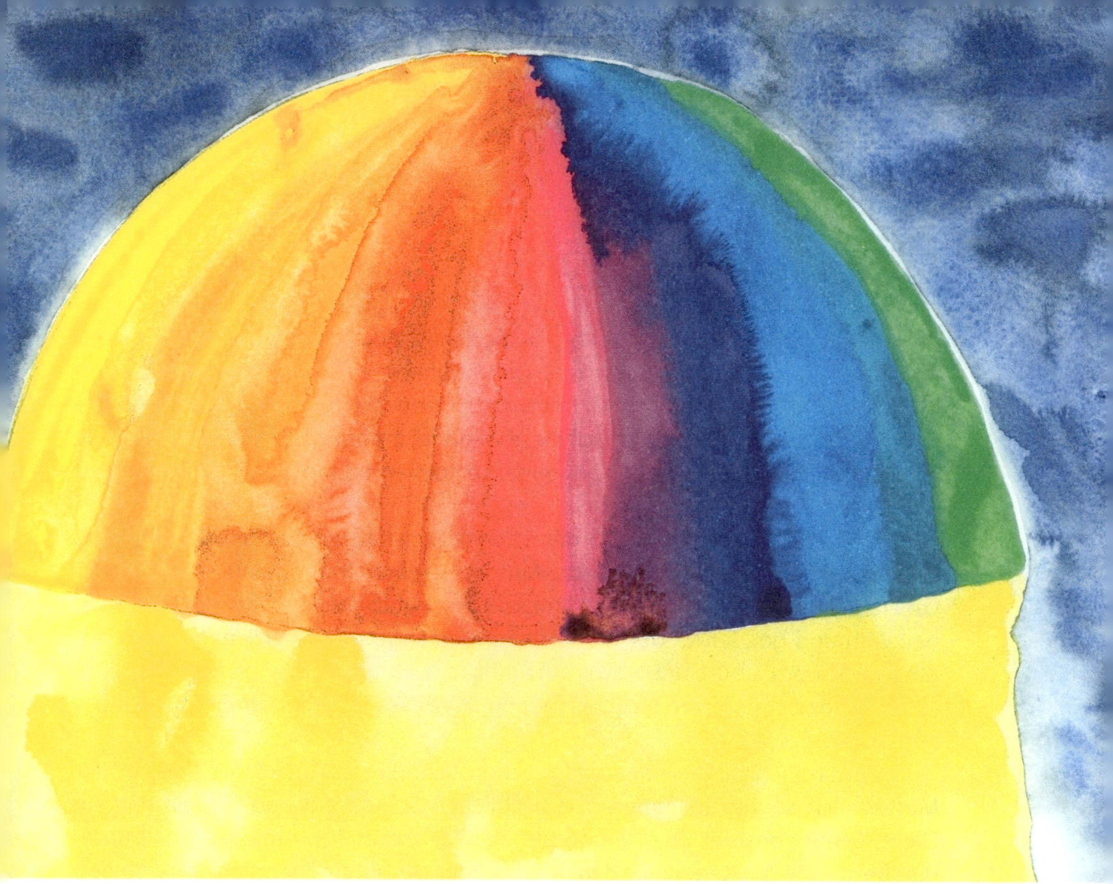

Immunsystem

Schon im Mutterleib beginnt unser Immunsystem sich zu entwickeln. Aber erst nach der Geburt muss es sich intensiv mit der Umgebung auseinandersetzen. Jetzt lernt der Körper, Krankheitserreger zu erkennen und wirksam in Schach zu halten. Eine besonders intensive Lernphase beginnt mit Eintritt in den Kindergarten oder die Kindergrippe. Es ist die Zeit der häufigen Infekte, die das Immunsystem trainieren. Beim Impfen geschieht letztlich das gleiche: Der Impfstoff regt das Immunsystem an, Antikörper zu bilden, um im Fall einer Ansteckung schnell reagieren zu können.

Auch das Immunsystem muss lernen

Bei jeder Erkrankung bildet der Körper spezielle, genau passende Antikörper gegen die Erreger (Viren und Bakterien). Diese Antikörper sind im Blut messbar (Immunglobuline, kurz IgA, IgM, IgG) und werden lebenslang nachgebildet (IgG). Die Information zu den Erregern ist auf diese Weise im Immungedächtnis gespeichert für den Fall, dass die Erreger noch einmal versuchen sollten, den Körper krank zu machen.

In den letzten drei Wochen der Schwangerschaft erhält das Kind über die Nabelschnur die Antikörper (IgG) der Mutter, die deren Immunsystem im Lauf des Lebens schon gebildet hat. Dieser Antikörperschutz wird als Nestschutz bezeichnet. Während bei der Mutter die Antikörper nachgebildet werden, nimmt beim Kind nach der Geburt der Nestschutz langsam ab. Nach drei bis vier Monaten endet er, je nachdem wie groß die Menge der über die Nabelschnur mitgegebenen Antikörper war.

Muttermilch bildet einen zusätzlichen Schutz. Die Antikörper (IgA) in der Muttermilch sorgen für einen oberflächlichen Schutz auf den Schleimhäuten. Dieser Schutz besteht über die gesamte Stillzeit. Die Muttermilch enthält überdies bestimmte Bakterien, die dem Kind helfen, die eigene Darmflora (Mikrobiom, siehe Seite 149) aufzubauen.

Das eigene Immunsystem der Kinder entwickelt sich bereits im Mutterleib. Es beginnt schon dort, sich mit seiner Umgebung auseinanderzusetzen. Aber richtig los geht es erst nach der Geburt. Alles ist neu! Damit sich der Körper an die Umgebung gewöhnt und nicht alles Neue als „feindlich" einstuft, wird das Immunsystem zunächst aber ganz langsam gestartet.

Während das Immunsystem reift, analysiert es schon nach wenigen Wochen Erreger, die beispielsweise auf den Schleimhäuten auftreffen, und bildet spezielle Antikörper gegen sie. Andere Dinge, wie zum Beispiel Staub, werden von speziellen Zellen regelrecht „aufgefressen" und so unschädlich gemacht.

> *Kinder haben ein ausgesprochen gutes Immunsystem, daher kommen sie im Allgemeinen mit Infekten gut klar. Eine sehr bekannte und effektive Abwehrreaktion ist Fieber.*

Reagiert das Immunsystem des Kindes heftig auf an sich harmlose Reize, entstehen Überempfindlichkeiten und Allergien (siehe Seite 241). Das trifft zum Beispiel bei Heuschnupfen und Asthma oder auch bei etwa 30 % der Kinder mit atopischer Dermatitis zu.

Kinderkrippe – Kindergarten – krank!

Im ersten Jahr in der Kinderkrippe oder im Kindergarten, vor allem im ersten Winter, treten häufig Krankheiten auf. Der Grund ist einfach: Zu Hause ist das kleine Kind nur mit den Erregern von wenigen Personen in Kontakt gekommen. Im Kindergarten oder in der Kinderkrippe sind es nun viele Kinder, mit denen es zusammen ist. Damit steigt die Möglichkeit für Infekte sprunghaft an. Bis das Kind die Infekte „abgearbeitet" hat, vergeht meist ein halbes Jahr. Auch der Stress, dem die Kinder mit Besuch des Kindergartens plötzlich ausgesetzt sind, spielt eine wesentliche Rolle!

Die gute Nachricht: Nach dieser Zeit sind die Kinder deutlich seltener krank. Natürlich bringt das kranke Kindergartenkind die Krankheiten auch mit nach Hause. Häufig stecken sich dann die (kleineren) Geschwister und manchmal auch der Eltern an.

Grundregel: Der Körper braucht genug Zeit zum Ausheilen. Lassen Sie das Kind also nicht zu früh wieder mit anderen Kindern spielen. Ihr Kinder- und Jugendarzt kann Ihnen bei einer Einschätzung helfen.

Wie viele Infekte sind normal?

- Bis zu acht Infekte pro Jahr sind normal – das sind bis zu 50 Infekte bis zur Einschulung.
- 80 Infekte macht ein Kind bis zur Pubertät im Durchschnitt durch.
- Irgendwann fängt ein Kind eben damit an.

Anregungen zur Vorbeugung von Infekten finden sich im Kapitel über Infektanfälligkeit (siehe Seite 107).

Wann zur Ärztin oder zum Arzt?

Warnzeichen für eine Störung des Immunsystems können unter anderem sein:

- Acht oder mehr eitrige Mittelohrentzündungen pro Jahr.
- Zwei oder mehr Lungenentzündungen pro Jahr.
- Zwei oder mehr schwere Infektionen pro Jahr (z. B. Hirnhautentzündung, Blutvergiftung, Nasennebenhöhlenentzündung).
- Hartnäckige Pilzinfektionen der Haut oder Schleimhaut.

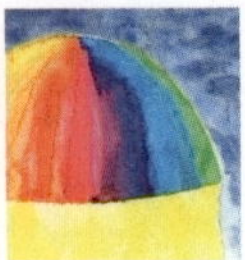

Impfen

Soll ich mein Kind impfen oder nicht? Diese große Frage wird unter den Eltern seit Jahren diskutiert, und das teils sehr emotionsgeladen. Aber was ist gefährlicher, die Krankheit oder die Impfnebenwirkungen? Auf beiden Seiten gibt es verhärtete Lager und ein sachlicher Austausch von Argumenten gestaltet sich oft schwierig, obwohl beide Seiten ernst zu nehmende Fakten vorweisen können. Zugrunde liegt sicher die Sorge der Eltern, für ihr Kind die beste Lösung zu finden und es so gut es geht zu schützen.

> *Als hilfreich erachte ich, dass Sie, wenn Sie sich mit dem Thema beschäftigen, mehr Zeit darauf verwenden, sich über die Krankheiten zu informieren, als über mögliche Nebenwirkungen nachzudenken.*

Gesellschaftlich betrachtet stellen die Krankheiten, gegen die wir impfen, eine große Gefahr dar. In Deutschland gibt es deshalb eine Impfempfehlung der Ständigen Impfkommission (STIKO), nachzulesen unter www.stiko.de. Wir Ärzte sind an die jeweils aktuelle Empfehlung gebunden und haften auch dafür. In einigen europäischen Ländern existiert bei ausgewählten Krankheiten eine Impfpflicht, in Deutschland gibt es seit 2022 eine Impfpflicht für Masern. Letztlich liegt die Entscheidung zur Impfung bei den meisten Krankheiten jedoch in der Verantwortung der Eltern.

Im Internet finden sich sehr viele sehr unterschiedliche Angaben und teils sehr persönliche Berichte. Manche aufgeführten Argumente sind schon seit vielen Jahren widerlegt, aber immer noch im Umlauf. Die Autoren dieser Texte müssen für ihre Aussagen keinerlei Verantwortung tragen. Das macht eine Diskussion in der Praxis manchmal schwer bzw. unmöglich, denn wir Ärzte haften für unsere Aussagen und Handlungen. Wir sind sogar verpflichtet, auf öffentlich empfohlene Impfungen hinzuweisen, ebenso auf Impfungen, die zwar zugelassen, aber noch nicht in die Empfehlung der STIKO aufgenommen sind.

Mithilfe von Impfungen ist es gelungen, viele Krankheiten zurückzudrängen und manche sogar auszurotten. Zahlreiche Bücher wurden zu diesem Thema geschrieben (siehe Anhang), viele Argumente und Untersuchungen angeführt.

Erfahrungen in der Praxis

Es finden sich in meiner Praxis in Bezug auf die Impfentscheidung drei Gruppen von Eltern:

- Eltern, die sich konform mit der Impfempfehlung der STIKO entscheiden.
- Eltern, die nur ausgewählten Impfungen zustimmen.
- Eltern, die die Impfungen generell ablehnen.

In 30 Jahren haben um die 30 000 Patient*innen die Praxis aufgesucht. Die Erfahrungen, die ich in dieser Zeit sammeln konnte, zahllose Gespräche und Fortbildungen haben gezeigt:

- Bei der Beobachtung der drei Gruppen über die vielen Jahre konnte ich in Bezug auf Spätfolgen keinen wesentlichen Unterschied zwischen den Gruppen erkennen.
- Wenige Kinder hatten schwere Erkrankungen, die mit der Impfung hätten verhindert werden können.
- Deutlich seltener traten schwere Nebenwirkungen nach einer Impfung auf.
- Und: Meine persönliche Sorge vor den schweren Krankheiten hat zugenommen.

Meiner Ansicht nach stellt auch die abnehmende Erfahrung von uns Ärzten mit einigen Krankheiten, die in die Impfempfehlung aufgenommen sind, ein Problemfeld dar. Das betrifft vor allem Tetanus, Diphtherie und Kinderlähmung: Die Krankheitssymptome und den Verlauf kennen wir Ärzte meist nur aus dem Studium und aus Büchern und besitzen oft keine persönliche Erfahrung. Auch Mumps, Masern, Röteln, Keuchhusten und Windpocken sind deutlich seltener geworden. Es ist sicher richtig, dass in manchen Fällen diese Krankheiten nicht oder zu spät erkannt werden.

Auffrischimpfungen: Jede Impfung zählt

Es gibt keine unzulässig großen Abstände zwischen Impfungen, jede Impfung zählt. Auch eine über mehrere Jahre unterbrochene Grundimmunisierung muss nicht neu begonnen werden. Die angegebenen Zeiträume sind meist Mindestabstände. Impft man in einem zu kurzen Abstand zur vorherigen Impfung, dann reagiert der Körper nicht ausreichend und der aufgebaute Schutz ist zu gering.

Totimpfstoffe müssen in regelmäßigen Abständen aufgefrischt werden. Totimpfstoffe enthalten inaktivierte Giftstoffe aus Bakterien (z. B. Tetanus und Diphtherie) oder Teile aus abgetöteten Erregern (die restlichen Impfstoffe). Bekannte Totimpfstoffe sind: Tetanus, Diphtherie, Kinderlähmung, Hirnhautentzündung, HIB (Haemophilus influenzae Typ b) und Pneumokokken, Hepatitis B, Keuchhusten.

Lebendimpfstoffe müssen nach der Grundimmunisierung nicht aufgefrischt werden. Bei Lebendimpfstoffen werden die Viren so verändert, dass sie ihre krank machenden Eigenschaften verlieren. Bekannte Lebendimpfstoffe sind: Mumps, Masern, Röteln, Windpocken, Rotaviren.

Welche Nebenwirkungen gibt es?

Nach Überzeugung aller Impfspezialisten weltweit ist die Gefahr der Krankheiten deutlich höher einzustufen als die Gefahr der Nebenwirkungen. Mit anderen Worten: Wir nehmen das geringere Übel der Nebenwirkungen in Kauf, um das weitaus größere Übel der Krankheiten zu verhindern.

Typische Nebenwirkungen sind:

- Allgemeine harmlose Gewebereaktionen:
  - Schmerzen, Rötung und eine Schwellung an der Einstichstelle.
  - Ein kleiner Knoten ist manchmal noch für zwei bis drei Wochen nach der Impfung dort tastbar. Der Grund: Ein kleiner Anteil der Impfflüssigkeit sickert nach dem Stich vom Muskel zurück in das Unterhautfettgewebe.
- Sechsfachimpfung (Diphtherie, Tetanus, Keuchhusten, Kinderlähmung, Hirnhautentzündung durch Haemophilus influenzae, Hepatitis B) oder Fünffachimpfung (ohne Hepatitis B), in Kombination mit der Pneumokokkenimpfung (gegen Hirnhautentzündung durch Pneumokokken):
  - Fieber noch am gleichen Tag für bis zu drei Tage bei etwa 30 % der Säuglinge.
- Memingokokken-Impfung:
  - Fieber noch am gleichen Tag für bis zu drei Tage bei etwa 70 % der Säuglinge.
  - Die STIKO empfiehlt deshalb die Gabe von Paracetamol nach der Impfung. Seien Sie dennoch zurückhaltend (vgl. Kapitel Fieber- und Schmerzmittel, siehe Seite 51)!
- Masern-Mumps-Röteln-Windpocken-Impfung:
  - Fieber in den ersten drei Tagen kann selten vorkommen.

- Fieber am fünften bis zwölften Tag nach der Impfung für etwa drei Tage bei bis zu 20 % der Kinder.
- Hautausschlag bei 5 %. Der Ausschlag ist hervorgerufen durch die abgeschwächten Impfviren und sieht dann so aus, als hätte das Kind Masern oder Röteln oder Windpocken. Dabei ist Ihr Kind nicht ansteckend, aber eventuell ein bisschen angeschlagen.

Seltene Nebenwirkungen: Für die „Studie zur Gesundheit von Kindern und Jugendlichen in Deutschland" (KiGGS) des Robert-Koch-Instituts wurden die Daten von fast 16 000 Kindern ausgewertet. Etwa 2 % der Eltern gaben bei der Befragung an, dass eine oder mehrere Impfungen schlecht vertragen wurden. Neben Fieber wurden deutliche Schwellungen an der geimpften Stelle, unstillbares Schreien, Hautausschläge, Fieberkrämpfe, Mattigkeit, Teilnahmslosigkeit usw. genannt. Weitere Nebenwirkungen können im Internet unter www.kiggs-studie.de oder unter dem jeweiligen Namen der Impfung gefunden werden.

Sehr seltene sehr schwere Nebenwirkungen: Sie treten bei etwa einer von 100 000 Impfungen auf. Beschrieben sind unter anderem Lähmungen, schwere Entwicklungsverzögerungen, Entzündungen des Gehirns und Rückenmarks.

Schmerzen

Der Schmerz bei den Impfungen wird verursacht durch die Verletzung der Haut und durch die Reizung vor allem der Muskelfaszien beim Einspritzen der Flüssigkeit.

Kein Zusammenhang mit Impfungen wurde gefunden bei Autismus, multipler Sklerose, Diabetes mellitus und Entwicklungsverzögerung.

Impfungen führen nicht zur Zunahme von Allergien.

In der ehemaligen DDR, mit einer Durchimpfungsrate von fast 100 %, waren Allergien deutlich seltener als in der BRD (Hygienehypothese, siehe Seite 243).

Und was ist mit den Zusatzstoffen?

Sinn der Zusatzstoffe (Adjuvanzien) ist, die Wirkung des Impfstoffs zu verstärken und den Impfstoff haltbar zu machen. Eine Impfstoffherstellung gänzlich ohne Zusatzstoffe ist im Moment nicht möglich.

Zum Thema Zusatzstoffe gibt es viele kontroverse Diskussionen und Studien. Besonders im Blickpunkt der Kritiker liegen dabei Aluminiumsalze. Diese gelangen auf verschiedenen Wegen in den Körper, über die Nahrung (größter Anteil: z.B. Backwaren, Schokolade, Gemüse), Atemluft, Kosmetika (über die Haut) und Impfungen (geringster Anteil). Der größte Teil der Aluminiumsalze wird relativ schnell über die Nieren wieder ausgeschieden und nur ein geringer Anteil bleibt im Körper. Bis zum Alter von 13 Jahren nimmt ein Kind etwa 1000 mg Aluminium über die Nahrung zu sich, davon verbleiben im Körper dauerhaft etwa 10 mg. Mit den empfohlenen Impfungen werden bis zum Alter von 13 Jahren etwa 5 mg Aluminium (bei 15 empfohlenen Impfungen) verabreicht, davon verbleiben im Körper dauerhaft etwa 0,5 mg (pro Impfung 0,025 mg). Das bedeutet: Etwa ein Zwanzigstel der Aluminiummenge im Körper stammt aus den Impfungen. Im gesamten Leben sammeln sich laut Schätzungen etwa 35 mg Aluminium im Körper an. Neben anderen Erkrankungen stehen Aluminiumsalze unter Verdacht, Autoimmunkrankheiten hervorzurufen. Das Robert-Koch-Institut (RKI) ebenso wie das Paul-Ehrlich-Institut (PEI) sehen darin keine Gefährdung für Kinder und Erwachsene.

Das quecksilberhaltige Thiomersal wird schon lange nicht mehr in Impfstoffen verwendet (einzige Ausnahme war der Impfstoff gegen Schweinegrippe).

Manche Eltern überlegen auch, die Impfung mit Einzelimpfstoffen durchzuführen – soweit diese überhaupt noch im Handel erhältlich sind. Dabei gilt es zu bedenken, dass die Menge der Zusatzstoffe von der Anzahl der verimpften Spritzen abhängt. Das heißt, bei Verwendung vieler Einzelimpfstoffe hat man entsprechend mehr Zusatzstoffe.

Wie gut und wie lange schützen Impfungen?

Keine Impfung bietet einen hundertprozentigen Schutz (Tab. 16). Dennoch sind alle Krankheiten in den Jahren und Jahrzehnten nach Einführung der jeweiligen Impfung deutlich seltener geworden. Zum Beispiel war der letzte Fall von Kinderlähmung 1992. Bei Tetanus und Diphtherie gibt es Einzelfälle. Obwohl die Keuchhustenimpfung eine vergleichsweise schlechte Schutzwirkung hat, sind die Erkrankungsfälle in der Praxis mit der Impfung eindrücklich zurückgegangen.

Erkrankung/ Erreger	Impfung			Auffrischung/Anmerkungen
	1.	2.	3.[a] (4.[b])	
Tetanus	?	99 %	99 %	Nach 5 Jahren, dann alle 10 Jahre
Diphtherie	?		> 90 %	Nach 5 Jahren, dann alle 10 Jahre
Kinderlähmung (Polio)	?	99 %	99 %	Nach 5 Jahren, dann alle 10 Jahre
Keuchhusten (Pertussis)	?	60 %	95 %	Nach 5 Jahren (da nur noch 50 % Schutz)
HIB (Haemophilus influenzae Typ b)	?	> 90 %	> 90 %	Empfohlen in speziellen Fällen
Hepatitis B	?	90 – 99 %	90 – 99 %	Heilberufe nach Titerkontrolle
Pneumokokken			89 %	Empfohlen in speziellen Fällen
Masern	90 – 95 %	> 98 %		Nicht empfohlen
Mumps	80 – 85 %	85 – 90 %		Nicht empfohlen
Röteln		98 %		Nicht empfohlen
Windpocken	80 – 85 %	> 90 %		Nicht empfohlen
FSME	?	98 %	99 %	4. Impfung nach 3 Jahren, danach alle 5 Jahre
Meningokokken C (außerdem zugelassen ist ACWY)*	90 – 98 %			Empfohlen in speziellen Fällen
Meningokokken B (bereits nach der 1. Impfung gibt es keine schweren Verläufe mehr)	95 %			Empfohlen ab 2 Monaten bis 5 Jahre 3 Impfungen ab 2 Monaten, 2 Impfungen ab 2 Jahren

Fortsetzung nächste Seite

Erkrankung/ Erreger	Impfung			Auffrischung/Anmerkungen
	1.	2.	3.[a] (4.[b])	
Rotaviren	?	85 %		Nicht empfohlen
HPV (humane Papillomviren)	?	90 %	90 %	Unter 15 Jahre 2 Impfungen, ab 15 Jahren 3 Impfungen

Tab. 16: *Welchen Schutz bieten Impfungen?*

[a] Schema 2+1 ab 37 Schwangerschaftswochen, mit Impfstoff gegen Diphtherie, Tetanus, Keuchhusten, Kinderlähmung, HIB, Hepatitis B und Pneumokokken. Die Grundimmunisierung besteht aus drei Impfungen: 1. Impfung ab einem Alter von zwei Monaten, 2. Impfung zwei Monate später, 3. Impfung ab sechs Monate später.

[b] Schema 3+1 bei Frühgeborenen vor der vollendeten 37. Schwangerschaftswoche, d. h. bis 36 Schwangerschaftswochen und 6 Tagen. Die Säuglinge erhalten einen Monat nach der 1. Impfung eine zusätzliche Impfdosis. Die Grundimmunisierung besteht aus 4 Impfungen: 1. Impfung ab einem Alter von zwei Monaten, 2. Impfung ein Monat später, 3. Impfung ein Monat später, 4. Impfung ab sechs Monate später.

? Ein geringer Schutz könnte bestehen, jedoch nur für kurze Zeit. Für einen größtmöglichen Impfschutz sind weitere Auffrischungen notwendig.

* Meingokokken-Impfstoffe existieren gegen unterschiedliche Type: Aktuell der beste Schutz ist die Kombination der Impfung gegen Typ B und gegen die Typen ACWY.

Muss sich mein Kind nach der Impfung schonen?

Sportliche Aktivitäten nach Impfungen stellen generell kein Problem dar, besondere Belastungen unmittelbar nach der Impfung sind jedoch nicht unbedingt zu empfehlen. Die Regel gilt für den Tag der Impfung. Gemeint ist, dass zum Beispiel die normale Freizeitaktivität und das normale Training okay sind (Fußball, Tanzen usw.), aber Leistungssport oder ein sportlicher Wettkampf (z. B. ein Turnier) sollte unterbleiben. Auch Baden gehen stellt kein Problem dar.

Kritische Fragen bleiben

Auch wenn die einen es so und die anderen es anders sehen, ist ein wertschätzender Umgang mit der Meinung anderer Menschen der einzig richtige Weg in den Diskussionen. Die letztendliche Verantwortung liegt bei den Eltern. Manche Eltern weisen sich bei der Frage „impfen oder nicht impfen" gegenseitig die Schuld zu. Derartige Diskussionen lösen nicht das Problem, sondern verunsichern nur.

Unsere Aufgabe als Ärzte sehe ich darin, den Eltern möglichst sachlich gut fundierte Informationen über die jeweiligen Impfungen zu geben. Es ist richtig, auf Bedrohungen durch die Krankheiten hinzuweisen, es ist falsch die Eltern mit der Impfung unter Druck zu setzen. Wir Kinder- und Jugendärzt*innen sind durch Krankheiten, die durch Impfungen hätten vermieden werden können, selber betroffen. Meist ist diese Betroffenheit geprägt durch schreckliche Erlebnisse in der langen Ausbildung in der Kinderklinik und die mehrjährige Berufserfahrung in der Praxis.

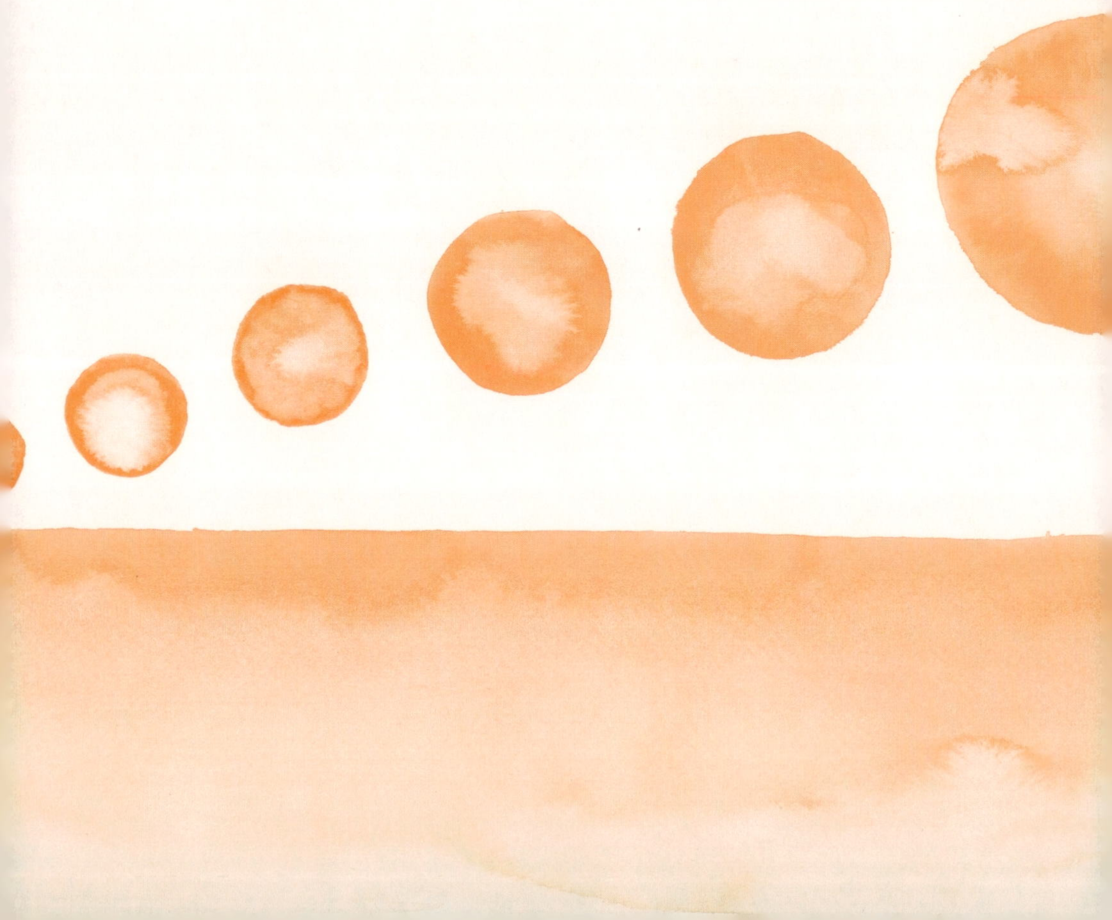

Wachstum

Kinder wachsen besonders zu Beginn ihres Lebens erstaunlich schnell – mit vier Jahren hat sich ihre Körpergröße fast verdoppelt! Am schnellsten wächst ein Kind im ersten Lebensjahr, danach nimmt die Wachstumsgeschwindigkeit bis zur Pubertät kontinuierlich ab. Bei Mädchen nimmt sie zwischen etwa acht und elfeinhalb Jahren noch einmal zu, bei Jungen zwischen zehn und 14 Jahren. Das Wachstum endet bei Mädchen im Durchschnitt mit 15 Jahren, etwa zwei Jahre nach der ersten Regelblutung (Menstruation), bei den meisten Jungen etwa mit 18 Jahren.

Beim Längenwachstum spielen die Gene die ausschlaggebende Rolle: Große Eltern haben meist große Kinder, die Kinder von kleineren Menschen bleiben selbst auch eher kleiner. Zur Berechnung der vermuteten endgültigen Körpergröße gibt es spezielle Formeln, außerdem lässt sie sich anhand einer Röntgenuntersuchung der Handwurzelknochen bestimmen.

Wie groß ein Mensch letztendlich wird, hängt aber nicht nur von der Vererbung ab, sondern unter anderem auch davon, wie ausgewogen die Ernährung ist. Hier ist vor allem die Versorgung mit Vitamin D und Kalzium von Bedeutung. Eine echte Mangelernährung ist jedoch nur bei sehr einseitiger Ernährung zu beobachten, besonders dann, wenn die im Kapitel Ernährung beschriebenen Eckpunkte nicht beachtet werden (siehe Seite 291).

Wachstumskurven – Kurven der Entwicklung

Bei den Vorsorgeuntersuchungen und bei Fragen zu Wachstum und Entwicklung (v. a. Größe, Gewicht, Kopfumfang, Wachstumsgeschwindigkeit, Blutdruck) werfen wir Kinder- und Jugendärzt*innen immer zuerst einen Blick auf die Wachstums- bzw. Entwicklungskurven (Perzentilenkurven), die auf den letzten Seiten im Vorsorgeheft zu finden sind.

Entwickelt sich zum Beispiel das Körpergewicht parallel zu einer der dort vorgedruckten Linien (Perzentilen) und bleibt innerhalb der beiden äußeren Linien (3 und 97 %), so kann man meist von einer normalen Gewichtsentwicklung ausgehen (= ausreichende Nährstoffversorgung). Es kann jedoch vorkommen, dass sich die Werte erst normal entwickeln, dann aber von der zunächst eingeschlagenen Linie abweichen. Dann besteht möglicherweise eine Störung und weitere Untersuchungen sind angezeigt.

Für die meisten Bereiche der Medizin liegen solche Perzentilenkurven vor. Sie werden mit statistischen Methoden errechnet und zeigen den jeweiligen Normalbereich an. Die mittlere Linie beschreibt die 50. Perzentile, die untere Linie meist die 3. Perzentile und die obere die 97. Perzentile.

Das bedeutet: Liegt der eingetragene Wert der Körpergröße Ihres Kindes auf der 50. Perzentile, dann sind 50 % der anderen Kinder im selben Alter kleiner und 50 % größer als Ihr Kind. Liegt der Wert auf der 3. Perzentile, ist Ihr Kind im Vergleich zu anderen Gleichaltrigen eher klein: Nur 3 % sind kleiner, aber 97 % größer. Liegt der Wert auf der 97. Perzentile, ist es im Vergleich eher groß: Dann sind 97 % der Gleichaltrigen kleiner als Ihr Kind und nur 3 % sind größer.

Wachstumsschübe – plötzlich sind die Hosen zu kurz

Kinder wachsen nicht kontinuierlich, das Wachstum verläuft in Schüben. Wachstumsschübe sind Phasen von etwa zwei bis drei Wochen, dann ist wieder eine ähnlich lange Pause. Besonders in der Nacht, beim Liegen, in Ruhephasen, bei Krankheit bildet der Körper vermehrt Wachstumshormon. So ist auch gut zu verstehen, dass manche Kinder und Jugendliche während solcher Wachstumsphasen nachts wegen Schmerzen aufwachen.

Besonders auffallend in der Zeit der Wachstumsschübe ist, dass die Kinder und Jugendlichen sowohl körperlich als auch emotional wenig belastbar sind. Sie benötigen mehr Pausen und wirken seelisch dünnhäutig – sie haben eine geringe Frustrationstoleranz (siehe Seite 381).

Wachstumsschmerzen – Wachsen kann wehtun

Etwa ein Drittel aller Kinder leiden im Alter zwischen drei und zwölf Jahren unter Wachstumsschmerzen. In der Nacht klagen sie über starke Schmerzen, meist in den Beinen, und tagsüber benehmen sie sich so, als wäre nie etwas gewesen. Eine solche Phase dauert meist etwa zwei Wochen. Sport kann in dieser Zeit die nächtlichen Schmerzen noch verstärken. Auf die Frage, wo es wehtut, zeigen die Kinder auf die wachstumsintensiven Knochen der Beine, nicht auf die Gelenke, und bei der Untersuchung finden sich keine Entzündungszeichen.

Wachstumsschmerzen sind harmlos, belasten Kinder und Eltern manchmal aber erheblich. Dennoch sollte in jedem Fall abgeklärt werden, ob sich hinter so einer Schmerzperiode nicht doch eine ernsthafte Krankheit verbirgt.

Die Ursache für Wachstumsschmerzen ist noch nicht bekannt, vermutet wird die Überdehnung von Faszien, Bändern und Sehnen.

> *Größer zu werden – das Wachsen – ist offensichtlich ein Prozess, der manchmal wehtut.*

Allgemeine Maßnahmen

- Waden und Beine massieren.
- Während eines Wachstumsschubs Schonung im Sport.

Aromatherapie

- Massageöl entspannend von Stadelmann: die Beine vor dem Schlafengehen einmassieren, bei Bedarf auch nachts. Auch für Ölkompressen geeignet.
- Allgäuer Öl von Stadelmann: für die größeren Kinder, für Beinmassagen vor dem Schlafengehen und für Ölkompressen.
- Beinwellsalbe von Stadelmann: zusätzlich zu den Massageölen.

Homöopathie

- *Calcium phosphoricum* – Bewährt bei Wachstumsschüben, Schienbeinschmerzen nachts, bei schlaksigen, oft kraftlosen Kindern. Besser durch Strecken der Beine und kühle Umschläge. Schlechter nachts. Oft grantige Kinder.
- *Magnesium phosphoricum* – Plötzlich einschießende Wadenkrämpfe, die betroffene Stelle ist bei Berührung und Bewegung sehr schmerzhaft, Gefühl von Steifheit. Besser durch Wärme, Druck, Massage und langsame Bewegung. Schlechter in der Nacht nach Belastung am Vortag. Das Kind ist schmerzempfindlich.
- *Rhus toxicodendron* – Unruhe, Steifheit und Schmerzen in den Gelenken. Besser durch Wärme und Reiben, Bewegung und Lagewechsel. Schlechter nachts. Das Kind wirkt ängstlich, verzagt, besonders nachts.

- *Ruta* – Schmerzen an den Ansatzstellen von Sehnen und Bändern. Besser durch Wärme und leichte Bewegung. Schlechter durch Überanstrengung, Liegen und Sitzen.

Schulmedizin

- Gelenkbandagen: einfach ausprobieren, zum Beispiel Kniegelenkbandage bei Schmerzen im Kniegelenk. Im Sanitätsfachhandel kaufen oder vom Arzt verschreiben lassen.
- Kurzzeitig, wenn nötig, Schmerzmittel wie Ibuprofen und Paracetamol vor dem Schlafengehen oder auch nachts geben.

Vorbeugung

- Das Kind anleiten, die Beinmuskeln im Bett direkt vor dem Einschlafen zu dehnen – oder Sie als Eltern machen das bei Ihrem Kind und nutzen die Gelegenheit für Zuwendung und Gespräch.

Wann zur Ärztin oder zum Arzt?

- Wenn die Phase, in der Ihr Sohn oder Ihre Tochter über nächtliche Schmerzen klagt, länger als drei Wochen anhält.
- Wenn es immer die gleiche Stelle ist, die wehtut.
- Wenn das Kind oder der Jugendliche über mehrere Nächte von Schmerzen geweckt wird, die an der gleichen Stelle auftreten.
- Wenn die Schmerzen sehr heftig sind und die üblichen Schmerzmittel (Ibuprofen, Paracetamol) nicht helfen.
- Wenn die Schmerzen am Morgen noch vorhanden sind.
- Wenn Ihr Kind Schmerzen in Gelenken angibt.
- Wenn die Stelle rot, geschwollen und druckschmerzhaft ist.

Schmerzen an den Ansatzstellen der Sehnen

Alles wächst: Die Knochen wachsen, die Gelenke wachsen, die Muskeln, Sehnen und Bänder wachsen und der Körper wird schwerer – die Kinder und Jugendlichen entwickeln sich. Es ist faszinierend, welche Belastungen die beteiligten Gewebe aushalten können. Am Beispiel der Achillessehne lässt sich die enorme Stabilität von Sehnen gut aufzeigen. Beim Laufen und Springen erfährt die Achillessehne eine Belastung, die dem Zwölffachen (!) des Körpergewichts entsprechen kann – beim Erwachsenen wären das ca. 800 kg. Der Ansatz der Achillessehne an der Ferse ist nur etwa 1 cm^2 groß – und diese kleine Stelle hält 800 kg aus! Eigentlich kein Wunder, dass die Ansatzstelle der Achillessehne bei sportlicher Überbelastung manchmal wehtut.

In der Wachstumsphase wachsen zunächst die Knochen. Die Muskeln werden dadurch gedehnt und gleichen sich innerhalb von etwa drei bis vier Wochen an die veränderten Längenverhältnisse an. Die Festigung der Sehnen an ihren Ansatzstellen dauert länger, etwa zwei bis drei Monate. Ähnlich sieht es auch bei den Bändern aus.

Da beim Wachstum üblicherweise auch das Körpergewicht zunimmt, müssen sich Muskeln, Sehnen und Bänder nicht nur in der Länge anpassen, sondern sie haben auch das vermehrte Körpergewicht zu bewältigen. Das Gleiche trifft auf die Ansatzstellen zu. Neben Schmerzen an der Achillessehne berichten Jugendliche während der Pubertät häufig auch von Schmerzen in den Kniegelenken und an der Spitze der Kniescheiben.

> *Ihre Tochter oder Ihr Sohn sollte auf keinen Fall bei Schmerzen ein Schmerzmittel nehmen und dann weitertrainieren, denn dadurch kann das Gewebe geschädigt werden.*

Allgemeine Maßnahmen

- Die Kinder/Jugendlichen beruhigen und informieren, denn sie sind durch die Schmerzen meist genervt, aber auch beunruhigt, weil sie in ihren sportlichen Aktivitäten eingeschränkt sind.
- Die Heilung wird sich etwa zwei bis drei Monate hinziehen.
- Wärme oder Kälte anwenden, je nachdem was Ihr Kind als angenehm empfindet. Dazu eine Wärmflasche oder ein Kirschkernsäckchen vorgewärmt bzw. gekühlt auf die schmerzhafte Stelle legen.
  - Kälte zumindest zu Beginn hilft, die Nervenreizung zu beruhigen.
  - Wärme im weiteren Verlauf regt die Durchblutung an, entspannt die Muskulatur und fördert die Heilung.
- Die Stelle häufig reiben und massieren.

- Schonung und ggf. Ruhigstellung bei starken Schmerzen – so lange wie nötig.
- Bei Schmerzen das Training sofort beenden. Die Heilung dauert länger, wenn dem Körper nicht genügend Zeit zur Festigung der Strukturen gegeben wird.
- Bewegung vorsichtig und langsam: Zunächst kleine Belastungen, dann die Belastung über Tage langsam steigern. Treten erneut Schmerzen auf, wird das Training sofort wieder unterbrochen.

Aromatherapie

- Massageöl entspannend von Stadelmann: die Beine vor dem Schlafengehen einmassieren, bei Bedarf auch nachts. Auch für Ölkompressen geeignet.
- Allgäuer Öl von Stadelmann: für die größeren Kinder, für Beinmassagen vor dem Schlafengehen und für Ölkompressen.
- Beinwellsalbe von Stadelmann: zusätzlich zu den Massageölen.

Homöopathie

- *Rhus toxicodendron* – Für Sehnen und Bänder. Bei Unruhe. Besser bei fortgesetzter Bewegung und Wärme. Schlechter zu Beginn der Bewegung.
- *Symphytum* – Für Knochen und Knochenhaut, bei Knochenbrüchen. Besser durch Wärme. Schlechter durch Berührung und Bewegung.
- *Ruta* – Bei Sehnen-, Bänder- und Knochenverletzungen. Besser durch Wärme und leichte Bewegung. Schlechter durch Überanstrengung, im Liegen und Sitzen.

Schulmedizin

- Schmerzmittel geben, wenn nötig. Am besten Ibuprofen, denn es reduziert die Schmerzen und bewirkt zudem eine gewisse Abschwellung der gereizten Stelle.
- Gelenkbandagen: einfach ausprobieren, zum Beispiel Kniegelenkbandage bei Schmerzen im Kniegelenk. Im Sanitätsfachhandel kaufen oder vom Arzt verschreiben lassen.

Wann zur Ärztin oder zum Arzt?

- Bei langwierigen Schmerzen oder wenn die Schmerzen sehr heftig sind und die üblichen Schmerzmittel (Ibuprofen, Paracetamol) nicht helfen.
- Wenn die Stelle rot, geschwollen und druckschmerzhaft ist.

Stellung der Beine und Füße

Die Stellung der Beine und Füße ist oftmals Anlass für Sorge. Dabei handelt es sich in vielen Fällen um Ausprägungen der normalen Bein- und Fußentwicklung.

Fußstellung: Knick-Senk-Fuß

97 % der Kinder mit 19 Monaten haben natürlicherweise einen Knick-Senk-Fuß. Mit vier Jahren sind es noch 80 %, mit zehn Jahren nur noch 4 %, denn bis zu diesem Alter bildet sich das längliche Fußgewölbe zunehmend aus. Handlungsbedarf besteht, wenn das Kind oder der Jugendliche Schmerzen beim Stehen oder Gehen hat und/oder eine Fehlstellung im Fußwurzelbereich vorliegt (Bereich vom Sprunggelenk bis zum Mittelfuß). Auch Knieschmerzen können deshalb auftreten. Das weitere Vorgehen besprechen Sie bitte mit Ihrem Kinder- und Jugendarzt.

Nach innen gedrehte Hüfte

Besonders in den ersten Jahren drehen die Kinder die Füße nach innen und stolpern deswegen sogar öfters über ihre eigenen Füße. Die Drehung kommt von der Stellung des Oberschenkelknochens zum Schenkelhals. In den folgenden Jahren dreht sich der Oberschenkelknochen nach außen und damit dreht sich auch der Fuß nach außen. Diese Entwicklung dauert etwa bis zum 17. Lebensjahr. Handlungsbedarf besteht, wenn Sie als Eltern beunruhigt sind, ansonsten sprechen Sie es bitte bei der Vorsorge an.

O-Beine, X-Beine, gerade Beine

Säuglinge haben, wenn sie auf die Welt kommen, ziemliche O-Beine. Mit ca. zwei Jahren sind die Beine ganz gerade, dann erfolgt der Übergang zu X-Beinen, die im Alter von drei bis vier Jahren maximal ausgeprägt sind – wenn die Knie sich berühren, kann zwischen den Innenknöcheln der Abstand bis zu 7 cm betragen. Ein harmloses Phänomen. Mit etwa sieben Jahren sind die Beine in der Regel wieder gerade und bleiben dann auch so. Handlungsbedarf besteht, wenn Ihr Kind wiederholt über Knieschmerzen klagt. Ansonsten werden die Beine bei jeder Vorsorge von Ihrem Kinder- und Jugendarzt geprüft.

Beine sind unterschiedlich lang – Beinlängendifferenz

Bei etwa 40 % der Menschen sind die Beine unterschiedlich lang, bei etwa 0,1 % ist der Unterschied größer als 2 cm. Spätschäden können Rückenschmerzen, vermehrte Verletzungen, Skoliose und Arthrose sein, sie sind bis 2 (–5) cm Unterschied jedoch nicht zu erwarten. Besteht die Beinlängendifferenz schon beim Kleinkind, so kann der Orthopäde berechnen, wie groß sie nach Abschluss des Wachstums voraussichtlich sein wird. Ab 5 cm Differenz besteht die Empfehlung zur Behandlung.

Zehenspitzengang

Der Zehenspitzengang ihrer Kinder beunruhigt Eltern oft sehr und doch ist er meist völlig harmlos. Etwa 5 % der Kinder im Vorschulalter laufen so. Bis zur Einschulung gibt sich das bei den allermeisten Kindern von selbst und eine Behandlung ist nicht nötig. Selten berichten Eltern, dass sie als Kind auch so gelaufen sind und ausgesprochen selten kommt als Ursache eine Verkürzung der Wadenmuskulatur oder der Achillessehne infrage. Meist sind die Kinder einfach nur neugierig oder freudig erregt – sie haben gemerkt, dass sie mehr sehen, wenn sie auf den Zehen laufen.

Er besteht kein Handlungsbedarf, wenn sich Ihr Kind auf den ganzen Fuß stellen kann und wenige Schritte „normal“ laufen kann. Sie können bei Ihrem Kind auch im Liegen selbst testen, ob sich das Fußgelenk bis zu einem Winkel von 90 Grad und mehr im Verhältnis zum Schienbein beugen lässt. Ist beides nicht der Fall, dann zeigen Sie es Ihrem Kinder- und Jugendarzt.

Schuhe – nur vom Feinsten?

Oft hört man: „Die ersten Schuhe müssen die Besten sein" oder „Gute Schuhe von Anfang an". Aber das ist völlig übertrieben und teuer für die Eltern. Schuhe haben die Aufgabe, vor Schmutz, Kälte und Verletzung zu schützen. Kinder tragen Schuhe meist nur eine kurze Zeit am Tag, deshalb ist ein Fußbett unnötig, gerade in den ersten Lebensjahren. Somit genügen Schuhe, die schön weich sind und in denen der Fuß Platz hat. Natürlich können Schuhe, die nicht zu sehr abgelaufen sind, ans nächste Kind weitergegeben werden.

Symmetrie

Bei Wachstumsschüben wachsen die Beine oft nicht gleichzeitig: Meist wächst ein Bein zuerst, nach einer gewissen Zeit holt das andere Bein auf. Am Ende sind dann beide Beine gleich lang. Bei den Vorsorgenuntersuchungen U10, U11 und J1 fällt oft ein Unterschied von bis zu 1–2 cm auf. Bei der Kontrolle nach wenigen Wochen ist dieser Unterschied wieder ausgeglichen.

Dieses Phänomen ist während der Wachstumsphasen am ganzen Körper zu beobachten, an Armen, Händen, Füßen und auch beim Wachstum der Brustdrüse. Im Falle der Brustdrüse bei Mädchen kann eine Seite bis zu sechs Monate später beginnen zu wachsen als die andere.

Körperhaltung: Am liebsten aufrecht

Eine gebeugte Körperhaltung, hängende Schultern und ein Hohlkreuz sind bei Eltern häufig Anlass zur Sorge: „Schauen Sie nur, wie krumm meine Tochter wieder dasteht!" Oder: „Was für einen Buckel mein Sohn beim Sitzen macht!" Dabei zeigen sie auf den Jugendlichen, der von der Seite betrachtet dasteht wie ein Fragezeichen. Die Sorge der Eltern, dass sich aus dieser Körperhaltung ein Schaden für die Wirbelsäule entwickeln könnte, ist verständlich. Das ist aber bei den allermeisten Kindern und Jugendlichen nicht der Fall!

Mit einer leicht durchführbaren Untersuchung können wir Kinder- und Jugendärzt*innen die Beweglichkeit der Wirbelsäule überprüfen. Auf diese Weise lässt sich eine schlechte Angewohnheit gut von einer krankhaften Veränderung unterscheiden. Infrage kämen zum Beispiel ein Morbus Scheuermann (bei etwa

1 %), eine Wirbelsäulenverkrümmung (siehe Seite 286), ein Schultertiefstand oder ein Beckenschiefstand aufgrund einer Beinlängendifferenz.

Im Gegensatz zu uns Erwachsenen sind Kinder und Jugendliche oft noch deutlich beweglicher in der Wirbelsäule, besonders Jugendliche können auch beneidenswert entspannt wirken. Ich stelle mir vor, dass die Haltung oft auch das Gefühl ausdrückt: „Jetzt muss ich schon wieder zum Arzt!", „Alle wollen was von mir!", „Für die Schule muss ich noch so viel lernen!", „Alles ist zu viel!".

Ich versuche oft, den Jugendlichen zu erklären, wie ihre Körperhaltung ihr äußeres Erscheinungsbild prägt. Zum Beispiel wirkt ein Mensch mit hängenden Schultern im Gespräch nicht besonders überzeugend oder es scheint, als wolle er sagen: „Was du mir gerade erzählst, interessiert mich nicht besonders."

Die Eltern bitte ich, ihren Kindern zum Beispiel beim Sport, beim Tanzen, bei Dingen, die ihrem Kind wirklich Freude bereiten, zuzusehen. Dabei wird sich sicher eine aufrechtere Körperhaltung einstellen.

Skoliose: Wirbelsäulenverkrümmung

Der Name Skoliose beschreibt die seitliche Verbiegung der Wirbelsäule um mehr als zehn Grad in Verbindung mit einer Verdrehung der einzelnen Wirbelkörper untereinander. Von einer skoliotischen Fehlhaltung spricht man, wenn die seitliche Verbiegung weniger als zehn Grad beträgt und durch aktive oder passive Bewegung ausgeglichen werden kann. Der Übergang zwischen den beiden Formen kann fließend sein und es lässt sich außerdem nicht vorhersagen, ob und wie stark die Krümmung im Verlauf des Wachstums zunehmen wird.

Deshalb ist die Untersuchung der Wirbelsäule im Rahmen der Vorsorgeuntersuchungen von großer Bedeutung (U9 mit fünf Jahren, U10 mit sieben bis acht Jahren, U11 mit neun bis zehn Jahren, J1 mit 13 – 14 Jahren, J2 mit 16 – 17 Jahren). Finden sich bei der Untersuchung Auffälligkeiten, dann bespricht der Arzt das weitere Vorgehen mit Ihnen.

Häufigkeit: Bei bis zu 2 % der Jugendlichen findet sich eine Skoliose. Bei Mädchen sind ausgeprägte Skoliosen deutlich häufiger als bei Jungen (5:1 bis 10:1). In den Leitlinien wird die Häufigkeit einer Skoliose bei 16-jährigen Mädchen sogar mit bis zu 4 % angegeben. Skoliotische Fehlhaltungen lassen sich meinem Eindruck nach bei bis zu 20 % der Jugendlichen feststellen.

Allgemeine Maßnahmen

- Viel Sport machen! Geeignete Sportarten sind solche, bei denen die Wirbelsäule viel bewegt wird: alle Ballsportarten, Tanzen, Joggen, Schwimmen, Radfahren, Reiten, Ballett usw.
- Nicht geeignet sind Sportarten, bei denen die Wirbelsäule stark belastet wird: zum Beispiel Gewichtheben, Trampolinspringen, Tennis, Squash.
- Krankengymnastik nach Anleitung eines mit Skoliose erfahrenen Krankengymnasten. Ihr Kinder- und Jugendarzt bzw. Orthopäde wird Sie entsprechend weiterverweisen.

Wann zur Ärztin oder zum Arzt?

- Wenn Ihr Sohn oder Ihre Tochter wiederholt über starke Rückenschmerzen klagt.

Niedriger Blutdruck: Mir ist immer so schwindlig

Niedriger Blutdruck (Hypotonie) kann Kindern und vor allem Jugendlichen stark zu schaffen machen, besonders während eines Wachstumsschubs. Gerade in der Pubertät sind die Jugendlichen dann oft erheblich in ihren Aktivitäten eingeschränkt.

In der Wachstumsphase nimmt der Körper an Länge und Gewicht zu. Das bedeutet, dass das Herz-Kreislauf-System mehr leisten muss, um das Blut zu transportieren und mehr Gewebe mit Blut zu versorgen. Die Anpassung an die neuen Gegebenheiten bedarf einer gewissen Zeit – das können wenige Tage sein, aber auch Wochen.

Wie stark die Kinder und Jugendlichen davon betroffen sind, hängt von vielen Faktoren ab: von familiären Gegebenheiten (z. B. leidet ein Elternteil selber unter niedrigem Blutdruck), dem Interesse für Sport, der Trinkmenge, der Ernährung, der Schlafmenge, den Aktivitäten am Vortag usw.

Die Symptome: Vor allem Jugendliche fühlen sich antriebslos, wirken immer blass, sitzen und liegen viel herum und sind schwer aus dem Bett zu bekommen. Sie klagen über Schwindel, besonders morgens beim Aufstehen, und haben oft leistungsmäßig *und* emotional einen Einbruch (siehe Seite 381). Weitere Anzeichen sind Kopfschmerzen, Ohrensausen, Flecken vor den Augen, Schwierigkeiten beim Lernen verbunden mit Konzentrationsschwierigkeiten.

Oft wirken die Jugendlichen bei Gesprächen irgendwie abwesend und nicht besonders aufnahmefähig. Sie haben ein großes Bedürfnis nach Ruhe, Schlafen und Pausen. Manchen wird beim längeren Stehen plötzlich stark schwindelig, eventuell fallen sie sogar um, wenige werden sogar ohnmächtig.

Sehr zum Missfallen der Eltern verlangt der Sohn oder die Tochter in dieser Zeit dann nach Getränken wie Cola und Eistee, manche sogar nach Kaffee. Diese Getränke enthalten Coffein und wirken stimulierend – das merken die Jugendlichen, weil zum Beispiel der Schwindel nachlässt und die Konzentration besser wird. Auch diese Phasen sind mehr oder wenig zeitlich begrenzt.

> *Grundsätzlich ist es richtig, niedrigen Blutdruck dann zu behandeln, wenn Ihre Tochter oder Ihr Sohn darunter leidet.*

Sofortmaßnahmen

Wenn die Jugendlichen plötzlich blass wirken, ihnen schwindelig wird und sie Flecken vor den Augen sehen:

- Unmissverständlich auffordern, sich hinzulegen oder zu setzen, und dabei tatkräftig unterstützen! Die Jugendlichen können plötzlich zusammensacken.
- Effektiv ist es, die Beine hochzuhalten (Winkel maximal 30 Grad).

Allgemeine Maßnahmen

- Nehmen Sie Ihre Tochter bzw. Ihren Sohn ernst! Sagen Sie ihm oder ihr: Es ist normal, in der Pubertät durchzuhängen! Der Körper braucht diese Phasen, um sich in Ruhe entwickeln zu können.
- Bieten Sie viel zu trinken an bzw. erinnern Sie ans Trinken! Besonders in warmen Jahreszeiten trinken viele Menschen zu wenig und das senkt den Blutdruck. Gerade Kinder und Jugendliche vergessen oder besser gesagt übergehen ihr Durstgefühl, weil andere Dinge in dem Moment wichtiger erscheinen.
- Stimulierende Getränke können helfen, zum Beispiel Cola, Kaffee, schwarzer Tee und Eistee. Ein Versuch, den Kreislauf damit anzuregen, ist sinnvoll und ab

dem Schulalter möglich. Die Wirkung hält nur für etwa drei bis vier Stunden an, daher gilt: So viel davon trinken wie nötig, damit sich Ihr Kind wieder besser fühlt, ggf. mehrfach am Tag, zum Beispiel vor den Hausaufgaben.

- Regelmäßig Bewegung und Sport, wenn möglich.
- Kneipp-Therapie: Morgens, evtl. sogar noch im Bett, die Arme und Beine mit einem feuchten Waschlappen abreiben, das stimuliert die Blutzirkulation.
- Abklopfen und massieren: Morgens im Bett die Arme und Beine abklopfen und massieren, das stimuliert die Blutzirkulation.
- Fußreflexzonenmassagen: Sie ist sehr wohltuend und lenkt die Aufmerksamkeit auf die Füße und damit fort von möglichen unangenehmen Gedanken.
- Kombipräparate mit Vitaminen und Mineralstoffen: zum Beispiel Orthomol Junior Omega Plus.

Pflanzenheilkunde und Aromatherapie

- Kräutertee mit Rosmarin morgens zum Frühstück.
- Malvenöl von Wala: hilft bei Erschöpfung, wirkt aufbauend und stärkend.
- Rhodiola-Intercell (ab 12 Jahren): mit Rosenwurzextrakt, zur vorübergehenden Linderung von Stresssymptomen wie Müdigkeit und Schwächegefühlen.
- Pfefferminz- oder Rosmarinhydrolat von Stadelmann: morgens bzw. bei Bedarf 1 – 2 Sprühstöße in Nacken, auf die Unterarme oder in die Kniekehle.

Homöopathie

- Meteoreisen Globuli – Komplexmittel von Wala: 1- bis 3-mal täglich 3 – 5 Globuli (1 – 6 Jahre), 5 – 7 Globuli (6 – 12 Jahre) bzw. 5 – 10 Globuli (ab 12 Jahren).
- *Calcium phosphoricum* – Allgemeine Kraftlosigkeit und Kreislaufschwäche, das Kind kann nicht lange stehen, ist schlaksig. Besser durch kühle Umschläge. Schlechter bei Anstrengung. Oft grantige Kinder.
- *Camphora* – Plötzliche Blässe, bläuliche Lippen und ausgeprägte Schwäche, das Kind fühlt sich kalt an, will nicht zugedeckt werden. Besser durch kalte Getränke. Das Kind wirkt ängstlich, apathisch.
- *Phosphorus* – Blässe und plötzliche Erschöpfung nach vielen Eindrücken und Überanstrengung, das Kind wirkte kurz vorher noch fit. Besser durch kühle Umschläge, kalte Getränke und Ruhe. Das Kind wirkt ängstlich.
- *Veratrum album* – Plötzliche Blässe und Übelkeit, begleitet von einer ausgeprägten Schwäche, das Kind fröstelt sehr und ist kaltschweißig, hat großen

Durst und wirkt unruhig. Besser durch Liegen, Wärme und warme Getränke. Schlechter durch Bewegung.

- *Tabacum* – Quälende Übelkeit, große Schwäche, Blässe und kalter Schweiß. Besser an frischer Luft. Schlechter durch Bewegung und Autofahren. Das Kind wirkt gereizt und verzweifelt.

Schulmedizin

- Effortil Tropfen (ab 2 Jahren): bei niedrigem Blutdruck. Anwendung besser in Rücksprache mit Ihrem Kinder- und Jugendarzt.

Vorbeugung

- Viel zu trinken anbieten bzw. oft ans Trinken erinnern, besonders in den warmen Jahreszeiten.
- Natürlich hilft auch Sport – aber wenn der Blutdruck sehr niedrig ist, können sich die Jugendlichen einfach nicht zum Sport aufraffen – ein Teufelskreis.

Wann zur Ärztin oder zum Arzt?

- Wenn Sie sich Sorgen um die Gesundheit Ihres Kindes machen.
- Ein Gespräch, eine Untersuchung, das Messen des Blutdrucks und ggf. eine Blutuntersuchung bringen meist Klarheit und Beruhigung.
- Meiner Erfahrung nach findet sich ausgesprochen häufig bei Jugendlichen ein Mangel an Vitamin D und Eisen. Ihr Arzt kann dies abklären.

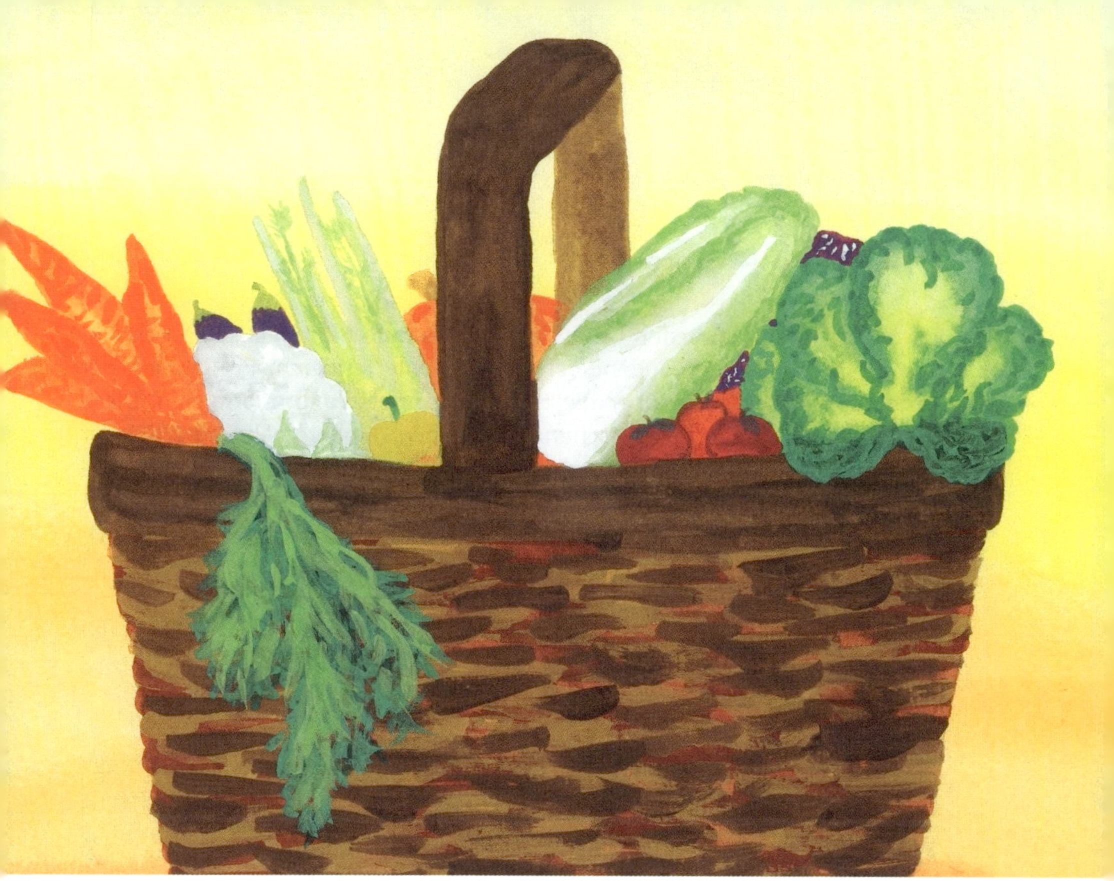

Ernährung

Von Peter Büttner und Natalie Stadelmann

Kaum etwas steigert das Wohlgefühl so schnell und tiefgehend wie ein leckeres Essen. Wer auf gute Qualität bei den Zutaten setzt und sich ausgewogen ernährt, tut zudem etwas für die eigene Gesundheit. Das gilt auch und ganz besonders für Kinder. Im Sinne der Zukunft unserer Kinder spielen auch ökologische und Klimaschutzgründe eine immer wichtigere Rolle. Nach dem Motto: So essen, dass es (für alle) noch ein Morgen gibt.

Das erste Lebensjahr

Für die Ernährung im ersten Lebensjahr gibt es gute und praktikable Empfehlungen. Ihr Kinder- und Jugendarzt wird Sie unter anderem im Rahmen der Vorsorgeuntersuchungen über die Ernährungsempfehlung informieren. Diese Empfehlungen geben das Forschungsdepartment Kinderernährung (FKE) der Universitäts-Kinderklinik Bochum, die Ernährungskommission der Deutschen Gesellschaft für Kinder- und Jugendmedizin, die Bundesanstalt für Landwirtschaft und Ernährung (BLE) und das Bundesministerium für Ernährung und Landwirtschaft heraus.

Im Folgenden finden Sie zunächst einen allgemeinen Überblick über die Ernährung im ersten Lebensjahr (Abb. 5). Es folgt die genaue Beschreibung der Einführung von Mischkost sowie die Besonderheiten einer vegetarischen bzw. veganen Kinderernährung.

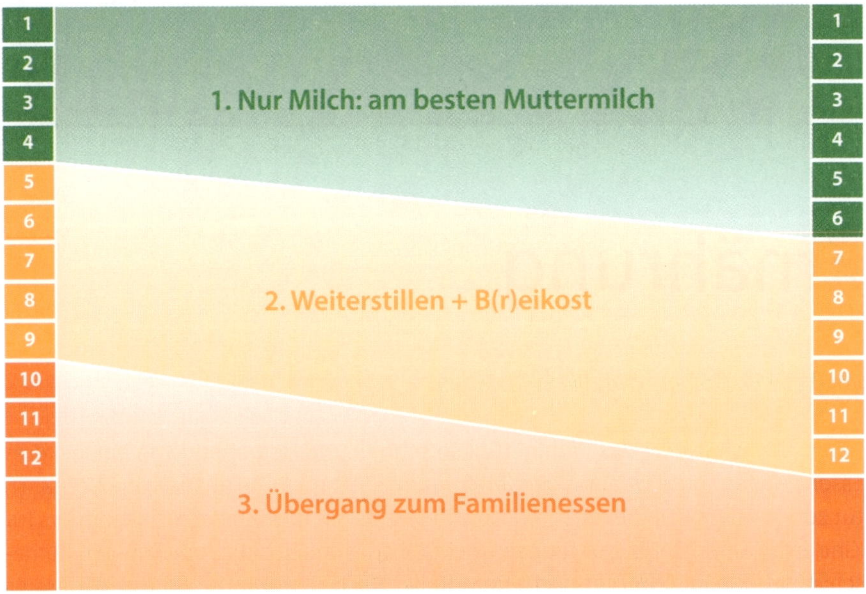

Abb. 5: *Ernährung im ersten Lebensjahr. Modifiziert nach den Empfehlungen der Bundesanstalt für Landwirtschaft und Ernährung, des Bundesministeriums für Ernährung und Landwirtschaft und des Forschungsdepartments der Universitäts-Kinderklinik Bochum*

Zuverlässige Infos im Internet

- Bundesanstalt für Landwirtschaft und Ernährung: www.gesund-ins-leben.de
- App: „Baby & Essen" auf www.gesund-ins-leben.de
- Max-Rubner-Institut: www.mri.bund.de

Muttermilch: Stillen hat viele Vorteile

Gestillte Kinder sind weniger häufig krank und entwickeln sich besser verglichen mit Kindern, die eine Säuglingsnahrung erhalten. Muttermilch ist in den ersten Monaten des Lebens die beste Nahrung für Ihr Kind.

- Akute Erkrankungen: Die Anzahl der Mittelohrentzündungen und Durchfallerkrankungen reduziert sich etwa um die Hälfte. Auch die Gefahr für den plötzlichen Kindstod geht um ein Drittel zurück.
- Chronische Erkrankungen: Es konnte auch gezeigt werden, dass im späteren Alter Asthma um 30 %, Ekzeme/atopische Dermatitis um 30 % und die Gefahr für Übergewicht um 10 % geringer sind als bei nicht gestillten Kindern.
- Geistige Entwicklung: Der IQ (Intelligenzquotient) liegt um vier Punkte höher.

Die Gesamtdauer des Stillens bestimmen Mutter und Kind. Meist geht Stillen und Zufüttern über viele Monate sehr gut nebeneinander. Ursprünglich von der Natur vorgesehen ist eine Stilldauer von bis zu drei Jahren. Es ist auch kein Problem, während einer neuen Schwangerschaft das größere Kind weiter zu stillen oder nach der Entbindung das ältere Kind und das Baby gleichzeitig zu stillen. Hebammen und Stillberaterinnen bieten Frauen beim Stillen eine wertvolle Unterstützung.

Wie oft stillen?

Das Baby darf so viel und so oft trinken, wie es will. In den ersten Lebenswochen sind das zehn- bis zwölfmal, später nur noch sechs- bis achtmal am Tag. Babys und Kleinkinder, die von Geburt an gefüttert werden, wann sie wollen und wie viel sie wollen (responsives Füttern), verlangen bis zu einem Alter von etwa vier Jahren nur dann nach Nahrung, wenn sie hungrig sind, das heißt, sie werden sich nicht überessen. Wenn möglich, in den ersten vier bis sechs Monaten ausschließlich stillen.

Abstillen

Den Zeitpunkt für das Abstillen bestimmen Mutter und Kind – meist ist es eher die Mutter, die zuerst aufhören möchte. Tagsüber funktioniert das auch meist gut, da andere Nahrungsangebote und viel Ablenkung da sind. Beim Einschlafen und in der Nacht fordern die Kinder dann aber teils sehr lautstark die Brust ein, wenn die Mutter den Versuch wagt, abzustillen. Leider lassen die meisten Kinder manche Kompromisse einfach nicht zu, wie zum Beispiel tagsüber stillen und nachts die Flasche. So bleibt dann oft nur der Weg, komplett abzustillen.

Manche Frauen kommen dabei in eine große innere Zerrissenheit: Wenn sie ehrlich zu sich selbst sind, reicht es ihnen – sie wollen ihren Körper wieder für sich haben. Doch das Baby fordert unerbittlich – aus Sicht des Babys eigentlich ja verständlich: Bisher hat es doch immer geklappt und in der „Stillwolke" war es wie im Paradies. Natürlich wollen sie weiter gestillt werden!

Vielleicht helfen Ihnen in diesem Dilemma folgende Gedanken:

> *Jeder Tag, den Sie stillen konnten, war für das Baby ein Gewinn. Doch jetzt stehen ausreichend und gute andere Nahrungsquellen zur Verfügung. Ihr Kind kommt jetzt gut ohne das Stillen aus!*

Wichtig erscheint mir auch, dem Kind gegenüber ehrlich zu sein, denn das Kind spürt Ihre innere Ablehnung. Der Versuch, die innere Stimme zu übergehen, kostet Kraft und diese Kraft fehlt im Alltag. Das Kind wird seinem Alter entsprechend immer sein Bedürfnis zeigen. Es ist deshalb Aufgabe der Mutter, mit Unterstützung einer vertrauten Person, das Stillen zu beenden.

Zum Beispiel kann das Abstillen gut klappen, wenn das Kind von einer anderen, sehr vertrauten Person – meist dem Vater – ins Bett gebracht wird und die Mutter *nicht* anwesend ist. Am besten ist es, wenn sie bereits am Nachmittag das Haus verlässt. Das Kind registriert, dass die Mutter weg ist – und auch der Vater weiß, dass er jetzt mit dem Kind allein ist und nicht auf ihre Hilfe zählen kann. Das klappt meist überraschend gut. Völlig unverständlich für das Baby ist, wenn es die Mutter sieht, aber das, was „immer" funktioniert hat – solange das Kind denken kann – plötzlich nicht mehr geht. Auch beim Abstillen bieten Hebammen und Stillberaterinnen eine wertvolle Unterstützung.

Säuglingsnahrungen

- Säuglingsanfangsnahrungen sind, wenn das Stillen nicht oder nur teilweise möglich ist, für das ganze erste Lebensjahr sehr gut geeignet.
- Pre-Nahrungen sind in der Nährstoffzusammensetzung so weit wie möglich an die Muttermilch angeglichen.
- Bei 1er-Anfangsnahrungen ist ein Teil des Milchzuckers durch Stärke oder Maltodextrin ersetzt, um sie „sättigender" zu machen.
- Folgenahrungen (z.B. 2er- und 3er-Folgemilchnahrungen und andere Kindermilchen) sind überflüssig.

Meiner Einschätzung nach erscheinen die mit HMO (Humane-Milch-Oligosaccharide = spezielle Ballaststoffe) angereicherten Säuglingsmilchen aktuell die beste Empfehlung (z.B. Nestle Beba Supreme Pre). Diese sind noch optimaler an die Muttermilch angeglichen als die bisher meist verwendeten Säuglingsanfangsnahrungen. Steht so eine Milch nicht zur Verfügung, bieten sich Pre-Nahrungen mit Zusatz von Prä- und Probiotika an (z.B. Hipp Bio Combiotik Pre). HA-Säuglingsnahrungen (teilhydrolysierte Säuglingsnahrung) bieten zur Allergieprophylaxe keinen eindeutigen Vorteil.

Alternativ stehen weitere Säuglingsanfangsnahrungen im Handel zur Verfügung:

- auf **Ziegenmilchbasis** (z.B. Töpfer Bio Anfangsmilch auf Ziegenmilchbasis oder Holle Bio Anfangsmilch 1 aus Ziegenmilch), von der Europäischen Behörde für Lebensmittelsicherheit (EFSA) als geeignet eingestuft. Nicht geeignet bei Kuhmilcheiweißallergie.
- auf **Sojaproteinbasis**, in Deutschland frei von Laktose, als veganer Muttermilchersatz. Sie sollten unter anderem aufgrund ihres hohen Gehalts an pflanzlichen Östrogenen nur in begründeten Fällen und ggf. in Rücksprache mit dem Kinder- und Jugendarzt verwendet werden.

Zu weiteren Spezialnahrungen, zum Beispiel auf Basis von Proteinhydrolysaten, berät Sie Ihr Kinder- und Jugendarzt. Im Falle einer Kuhmilchproteinintoleranz haben sich Spezialnahrungen wie Neocate oder Altherea bewährt.

Beikost zufüttern – Neue Nahrung entdecken

Ab etwa vier bis sechs Monaten beginnt die Phase, in der das Kind zunehmend neugierig auf das Essen wird, das es jeden Tag bei den Eltern sieht. Außerdem benötigt es zum Wachsen immer größere Mengen an Nährstoffen. Deshalb wird empfohlen, ab diesem Zeitraum Beikost einzuführen (siehe Abb. 5).

Wann genau dieser Zeitpunkt ist, ist von Familie zu Familie und von Kind zu Kind unterschiedlich. Meist bemerkt die Mutter in diesem Zeitraum auch, dass das Kind häufiger gestillt werden will. Das deutet darauf hin, dass sein Nahrungsbedarf gestiegen ist. Vielleicht gibt es Phasen, in denen es auffallend unruhig und unzufrieden ist. Die meisten Kinder werden zudem neugierig auf das, was die Eltern essen. Dann ist es an der Zeit zuzufüttern.

Wenn sich das Kind für das neue Nahrungsangebot interessiert, wird es neue Lebensmittel akzeptieren und erkennen, dass sich das Essen gut anfühlt. Dies setzt allerdings eine gewisse geistige Entwicklung voraus. Auch feinmotorisches Geschick ist notwendig und das Baby muss erst lernen, die angebotene Nahrung entgegenzunehmen, in den Mund zu stecken, zu kauen und dabei weder zu würgen noch sich zu verschlucken.

Mindestens drei dieser wichtigen Beikostreifezeichen müssen vorhanden sein, damit ein Baby überhaupt in der Lage ist, etwas anderes als die bisherige Milchnahrung zu sich zu nehmen:

Beikostreifezeichen:

- Das Baby kann mit wenig Unterstützung oder allein aufrecht auf dem Schoß sitzen und den Kopf selbstständig halten. Vermeiden Sie es aber, Ihr Kind zu früh und zu häufig in sitzende Positionen zu bringen. Erst wenn es sich eigenständig aufsetzen und die Sitzposition auch sicher und ungestützt halten kann, ist sein Rücken stark genug. Vor diesem Zeitpunkt sollten Sie es auch nicht allein zum Essen hinsetzen.
- Das Baby kann den Kopf dem Essen zu- und sich auch wieder abwenden.
- Es kann Auge, Hand und Mund so koordinieren, dass es ein Objekt bzw. das Essen in den Fokus nehmen, ergreifen und in den Mund führen kann.
- Es drückt den Brei nicht mehr reflexartig mit der Zunge aus dem Mund.

Zusätzlich sind möglicherweise folgende Signale zu beobachten:

- Das Baby öffnet den Mund, wenn der Löffel kommt.
- Es interessiert sich dafür, was Eltern, Geschwister und andere Personen essen.
- Es verlangt nach dem, was andere essen.

Ab wann zufüttern?

- Meist ab vier bis sechs Monaten.
- Wenn mindestens drei der oben genannten Beikostzeichen zu sehen sind.
- Wenn Ihr Kind neugierig wird auf Essen – es wird sich melden.
- Wenn Ihr Kind vermehrt unzufriedene und unruhige Phasen hat.
- Wenn es nicht mehr so gut an Gewicht zunimmt.
- Vielleicht macht es Ihnen Freude, Ihr Kind von Ihrem leckeren Essen probieren zu lassen („Zufüttern ist eigentlich einfach", siehe Seite 301).
- Auf jeden Fall gilt: Sie stillen, solange das Baby und Sie es wollen.

Dann beginnen Sie mit dem Zufüttern – nach dem Tempo und den Bedürfnissen Ihres Kindes.

Wenn es dann ans Zufüttern geht, sind viele Eltern von den offiziellen Empfehlungen verunsichert. Hier gilt es zu versuchen, eine Brücke zu den üblichen Ernährungsgewohnheiten der Familie zu schlagen. Natalie Stadelmann formuliert das in ihrem Buch *Das große Buch von Babybrei & Beikost* so: „Gehen Sie mit Ihrem Kind auf eine kulinarische Entdeckungsreise und seien Sie selber offen für viele schöne Essmomente und genussvolle Erfahrungen, die jedes Kind und jede Familie auf ihre Art und Weise selber machen werden."

Mischkost im ersten Lebensjahr

Die Ernährung mit Mischkost, auch omnivore Ernährung genannt, setzt sich zusammen aus Fleisch, Fisch, Eier, Milchprodukten, Getreide, Gemüse und Obst. Diese Form der Ernährung praktizieren etwa 90 % der Bevölkerung. Besonders in höheren Regionen, in denen kein Ackerbau möglich ist, finden sich traditionell tierische Produkte auf dem Speiseplan.

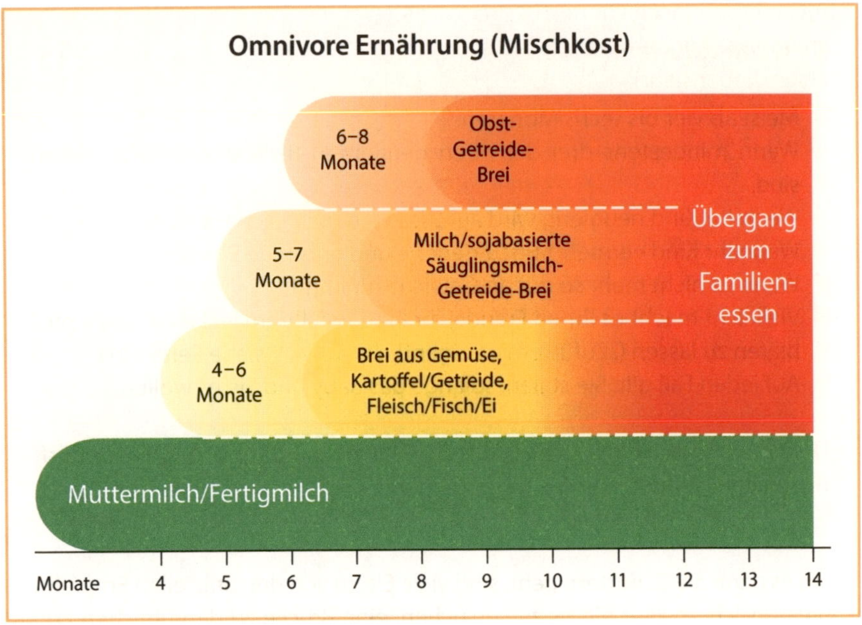

Abb. 6: *Ernährungsplan für Mischkost im ersten Lebensjahr. Modifiziert nach den Empfehlungen des Forschungsdepartments Kinderernährung (FKE) der Universitäts-Kinderklinik Bochum*

Ab vier bis sechs Monaten Gemüse-Kartoffel/Getreide-Fleisch/Fisch/Ei-Brei:

- Gemüse: zunächst gekocht oder gedünstet. Wählen Sie vor allem Gemüse der Saison: Selbstverständlich sind Karotten möglich, aber die Empfehlungen gehen deutlich weiter und umfassen zum Beispiel auch Fenchel, Zucchini, Blumenkohl, Broccoli, Erbsen, Pastinaken usw.
- Kartoffeln oder Getreide: als Nährstoff- und Energielieferanten, die vielfältig und abwechslungsreich angeboten werden dürfen. Rohes (ungekochtes) Getreide ist im ersten Lebensjahr ungeeignet.
- Fleisch oder Fisch oder Ei: Fleisch als Quelle für tierisches Eiweiß. Menschen, die am Meer leben, verwenden Fisch (auf Gräten achten), auch Eier sind möglich.
- Pflanzenöl: 1 Teelöffel pro 100 g Brei – zur Versorgung mit ungesättigten Fettsäuren.

Ab fünf bis sieben Monaten Milch-Getreide-Brei:

- Vollmilch: *nicht pur*, sondern gemischt mit Getreide. Kuhmilch enthält etwa doppelt so viel Eiweiß wie Muttermilch und soll pur erst ab einem Jahr gegeben werden.

- Anstelle von Milch können Sie auch Naturjoghurt oder kleine Mengen an weichem Käse mit dem Getreide mischen (bis zu 200 ml Milchprodukte pro Tag im ersten Lebensjahr).
- Getreide: Es bieten sich feine Hafer- oder Dinkelflocken an, aber auch Gries oder Couscous oder TAU-Getreidebrei. Beispiel für einen Brei: 40 g Haferflocken, 60 g warme Milch, 5 g Mandelmus (½ Teelöffel).

Ab sechs bis acht Monaten Obst-Getreide-Brei:
- Obst: pürieren Sie zunächst das Obst fein, später dann gröber. Wählen Sie vor allem Obst der Saison.
- Getreide in vielfältiger Form, eventuell auch ungesüßtes Gebäck als Fingerfood.
- Als Fettbeigabe bieten sich Pflanzenöle an, auch Butter, Sahne oder Nussmuse.
- Lassen Sie Ihr Kind auch am Obst lecken. Gerne nehmen Kinder auch ein Stück Birne, Apfel, Banane und Melone in die Hand.

Mit der Zeit eröffnen sich viele Möglichkeiten beim Zufüttern, zum Beispiel:
- Nudeln mit Tomatensoße und Hackfleisch = Getreide, Gemüse und Fleisch.
- Brot mit Wurstaufstrich = Getreide und Fleisch.
- Brot mit Käseaufstrich = Getreide und Milchprodukte.
- Käsekuchen = Getreide, Milchprodukte und Eier.
- Weiche Haferflocken mit warmer Milch und einem Teelöffel Mandelmus = Getreide, Milch, Eiweiß und ungesättigte Fettsäuren.

Vegetarische und vegane Säuglingsernährung

Etwa 10 % der Deutschen ernähren sich vegetarisch. Zu einer vegetarischen Ernährung gehören je nach Vorlieben Gemüse und Obst, Getreide, Nüsse, Saaten und Hülsenfrüchte, Eier und Milchprodukte. Vegane Ernährung praktizieren etwa 3 % der Deutschen. Sie setzt sich zusammen aus Getreide, Gemüse, Obst, Nüssen, Saaten und Hülsenfrüchten bzw. daraus hergestellten Lebensmitteln. Was es bei diesen Ernährungsformen generell zu beachten gilt, wird am Ende des Kapitels genauer beschrieben (siehe Seite 316 und Tab. 18). Abbildung 7 zeigt einen Ernährungsplan für vegetarische bzw. vegane Ernährung im ersten Lebensjahr. Sie können beispielsweise mit folgenden Gerichten starten.

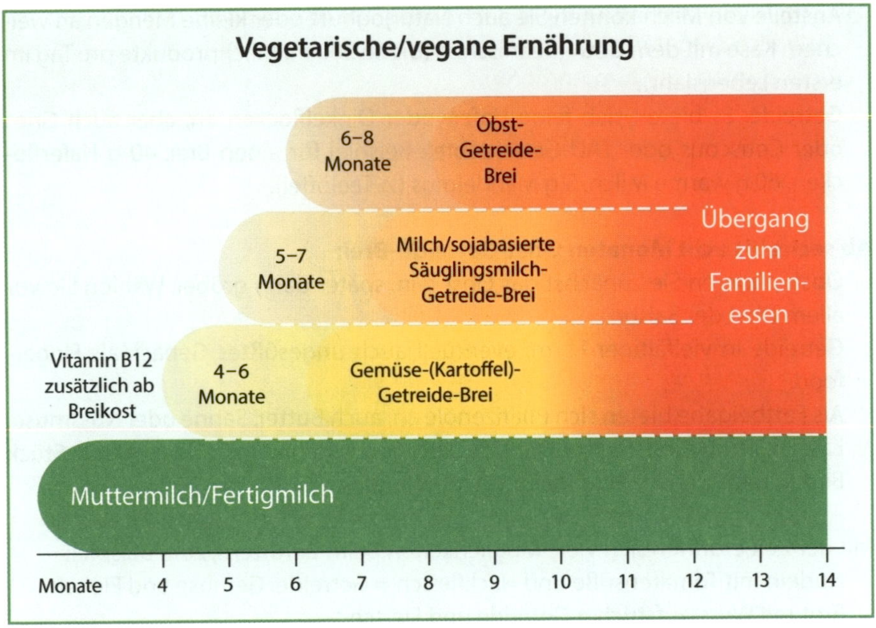

Abb. 7: *Ernährungsplan für vegetarische bzw. vegane Ernährung im ersten Lebensjahr.Modifiziert nach den Empfehlungen des Forschungsdepartments Kinderernährung (FKE) der Universitäts-Kinderklinik Bochum, modifiziert nach Alexy, Keller und Straub (2019)*

Ab vier bis sechs Monaten Gemüse-Kartoffel-Getreide-Brei:

- Gemüse: zunächst gekocht oder gedünstet. Wählen Sie vor allem Gemüse der Saison: Karotten, Fenchel, Zucchini, Blumenkohl, Broccoli, Erbsen, Pastinaken usw.
- Getreide: nährstoffreich sind unter anderem Haferflocken (Tab. 17, siehe Seite 315).
- Vitamin C: etwa 2 Esslöffel Vitamin-C-reichen Saft pro Mahlzeit.
- Vitamin B_{12}: die tägliche Zugabe von 5 µg ist von Anfang an notwendig, zum Beispiel B_{12} ASmedic 2 Tropfen (siehe Seite 318).
- Als Eiweißlieferanten 1 – 2 Esslöffel gekochte Hülsenfrüchte, für vegetarisch ernährte Kinder 2- bis 3-mal pro Woche ein Eigelb.
- Pflanzenöl, DHA-angereichert: 1 Teelöffel pro 100 g Brei zur Versorgung mit ungesättigten Fettsäuren.
- Beispiel für einen Brei: 100 g Gemüse, 30 g Haferflocken, 20 g Obstsaft, 50 g Wasser, 8 g Rapsöl.

Ab fünf bis sieben Monaten Milch/Sojamilch-Getreide-Brei:

- Vollmilch (vegetarisch), Säuglingsnahrung auf Sojamilchbasis (z. B. Lactopriv oder Humana SL) zum Anrühren.
- Getreide: Haferflocken, Amaranth oder Quinoa.
- Beispiel für einen Brei: 40 g Haferflocken, 60 g warme Milch, 5 g Mandelmus (½ Teelöffel)

Ab sechs bis acht Monaten Obst-Getreide-Brei:

- Obst: pürieren Sie zunächst das Obst fein, später dann gröber. Wählen Sie vor allem Obst der Saison.
- Lassen Sie Ihr Kind auch am Obst lecken. Gerne nehmen Kinder auch ein Stück Banane, Melone, Birne oder Apfel in die Hand.

Mit der Zeit eröffnen sich auch bei veganer oder vegetarischer Ernährung viele Möglichkeiten, zum Beispiel:

- Linsennudeln mit Tomatensoße und Tofu = Getreide, Gemüse und Eiweiß.
- Brot mit Linsenaufstrich = Getreide und Eiweiß.
- Veganer Marmorkuchen (Weizenmehl, Mandelmehl, Sojajoghurt) = Getreide, Eiweiß und ungesättigte Fettsäuren.
- Weiche Haferflocken mit warmer Sojamilch und einem halben Teelöffel Mandelmus = Getreide, Eiweiß und ungesättigte Fettsäuren.

Zufüttern ist eigentlich einfach

Bieten Sie Ihrem Kind – nach gewissen Regeln – das an, was Sie selber essen:

- Neues mehrmals anbieten. Was Ihr Kind nicht mag, spuckt es sicher gleich wieder aus. Vielleicht ist es auch nur eine Vorsichtsmaßnahme, weil es das neu Angebotene nicht kennt – eigentlich eine vernünftige Reaktion. Nicht entmutigen lassen und ruhig erneut anbieten: Bis zu acht Versuche können notwendig sein, bis Ihr Kind Geschmack an dem neuen Lebensmittel findet.
- Anfangs zunächst im Abstand von etwa drei Tagen etwas Neues anbieten. Bis dahin hat sich meist gezeigt, ob Ihr Kind das neue Nahrungsmittel auch verträgt. Das Nichtvertragen zeigt sich unter anderem durch klare Ablehnung, Ausspucken, Erbrechen, Durchfall und bei sehr empfindlichen Kindern auch in Form eines Hautausschlags.
- Eine klare wiederholte Ablehnung ist vermutlich auch ein Schutz des Körpers. Damit signalisiert er, dass er etwas nicht verträgt. Vieles geht dabei über den Geruch.

- Neue Nahrungsmittel morgens oder mittags anbieten. Sollte Ihr Kind etwas nicht vertragen und zum Beispiel davon Bauchschmerzen bekommen, dann werden diese sich bis zum Abend legen und die Nachtruhe wird davon nicht gestört sein.
- Mal mag das Kind etwas, mal nicht. Na und? Auch wir haben Tage mit gewissen Vorlieben und Abneigungen.
- Mal mag es viel, mal wenig. Babys essen nur so viel, wie sie Hunger haben – eigentlich sehr vernünftig.
- Eine Prise Salz ist okay. Die Menge dessen, was Ihr Kind an salzhaltiger Nahrung zu sich nimmt, ist im Vergleich zur nicht gesalzenen Nahrung – durch Stillen oder Flaschennahrung – zu vernachlässigen.
- Biologische Produkte bevorzugen. Sie sind weniger mit Schadstoffen belastet und wurden mit Blick auf den Erhalt der Natur hergestellt.
- Allergien vorbeugen. Dazu hat sich das Motto „Vielfalt und Frische" bewährt, das heißt, schon relativ früh unterschiedliche Nahrungsmittel in die Ernährung einzuführen, wenn möglich frisch zubereitet und in Anlehnung an die familienübliche Kost.

Wer tiefer in das Thema einsteigen möchte, findet im Anhang Bücher, die ausführlicher informieren (z. B. Natalie Stadelmann: *Das große Buch von Babybrei & Beikost*).

Fingerfood-basierte Beikost – das Baby bestimmt, was und wie viel

Aus der Hand zu essen, ist ein wichtiger Bestandteil der Beikosternährung. Fingerfood-basierte Beikost, auch bekannt als „Baby-led Weaning (BLW)", ist eine Methode zur Einführung von Beikost. Dabei bestimmt das Baby von Anfang an selbst, was und wie viel es isst. Es hat dabei die Möglichkeit, unter anderem Geruch, Geschmack und Konsistenz der Nahrung zu erforschen. Dies ist bei den meisten Säuglingen nach etwa sechs Monaten möglich. Die Methode unterstützt das Kind bei der Entwicklung von Selbsteffektivität und entlastet die Eltern.

Die Methode erfordert eine bestimmte geistige und motorische Reife. Beginnen Sie zu früh oder halten Sie sich zu dogmatisch daran, wird Ihr Kind womöglich nicht ausreichend mit Nährstoffen versorgt. Grob kontrollieren lässt sich das anhand des Gewichtsverlaufs (siehe Gewichtskurve im Vorsorgeheft). Außerdem sind hungrige Kinder unzufrieden und infektanfällig. Ihre Aufgabe als Eltern ist es zu überwachen, dass Ihr Kind alle Nährstoffe, Mineralien und Vitamine in ausreichender Menge erhält (siehe Seite 310) – nach dem Motto: Die Eltern bestimmen *was*, das Kind *ob, wann* und *wie viel* es isst.

Nach dem ersten Lebensjahr

Auch für die Ernährung in den weiteren Lebensjahren existieren Empfehlungen, die im Folgenden kurz angeschnitten werden. So liegen für jedes Alter entsprechende Empfehlungen über den Anteil an Kohlenhydraten, Fett und Eiweiß vor, ebenso über die Flüssigkeitsmenge, die Kalorienmenge und die Zufuhr von Vitaminen und Mineralien. Im Grunde geht es in jedem Alter um eine ausreichende Nährstoffzufuhr und eine ausgewogene Nährstoffzusammensetzung.

Als praktikabel erweist sich die Ernährungspyramide des Bundeszentrums für Ernährung. In Abbildung 8 ist diese Pyramide durch Empfehlungen des Forschungsdepartments Kinderernährung der Universitäts-Kinderklinik Bochum ergänzt. Die linke Seite zeigt die omnivore Ernährung (Mischkost), die rechte Seite die vegetarische Ernährung. Jede Hand in der Abbildung steht für eine Portion und als Maß für eine Portion gilt die Handinnenfläche Ihres Kindes (bei sehr leichten und stark zerkleinerten Lebensmitteln (Salat) eine aus beiden Händen gebildete Schale). Mit dem Größerwerden wächst auch die Hand Ihres Kindes und die Größe der Portionen nimmt zu.

Sparsam – 3 Portionen:

- 1 Portion Süßigkeiten, Eis, Kuchen, Limo
- 2 Portionen Butter, Sahne oder Pflanzenöle

Mäßig – 4 Portionen:

- **Mischkost:** Milch und Milchprodukte (Joghurt, Buttermilch, Quark, Käse), Fisch, Fleisch und Eier – zur Eiweißversorgung
- **Vegetarier:** Milch und Milchprodukte, Eier und weitere Eiweißquellen, wie z. B. Hülsenfrüchte, zur Eiweißversorgung.

Reichlich – 9 Portionen:

- 4 Portionen (Vollkorn-)Getreideprodukte (Brot, Brötchen, Getreideflocken, ungezuckertes Müsli), Kartoffeln, Reis, Hirse und Nudeln als Grundlage einer jeder Mahlzeit – zur Versorgung mit Kohlenhydraten und Mineralien. Vollkorngetreideprodukte fein gemahlen, gröbere erst ab etwa einem Jahr, vorher besteht möglicherweise die Gefahr, dass sich die Kinder verschlucken. Und nicht um jeden Preis: Manche Kinder mögen Vollkornprodukte einfach nicht, haben Sie Geduld, vielleicht kommt das noch.

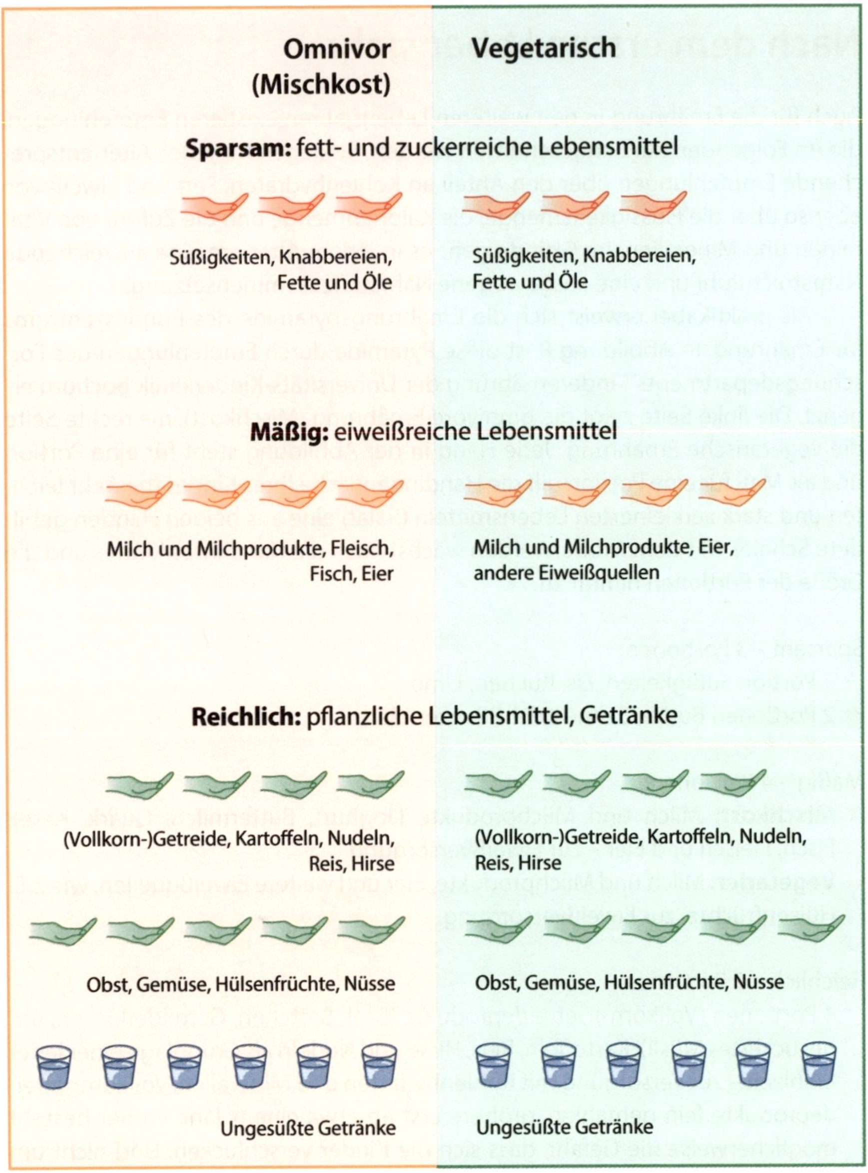

Abb. 8: *Empfehlungen für die omnivore Ernährung bzw. Mischkost (links) und die vegetarische Ernährung (rechts).*
Jede Hand steht für eine Portion, als Maß dient die Hand Ihres Kindes. (Modifiziert nach der Ernährungspyramide der Bundesanstalt für Ernährung und Landwirtschaft, www.bfze.de)

- 2 Portionen Obst und 3 Portionen Gemüse in allen Farben der Natur – auch Hülsenfrüchte. Möglichst aus biologischem Anbau – zur Versorgung mit Vitaminen und Mineralien. Obst und Gemüse regelmäßig mit nativen Pflanzenölen, Nüssen, Nussmusen und Samen ergänzen.
- Ausreichend trinken, am besten Wasser, gelegentlich ungesüßten Tee oder stark verdünnte Fruchtsäfte – für den Flüssigkeitshaushalt.

Bei den Ernährungspyramiden handelt es sich um eine Empfehlung – manchmal weichen die familiären Gegebenheiten davon ab. Generell gilt: Essen Sie vielseitig und abwechslungsreich, am besten regionale Produkte und passend zur Jahreszeit (saisonal). Genießen Sie das Essen in Ruhe und mit allen Sinnen – auch lebendige Kinder, die „wenige Zeit haben", ruhig am Tisch zu sitzen, profitieren davon, wenn Sie als Eltern Ruhe ausstrahlen.

Auf der Seite www.bzfe.de steht in der Mediathek unter anderem auch die App „Was ich esse" zum Download bereit. Mit dieser App erhält man einen Überblick, was den Tag oder die Woche über auf dem Teller gelandet ist und welche Bereiche aus der Ernährungspyramide unter- oder überrepräsentiert sind.

Erfahrungsgemäß halten sich die Kinder aber oft nicht an Ernährungsempfehlungen und das beunruhigt viele Eltern. In diesem Fall kann Sie Ihr Kinder- und Jugendarzt beraten.

Als Faustregel für die Ernährung gilt: Es besteht keine Gefahr der Unter- bzw. Fehlernährung, solange

- Ihr Kind gut gelaunt ist,
- es kraftvoll und leistungsfähig ist,
- nur wenige Infekte hat,
- sich die Körpermaße Gewicht, Länge und Kopfumfang in ihren Normbereichen bewegen.

Zuverlässige Infos im Internet

- Deutsche Gesellschaft für Ernährung: www.dge.de
- Bundeszentrum für Ernährung: www.bzfe.de
- App „Was ich esse" auf www.bzfe.de
- Forschungsdepartment Kinderernährung Bochum: www.fke-bo.de
- Institut für alternative und nachhaltige Ernährung: www.ifane.org

Was und wie viel? Nahrungsvorlieben und -menge

In der Familie hat oft jedes Mitglied andere Nahrungsvorlieben. Ein und dasselbe Nahrungsmittel mögen manche gerne und andere gar nicht. Ich vermute dahinter klare Signale des Köpers:

- Im ersten Fall ist es das Signal: In diesem Nahrungsmittel ist etwas, das ich im Moment benötige – das Verlangen nach Süßigkeiten fällt allerdings nicht darunter.
- Im zweiten Fall: Achtung, das vertrage ich im Moment nicht oder ich habe im Moment genug davon und brauche nicht mehr.

Kinder können ihre Ablehnung sehr vehement und ausdauernd zeigen. Vielleicht spüren sie instinktiv, dass die angebotene Nahrung etwas enthält, das im Moment nicht gut für sie ist.

Nahrungsmenge: Säuglinge und Kleinkinder bis etwa vier Jahre essen dann, wenn sie Hunger haben, und hören auf, wenn sie satt sind. Ältere Kinder essen wie wir Erwachsene, nämlich auf Vorrat nach dem Motto: Wer weiß, ob es morgen noch etwas zum Essen gibt. Das scheint genetisch so festgelegt zu sein und ist leider eine der Ursachen für das Übergewicht vieler Kinder und Erwachsener. Schon im Rahmen der Vorsorgeuntersuchungen stellen Ärzte häufig eine überdurchschnittliche Gewichtszunahme nach dem vierten Geburtstag fest.

Gemüse: Beim Essen und Trinken zeigen Kinder bestimmte Gewohnheiten, die sich über die Jahre ändern. Die meisten Kinder mögen in gewissen Phasen des Lebens – manchmal über Jahre – kein Gemüse und dennoch entwickeln sie sich gut und sind nicht vermehrt krank.

Wann zur Ärztin oder zum Arzt?

- Sie machen sich Sorgen wegen der einseitigen Ernährung Ihres Kindes. Ihr Kinder- und Jugendarzt kann Sie fachkundig beraten.
- Sie haben den Eindruck, dass Ihr Kind zu oft krank ist und nicht gut gedeiht.

Süßigkeiten sind etwas Besonderes

Süßigkeiten und süße Getränke als Besonderheit und auch mal zu den Mahlzeiten, stellen überhaupt kein Problem dar. Aber: Zwischendurch immer wieder einmal etwas Süßes, das ist ein Problem. Die Regale sind voll davon. Besonders die gesüßten Produkte findet man in Griff- bzw. Augenhöhe. Will man zum Beispiel ein ungesüßtes Jogurt kaufen, muss man meist danach suchen und sich bücken. Süßigkeiten enthalten fast ausschließlich schnell für den Körper verfügbare Kohlenhydrate und viel Fett. Das macht dick und nimmt den Appetit auf gesunde Lebensmittel (siehe Seite 311).

Trinken: Am liebsten Wasser

Kinder, die viele gesüßte Getränke zu sich nehmen, ernähren sich einseitig mit vielen Kohlenhydraten und haben wenig Appetit auf ein ausgewogenes Essen. Zur Verbesserung der Ernährung gibt es eine einfache Lösung: Wasser zum Trinken anbieten – gewöhnliches Leitungswasser. Dann werden die Kinder wieder mehr Appetit auf normales Essen haben. Dabei hilfreich und für die Kinder leichter nachvollziehbar ist es, keine Fruchtsäfte oder Limonade zu Hause zu haben, sondern diese nur für besondere Gelegenheiten zu kaufen.

Tipp: Der Übergang muss nicht hart erfolgen – täglich die Saftmenge im Getränk reduzieren, die Flasche leer werden lassen und keine Säfte mehr einkaufen.

Denken Sie an die Vorbildfunktion der Eltern und trinken Sie zu Hause Leitungswasser. In den meisten Regionen kann Leitungswasser bedenkenlos getrunken werden – die Gesundheitsämter kontrollieren Leitungswasser sehr gründlich. Wenn Mineralwasser, dann bevorzugt aus Glasflaschen. Völlig abraten möchte ich vom Kauf von „Kinderwasser", gesüßtem „Baby-Tee" und Instant-Tee-Mischungen. Auch Kinderlimonaden sind meist völlig übersüßt. Fencheltee in kleinen Mengen, zum Beispiel bei Bauchschmerzen, ist sicher unproblematisch, auch wenn die Europäische Arzneimittel-Agentur (EMA) Fencheltee als möglicherweise krebserregend einstuft, da er Estragol enthält.

Wussten Sie: Bereits ab einem Wassermangel von 1 – 2 % im Körper lässt die Fähigkeit zu denken nach (2 % bei einem Gewicht von 25 kg ist ein halber Liter).

Wie gesund sind Fruchtsäfte?

Fruchtsäfte sind eine geschickte Erfindung, Obst haltbar zu machen und so auch im Winter eine Vitamin-C-Quelle zu haben. Aber der reine Fruchtsaft enthält relativ viel Zucker, genau genommen ist er eine richtige „Zuckerbombe". Gleichzeitig fehlen die Ballaststoffe des Obstes, die die Verdauung unterstützen.

Kindern, die viele Säfte trinken, fehlt oft der Hunger auf eine ausgewogene Kost und viele klagen über Bauchschmerzen. Außerdem schadet der natürlicherweise in Fruchtsäften vorkommende Zucker den Zähnen, wenn Saft ständig der Flasche beigemischt ist (siehe Seite 86). Übrigens: Moderne Apfelzüchtungen enthalten eine deutlich höhere Konzentration an Fruchtzucker als alte Sorten.

> *Als Faustregel gilt: Fruchtsäfte ja, aber verdünnt mit Wasser und zu besonderen Gelegenheiten und nie in der Nuckelflasche.*

Quetschies – Obst als Brei oder in Stücken ist besser!

Quetschies sind als Obstmahlzeit für Kleinkinder für zwischendurch beliebt und praktisch für unterwegs. Das Problem: Quetschies enthalten zu viel Zucker und natürliche Fruchtsäuren und bei regelmäßigem Verzehr muss mit einem erhöhten Risiko für Karies und Übergewicht gerechnet werden – so die Deutsche Gesellschaft für Kinder- und Jugendmedizin. Deren Empfehlung lautet:

- Obstbrei mit dem Löffel – unterschiedlich stark püriert.
- Kleine Obststücke – auch zum Selberessen mit der Hand.

Beim Kauen wird im Mund zusätzlich Speichel gebildet, der die Zähne umspült und so vor Karies schützt. Außerdem fördert viel Kauen die Kieferentwicklung. Nicht zuletzt lockt das schön geschnittene Obst die Kinder zuzugreifen.

Ein weiterer Nachteil von Quetschies: Die verwendeten Beutel landen auf dem ohnehin schon hohen Plastikmüllberg.

Milch: Gut oder schlecht fürs Kind?

Kuhmilch steht in Deutschland ausreichend zur Verfügung, sie hat einen hohen Nährstoffgehalt, die meisten Menschen vertragen sie gut und sie ist günstig. In früheren Generationen überstanden Menschen, die die Milch ihrer Haustiere

(Kühe, Ziegen, Schafe) trinken konnten, gesünder den Winter. Unverdünnt wird Kuhmilch wegen ihres hohen Eiweiß- und Mineralstoffgehalts und des geringen Anteils an mehrfach ungesättigten Fettsäuren – genauso wie andere Tiermilchen – erst ab einem Jahr empfohlen. Zu viel Eiweiß in der Säuglingsernährung fördert im späteren Leben die Entstehung von Übergewicht.

Kinder, die pasteurisierte, aber nicht homogenisierte Milch trinken, haben deutlich weniger fieberhafte Infekte als Kinder, die homogenisierte Milch trinken. Insgesamt weniger Infekte finden sich bei Kindern, die Rohmilch trinken. Es kommt sehr selten vor, dass der Genuss von Rohmilch schwere Erkrankungen auslöst. Dennoch rät das Bayerische Landesamt für Gesundheit und Lebensmittelsicherheit vom Verzehr ab.

Manche Kinder vertragen Milch schlecht. Dahinter kann eine Allergie oder eine Laktoseintoleranz stecken (siehe Seite 257).

Völlig abraten möchte ich Ihnen vom Kauf spezieller Kindermilchen für Kinder ab einem Jahr, die laut Werbung wichtig für die Entwicklung Ihres Kindes sind. Eine gute und ausgewogene Ernährung gelingt Ihnen genauso gut über das normale Essen.

Mein Kind trinkt zu wenig!

Sie, die Eltern, nehmen ihre Aufgabe ernst und beobachten ihre Kinder genau. Die Sorge, bei der Ernährung etwas falsch zu machen, sitzt tief. „Wir meinen es ja nur gut!" Dabei vergessen manche Eltern oft, dass ein kleiner Körper weniger Energie braucht und dass es völlig normal ist, dass man mal mehr, mal weniger Appetit oder Durst hat. Zu allem Unglück hat irgendwann einmal jemand die Behauptung aufgestellt, dass Kinder viel trinken sollen …

Eigentlich wissen Kinder selber genau, wann sie Hunger und Durst haben. Dann nehmen sie sich, was sie brauchen. Kinder haben meist ein gutes Gespür dafür, wann es genug ist. Dieses Gespür ist uns Erwachsenen oft abhandengekommen.

Die Aufgabe von uns Eltern ist es, den Kindern Essen und Getränke anzubieten, sie gelegentlich auch dazu zu ermuntern, zu essen und zu trinken. Unangenehm wird es für die Kinder, die klar zeigen, dass sie satt sind und dennoch zum Weiteressen und -trinken aufgefordert werden. Das kann ihnen dann das Gefühl gegeben: „Du bist nicht okay mit dem, was du spürst!"

Das Beimischen von Säften, nur damit die Kinder wenigstens etwas trinken, ist völlig unnötig und schlecht für die Zähne (siehe Seite 86). Der Kinderarzt Dr. Herbert Renz-Polster merkt in seinem Buch *Kinder verstehen* treffend an, dass deutlich mehr Kinder Nierensteine haben müssten, wenn die Sorge der Eltern berechtigt wäre, dass ihre Kinder zu wenig trinken. Tatsächlich aber sind Nierensteine bei Kindern eine extreme Seltenheit.

Oft sind Kinder ins Spiel oder in den Kontakt mit anderen vertieft und vergessen dann zu trinken. So kann es vorkommen, dass sie zum Beispiel direkt nach dem Kindergarten oder der Schule einen Hunger-Durst-Tiefpunkt erleben. Dann brauchen sie tatsächlich schnell etwas zu essen oder trinken.

Nachts hat mein Kind ständig Durst

Es gibt Phasen, in denen die Kinder, vor allem Kleinkinder, nachts vermehrt Durst haben und dafür tagsüber weniger trinken. Das ist vor allem störend für die Nachtruhe der Eltern, denn die Kinder sind meist erst wieder zufrieden und ruhig, wenn sie etwas zu trinken bekommen haben. Zu allem Überfluss läuft dann meist auch noch die Windel über … Sehr viele Eltern berichten von so einer Phase. Ich denke, das ist alles natürlich und auch okay so, meist hört es ohnehin von allein auf.

Sie können es sich einfach machen und die benötigte Anzahl an Flaschen fertig gerichtet unter das Bett stellen. Bei Säuglingen kann die Flasche mit der passenden Pulvermenge vorbereitet werden, entsprechend temperiertes Wasser steht in einer Thermoskanne bereit und die Mischung erfolgt erst, wenn sich das Kind meldet. Ab fortgeschrittenem Beikostalter kann man dann die Pulvermenge nachts langsam reduzieren.

Nährstoffe, Mineralstoffe und Vitamine

Als Nährstoffe bezeichnet man im Allgemeinen die Nahrungsbestandteile, die der Körper zur Energiegewinnung und zum Aufbau eigener Körpermasse benötigt: Kohlenhydrate, Eiweiße und Fette. Für einen funktionierenden Stoffwechsel braucht er darüber hinaus Mineralstoffe (Spurenelemente) und Vitamine.

Ausführlichere Informationen finden Sie in den im Anhang empfohlenen Büchern (z. B. von Natalie Stadelmann). Die bereits erwähnte App „Histamin, Fruktose & Co" von Baliza gibt Ihnen schnell einen Überblick über die Zusammensetzung vieler Lebensmittel (www.baliza.de). Es finden sich Angaben zum Kohlenhydrat- und Eiweißgehalt, zum glykämischen Index, zum Fettgehalt und zur Fettzusammensetzung (gesättigte und ungesättigte Fettsäuren, Omega-3- und Omega-6-Fettsäuren) sowie zum Vitamin- und Mineralstoffgehalt. Eine Liste der wichtigen Nährstoffe und ihrer Quellen finden Sie in Tabelle 17 (Seite 315).

Kohlenhydrate sind Energielieferanten

Kohlenhydrate sind vor allem zur Energiegewinnung notwendig. Wie Eiweiße und Fette sind sie in allen Geweben des Körpers zu finden. Unter anderem sind sie in Verbindung mit Eiweiß (Glykane) ein wesentlicher Bestandteil von Faszien.

Die meisten Kohlenhydrate nehmen wir in Form von Brot, Kartoffeln, Nudeln, Reis und ähnlichen Beilagen auf. Getreide (Weizen, Dinkel, Roggen, Gerste, Hafer) bestehen überwiegend aus Stärke. Hierbei sind viele Glukosemoleküle entweder in Form langer Ketten (Amylose) oder verzweigter Ketten (Amylopektin) aneinandergereiht. Der Körper verwertet die Stärke, indem er mithilfe des Enzyms Amylase die Zuckermoleküle an den Enden „abschneidet". Dieses Enzym kommt im Speichel und im Bauchspeicheldrüsensekret vor, also im Verdauungssaft. Andere stärkehaltige Pflanzen sind Kartoffeln, Reis, Mais, Hirse, Buchweizen, Quinoa, Amaranth, Hülsenfrüchte.

Langkettige Kohlenhydrate:

- Stärke ist ein langkettiges Kohlenhydrat bestehend aus Glukosemolekülen.
- Stärke schmeckt nicht oder nur etwas süß.
- Die Freisetzung von Glukose erfolgt langsam über einen Zeitraum von Stunden.
- Der Blutzuckerspiegel steigt langsam an und bleibt lange auf einem gleichmäßigen Niveau.

Kurzkettige Kohlenhydrate:

- Glukose, Fruktose, Saccharose (aus Glukose und Fruktose, zum Beispiel Haushaltszucker) und Laktose (Milchzucker) sind kurzkettig Kohlenhydrate.
- Sie schmecken sehr süß.
- Sie sind sofort für den Körper verfügbar.

Wie schnell Kohlenhydrate dem Körper zur Verfügung stehen, lässt sich anhand des glykämischen Index (GI) ungefähr abschätzen. Ist der Wert hoch, geschieht die Umwandlung in für den Körper verwertbaren Zucker schnell und der Blutzucker steigt schnell an. Ist der Wert niedrig, geht es langsam. So hat zum Beispiel Traubenzucker (Glukose) einen GI von 100, Weizenvollkornbrot von 35. Interessant ist, dass rohe Karotten eine GI von 30 haben, gekochte einen GI von 85, offenbar werden bereits beim Kochen die langkettigen Kohlenhydrate aufgespalten.

Es gibt zwei Energiespeicher im Körper. Überschüssige Glukose oder Fruktose wird zunächst in der Leber und in den Muskeln in Form von Glykogen eingelagert, das ist der Kurzzeitenergiespeicher. Wenn die Glykogenspeicher voll sind, erfolgt die Umwandlung in Fett, das in Fettzellen abgelagert wird. Dieses Körperfett ist der Langzeitenergiespeicher.

Kohlenhydrate braucht der Körper zur Energieproduktion. Damit die Zellen Glukose aufnehmen können, wird Insulin benötigt, das in der Bauchspeicheldrüse hergestellt wird. Die Insulinproduktion wird angeregt, wenn der Blutzuckerspiegel ansteigt – oder wir etwas Süßes in den Mund nehmen (auch bei Süßstoff und Stevia!). So bereitet sich der Körper auf den erwarteten Blutzuckeranstieg vor. Das bedeutet:

- Viel Süßes führt zu einem schnellen Anstieg des Blutzuckers. Viel Insulin wird ausgeschüttet, was zu einem schnellen Abfall des Blutzuckers führt. Aber das Sättigungsgefühl hält nicht lange an: Bald signalisiert der Körper ein Hungergefühl.
- Wenig Süßes führt zu einem langsamen Anstieg des Blutzuckers. Wenig Insulin wird ausgeschüttet, der Blutzucker schwankt weniger stark und das Sättigungsgefühl hält lange an.

> *Ein Hungergefühl kommt auf, wenn der Blutzuckerspiegel unter ein bestimmtes Niveau fällt. Das Niveau ist von Mensch zu Mensch verschieden.*

Eiweiß als Bausubstanz des Körpers

Besonders die Muskulatur hat einen hohen Eiweißanteil. Aber Eiweiße oder Proteine sind auch in allen anderen Geweben (z. B. Faszien) und Flüssigkeiten (z. B. Hormone) zu finden. In unterschiedlichsten Konzentrationen und Zusammensetzungen sind Eiweiße ein wesentlicher Teil der hochkomplizierten Stoffwechselvorgänge. Eiweiße sind aus Aminosäuren aufgebaut. Einige Aminosäuren kann der Körper nicht selbst herstellen, dies sind die unentbehrlichen bzw. essenziellen Aminosäuren. Sie müssen regelmäßig mit der Nahrung zugeführt werden.

Eiweiß findet sich in den verschiedensten Lebensmitteln, besonders eiweißreich sind zum Beispiel Fleisch, Eier, Kartoffeln, Weizen/Dinkel, Hafer, Bohnen, Linsen, Erbsen, Soja, Amaranth, Quinoa, Seitan und Nüsse.

Je nach Herkunft hat das Eiweiß eine unterschiedliche Aminosäurenzusammensetzung und damit eine unterschiedliche biologische Wertigkeit. Das bedeutet, dass der Körper das Eiweiß unterschiedlich gut verwerten kann.

Tierische Proteine haben tendenziell eine hohe biologische Wertigkeit, sie liefern dem Körper alle benötigten Eiweißbausteine (essenzielle Aminosäuren).

Bei rein vegetarischer Ernährung müssen eiweißreiche pflanzliche Lebensmittel gezielt kombiniert werden, um dem Körper alle Aminosäuren zuzuführen. Beispielsweise sind Kartoffeln und Eier, Mais und Bohnen oder Getreide und Hülsenfrüchte gute Kombinationen. Eine Besonderheit stellt Soja dar: Das Eiweiß der Sojabohne ist in seiner Qualität mit dem Milcheiweiß vergleichbar. Unter dem Stichwort „biologische Wertigkeit" finden sich im Internet entsprechende Listen.

> *Generell wird bei vegetarischer und veganer Ernährung empfohlen, ein Drittel mehr eiweißhaltige Lebensmittel zu geben und diese bezüglich ihrer biologischen Wertigkeit klug zu kombinieren.*

Eine Empfehlung bei Kindern, die sich bewährt hat: zwei- bis dreimal Fleisch, einmal Fisch und zwei bis drei Eier pro Woche. Aber diese Angaben sollen niemanden unter Druck setzen. Im Einzelfall kann der Speiseplan auch erheblich davon abweichen, ohne dass die Gesundheit des Kindes leidet.

Fett ist lebenswichtig

Fette haben in der Wohlstandsgesellschaft einen negativen Beigeschmack, wenn es um überschüssiges Fett im Fettgewebe geht. Fettgewebe ist ein sehr effektiver Energiespeicher und von der Evolution als Vorratsspeicher für „schlechte Zeiten" vorgesehen. Wie Kohlenhydrate und Eiweiße spielen Fette aber in allen Bereichen des Körpers eine wichtige Rolle, ganz besonders für das Nervensystem.

Die Grundbausteine von Fetten sind die Fettsäuren. Anhand ihrer Struktur wird unterschieden zwischen gesättigten und ungesättigten Fettsäuren. Tierische Fette enthalten überwiegend gesättigte Fettsäuren (Butter, Käse, Wurst, aber auch Kokosöl), pflanzliche Fette überwiegend ungesättigte (Nüsse, Samen und deren Öle). Unsere Ernährung ist im Allgemeinen eher geprägt von einem hohen Anteil an gesättigten Fettsäuren – der Körper benötigt für wichtige Stoffwechselvorgänge jedoch auch einen gewissen Anteil an mehrfach ungesättigten Fettsäuren.

Für den Körper von besonderer Bedeutung sind die Omega-3- und Omega-6-Fettsäuren. Sie finden sich vor allem in: Fisch, Oliven-, Lein-, Raps-, Hanf- und Algenöl. Dabei ist das Verhältnis dieser beiden ungesättigten Fettsäuren wichtig: Als ideal gilt das Verhältnis von einem Teil Omega 3 zu fünf Teilen Omega 6, also ein Verhältnis von 1:5 (Sonnenblumenöl hat 1:120, Olivenöl 1:8, Rapsöl 1:2, Hanföl 1:3, Leinöl 4:1).

Verwenden Sie Öle, die reich an Omega-3-Fettsäuren sind, zum Beispiel Leinöl, Hanföl, Fischöl oder ein Öl auf Basis von Mikroalgen (Schizochytrium, z. B. Norsan). Fisch- und Algenöl sind reich an Eicosapentaensäure (EPA) und Docosahexaensäure (DHA).

Vitamine und Mineralien

Eine vollwertige Mischkost mit viel frischem Obst und Gemüse, evtl. ergänzt durch Nüsse, Vollkornprodukte und gelegentlich tierische Lebensmittel, enthält automatisch alle notwendigen Mineralien und Vitamine. Nahrungsergänzungsmittel sind im Normalfall nicht notwendig. Einen Sonderstatus nimmt allerdings Vitamin D ein.

Sollte Ihr Kind infektanfällig sein, auffallend matt und kränklich wirken, dann wenden Sie sich bitte an Ihren Kinder- und Jugendarzt, er wird bei Bedarf eine Blutuntersuchung durchführen, um einen möglichen Vitamin-D- und Mineralienmangel zu suchen.

Vitamin D ist im Körper wesentlich verantwortlich für das Knochenwachstum, es steuert die Kalziumaufnahme in die Knochen, das heißt, die Knochenmineralisation. Zudem ist es wichtig für die Immunabwehr, die Muskelkraft und es sorgt für eine ausgeglichene, positive Stimmungslage. Nur etwa 10 – 20 % des Vitamin-D-Bedarfs deckt der Körper über die Nahrung (fetter Fisch, Ei, Champignons, Milchprodukte, v. a. Käse). Den Rest bildet er selbst, aber dazu braucht er Sonnenlicht, genauer gesagt UVB-Strahlung:

- Von April bis September steht die Sonne hoch genug. Dann kann der Körper in der Haut Vitamin D bilden.
- Von Oktober bis März ist der Körper auf die Vitamin-D-Speicher angewiesen, die er über den Sommer angelegt hat.
- Im Tagesverlauf ist die Zeit zwischen 11 und 15 Uhr die beste Zeit für die Bildung von Vitamin D. Allerdings wird im Sonnenlicht nur maximal 30 Minuten lang Vitamin D gebildet. Danach stoppt der Körper die Produktion und Einlagerung.
- Blasse Haut bildet Vitamin D etwa sechsmal schneller als dunkle Haut.
- Sonnencremes verhindern bereits ab Lichtschutzfaktor 8 die Vitamin-D-Bildung in der Haut.

Ein guter Vitamin-D-Spiegel sorgt für leichtere Verläufe bei Infektionen, auch bei Virusgrippen und atopischer Dermatitis (siehe Seite 172). Ein Mangel wird unter anderem mit Autoimmunerkrankungen, wie zum Beispiel der Schilddrüsenerkrankung Hashimoto-Thyreoiditis, in Verbindung gebracht.

Vitamin D ergänzen

Da Vitamin D für das Wachstum von so großer Bedeutung ist, wird die Gabe von 400 – 500 IE pro Tag empfohlen, und zwar im gesamten ersten Lebensjahr und weiter bis zum Ende des Winters (min. 12 bis max. 18 Monate).

Wichtige Nährstoff	Pflanzliche Quellen	Tierische Quellen
Eisen	Hafer, Hirse, Amaranth, Sesam, Cashew, Trockenobst, rote Früchte, Rote Bete	Fleisch, Eier
Zink	Hafer, Amaranth, Paranüsse, Walnüsse, Leinsamen, Erdnüsse, Sojamehl	Fleisch, Eier
Kalzium	Quinoa, Spinat, Brokkoli, Grünkohl, Fenchel, Kohlrabi, Walnüsse, Mandeln	Milchprodukte
Jod	Jodiertes Speisesalz, Meeresgemüse (unsicher), Salicornia-Pulver	Fisch, Meeresfrüchte
Vitamin D	Champignons	Fetter Fisch, Eier, Milchprodukte, v. a. Käse
Vitamin B_{12}	Versorgung nur über angereicherte Lebensmittel bzw. Nahrungsergänzung	Fleisch, Eier, Milchprodukte
Eiweiße	Hülsenfrüchte (Bohnen, Linsen, Erbsen, Soja), Kartoffeln, Weizen, Dinkel, Hafer, Amaranth, Quinoa, Seitan, Nüsse	Fleisch, Eier, Milchprodukte
Fette	Oliven-, Lein-, Raps-, Hanf- und Mikroalgenöl	Fetter Fisch

Tab. 17: *Liste wichtiger Nährstoffe und ihre pflanzlichen und tierischen Quellen*

Ernährungsformen: Mischkost, vegetarisch, vegan

Die meisten Menschen in Deutschland praktizieren eine (omnivore) Mischkosternährung, das heißt, sie essen Gemüse und Obst, Fisch, Fleisch, Milch- und andere tierische Produkte. Aber es gab auch schon immer einen gewissen Anteil der Bevölkerung, der eine vegetarische bzw. vegane Ernährung bevorzugt. Dieser Anteil nimmt in den letzten Jahren stetig zu (etwa 10 % ernähren sich vegetarisch, 3 % vegan). Das Angebot von vegetarischen Produkten ist äußerst vielfältig, unzählige Kochbücher mit vegetarischen Gerichten sind auf dem Markt. Vegetarische Produkte und Gerichte können durchaus eine Bereicherung sein, auch für Menschen, die sich ansonsten nach dem Prinzip der Mischkost ernähren.

Häufig liegt der vegetarischen bzw. veganen Ernährungsweise die Sorge um das Wohl der Tiere zugrunde (z. B. Massentierhaltung), auch religiöse oder ökologische Gesichtspunkte werden genannt, ebenso der Wunsch, möglichst natürliche, wenig verarbeitete Lebensmittel zu verwenden. Medizinisch haben Vegetarier ein geringeres Risiko für Übergewicht, Diabetes Typ 2 und Herz-Kreislauf-Probleme. Tabelle 18 gibt einen Überblick über gängige Ernährungsformen.

Ernährungsform	Tierische Produkte
Mischkost (omnivor)	Fleisch, Fisch, Eier, Milchprodukte
Ovolaktovegetarisch	Eier, Milchprodukte kein Fleisch, kein Fisch
Laktovegetarisch	Milchprodukte kein Fleisch, kein Fisch, keine Eier
Pescetarisch	Eier, Milchprodukte, Fisch kein Fleisch
Flexitarisch	Eier, Milchprodukte wenig Fleisch und Fisch
Vegan	Keine tierischen Produkte, weder Fleisch, Fisch, Eier oder Milchprodukte noch Honig

Tab. 18: *Ernährungsformen im Überblick. Zusätzlich zu pflanzlichen Produkten werden unterschiedliche tierische Produkte akzeptiert.*

Nicht jede Ernährungsform ist für Kinder sinnvoll, manche sind sogar mit Risiken behaftet. Während die Mischkost häufig zu fett und zu zuckerreich ist, ergeben sich bei der streng vegetarischen und besonders bei der veganen Lebensweise andere Herausforderungen. So kann, je nachdem, ob und wie viele tierische Produkte auf den Tisch kommen, die Zufuhr von Eiweiß, Eisen, Kalzium, Jod, Zink, Selen, Vitamin B_2, Vitamin B_{12}, Vitamin D und langkettigen Omega-3-Fettsäuren unzureichend sein (siehe unten). Eine gut geplante und gut durchgeführte vegane Ernährung stellt kein Risiko für Kinder und Jugendliche dar, sie kann sogar zur Prävention von Übergewicht beitragen.

Eiweiß ist nicht gleich Eiweiß, denn es kommt auf die Zusammensetzung an (siehe Seite 312). Grundsätzlich finden sich in tierischen Produkten mehr Proteine, die der Körper zusätzlich besser verwerten kann. Manche Mineralstoffe werden aus Pflanzen schlechter aufgenommen als aus tierischen Produkten (z. B. Eisen). Zudem enthalten vor allem Vollgetreide und Hülsenfrüchte Phytate und Oxalate, die es dem Körper erschweren, die enthaltenen Mineralstoffe aufzunehmen (z. B. Eisen und Zink). Auch für Vitamin B_{12} gilt: Pflanzliche Quellen wie Sauerkraut, Algen (z. B. Spirulina), Hefe oder Sanddorn enthalten relativ wenig Vitamin B_{12}, außerdem kann der Körper es in der enthaltenen Form nicht so gut verwerten.

Kindgerechte Ernährungsformen

- Für Kinder geeignet: Mischkost, ovolaktovegetarische und pescetarische Ernährung.
- Für Kinder mit Einschränkung geeignet: laktovegetarische und vegane Ernährung. Der Zusatz von Vitamin B_{12}, eventuell auch Eisen, Jod und Omega-3-Fettsäuren ist notwendig (siehe unten). Bei Mangel dieser Stoffe droht unter anderem die Gefahr von Blutarmut, Wachstums- und Entwicklungsverzögerung und bleibenden Nervenschädigungen. Unbedingt während der Wachstumsphasen auf genügend Zufuhr von Eiweiß achten.

Besonderheiten der vegetarischen und veganen Ernährung

Vor allem Eisen, Jod und B_{12}, Eiweiß und bestimmte Fette sind bei vegetarischer und besonders bei veganer Ernährung unterrepräsentiert. In Tabelle 17 (siehe Seite 315) finden Sie eine Zusammenstellung der wichtigen Nährstoffe und ihrer Quellen. Bitte achten Sie besonders auf:

- **Eisen:** Ein Mangel kann zu Blutarmut, erhöhter Infektanfälligkeit und Verminderung der körperlichen und geistigen Leistungsfähigkeit führen. Deshalb vermehrt eisenhaltige Nahrungsmittel anbieten, denn der Körper kann nur 5–12 % des in Pflanzen enthaltenen Eisens aufnehmen (bei Fleisch sind es 14–18 %). In gekeimten oder fermentierten Produkten ist das Eisen besser verfügbar. Vitamin C verbessert die Aufnahme des Eisens im Darm. Reichen Sie daher zu jeder Mahlzeit etwas Vitamin-C-reichen Saft.
- **Jod:** Algen wie Kombu/Kelp, Wakame, Nori oder Salicornia-Pulver können zur ausreichenden Versorgung beitragen. Vorsicht: Nur Produkte mit geprüftem und ausgewiesenem Gehalt verwenden!
- **Vitamin B_{12}:** Dieses Vitamin ist fast ausschließlich in Lebensmitteln tierischen Ursprungs enthalten. Ein Mangel kann, je nach Schweregrad, Veränderungen des Blutes und der körperlichen Entwicklung sowie Schäden an den Nerven hervorrufen. Vitamin B_{12} sollte daher als Nahrungsergänzungsmittel eingenommen werden (siehe Kasten).
- **Eiweiß:** Für den Körper wichtig sind bestimmte Eiweißbausteine, die unentbehrlichen/essenziellen Aminosäuren. Achten Sie auf Lebensmittel mit viel hochwertigem Eiweiß (siehe Seite 312).
- **Fette:** Verwenden Sie Öle, die reich an Omega-3-Fettsäuren sind bzw. mit EPA und DHA angereichert sind, zum Beispiel DHA-Leinöl oder Mikroalgenöl (siehe Seite 313).

Bei strenger Diät empfehlen sich regelmäßige Blutkontrollen von Holo-TC (Holo-Transcobalamin, ein Indikator für die Vitamin-B_{12}-Versorgung) und Ferritin (Indikator für die Eisenversorgung) ab dem ersten Geburtstag.

Vitamin B_{12} ergänzen

Wie viel Vitamin B_{12} täglich der Nahrung zugesetzt werden soll, hängt vom Alter ab. Die Deutsche Gesellschaft für Kinder- und Jugendmedizin e.V. (DGKJ) empfiehlt

- 6 Monate bis 3 Jahre: 5 µg
- 4–10 Jahre: 25 µg
- ab 11 Jahren: 50 µg

Als mögliches Präparat bieten sich B_{12} ASmedic Tropfen einmal täglich an (1 Tropfen enthält 2,5 µg):

- 6 Monate bis 3 Jahre: 2 Tropfen
- 4 – 10 Jahre: 10 Tropfen
- ab 11 Jahren: 20 Tropfen

Höhere Dosen können jedoch gegeben werden, Schäden einer Überdosierung sind nicht bekannt.

Übergewicht – Adipositas

Übergewicht ist eines der größten Probleme für die Zukunft unserer Kinder. Eigentlich können wir von großem Glück sprechen, dass wir in Europa seit fast 100 Jahren genug zu essen haben. In den 50 000 Jahren Menschheitsgeschichte zuvor war das häufig nicht der Fall. Um sicher zu überleben, hat sich unser System genetisch daher so eingestellt, dass wir essen, wenn etwas zu essen da ist. Die Menschen wussten oft nicht, wann es wieder etwas geben würde, und haben deshalb nicht auf ihr Sättigungsgefühl geachtet. Auch das Verlangen nach Süßigkeiten hat einen entwicklungsgeschichtlichen Ursprung, denn alles Süße stellt dem Körper schnell und effektiv Energie zur Verfügung. Der Körper (auch bei Tieren) weiß das intuitiv. Diese Strategien haben sich in den vergangenen 50 000 Jahren bewährt, aber heutzutage verursachen sie uns ein Problem.

Bis zum Alter von etwa fünf Jahren funktioniert das Ernährungssystem so, dass die Kinder aufhören zu essen, wenn sie satt sind. Danach schaltet sich bei vielen der evolutionsbedingte „alte Überlebensschutz" ein und sie essen weiter, einfach weil Essen da ist. Und so macht das Gewicht ab diesem Alter einen sichtbaren Sprung nach oben. Ab dann besteht die Gefahr, Übergewicht zu entwickeln – bei manchen Kindern ist es, als wäre eine Lawine losgetreten: kaum aufzuhalten. Und in der Kindheit entwickeltes Übergewicht hält sich oft ein Leben lang.

Zahlen und Fakten

In Deutschland sind 15,4 % der 3- bis 17-Jährigen übergewichtig, davon haben 5,9 % eine Adipositas und 3 % eine extreme Adipositas. Es gibt keine Unterschiede zwischen Mädchen und Jungen. Mit dem Alter nimmt die Adipositas zu. Je niedriger das Einkommen der Eltern (sozioökonomischer Status), desto häufiger sind die Kinder und Jugendlichen betroffen. Insgesamt nahm die Zahl der übergewichtigen Kinder zwischen 2003 und 2017 nicht weiter zu.

Zur Einschätzung des Gewichtes wird der BMI (Body-Mass-Index) verwendet. Zur Berechnung teilt man das Körpergewicht durch die Körpergröße im Quadrat (d. h. Körpergröße mal Körpergröße) (www.bmirechner.net). Das Ergebnis wird bei Kindern und Jugendlichen anhand der Perzentilenkurve bewertet (siehe Wachstumskurven im Kapitel Wachstum). Bei Übergewicht liegt der BMI wischen der 90. und der 97. Perzentile, bei Adipositas zwischen der 97. und der 99,5. Perzentile, bei extremer Adipositas über der 99,5. Perzentile.

Extreme Adipositas

„Die extreme Adipositas ist eine chronische Erkrankung. Sie ist nicht heilbar." So urteilt Prof. Dr. Martin Wabitsch, Sektionsleiter der Pädiatrischen Endokrinologie und Diabetologie am Universitätsklinikum Ulm.

Die Jugendlichen und Erwachsenen spüren das, sie bemerken ihre Einschränkungen, sie fühlen ihre Ohnmacht – und von allen Seiten bekommen sie ständig Vorhaltungen zu hören, sie seien zu dick, sie seien zu schwach, unfähig eine Diät zu halten usw. Diese ständigen Abwertungen sind frustrierend und vernichtend für das Selbstwertgefühl. Das größte Problem für die Jugendlichen ist das Gefühl von Schuld und Versagen.

Ursächlich spielen mehrere Faktoren zusammen:

- Ernährung: zu kalorienreich (zu viel Fett, Zucker), Verführung durch ständige Verfügbarkeit von Nahrungsmitteln.
- Bewegung: zu wenig Sport und Bewegung.
- Genetische Ursachen und organische Krankheiten.
- Verhalten: Schlafmangel, Stress.
- Umweltfaktoren wie staatliche Regulation, Gesellschaftliche und kulturelle Gepflogenheiten, sozioökonomischer Status.

Die effektivste Maßnahme wäre die Regulierung und Besteuerung ungesunder Lebensmittel durch den Staat. Manche Konzerne nehmen die Erkrankung der Kinder in Kauf, um Geld zu verdienen. Deshalb sind beispielsweise süße Getränke oft billiger als Wasser. Würde der Staat fett- und zuckerreiche Lebensmittel und Getränke besteuern und auf Kinder ausgerichtete Werbung strenger regulieren, würde die Nachfrage nach ungesunden Produkten sinken. Gleichzeitig entstünde für Konzerne der Anreiz, gesündere Produkte herzustellen. Eine weitere effektive Maßnahme wäre, Beratung anzubieten, die ansetzt, noch bevor es zur Adipositas gekommen ist, beispielsweise an Schulen.

Folgen von Übergewicht

Übergewichtige Menschen haben für einige Erkrankungen ein deutlich erhöhtes Risiko, dazu gehören Bluthochdruck, Herzinfarkt, Schlaganfall, Diabetes, Gelenkproblemen oder Depressionen. Wenn diese Krankheiten auftreten, sinkt die Lebenserwartung. Und: Dicke Kinder werden in der Schule oft gemobbt.

Das können Sie tun

Halten Sie sich an die Empfehlungen aus dem Kapitel über Ernährung (siehe Seite 303). Etwa ab dem Alter von fünf Jahren lohnt es sich, die Essensmenge des Kindes bewusst zu verfolgen, denn das frühe Eingreifen ist besonders effektiv. Aber alles umzukrempeln verursacht vor allem Stress. Effektiver sind kleine Maßnahmen: Sie sind durchhaltbar und auf Dauer wirksam.

- „Ich darf alles essen." Es ist nicht notwendig, Ungesundes strikt zu verbieten. Die Menge macht's!
- Gerne auch Lieblingsspeisen – aber denken Sie nicht: „Ach, das macht doch nichts, mein Kind isst das doch so gerne." Doch, es macht etwas! Wenn Sie Ihr Kind überfüttern, wird es krank und sein Leben verkürzt sich. Die Menge macht's!
- Kleinere Teller verwenden.
- Vor dem Essen oder zum Essen ein Glas Wasser trinken, das verringert das Hungergefühl.
- Wasser trinken! Ungesüßten Tee anstelle von Fruchtsäften anbieten. Softdrinks sollten die Ausnahme sein.
- Süßigkeiten, Kuchen usw. in kleinen Mengen als Besonderheit.
- Zucker in Kuchen langsam reduzieren – so kann man sich gut an weniger Zucker gewöhnen.
- *Keine* Zuckerersatzstoffe, da sie den Appetit steigern können.
- Wenn Sie merken, dass ihr Kind gar nicht mehr aufhören möchte zu essen und deutlich an Gewicht zunimmt, dann geben Sie ihm eine gewisse Menge vor

und erklären Sie dazu: „Wenn du in zwei Stunden wieder Hunger hast, dann melde dich bitte."

- Seien Sie ein Vorbild für gesundes Essen: ausgewogen, gesund, genussvoll und langsam essen.
- Viele Festrituale sind extrem ungesund: Schoko-Eier zu Ostern, Plätzchen und Süßigkeiten zu Weihnachten. Ist erlaubt, es dürfen aber keine Unmengen sein!
- Natürlich ist es okay, es sich auf Festen mal gut gehen zu lassen – anstelle von drei Stück Kuchen kann das Kind ja drei halbe Stück Kuchen essen.
- Belohnung muss nicht süß sein: Ein wohlriechender Tee, eine kleine Unternehmung, ein Lied anhören oder Ähnliches kann Süßigkeiten ersetzen.
- Bewusste und verminderte Kalorienzufuhr in Kombination mit Sport und Bewegung ist wirksam. Eine falsche Ernährung aber kann man nicht durch Sport ausgleichen.
- Zeit am Handy und PC reduzieren: Je mehr Bildschirmzeit, desto größer das Risiko für Übergewicht (siehe Seite 319).
- Ernährungsberatung: Die Krankenkassen bieten Kurse an.
- Haben Sie Geduld – Jugendliche nicht unter Druck setzen: Viele übergewichtige Jugendliche unterschätzen ihr Gewicht und erkennen deshalb noch nicht die Notwendigkeit abzunehmen. Sprechen Sie geduldig das Thema von Zeit zu Zeit an, am besten aus der inneren Grundhaltung heraus: „Ich sage das, weil ich mich für deine Gesundheit verantwortlich fühle und mir Sorgen um deine Zukunft mache."

Möglichkeiten bei extremem Übergewicht

- Schulungen, Ernährungsberatung und auch Kuren sind sehr hilfreich, um die verschiedenen Einflüsse auf das Gewicht bewusst zu machen: Ernährung, Bewegung, soziale Einflüsse, Werbung usw.
- Aber: Adipositas-Programme (z. B. Kuren in Kliniken) bringen eine maximale Gewichtsabnahme von nur 5 %! Das ist sehr ernüchternd.
- Medikamente wie Liraglutid oder Semaglutid sind effektiv, sie können eine Gewichtsabnahme von 10 – 20 % bewirken.
- Die einzige effektive Methode zur Gewichtsreduktion ist eine Magenoperation. Menschen mit schwerem Übergewicht haben mit einer Operation ein geringeres Risiko als Menschen, die nicht operiert wurden. Ab einem BMI über 35 kann operiert werden, wenn bestimmte Gutachten vorliegen und 95 % der Endlänge erreicht ist, also etwa ab 12 – 13 Jahren.

Fake Science

Vorsicht vor unseriösen Informationsquellen

Bevor neue medizinische oder naturwissenschaftliche Erkenntnisse in wissenschaftlichen Zeitschriften veröffentlicht werden, müssen die vorgelegten Arbeiten einer genauen Überprüfung durch erfahrene Wissenschaftler an Universitäten standhalten. Zur Veröffentlichung freigegeben werden diese Arbeiten nur, wenn die Ergebnisse vorgegebene wissenschaftliche Standards erfüllen.

In den letzten Jahren sind in zunehmenden Maße Texte (Preprints) ohne vorherige fachkundige Prüfung veröffentlicht worden. Unseriöse Verlage und insbesondere das Internet bieten hierfür eine Plattform. Das entsprechend professionelle Erscheinungsbild im Netz gibt der Veröffentlichung den Anschein der Wissenschaftlichkeit. Dafür wurde der Ausdruck Fake Science geprägt.

Auf diese Weise gelangen fragwürdige Studien und Informationen, die eindeutig von wirtschaftlichen Interessen beeinflusst sind, an die Öffentlichkeit. Vor allem nicht fachkundigen Lesern ist es meist nicht möglich, die Qualität der Veröffentlichung zu erkennen und wissenschaftliche Erkenntnisse von Fake Science zu unterscheiden.

Diese unseriöse, unethische und unwissenschaftliche Vorgehensweise führt zur Fehlinformation und Meinungslenkung. Als Folge der fehlerhaften Einschätzung oder der Anwendung einer unwirksamen oder gar schädlichen „Therapie" kann es zu schweren Nebenwirkungen und sogar zu Todesfällen kommen.

> *Gehen Sie bitte sehr kritisch mit medizinischen Texten um, vor allem mit Informationen aus dem Internet. Besonders online kann jeder alles behaupten, ohne Verantwortung dafür zu tragen.*

Als zuverlässig gelten Angaben auf den Internetseiten der Berufsverbände (z. B. Berufsverband der Kinder- und Jugendärzt*innen: www.bvkj.de, weitere Links siehe Anhang), des Deutschen Ärzteblattes (www.aerzteblatt.de), der Bundesministerien (z. B. www.bundesgesundheitsministerium.de) oder des Robert-Koch-Instituts (www.rki.de). Auch viele große Tageszeitungen bieten in ihren Archiven verlässliche Informationen. Wer tiefer einsteigen möchte, kann auf PubMed (www.pubmed.gov) nach wissenschaftlichen Studien suchen.

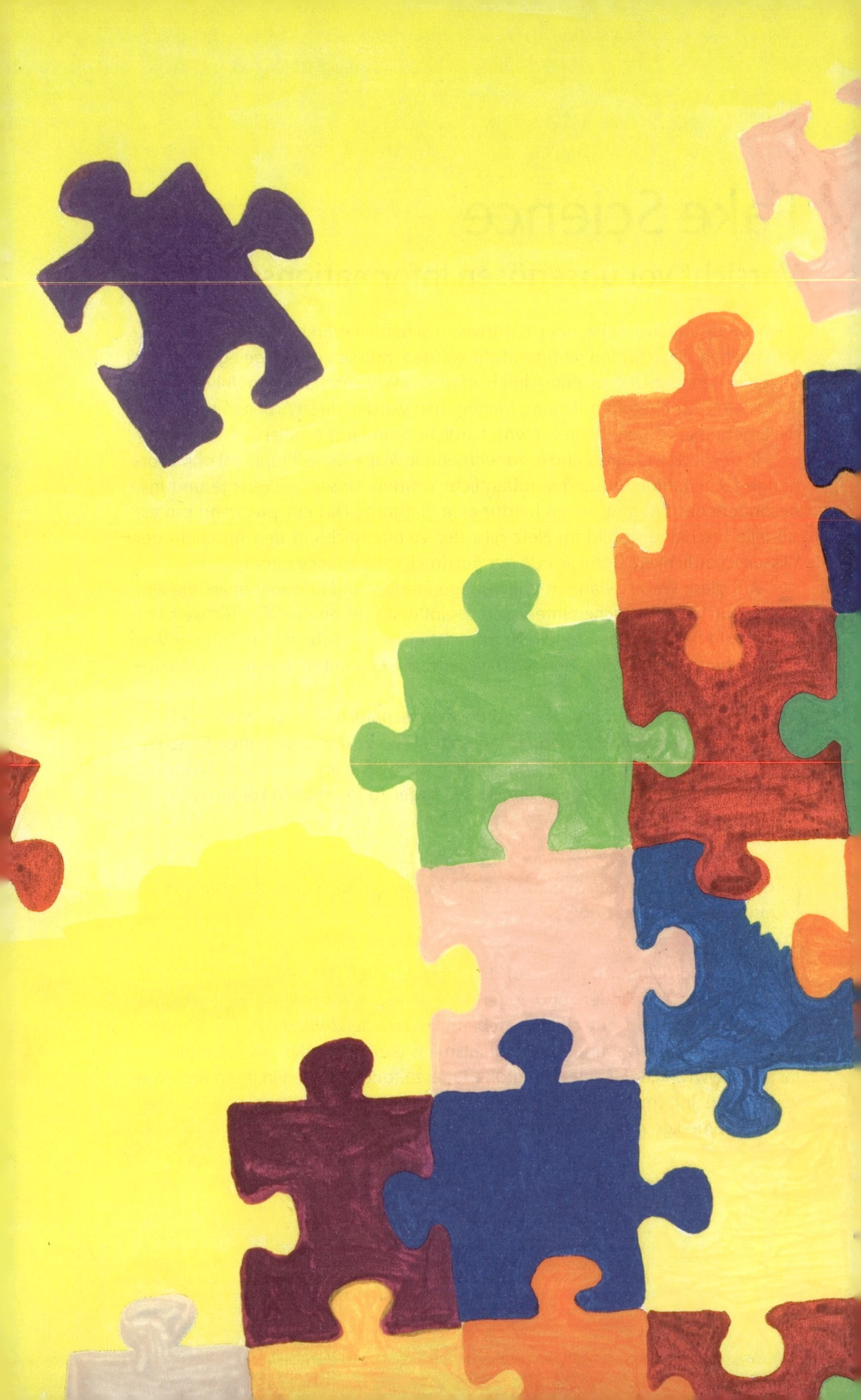

Teil 2

Beziehung und Entwicklung

Damit Kinder glücklich aufwachsen

Beziehung ist wichtiger als Erziehung

Remo Largo schreibt in seinem Buch *Babyjahre:* „Je besser die Beziehung zur Bezugsperson und die emotionale Verfassung des Kindes sind, desto größer ist seine Bereitschaft, in eine Anweisung einzuwilligen." Das bedeutet:

Die meisten Eltern haben eine klare Vorstellung, ein Ideal davon, was ihr Kind machen und können soll. Aber schon die Babys stellen die Vorstellungen auf den Kopf, Kinder und Jugendliche sind erst recht oft anderer Meinung und zeigen das auch deutlich. Meist folgen Diskussionen und es kommt zum Streit. Typische Zitate aus meiner Praxis: „Immer gibt es beim Essen Streit", „Beim Essen bleibt meine Tochter nie ruhig sitzen", „Nie räumt mein Sohn auf", „Alles muss ich zehnmal sagen", „Das Handy muss weg" usw.

Bei der **Erziehung** nach dem „alten Muster" versuchen die Eltern dann, „hart durchzugreifen" und mit lauter Stimme Dinge zu verbieten oder Strafe anzudrohen. So entsteht schnell eine miese Stimmung, alle Beteiligten sind verärgert, haben schlechte Laune oder fühlen sich unverstanden. Wenn solche Szenarien sich über Wochen hinziehen, dann verfestigen sich der Ärger und das Unverständnis. Die Folge: Die **Beziehung** – von Eltern und Kind ebenso wie zwischen den Eltern – leidet massiv darunter und droht gar zu zerbrechen!

Was, wenn dem Kind etwas passiert, weil es ständig herumhampelt? Oder wird es ihm vielleicht in Zukunft schlechter gehen, weil es nicht lernt stillzusitzen? Die große Sorge darüber, dass das Kind leiden könnte, ist die Triebfeder für die pädagogischen Maßnahmen und gleichzeitig der Weg, die Beziehung zu verschlechtern – bis irgendwann keine Kommunikation mehr möglich ist.

Der Ausweg: Die Beziehung zu den Kindern stärken.

- Sich Zeit nehmen für die Kinder.
- Da sein, wenn sie ein Anliegen haben.
- Klare Signale senden:
  - Du bist mir wichtig!
  - Ich mag dich! Ich liebe dich!
  - Was du denkst und tust interessierst mich!
  - Ich fühle mich verantwortlich für dich!

  - Ich sage das, weil ich Angst um dich habe!
  - Ich mache das nicht, um dich zu verletzen!
- Kurz: Mit dem Kind im Kontakt sein.

In ihrem Buch *So viel Freude, so viel Wut* schreibt Nora Imlau: „Jeder Mensch hat einen Grund, sich so zu verhalten, wie er sich verhält. Jeder Mensch hat einen Grund, sich so zu fühlen, wie er sich fühlt. Es geht nie ums Prinzip. Es geht immer darum, wie wir miteinander umgehen." Das heißt, wie wir miteinander in Kontakt stehen.

Jesper Juul bringt es auf den Punkt: „Kinder brauchen keine Grenzen – sondern Beziehung. Eltern müssen nicht konsequent sein – sondern glaubwürdig."

Erziehung – viele Fragen tauchen auf

Junge Eltern sind normalerweise unerfahren und ungeübt in der Erziehung, besonders des ersten Kindes. Beim zweiten Kind bringen sie schon eine gewisse Erfahrung und Übung mit, das macht manches leichter. Es ist völlig normal, dass Sie im Lauf der Zeit bei erzieherischen Fragen an Ihre Grenzen stoßen und zusätzlichen Rat und Anregungen benötigen. Es gibt verschiedene Anlaufstellen, bei denen Sie sich Rat und Informationen holen können:

- Die eigenen Eltern und Freunde sind oft gute Gesprächspartner für diese Themen.
- Elternforen und Blogs im Internet bieten eine gute Möglichkeit, Fragen auszutauschen.
- Wir Kinder- und Jugendärzt*innen können Sie in vielen Situationen beraten.
- In festgefahrenen Situationen bietet es sich an, eine Erziehungsberatung aufzusuchen.

Vieles von dem, was Sie hören und lesen, wird Sie sicher bereichern und unterstützen, manches wird sich ungewohnt anhören, manches vielleicht sogar ein unangenehmes Gefühl auslösen. Wenn Sie Ratschläge umsetzen, hören Sie auf Ihr inneres Gefühl, auf Ihr „Bauchgefühl", denn Sie sind die Eltern und damit die Personen, die dem Kind am nächsten stehen.

Vorleben ist Erziehung

Wie viel ist Vorbild, wie viel ist Erziehung? Das fragen sich viele Eltern. Allgemein geht man davon aus, dass lediglich 10 % reine Erziehungsarbeit sind, 90 % lernen die Kinder, indem sie das nachmachen, was sie erleben (Abb. 9).

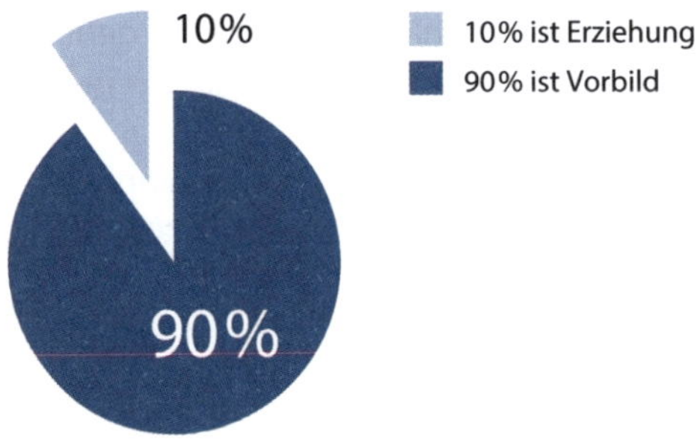

Abb. 9: *Nur 10 % sind reine Erziehungsarbeit, 90 % sind Vorbild: Die Kinder machen das nach, was sie erleben.*

Karl Valentin hat es treffend zusammengefasst: „Wir brauchen unsere Kinder nicht zu erziehen, sie machen uns sowieso alles nach.“ Praktisch bedeutet das:

- Ihr Kind lernt von Ihnen als Vorbild.
- Leben Sie dem Kind vor, wie Sie möchten, dass es sich verhält.

Das Beste für das Kind

Natürlich wünschen sich die Eltern, dass es ihren Kindern gut geht. Dabei sind sie meist sehr engagiert und setzen alles daran, dass es ihre Kinder gut haben werden. Wenn dann etwas nicht klappt, fühlen viele sich schnell als schlechte Eltern.

Das wohlwollende Denken vieler Eltern wird von Arbeitshypothesen oder Konzepten geprägt: was ein Kind alles zu tun oder zu lassen hat, welches Essen, welche Kleidung gut für das Kind sind, welcher Sport, welches Musikinstrument die Gehirnentwicklung fördert usw. Im Grunde steckt dahinter die ernste Sorge um die Zukunft ihres Kindes. Viele dieser Konzepte erweisen sich aber im Alltag als schwer umsetzbar. Dadurch geraten die Eltern nicht selten in einen erheblichen Erziehungsstress – und der erschwert den Umgang mit den Kindern oder Jugendlichen noch mehr.

Kinder, die permanent Anweisungen von den Eltern bekommen oder ständig belehrt werden, haben eine deutlich verminderte Fähigkeit, mit ihren Impulsen und Gefühlen (z.B. Frust, Furcht, Neid) umzugehen. In der Schule fallen sie unangenehm auf, geben beim Lösen schwerer Aufgaben schneller auf, trauen sich weniger zu und sind ängstlicher. Ständiges Ermahnen nimmt den Kindern die Möglichkeit, eigene Bewältigungsstrategien zu entwickeln und Lösungswege zu finden.

Viele Eltern sind überzeugt: Wenn mein Kind schon im Kindergarten lernt, Leistung zu erbringen (z.B. lesen, schreiben, rechnen, eventuell auch noch eine Fremdsprache sprechen), dann wird es das Kind in Schule und Berufswelt einmal besser haben und sich besser durchsetzen können. Dabei vergessen viele Eltern, dass gerade kreatives Spielen und Ausprobieren eine wesentliche Voraussetzung dafür sind, später in Schule und Beruf ebenfalls kreativer zu sein und auch differenzierter denken zu können (siehe Seite 369).

Wer erzieht wen?

Kinder beeinflussen unser Leben. Sie eröffnen einen völlig neuen Blick auf das Leben. Daher sind sie auch eine Chance für uns Erwachsene, uns selber besser kennenzulernen und Veränderung mitzumachen – wenn wir bereit sind, von den Kindern zu lernen. Eltern lernen von und mit den Kindern (Abb. 10). Gerade in der Erziehung bringen sie uns dazu, unser Verhalten zu hinterfragen und nach anderen Wegen zu suchen. Und durch Zugeständnisse, die wir bei Diskussionen machen, erfährt das Kind seine Selbstwirksamkeit.

Im gedanklichen Austausch lernen wir als Familie, uns gegenseitig ernst zu nehmen, und entwickeln unsere persönliche Umgangskultur. Werden Diskussionen schon ab dem Kleinkindalter ernsthaft und wertschätzend geführt, dann sind Eltern so geübt im Diskutieren, dass auch in der Pubertät alle vom guten Umgang miteinander profitieren – auch wenn dies die Zeit ist, die viele gerade wegen der vielen Diskussionen fürchten.

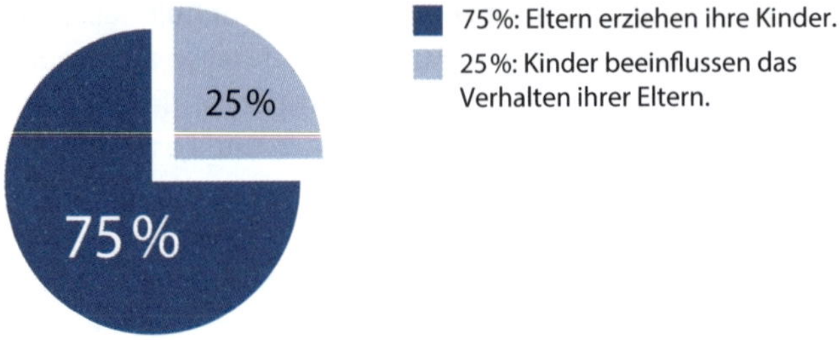

Abb. 10: *In der Eltern-Kind-Beziehung erziehen zu 75 % die Eltern das Kind, während das Kind zu 25 % die Eltern beeinflusst.*

Das Leben mit anderen Augen betrachten

Kinder kommen so auf die Welt, wie sie sind, und ab diesem Zeitpunkt müssen wir Eltern mit ihnen klarkommen – das schaffen wir auch, weil wir sie lieben. Kinder sind unsere Chance, das Leben mit anderen Augen zu betrachten. Kinder fordern uns heraus, unsere eigenen Ideale, Ziele und eingeschlagenen Lebenswege zu überdenken. Sie sind immer offen für neue Überraschungen.

Wenn wir Kinder erziehen, bewegen wir uns in einem Spannungsfeld: Einerseits verstehen und können die Kinder oft mehr, als wir glauben, andererseits stellen wir immer wieder fest, dass sie für manches doch noch zu klein sind:

- Kinder haben einen geringeren Toleranzbereich, vor allem beim Essen, Trinken und bei der Müdigkeit – und sind doch so liebenswert.
- Sie haben viel weniger Geduld: Je später wir auf sie reagieren, desto heftiger fordern sie Unterstützung ein – und dann ist plötzliche wieder alles gut.
- Sie sind sich der Konsequenzen ihres Handelns nicht bewusst – und dabei so verspielt.
- Sie haben ein großes Bewegungsbedürfnis – und kuscheln doch so gern.
- Sie haben schnell Angst vor allem Möglichen – und oft reicht nur ein kurzer Blick, ein Wort, und sie fühlen sich wieder sicher.
- Sie sind sehr leicht ablenkbar – und so schnell zu faszinieren.
- Sie können sich nicht so differenziert ausdrücken – und sind dabei so witzig.
- Schnell ist ein Problem ein riesiges Problem – und dann ist es gleich wieder gut.
- Sie kennen oft nur wenige Lösungsmöglichkeiten – und sind dann wieder so herrlich einfallsreich.
- Sie wirken oft ziemlich grob – und sind doch so feinfühlig.

- Sie haben oft andere Prioritäten – und sind dabei so ehrlich, ohne Hintergedanken.
- Sie haben oft eine klare Vorstellung von dem, was sie wollen – und sind dabei sehr hartnäckig.

Kinder auf ihrem eigenen Weg begleiten

Die Entwicklung liegt *in* unseren Kindern:

- Sie wollen sich selbst drehen.
- Sie wollen selbst laufen.
- Sie wollen selbst sprechen lernen.
- Sie wollen sich selbst ausprobieren.
- Sie wollen selbst ihre Grenzen kennenlernen.
- Sie wollen sich selbst von den Eltern entfernen.
- Sie wollen selbst erwachsen werden.
- Sie wollen ihr eigenes Leben führen.

Unsere Kinder gehen ihren eigenen Weg. Wir begleiten sie dabei und geben ihnen die Rahmenbedingungen, die Sicherheit, das Zutrauen, die Geborgenheit und die Liebe.

Bindung schafft Sicherheit

„Die emotionale Bindung sichert das Überleben des Kindes", erklärte Karl Heinz Brisch von der Maximilians-Universität München bei einer Vorlesung zum Thema Bindung und Bindungsstörungen. Bindung gehört zu den Grundbedürfnissen des Kindes, zu den Grundbedürfnissen aller Menschen. Als ein soziales Wesen sind wir – unser ganzes Leben lang – auf der Suche nach Kontakt, nach Beziehung, nach Austausch und Kommunikation.

Eine gute Bindung an eine Bezugsperson ist der Schlüssel zur Entwicklung von Selbstwertgefühl und Selbstvertrauen. „Die Person mit der größten Feinfühligkeit in der Interaktion wird die Hauptbindungsperson für den Säugling", so Brisch. Es ist die Person, die sich liebevoll, zugewandt, authentisch und verlässlich um das Kind kümmert. Am Anfang des Lebens ist dies in den meisten Fällen die Mutter, der Vater, später werden weitere Personen dazukommen, zunächst aus dem Umfeld der Familie (Oma, Opa, Tante, Onkel usw.), später dann Erzieherinnen in Kita und Kindergarten und im weiteren Verlauf Lehrer und Lehrerinnen. Zu einigen dieser Personen wird das Kind eine Bindung aufbauen, wenn es sich bei ihnen sicher und verstanden fühlt. Das bedeutet: Vertrauen bekommt man nicht geschenkt, man muss es sich verdienen.

Dabei geht es um das Gefühl: Wenn ich ein Problem habe, dann ist jemand für mich da, der mich schützt, mir hilft, der auf mich aufpasst, damit mir nichts passiert. Es gibt Menschen, die sich für mich interessieren. Sehr früh, schon ab den ersten Lebenstagen, bemüht sich der Säugling, eine Bindung aufzubauen. Daher sollten die Eltern jeden Moment der Nähe für Hautkontakt nutzen, denn dies ist anfangs der einfachste und schnellste Weg zur Bindung.

Hat das Kind das Gefühl, dass niemand da ist bzw. sich niemand kümmert, dann bekommt es Panik, es ist eine tiefsitzende und extreme Angst um sein Leben. Das kleine, unreife Gehirn hat noch nicht die Fähigkeit zur Selbstberuhigung. Noch weiß das Kind nicht, dass bisher immer jemand da war, noch kann es nicht darauf vertrauen, dass nichts passieren wird – es hat einfach nur Panik. Der Grund: Die Abwesenheit der Eltern bedeutet schon seit den Anfängen der Menschheit automatisch Lebensgefahr. Deshalb beunruhigt uns das Schreien eines Säuglings so.

Zuwendung ist der Schlüssel: Reagieren Sie sobald wie möglich auf den Säugling oder das Kind. Kinder sind meist ungeduldig, wenn sie ein Problem haben oder Aufmerksamkeit wollen.

- Reden Sie mit beruhigender Stimme und versichern Sie Ihrem Sohn oder Ihrer Tochter, dass Sie da sind und sich kümmern.
- Meinen Sie ernst, was Sie sagen, und versuchen Sie, feinfühlig, liebevoll und verlässlich zu wirken: „Ich sehe, dass du etwas brauchst, und werde mich darum kümmern."
- Körperkontakt hilft: kuscheln, kurz drücken, Hand halten, auf den Arm nehmen, schaukeln …
- Manchmal ist es nicht möglich, das Anliegen des Kindes sofort aufzunehmen. Aber auch in diesen Fällen können Sie meist mit einer kurzen Zuwendung auf das Kind reagieren, zum Beispiel indem Sie sagen, dass Sie das Problem verstanden haben, aber diese eine Sache noch kurz zu Ende bringen müssen.

> *Je jünger das Kind ist, desto schneller ist eine Reaktion nötig.*

Bindungstypen und mögliche Konsequenzen

Sicher gebundene Kinder: Ein Kind, das sich sicher gebunden fühlt, entwickelt gute Schutzmechanismen bei Belastung. Es hat gelernt, dass seine Eltern feinfühlig, zugewandt und verlässlich reagieren, wenn es Zuwendung und Nähe braucht. Bei Problemen lässt es sich gut beruhigen. Es entwickelt Ideen, wenn Probleme auftreten, es empfindet Empathie für Menschen, ist beziehungsorientiert, kreativ, ausdauernd und flexibel. Es lernt gut und hat eine gute Gedächtnisleistung. Eine sichere Bindung bietet im späteren Leben einen (gewissen) Schutz vor psychischen Krankheiten.

Unsicher-vermeidend gebundene Kinder: Ein Kind, das sich unsicher-vermeidend gebunden fühlt, hat zurückweisendes Verhalten seiner Eltern erlebt und hat gelernt zu reagieren, indem es den Kontakt vermeidet. Grund dafür ist die Erfahrung, dass sein Wunsch nach Nähe von den Eltern eher mit Abweisung beantwortet wird. Treten Probleme auf, reagiert es eher mit Ablehnung von Trost und körperlicher Nähe.

Unsicher-ambivalent gebundene Kinder: Ein Kind, das sich unsicher-ambivalent gebunden fühlt, hat gelernt, dass die Eltern eher ängstlich reagieren, wenn es bei ihnen Schutz und Sicherheit sucht. Es nimmt an, dass es sich nicht so recht auf den Schutz durch die Eltern verlassen kann. Das Kind ist deshalb bei Schwierigkeiten oft schwer zu trösten und reagiert manchmal sogar heftig abweisend. Wenn Probleme auftauchen, haben Kinder mit unsicheren Verhaltensmustern weniger Lösungsideen. Sie ziehen sich eher aus der Gemeinschaft zurück, sind im Denken und Handeln nicht so kreativ und neigen zu Störungen der Sprachentwicklung. Da sie innerlich häufig unter großem Stress stehen, sind die Lernfähigkeit und die Gedächtnisleistung des Gehirns eingeschränkt.

Unsicher-desorganisiert gebundene Kinder: Ein Kind, das sich unsicher-desorganisiert gebunden fühlt, ist nicht im Kontakt. Es neigt zu widersprüchlichen, rasch wechselnden oder zu monotonen Verhaltensweisen. Auf außenstehende Beobachter wirkt das Verhalten ausgesprochen verwirrend. Auf Anforderungen reagiert das Kind verlangsamt und flüchtet sich in Tagträume. Bei Problemen wirkt es rasch überfordert, wie erstarrt und ängstlich.

Ein sicheres Bindungsmuster findet sich bei etwa 52 % der Kinder, ein unsicheres bei 25 % und ein desorganisiertes bei 23 %. Echte Bindungsstörungen entwickeln sich zum Glück selten. Bindungsgestörte Kinder haben häufig schon sehr früh über einen längeren Zeitraum und mehrfach Gewalt erfahren oder waren starker Vernachlässigung ausgesetzt (1,4%).

Lernen im geborgenen Rahmen

Nähe und Geborgenheit geben Kindern Sicherheit. In einem sicheren Rahmen beginnen sie schon sehr früh, sich für ihre Umgebung zu interessieren. Sie versichern sich dabei durch Blickkontakt und Nachfragen ihrer „Rückendeckung", und zwar je jünger, desto häufiger (siehe Seite 335).

Fühlen sie sich sicher, dann sind sie neugierig und erkunden ihre Umgebung. Das Gehirn macht dabei viele neue Erfahrungen, die in Form von neuen Nervenverbindungen abgespeichert werden. (Bis zum zweiten Geburtstag nimmt die Zahl der Nervenzellen stark zu, danach nimmt sie über den Rest des Lebens kontinuierlich ab, siehe Seite 406.) Fühlen sie sich unsicher, dann erkunden sie nur sehr verhalten ihre Umgebung. Dann werden nur wenige neue Erfahrungen abgespeichert und das bedeutet vor allem auch, dass das Gehirn weniger lernt.

Lernen im geborgenen, wohlwollenden, beschützten und abgesicherten Rahmen, den Eltern und Bezugspersonen bilden, ist äußerst wichtig für die Entwicklung von Kindern und Jugendlichen. Dieser Prozess zieht sich bis zum Erwachsenenalter hin. In der Schule und im Berufsleben wird dieser Rahmen oft auf bestimmte Lehrer und Ausbilder erweitert.

Was können Sie tun, um einen geborgenen Rahmen und damit optimale Bedingungen für die Reifung des Gehirns zu schaffen?

- Lassen Sie Ihr Kind Dinge ausprobieren, um Erfahrungen zu sammeln und Übung zu bekommen.
- Sorgen Sie dafür, dass es Ruhe und Zeit findet, auf Entdeckungsreise zu gehen.
- Es sollte Fehler machen dürfen, um daraus zu lernen.
- Geben Sie ihm Gelegenheit, gemeinsam mit Ihnen Sprache zu üben: Quatsch machen, Witze erzählen, schreien, schimpfen, argumentieren, sachlich besprechen – der Alltag bietet zahlreiche Möglichkeiten.

Auch unlogische Angst ist Angst

„Warum hast du denn jetzt Angst?" Ein Kind, das gerade Angst hat, kann genau diese Frage nicht beantworten. Es kann nur sagen, dass es eben Angst hat. Wenn ein Mensch Angst signalisiert, sucht er in erster Linie Schutz vor dem Problem bzw. Unterstützung in der Situation. Es geht *nicht* darum, ob die Angst logisch ist oder ob Außenstehende den Grund der Angst verstehen.

> *Hat ein Mensch Angst und sucht Schutz oder Hilfe, dann soll er oder sie dies bekommen, soweit es möglich ist.*

Kinder, besonders kleine Kinder, haben manchmal schon vor einer kleinen Fliege Angst. Die Angst des Kindes ist zunächst einmal eine Tatsache und unsere Reaktion könnte zum Beispiel sein:
- Ich bin da, wenn du mich brauchst!
- Was kann ich tun, damit du keine Angst hast?

Der Blick zur Rückversicherung

In der Praxis zieht sich der Blick zur Rückversicherung wie ein roter Faden durch die Untersuchungen der Kinder und Jugendlichen. Gemeint ist der kurze Blick zu den Eltern während der Untersuchung oder vor der Beantwortung einer Frage, die ich dem Kind oder Jugendlichen gestellt habe.

Je jünger die Kinder sind, desto öfter ist dieser Kontrollblick zu beobachten. Wird der Blick sofort erwidert, kann sich das Kind meist gleich wieder seiner Beschäftigung zuwenden. Reagiert die Bezugsperson nicht, wird das Kind oft ungeduldig oder ängstlich. Dann setzt es die Stimme oder ein auffälliges Verhalten ein, um auf sich aufmerksam zu machen. Kinder und Jugendliche, die es gewöhnt sind, dass ihre Bezugsperson nicht auf sie reagiert, sind innerlich verunsichert.

Der Blick zur Rückversicherung ist ein Sicherheitscheck des Kindes:
- Bin ich hier sicher?
- Ist es okay, was der Arzt mit mir hier macht?
- Untersucht mich der Arzt auch vorsichtig?
- Wird das wehtun?
- Wirst du mir helfen, wenn ich Angst bekomme?

Vielleicht bittet das Kind mit seinem Blick um etwas:
- Anerkennung/Bewunderung: Mama, schau mal, wie toll ich mitmache. Schau mal: Ich kann das schon!
- Schutz: Papa, pass auf mich auf.

- Erlaubnis: Darf ich das? Darf ich etwas sagen, darf ich antworten?
- Beruhigung: Mama, ich fühle mich hier unwohl, gut, dass du da bist! Papa, es tut gut, deine Anwesenheit zu spüren.

Als Eltern muss uns bewusst sein, dass das Verhalten unseres Kindes oder die Situation, die gerade besteht, eigene unangenehme Erfahrungen in Erinnerung bringen kann, die vielleicht schmerzlich sind. Und gerade Kinder und Jugendliche haben sehr feine Antennen, sie erfassen schnell, wie Sie reagieren.

Ihre Reaktion auf den Blick zur Rückversicherung kann Ihr Kind verunsichern oder unterstützen.

Verunsichernd kann sein:
- ein Zögern
- Unsicherheit
- ein kummervoller Blick
- ein Blick, der ausdrückt, wie sehr Sie etwas als Kind selber gehasst haben
- ein Seufzen
- der unsichere Klang Ihrer Stimme
- Verunsicherung in der Körperhaltung
- ein spontaner Kommentar wie: „Das ist ja schrecklich!"

Unterstützende Reaktionen auf den Blick zur Rückversicherung

Ihr Blick ist entscheidend dafür, wie sicher sich Ihr Kind fühlt. Versuchen Sie, beruhigend zu wirken und signalisieren Sie mit dem Blick:
- Es ist okay.
- Ich passe auf dich auf.
- Das ist wichtig für dich.

Auch mit Worten können Sie Beruhigung ausdrücken:
- „Alles ist gut."
- „Es ist gleich geschafft."
- „Das machst du sehr gut!"
- „Es ist völlig okay, dass du das nicht magst, trotzdem ist es wichtig für dich."
- „Wir können später noch mal darüber sprechen."

Kommunikation und Sprache

Wie eine Kommunikation verläuft, hängt vor allem von der Echtheit, Ernsthaftigkeit und Ehrlichkeit der Gesprächspartner ab. Es ist bekannt, dass unser Gegenüber etwa 38 % der Information in einem Gespräch aus dem Klang der Stimme bezieht und 55 % aus Mimik und Gestik. Lediglich 7 % der Information, die bei unserem Gesprächspartner ankommt, entnimmt er aus dem sachlichen Inhalt dessen, was wir tatsächlich sagen (Abb. 11). Für das, was bei unserem Gegenüber an Information ankommt, sind also vor allem unser sichtbares Verhalten und der Klang der Sprache ausschlaggebend und weniger das tatsächlich Gesagte.

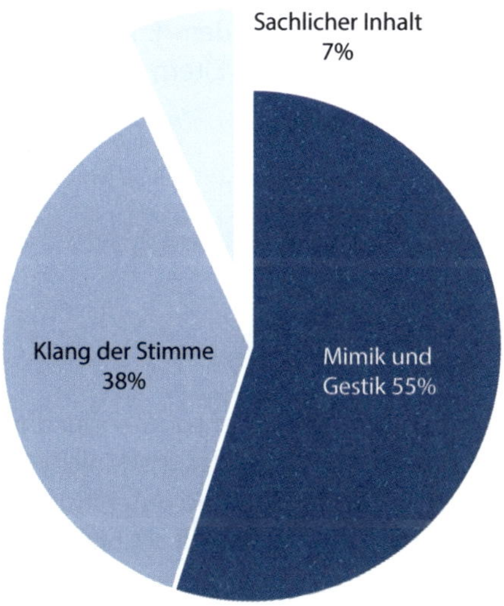

Abb. 11: *Nur 7 % der Information, die unser Gegenüber einem Gespräch entnimmt, entstammen der sachlichen Information.*

Auf diese Weise entstehen schnell Doppelbotschaften: Wir alle haben ein Gespür dafür, ob das, was unser Gegenüber mit Worten mitteilt, auch wirklich so gemeint ist. Oft merken wir, dass etwas unausgesprochen bleibt oder dass beispielsweise die Worte zwar Zustimmung ausdrücken, Gestik und Mimik aber Ablehnung signalisieren. Für uns alle, vor allem aber für Kinder, ist es schwierig, auf solche Doppelbotschaften zu reagieren. Kinder haben oft vom Verstand und von ihrem sprachlichen Verständnis her noch nicht die Möglichkeit, die Doppeldeutigkeit zu erkennen. Sie merken nur, dass etwas nicht stimmt, weil das, was gesagt wurde, sich „blöd" anfühlt. Oft fühlen sie sich dabei innerlich wie zerrissen, denn das, was sie hören, stimmt nicht mit dem überein, was sie spüren: „Die Stimme von Mamma klingt lieb, aber sie schaut, als wäre ich lästig."

Säuglinge verstehen den Inhalt der Worte noch nicht, spüren aber die Bedeutung, sie reagieren auf Kontakt, Verhalten und Stimme. Sie können das, was sie erleben, mit dem Verstand nur äußerst begrenzt verarbeiten. Aber je älter ein Kind wird, desto mehr entwickelt sich auch der Verstand und der zieht dann – kindlich unreife – Rückschlüsse aus dem Gefühlten und Erlebten. Aus der Beobachtung, dass Mamma schaut, als wäre ich lästig, wird dann die Gewissheit: „Ich bin lästig!"

Dies gilt es auch bei den kleinen gut gemeinten Notlügen zu bedenken, mit denen Eltern ihr Kind schützen oder ihm die Angst nehmen wollen. „Das tut nicht weh!" Dabei ist eigentlich klar, dass die Versorgung einer Wunde meist weh tut. Möglicherweise zieht auch hier der kindliche Verstand aus dem Erlebten den Rückschluss, dass es sich nicht auf das verlassen kann, was die Eltern sagen.

> *„Alles, was du sagst, sollte wahr sein. Aber nicht alles, was wahr ist, solltest du auch sagen." (Voltaire)*

Das Unterbewusstsein hört selektiv

„Tut nicht weh! Ist ja nur ein kleiner Pikser!" Wie oft hören Kinder solche oder ähnliche Sätze? Dabei wissen wir: Das Unterbewusstsein überhört das Wort „nicht". Es hört nur „weh" und „Pikser" und schlägt Alarm. Die beruhigend und unterstützend gemeinten Worte bewirken das genaue Gegenteil. Und es ist auch oft nicht richtig, was den Kindern gesagt wird, denn ein Einstich, etwa bei der Impfung oder Blutabnahme, tut weh – mal mehr, mal weniger.

Ähnlich ist es mit den Worten „kein" und „keine": „Du brauchst keine Angst zu haben." Wenn das Kind bis zu diesem Zeitpunkt entspannt war und auch wirklich keine Angst hatte, dann schlägt das Unterbewusstsein spätestens jetzt Alarm: Achtung, Angst – Gefahr.

Unterstützen können Sie Ihr Kind, indem Sie sagen:
- Das, was wir tun, ist sehr wichtig.
- Du wirst gleich etwas spüren und das ist völlig normal.
- Sagen Sie die Wahrheit: Es tut weh, aber ich weiß, du kannst das aushalten!
- Diese Medizin ist wichtig für dich.
- Diese Untersuchung schaffst du locker.
- Und natürlich: Nähe, Trost, Geborgenheit bieten – besonders kleinen Kindern.

Mein Vorschlag ist, bereits ab der Geburt mit dem Kind in einer normalen Sprache zu sprechen und einfach das, was Sie gerade tun oder jemand anderes tun wird, mit einfachen Worten zu kommentieren oder zu erklären. Der Säugling versteht sicher nicht den Inhalt der Worte, sicher versteht er aber Ihre wohlwollende Zuwendung – und vor allem die Mimik und den Ton der Stimme!

Wichtiger „Nebeneffekt" einer normalen Sprache ist, dass sich Ihr Kind von Anfang an ernst genommen fühlt und Sie von Anfang an sich darin üben, sich ernsthaft mit Ihrem Kind auseinanderzusetzen. Diese Übung wird Ihnen sicher auch in der Pubertät helfen, sich zugewandt und konstruktiv mit Ihrer Tochter oder Ihrem Sohn auseinanderzusetzen.

Kritik: Besser gezielt, als generell

Gezielte Kritik kann ein Mensch annehmen. Gezielte Kritik besteht aus einer klaren Anweisung, zum Beispiel „Hör auf, Brot herumzuwerfen", „Deine Hände sind nicht richtig gewaschen", „Schrei nicht so laut". Eine gezielte Kritik betrifft nur einen bestimmten Sachverhalt.

Eine generelle Kritik ist eine Kritik an der ganzen Person, zum Beispiel „Du benimmst dich immer unmöglich", „Nie räumst du auf". Generelle Kritik verunsichert zutiefst. Das Kind oder der Jugendliche hat zunächst keine Lösung parat, damit umzugehen. Die Kritik wirkt wie eine unüberwindliche Steilwand, daher weiß das Kind nicht, wie es reagieren soll.

An sich selbst kann man oft gut beobachten, wie sich Kritik anfühlt. Diese Erfahrung an der eigenen Person hilft, die Kinder besser zu verstehen. Kinder müssen in der Regel deutlich häufiger Kritik ertragen als wir Erwachsene.

> *Die Faustregel lautet: Wenn Sie vorhaben, Ihr Kind zu kritisieren, überlegen Sie auch, wie und wann Sie Lob und Anerkennung anbringen.*

Widerspruch: Ernsthafte Auseinandersetzung gewünscht

Vor allem Jugendliche, aber auch schon kleinere Kinder benehmen sich oft wie Sparringspartner. Das heißt, sie wollen ernst genommen werden, sie wollen Kräfte messen, manchmal auch einfach nur „balgen". Sie wollen trainieren und sich ausprobieren, sowohl mit Kraft als auch mit Worten (siehe Seite 392).

Oft verwenden Kinder Wörter anders, mit einer anderen Bedeutung als wir Erwachsene es gewöhnt sind. Auch können Kinder Sachverhalte noch nicht so differenziert ausdrücken, denn dazu fehlt ihnen sowohl das Wissen als auch die Lebenserfahrung. Manchmal testen Kinder und Jugendliche auch einfach die Wirkung mancher Worte auf uns aus und lernen so die Bedeutung erst kennen (z. B. neugelernte Schimpfwörter aus dem Kindergarten). Sie merken genau, was wir witzig und gut finden und wo wir irritiert und gereizt reagieren. Und sie kennen unsere Schwachstellen genau. Sie wollen uns mit Sicherheit nicht verletzen, denn unsichere und genervte Erwachsene reagieren meist zum Nachteil der Kinder.

Die Bedeutung der dabei verwendeten Wörter ist abhängig vom Alter und von den gemachten Erfahrungen. Kinder und Jugendliche haben, je nach Alter, noch nicht die Tragweite oder die Tiefgründigkeit mancher Wörter erfahren. Sie wissen zum Beispiel noch nicht, was es bedeutet, wenn jemand sagt: „Ich ziehe aus!" oder „Ich mag dich nicht mehr!". Wenn ein vierjähriges Kind so etwas sagt, hat das eine ganz andere Bedeutung als wenn ein 17-jähriger Jugendlicher diese Worte nach einem heftigen Streit herausschreit.

Manche Wörter oder Sätze lösen bei uns Erwachsenen auch schmerzhafte Erinnerungen an eigene frühere Verletzungen und negative Erfahrungen aus, zum Beispiel: „In der Schule lachen mich immer alle aus", „Immer werden andere bevorzugt", „Keiner mag mich", „Ich gehöre nicht dazu". Auch gibt es Formulierungen, mit denen wir automatisch klischeehafte Vorstellungen verbinden, zum Beispiel: „Die Schule ist …", „Alle Lehrer sind …".

So kommt es vor, dass das Gesagte auf uns ungewollt kränkend oder abstoßend wirkt, obwohl unser Gefühl mit der aktuellen Situation in keinem Zusammenhang steht. Unsere oft heftige Reaktion ist der aktuellen Situation nicht angemessen und bezieht sich eigentlich auf früher Erlebtes. Trotzdem gilt: Für die Wirkung dieser Worte auf uns tragen wir selber die Verantwortung, nicht die Kinder oder Jugendlichen. Gerade kleine Kinder können die Wirkung ihrer Worte noch nicht kennen, denn dafür braucht es Lebenserfahrung.

Meist wirkt allein das Wissen um diese Zusammenhänge wie ein Augenöffner. Besteht doch einmal eine besonders festgefahrene Situation, dann stehen Erziehungsberatung, Kinder- und Jugendpsychotherapeuten oder Psychotherapeuten zur Verfügung. Fragen Sie Ihren Kinder- und Jugendarzt nach Adressen und Anlaufstellen vor Ort.

Klare Ansage: Sagen Sie, was Sie meinen

Ein kluges Kind antwortete einmal auf die Frage seiner Mutter „Möchtest du bitte aufräumen?" mit „Nein". Damit war die Mutter nicht zufrieden, das Kind schon. Was war geschehen? Eigentlich wollte die Mutter ihr Kind bitten aufzuräumen. Stattdessen wählte sie die höfliche Formulierung und stellte eine Frage. Das Kind antwortete dann auf die Frage. Die Doppeldeutigkeit der Frage verstand es nicht, es wusste nicht, dass die Frage eigentlich keine Frage war, sondern eine Aufforderung zum Aufräumen.

Die Dinge so zu formulieren, wie wir sie meinen, ist für das Zusammenleben hilfreich und macht vieles einfacher: Man weiß genau, woran man ist. Kinder verstehen verdeckte, doppeldeutige und manchmal gemeine Botschaften, die sich in manchen Formulierungen verstecken, noch nicht. Sie müssen die Umgangsformen mancher Menschen erst mehr oder weniger schmerzhaft lernen. Doppeldeutige Botschaften können das Gesprächsklima vergiften und ein unangenehmes Gefühl bei allen Beteiligten bewirken.

Die Kinder können uns dabei helfen, die Wünsche, Vorschläge usw. so zu formulieren, wie wir sie meinen. Dann können wir sachlich mit ihnen diskutieren und verhandeln und sind auf diese Weise erneut ein Vorbild für unsere Kinder.

Kommunikation: eindeutig, klar, ehrlich

Wählen Sie eindeutige Formulierungen:
- Stellen Sie eine Frage, wenn Sie eine Frage haben.
- Formulieren Sie einen Auftrag, wenn Sie einen Auftrag haben.
- Formulieren Sie eine Bitte als Bitte.
- Formulieren Sie ein Verbot, wenn Sie etwas verbieten.
- Geben Sie eine Information, wenn es sich um eine Information handelt.

Kinder brauchen auch klare Zeichen dafür, dass sie jetzt gerade gemeint sind:
- Ein klares Signal: Ich will jetzt mit dir sprechen.
- Ein Blickkontakt: Du bist im Mittelpunkt meiner Aufmerksamkeit.
- Klare Worte: Unnötig lange Erklärungen vermeiden.
- Authentizität: Ehrlich sagen, was wir meinen, und es selber auch so machen.
- Zielgerichtet sprechen: Der Fokus liegt auf dem Ziel, nicht auf dem Verbot.

Vorlesen – Gemeinsames Lesen

Kinder, denen regelmäßig vorgelesen wird, profitieren davon stark für ihre persönliche Entwicklung, sowohl durch die gemeinsam verbrachte Zeit mit körperlicher Nähe als auch durch den vielfältigen Umgang mit Worten. Sie sind grundsätzlich fröhlicher, selbstbewusster, mutiger und bewegungsfreudiger. Sie zeigen im Umgang mit anderen mehr Empathie, Hilfsbereitschaft und Verantwortungsbewusstsein und können besser zuhören.

Sowohl beim Vorlesen als auch beim gemeinsamen Lesen – wenn sich beide beim Vorlesen abwechseln – besteht die Möglichkeit, über das Gelesene zu sprechen, auch darüber, welche Gedanken sich das Kind dazu macht und was es damit im Alltag anfangen kann. Es bekommt kontinuierlich Aufmerksamkeit von den Eltern, hat die Möglichkeit im geschützten Rahmen die Welt der Sprache und der Fantasie zu erkunden und wird dadurch auch im Lesen immer besser. Bei wiederholter positiver Rückmeldung (z. B. „Du liest ja immer besser!“) hat es immer Erfolgserlebnisse und das Selbstwertgefühl wächst. Auch ängstliche und zurückgezogene (depressive) Kinder werden selbstsicherer und die ängstlichen und depressiven Phasen werden weniger. Kindern mit autistischen Zügen gelingt es durch das gemeinsame Interesse an einer Sache leichter, Kontakt aufzunehmen.

Wenn Sie mehrmals in der Woche vorlesen, stärken Sie auch die Beziehungen innerhalb der Familie. Sie ebenso wie Ihre Kinder lernen, besser aufeinander zu reagieren und zu achten. Das senkt auch bei Ihnen das Stresslevel: Wenn Eltern schon früh mit dem Vorlesen beginnen, etwa ab sechs Monaten, wirkt sich dies langanhaltend positiv auf ihr Stresserleben aus und sie reagieren feinfühliger, zugewandter und liebevoller auf ihre Kinder. Eine gute Eltern-Kind-Bindung wächst heran.

In der Gruppe mit anderen Kindern zeigen diese Kinder eine hohe Sensibilität und Empathie für andere, sie nehmen mehr Rücksicht und bemühen sich besonders, andere in die Gemeinschaft zu integrieren. Sie werden als zuverlässig, vertrauenswürdig und hilfsbereit wahrgenommen und sie zeigen auch Interesse, wie es anderen – den Geschwistern, den Eltern und den Großeltern – geht.

Über die App „einfach vorlesen!“ der Stiftung Lesen stehen kostenlos Bücher zum Vorlesen online zur Verfügung. Die Bücher sind mit der entsprechenden Altersangabe und der ungefähren Vorlesedauer versehen. Auch die örtlichen Büchereien bieten meist eine große Sammlung an – von den typischen Klassikern der Kinderbücher bis hin zu Neuerscheinungen.

Hörbücher sind eine gute Ergänzung, sie ersetzten jedoch das Vorlesen nicht, weil der direkte Kontakt zum Kind und das gemeinsame Erleben fehlen. Wenn mehrere Sprachen in der Familie gesprochen werden, dann lesen Sie in der Sprache vor, in der Sie sich am wohlsten fühlen. Zusätzlich bietet das Vorlesen die Möglichkeit, die weniger gesprochene Sprache in der Familie zu vertiefen.

> *Das gemeinsame Vorlesen hat einen positiven Einfluss auf die emotionale Gesundheit von Kindern und Erwachsenen.*

Streitfälle im Familienalltag

Wenn es zwischen Eltern und Kindern zum Konflikt kommt, dann in vielen Fällen wegen der „Klassiker": das gemeinsame Abendessen in Ruhe, das Chaos im Kinderzimmer oder die Mithilfe im Haushalt. Auch Fernsehen und Smartphone entwickeln sich zunehmend zum Dauerstreitpunkt (siehe Seite 395). Kleinkinder fordern ständige Aufmerksamkeit und entwickeln ihren eigenen Kopf (siehe Seite 358). Und in der Pubertät fangen wichtige Diskussionen erst richtig an (siehe Seite 381).

Bleib doch endlich mal still sitzen!

Ein besonderes Reizthema: „Jetzt bleib doch endlich mal still sitzen beim Essen." Viele Eltern haben die Vorstellung: Wenn wir als Familie zusammen essen, dann ist das gemütlich, wir können miteinander reden und erleben uns als Gemeinschaft. Das dreijährige Kind beispielsweise findet das aber langweilig. Es ist mal kurz am Tisch, isst etwas und verschwindet gleich wieder. Manche Eltern fühlen sich dadurch gestresst und geben dem Kind klare Anweisungen, doch endlich still zu sitzen. Da das Kind aber nicht folgt, kommt Ärger auf. Der Familienfrieden beim Essen hängt schief und das mühevoll gekochte Essen schmeckt nicht mehr.

Es kann hilfreich sein, sich als Eltern zu vergegenwärtigen, dass im Alter etwa zwischen einem und fünf Jahren ihr Kind mit dem Sitzenbleiben beim Essen noch nicht dasselbe verbindet wie ältere Kinder und Erwachsene. Für ältere Kinder ist die Gemeinschaft beim Essen eine wichtige Zeit, um ihre Gedanken mitteilen zu können. Wie die Erwachsenen genießen sie die Zeit miteinander. Kleinere Kinder langweilen sich.

Versuchen Sie, die Gemeinschaft zu genießen, auch wenn ein lebendiges kleines Kind sie immer wieder kurz unterbricht. Diese Stimmung wirkt für die Kleinen wie ein Vorbild und es lernt, dass es gemütlich sein kann, dabei zu sein.

Aufräumen – gemeinsam gegen das Chaos

Chaos im Kinderzimmer und in der Wohnung: „Bei dir sieht es aus wie in einem Saustall!" und: „Räum doch endlich deine Sachen weg!" Die Eltern sind genervt von der Unordnung und nachdem sie solche Sätze gesagt haben, sind es die Kinder dann auch. Die Stimmung ist mies, aber es passiert nichts oder nur mit Widerwillen.

Manche Menschen haben eine gepflegte Unordnung und fühlen sich damit wohl, die meisten fühlen sich durch Unordnung jedoch gestört, gestresst und unwohl. Stress kommt vor allem dann auf, wenn im Zusammenleben unterschiedliche „Aufräumkonzepte" aufeinanderprallen. Gut nachzuvollziehen ist, dass Sie in Ihrer Wohnung Ihre Vorstellung von Ordnung einfordern, wenn Sie sich unwohl fühlen.

Meist ist auch Ihrem Kind ein aufgeräumtes Zimmer lieber. Besonders kleinere Kinder spielen nach dem Aufräumen wieder viel kreativer, da sie nicht ständig durch optische Reize abgelenkt sind. Doch alleine aufräumen geht manchmal einfach nicht, die Hürde ist zu groß. Die Kinder haben oft andere „wichtige" Dinge zu tun, sind nach der Schule oder dem Sport zu k.o. oder haben einfach keine Lust.

Zusammen aufräumen geht besser! Typische Fragen könnten sein:

- Was hältst du davon, wenn wir gemeinsam dein Zimmer aufräumen?
- Kann ich dir beim Aufräumen helfen? Ich helfe dir gerne dabei, melde dich, wenn du Hilfe brauchst.
- Komm, ich helfe dir beim Aufräumen, gemeinsam geht es viel leichter. Hast du jetzt Zeit? Gerade ältere Kinder und Jugendliche wollen ein Mitspracherecht beim Aufräumen, es geht ja schließlich um ihre Sachen.

So wird das Aufräumen zu einem gemeinsamen Erfolgserlebnis, an dessen Ende alle Beteiligten stolz auf die geleistete Arbeit sind. Beim Aufräumen kann man auch Spaß miteinander haben. Mit den Jahren entwickeln die Kinder und Jugendlichen dann ihren eigenen Ordnungssinn und lernen, wie gut es sich anfühlt, aufgeräumt zu haben. Dann bleibt beim Thema Aufräumen bei manchen später, wenn sie erwachsen sind, vielleicht eine schöne Erinnerung an das gemeinsame Erlebnis, den Stolz und die Befriedigung zurück.

Anziehen – muss das jetzt sein?

Wie bei vielen anderen Dingen auch, haben Kinder zum Thema Anziehen oft eine klare Vorstellung, die deutlich von der Vorstellung der Eltern abweicht. Gelegenheiten für Auseinandersetzungen gibt es oft. Durch die Lebenserfahrung geschult wissen Sie schon beim Blick aus dem Fenster, welche Kleidung heute ideal wäre. Die Kinder haben diese Erfahrung nicht und so verwundert es nicht, wenn sie im Winter, in der warmen Wohnung, zunächst nicht bereit sind, Stiefel, Anorak und Mütze anzuziehen. Meist nützen Erklärungen, manchmal aber auch nicht, dennoch sind sie für die Kinder als Information natürlich wichtig.

Lassen Sie einfach einmal zu, dass das Kind ausprobiert, denn Machtkämpfe hinterlassen auf beiden Seiten ein unangenehmes Gefühl. Ein Zweikampf lohnt nicht. Riskieren Sie ruhig mal im Winter die kurze Hose. Ihr Kind merkt sicher sofort, dass es zu kalt ist. Also keine Angst vor Erkältungen! Verlassen Sie sich auf Ihr Kind! Ihre Aufgabe als Eltern besteht darin, die entsprechende Kleidung bereitzuhalten – Ihr Kind darf im beschützen Rahmen etwas ausprobieren und Erfahrung sammeln.

Das Kind merkt drei Dinge:

- Wenn es draußen dunkel ist und regnet oder schneit, dann muss ich mehr anziehen, sonst wird mir kalt.
- Wenn ich mich unwohl fühle oder wenn mir kalt ist, dann haben meine Eltern immer eine Lösung für mich. Auf meine Eltern kann ich mich verlassen! Sie passen auf, dass mir nichts passiert.
- Meine Eltern respektieren meine Meinung und erklären mir, was wichtig ist für mich.

Mit etwas Erfahrung kann das Kind auch gemeinsam mit den Eltern am Abend vorher die Kleidung vorbereiten. Auch das erspart Diskussionen am Morgen, wenn die Uhr tickt …

Stress pur beim Einkaufen

An der Kasse beim Einkaufen: Die Süßigkeiten liegen dort, wo die Kinder sie am besten sehen können, nämlich auf deren Augenhöhe. Dort werden sie absichtlich platziert, um Gelüste oder Bedürfnisse zu wecken. Meist funktioniert das und das Kind will die Süßigkeiten sofort. Die Mutter, in diesem Moment beschäftig mit dem Zahlen und Einpacken, reagiert ablehnend. Viele Kinder werden dann laut, manchmal sogar sehr laut, weil sie sich nicht verstanden fühlen. In der Warteschlange entsteht dann manchmal eine genervte Stimmung, die ersten Kommentare sind zu hören: „Ihr Kind benimmt sich ja unmöglich", „Sie haben keine Ahnung von Erziehung", „Sie müssen da mal durchgreifen".

Weil das den Eltern oft unangenehm ist, kaufen sie meist genervt irgendetwas Ungesundes, damit das Kind aufhört zu meckern. Die Eltern ärgern sich über ihr Kind, anstatt sich über die Verkaufspraktiken zu ärgern. Manche Eltern schämen sich und meinen, sie hätten erzieherisch versagt.

Das können Sie tun

- Ruhig bleiben. Ihr Kind reagiert auf die gezielte Verlockung durch die Werbung. Das ist die Absicht des Unternehmens.
- Vor dem Einkauf mit dem Kind die Situation durchsprechen und Abmachungen treffen. Dennoch ist es verständlich, wenn Ihr Kind die Abmachungen an der Kasse wieder „vergessen" hat … Das nächste Mal erneut absprechen, denn es wird sicher besser werden.

Folgende Antwort einer Mutter in einer ähnlichen Situation habe ich einmal an der Kasse gehört: „Anscheinend haben Sie mehr Erfahrungen in der Erziehung als ich, dann erklären Sie das doch bitte meinem Kind."

Bring doch mal den Müll runter!

Ärger ist in vielen Familien programmiert, sobald das Kind aufgefordert wird, im Haushalt zu helfen. Tabelle 19 zeigt, in welchem Alter die Kinder bei Tätigkeiten im Haushalt Hilfe brauchen, in welchem Alter sie Erinnerung oder Aufsicht benötigen und wann sie die Aufgaben selbstständig ausführen können.

Tätigkeiten	Alter in Jahren													
	2	3	4	5	6	7	8	9	10	11	12	13	14	15
Selbstständig anziehen	H			E						S				
Zähneputzen		H					E			S				
Selbstständig baden		H				E				S				
Schmutzige Wäsche aussortieren			H				E			S				
Wäsche aufhängen			H					E			S			
Bett machen			H						E		S			
Zimmer aufräumen				H					E			S		
Verschüttetes aufwischen		H						E		S				
Staub saugen				H						E	S			
Waschbecken putzen					H					E	S			
Müll wegbringen				H					E		S			
Haustiere pflegen				H					E	S				
Tisch decken		H							E	S				
Geschirr spülen					H				E			S		
Essen kochen						H		E				S		

H Das Kind braucht Hilfe bei dieser Aufgabe.
E Das Kind braucht Erinnerung oder Aufsicht.
S Das Kind ist selbstständig, braucht weder Aufsicht noch Erinnerung bei dieser Aufgabe.

Tab. 19: *Tätigkeiten, die ein Kind je nach Alter im Haushalt übernehmen kann. (Modifiziert nach Crary 1990)*

Warum tut mein Kind das?

Dies ist eine Frage, die sich viele Eltern häufig stellen. Treffender wäre die Formulierung: Wofür ist das Verhalten des Kindes gut? Weiter führt die Frage: Was hat das Kind davon, wenn es so handelt?

Um ihr Kind zu verstehen, bietet es sich an, dass Sie als Eltern sich darüber austauschen. Meist kann ein Elternteil das Handeln des Kindes besser nachvollziehen. Die Person, die das Kind besonders häufig betreut, kann Situationen oft besser interpretieren und dem anderen Elternteil dann erklären. Sehr oft findet man eigene Eigenarten beim Kind wieder.

Viele Eltern können sich noch gut an ihre Kindheit und Jugend erinnern – vermutlich gab es ähnliche Situationen, in denen es zu Stress mit den Eltern kam und Sie sich damals nicht verstanden gefühlt haben. Mein Vorschlag für derartige Situationen ist, sich dessen gut zu erinnern und zu versuchen, es beim eigenen Kind besser zu machen – oder wenigstens anders, ob es wirklich besser war, erfahren wir oft erst Jahre später. Zusätzlich kann Ihnen Ihr Kinder- und Jugendarzt sicher eine plausible Erklärung für manche Verhaltensweisen geben oder entsprechende Therapeuten in Ihrer Stadt nennen, die mit Rat und Zeit zur Verfügung stehen.

Vorrat an Geduld, Neugier und Mut

Um zu verstehen, warum bei Kindern manchmal einfach nichts mehr geht, hilft das Bild vom Vorratsspeicher: So wie Vorräte gehen auch Geduld, Neugier und Mut mal zur Neige.

Im Körper sind viele Speicher angelegt, in denen verschiedenste Vorräte lagern. Sie sind zur Versorgung gedacht, wenn zum Beispiel Lebensmittel knapp sind. Einige Speicher sind bekannt, zum Beispiel der Zuckerspeicher (Glykogen in der Leber) und der Fettspeicher im Fettgewebe – Letzterer ist einer der bekanntesten und wohl unbeliebtesten Speicher. Auch unser Gehirn ist ein immens großer Speicher: für Wissen, Gefühle, Erinnerungen und vieles mehr.

Ich stelle mir vor, dass Kinder zum Beispiel auch Vorräte an Geduld haben oder an Neugier auf Neues und an Mut, etwas Nervenaufreibendes zu tun. Und manchmal sind diese Vorräte besonders schnell aufgebraucht.

Vor diesem Hintergrund lässt sich gut nachvollziehen, weshalb Kinder eine Zeitlang geduldig üben Fahrrad zu fahren, eine Weile im Wald neugierig durch die Büsche streifen oder ein paar Mal mutig vom Startblock im Schwimmbad einen Köpfer üben. Wenn dann beispielsweise in einem Hochseilgarten die ersten Stationen gut überwunden sind, geht auf einmal nichts mehr – der Vorrat an Mut ist aufgebraucht. In der Praxis erlebe ich viele Kinder, die zunächst bei den Untersuchungen motiviert mitmachen – und auf einmal, wie wenn ein Schalter umgelegt wird, geht nichts mehr.

Die Kinder können dann nicht mehr weiter. Manchmal unterstellen die Erwachsenen den Kindern oder Jugendlichen, dass sie nicht mehr wollen. Aber sie können nicht mehr. Sicher lassen sich in vielen Situationen Kompromisse finden, um das Angefangene doch noch zu Ende zu bringen.

Kinder und Tod

Von Annette Imhof

Der Tod ist ein Thema, das jeden Menschen täglich begleitet – ob es nun einen Regenwurm, das eigene Haustier, den Nachbarn oder gar ein Mitglied der eigenen Familie trifft. Jedes Dorf hat seinen Friedhof und auch in den Medien wird Sterben regelmäßig thematisiert. Irgendwann beschäftigen auch Kinder sich mit dem Thema Sterben und Tod und fragen nach dem „Danach". In seltenen Fällen trifft es sogar das Kind selbst, wenn es eine unheilbare Krankheit hat. Idealerweise stellen Sie sich daher schon früh dem Thema und sprechen mit Ihren Kindern über das Sterben und den Tod.

Oft hindern allerdings eigene Ängste die Eltern daran, über das Unvermeidliche zu sprechen. Vielleicht sind sie als Kind traumatisiert worden, vielleicht haben sie den Tod schon früh als etwas Angsteinflößendes, Bedrohliches kennengelernt. Hatten niemanden, mit dem sie offen darüber sprechen konnten, als plötzlich jemand Geliebtes verstarb. Eine wesentliche Rolle spielt zudem die Religion bzw. der Glaube. Wir glauben alle an etwas, versuchen uns ein Bild zu machen von dem, was kommt. Und doch ist es nur ein Bild.

Eltern haben meist das Bedürfnis, den eigenen Schmerz und die Angst, die sie bei den Gedanken an den Tod empfinden, von ihren Kindern fernzuhalten. Doch empfinden ihre Kinder denn wirklich genauso? Kindern hilft es schon, über Angst und Trauer zu reden und sich verstanden zu fühlen. Sie als Eltern müssen ihnen diese Gefühle nicht nehmen, können es vermutlich auch nicht. In erster Linie sollten Sie da sein und Ihr Kind mit seinen Gefühlen ernst nehmen.

Je kleiner Kinder sind, desto unbedarfter gehen sie an das Thema Tod heran. Sie haben noch keine Vorstellung von Zeit und Endgültigkeit. Sie wissen, was einmal war und dass noch etwas kommt. Doch das einzig Wichtige für sie ist jetzt und hier. Ein beneidenswerter Ansatz. Vieles erscheint kleinen Kindern daher selbstverständlich und unveränderlich.

Aber auch kleine Kinder übernehmen schon die Verhaltensweisen ihrer Eltern, die sie erst nach und nach durch eigene Erfahrungen ergänzen. Somit sind auch kleine Kinder schon in gewisser Weise geprägt. Diese Prägung beginnt bereits vor der Geburt, nach neuesten Forschungen erben wir teils die Traumata der Eltern. Deshalb reagieren schon die Kleinsten sehr unterschiedlich auf tiefgreifende Einschnitte im Leben. Manche Kinder sind grundsätzlich ängstlicher, andere haben ein unerschütterliches Urvertrauen.

Hinzu kommt, dass jeder Mensch Trauer auf seine individuelle Weise verarbeitet, manche gleichförmig, andere in Wellen. Manche beginnen sofort nach dem Tod eines Menschen zu trauern, bei anderen setzt die Trauerarbeit erst verzögert ein. Besonders Kinder realisieren den Verlust manchmal mit großer Verzögerung. Grundsätzlich gibt es kein Richtig oder Falsch. Alles braucht seine Zeit und verläuft nach dem individuellen Fahrplan.

Aus diesen Gründen ist es wichtig, dass Sie Ihr Kind dort abholen, wo es an seine Vorstellungen anknüpfen kann. Versuchen Sie nicht, bestimmte Gefühle vorauszusetzen: „Was denkst du über den Tod?" klingt wesentlich neutraler als „Hast du Angst vor dem Tod?" Denn wieso sollte das Kind Angst haben, schließlich wissen wir doch überhaupt nicht, wie es ist, tot zu sein. Möglicherweise ist es schlicht die Angst vor dem Unbekannten?

Denken Sie auch an die Wirkung der Wörter, denn Kinder nehmen alles wörtlich. Wenn Sie „eingeschlafen" oder „fortgegangen" statt „gestorben" sagen, dann beschreiben Sie eine endgültige Situation mit Begriffen, die im Alltag vorübergehende Situationen bezeichnen. Das kann ziemlich verwirren! Auch verstehen gerade kleine Kinder nicht alles Gesprochene, jedoch spüren sie genau die Gefühle anderer anhand der Mimik, der Blicke und des Klangs der Stimme. Umso irritierender ist es für sie, wenn das, was sie hören, nicht zu dem passt, was sie wahrnehmen. Zu Beginn ist es generell am wichtigsten zuzuhören. Nur so erfahren Sie, vor was Sie Ihr Kind schützen sollten und was sie ihm zumuten können. Im anschließenden Gespräch können Sie selbst erklären, was Sie glauben und vor was Sie sich fürchten, und auch Ihrem Kind dazu Gelegenheit geben, sich zu äußern.

Wichtig ist die Erkenntnis, dass niemand weiß, was nach dem Tod kommt. Es kann niemand wissen. Und Kinder dürfen erfahren, dass Eltern nicht alles wissen und auch manchmal schwach sind. Sie spüren es sowieso. Ehrliche Eltern wirken stärkend auf ein Kind. Es weiß, woran es ist und auf was es sich verlassen kann. Auch wenn es manchmal schwierig wird im Leben.

> *Sobald Sie Ihre Gefühle nicht mehr verstellen müssen, wird es für Sie als Eltern weniger anstrengend, über schwierige Themen zu sprechen.*

Sie werden ebenso wie Ihr Kind mehr Positives und Kraft aus solchen Gesprächen schöpfen. Sie sind mit dem Wissen und dem Schmerz auf einer Ebene. Auch das darf mal sein.

Wenn Kinder jedoch die Ängste und Trauer der Eltern spüren, ohne den Grund zu kennen, weil nicht darüber gesprochen wird, dann bekommen sie ebenfalls Angst. Die Gefühle der Eltern übertragen sich auf das Kind. Manchmal dreht sich die Situation dann sogar um und die Kinder wollen die Eltern stützen. Dann wachsen sie über sich selbst hinaus, werden schneller erwachsen. Die Verzweiflung der Eltern kann belastender sein, als die eigene Trauer.

Hier hilft reden, Klarheit zu schaffen! Wenn man etwas nicht begreift, entwickelt man manchmal die unsinnigsten Erklärungen. Besonders ältere Kinder glauben oft, an dem Tod des Familienmitglieds Schuld zu haben, oder empfinden den Tod als Bestrafung. Dieses Gefühl den Kindern zu nehmen, ist sicherlich nicht leicht. Solche Schuldgefühle entstehen, weil man weiterleben darf, während der andere sterben musste. Weil man irgendwann wieder Glück spüren wird, was dem Toten scheinbar verwehrt ist. Das Unfassbare voll und ganz zu akzeptieren, ist vielleicht die einzige Möglichkeit, den Schmerz zu verarbeiten – aber das fällt Kindern oft genauso schwer wie Erwachsenen.

Aber irgendwann gibt es wieder Situationen, in denen die Trauer nachlässt. Tage, an denen man wieder Schönes wahrnimmt und leichter lächelt. Wie schnell solche Tage wieder möglich sind, ist individuell sehr verschieden. Aber letztlich ist jeder Schritt in Richtung Normalität gut und sollte kein Grund für ein schlechtes Gewissen sein. Man kann der Toten auch in der Freude gedenken, vielleicht dann sogar noch mehr! Jeder wünscht den Menschen, die er oder sie liebt, dass sie nach seinem Tod nicht zu lange trauern mögen! Kindern fällt dies oft leichter und das ist schön.

Das können Sie tun

- Grundsätzlich sollten Sie das Thema erst einmal für sich näher überdenken und hinterfragen. Wie war es in Ihrer Kindheit, woher kommen Ihre Ängste, was glauben Sie selbst?
- Thematisieren Sie dann das Thema Tod schon bei kleineren Ereignissen im Alltag. Üben für den Ernstfall!
- Bücher oder erklärende Kinderfilme können einen Anstoß geben.
- Zuhören und spüren: Was denkt und fühlt das Kind bei dem Gedanken an den Tod?
- Mit Spielfiguren lassen sich Gefühle und Situationen spielerisch erkunden.

Wenn der Tod bereits zum einschneidenden Erlebnis geworden ist:

- Die Beerdigung ist Teil der Trauerverarbeitung. Das Kind sollte die Möglichkeit haben, daran teilzunehmen. Es darf selber entscheiden.
- Nehmen Sie sich immer wieder Zeit füreinander. Das hilft nicht nur dem Kind.
- Sprechen Sie über zwangsläufige Veränderungen im Leben und suchen Sie Wege, sie mit mehr Leichtigkeit anzunehmen. Gerne darf das Kind seine Vorschläge einbringen.
- Entwickeln Sie Rituale, denn Rituale vermitteln Sicherheit, zum Beispiel Rituale zum Erinnern, Rituale mit viel emotionaler Nähe oder Rituale zur Freude über das, was bleibt.
- Manchen hilft eine Kiste voller Erinnerungen. Sie können auch einen Abschiedsbrief im Garten vergraben oder per Flaschenpost auf Reisen schicken. Malen und Kneten sind bewährte Methoden der Trauerverarbeitung.
- Etwaige Schuldgefühle aufspüren und abnehmen.
- Unterstützen Sie Ihr Kind darin, Zugang zu den eigenen Gefühlen zu finden. Gehen Sie gemeinsam auf Forschungsreise nach Gefühlen und ihrem Ursprung oder ihrer Herkunft.
- Zwingen Sie jedoch nie Gespräche auf, lassen Sie dem Kind die Zeit, die es braucht – das können Monate sein.
- Auch trauernde Kinder dürfen in der Zeit der Trauer fröhlich sein. Und nicht nur die Kinder!
- Nehmen Sie Hilfe an: Es gibt Selbsthilfegruppen und andere Angebote auch in Ihrer Nähe. Fragen Sie Ihren Kinder- und Jugendarzt.

Säuglinge: Das erste Lebensjahr

Säuglinge sind im Allgemeinen sehr sensibel, dünnhäutig, oft reagieren sie auf die kleinste Berührung, sogar im Schlaf merken manche, wenn sie von einer anderen Person als den Eltern getragen werden. Man kann sich vorstellen, dass Reize noch ungefiltert wahrgenommen und vom Gehirn noch nicht verarbeitet werden, es fehlt jedes Verständnis, was sich hinter den Eindrücken verbirgt. Deshalb ist es gut, vorsichtig mit den kleinen Menschen umzugehen und sie nur langsam und wohldosiert Reizen auszusetzen.

Jedes Alter bringt seine eigenen Fragen, Konfliktsituationen und Lösungen mit sich. Große Themen im Säuglingsalter sind Nähe, Schlafen, Schreien (siehe Seite 132) und das Zufüttern (siehe Seite 291).

Nähe schafft Vertrauen

Damit Kinder Urvertrauen, Vertrauen ins Leben entwickeln, brauchen sie körperliche und emotionale Nähe. Letztere führt zu einer sicheren Bindung (siehe Seite 331). Körperliche Nähe entsteht beim Stillen, beim Wickeln, beim Anziehen, bei der Körperpflege, beim Spielen und Herumbalgen mit den Eltern und beim Kuscheln und Einschlafen.

Schnuller – Daumenlutschen – Nägelkauen

Der Schnuller ist ein Thema, das von den Eltern häufig als Problem empfunden wird, aber eigentlich für das Baby gar kein Problem darstellt. Oft ist es die Umgebung oder der Zahnarzt, der bei den Eltern ein schlechtes Gefühl auslöst: „Ja, aber die Zähne!"

Die Natur hat die Säuglinge eigentlich mit „zu viel" Saugreflex ausgestattet, damit sie auf jeden Fall genug zu essen bekommen. Saugen ist neben der reinen Nahrungsaufnahme vor allem auch verbunden mit Sicherheit, Nähe, Geborgenheit, Wärme, Ansprache und liebevoller Zuwendung. Und so wächst beim Kind das Gefühl: Wenn ich etwas brauche, dann bekomme ich es, ich bin wichtig, mir geht es gut und mir kann nichts passieren. Deshalb wirken das Nuckeln und Saugen so beruhigend. Auf diese Weise entsteht schon beim Stillen Bindung: „Wenn ich ein Problem habe, dann bin ich nicht alleine, darauf kann ich mich verlassen."

Der Schnuller als Ersatz für die Brust scheint in vielen Situationen eine einfache Lösung zu sein. Er simuliert das Gefühl der Sicherheit. Dennoch: Je kleiner ein Kind ist, desto mehr echte Nähe braucht es. Werden die Kinder älter, so reicht oft der Schnuller oder Daumen als Erinnerung an dieses Urgefühl der Geborgenheit und Sicherheit. Das Gleiche trifft auch für das Nägelkauen zu. Daumenlutschen und Nägelkauen haben die Besonderheit, dass das Kind dabei selbst entscheiden kann, wann es nuckeln möchte.

Zahnärzt*innen führen schon sehr früh (oft schon ab zwei Jahren) die Kieferverformung durch den Schnuller als Argument an, den Schnuller abzugewöhnen. Viele Kinder reagieren jedoch mit großen emotionalen Problemen, unter anderem mit Schlafstörungen, denn das Bedürfnis nach Geborgenheit und Sicherheit lässt sich nicht einfach „abgewöhnen".

Lassen Sie Ihrem Kind die Zeit, die es braucht! Im Laufe der ersten sechs Jahre kann das Kind gut lernen, ohne Schnuller auszukommen.

Tragetuch, Tragehilfen oder Kinderwagen?

Seit jeher tragen Eltern ihre Kinder. Das hat vor allem zwei Gründe:

- Vor Schmutz, Tieren, Verletzungen und Krankheiten schützen.
- Geborgenheit, Nähe, Sicherheit, Zuwendung, Liebe geben.

Zur Unterstützung wurden in den meisten Kulturen Tragehilfen angewandt, bei denen die Kinder nahe am Körper der Eltern bzw. der Bezugspersonen sind. Mit zunehmendem Wohlstand und Technisierung, auch zur Sicherheit, etwa beim Autofahren, und weil es oft einfacher ist, werden die kleinen Kinder heutzutage unter anderem in Babysafes, Kinderwägen, Fahrradanhängern und Buggys transportiert.

Bei dieser Art des Transportes fehlen den Säuglingen und Kleinkindern oft die körperliche Nähe und der Blickkontakt zur Bezugsperson, oft auch die Möglichkeit, mit ihr zu sprechen. Damit fehlt ihnen auch das Gefühl der Geborgenheit und Sicherheit. Die meisten Kinder akzeptieren das eine gewisse Zeit problemlos, dauert es ihnen aber zu lang, werden sie unruhig und sie melden sich lautstark.

Bevorzugen Sie daher eine Transportmöglichkeit, die Nähe oder einen direkten Blickkontakt ermöglicht. Tragen Sie Ihr Kind so viel wie möglich nahe am Körper, sofern das möglich ist. Sitzt es im Buggy, dann am besten mit Blickrichtung zur Bezugsperson. Bei Lastenrädern sind die Sitze vor dem Lenkrad (u.a. Bakfiets, Babboe, Cube, Urban Arrow).

Schlafen: Alleine oder bei den Eltern?

„Das Kind muss lernen, alleine zu schlafen!" Dies scheint für viele Eltern ein wichtiges Ziel zu sein. Während sie selbst im Ehebett den Partner neben sich haben, soll das kleine Kind, das schwächste Glied der Kette, lernen, alleine zu schlafen – klingt irgendwie unfair.

Der kleine hilflose Mensch hat Angst, wenn er alleine ist, und überprüft nicht nur am Tag ständig die Sicherheit, sondern auch in der Nacht. Es handelt sich um ein tief verwurzeltes Sicherheitsbedürfnis, das seit Anbeginn der Menschheit seine Berechtigung hat: Die Abwesenheit der Eltern ist automatisch mit Lebensgefahr verbunden. Das Kind hat, wenn es sich alleine gelassen fühlt, eine tiefsitzende Angst ums Überleben und drückt diese Angst sehr deutlich aus (siehe Seite 331).

Daher ist es gut nachzuvollziehen, dass im ersten Lebensjahr etwa 70% der Kinder im elterlichen Bett schlafen. Je älter die Kinder werden, desto sicherer fühlen sie sich und können dann in der Nacht auch immer besser alleine in ihrem Zimmer schlafen. Sie haben über Jahre gelernt, dass sie sich auf den Schutz durch die Eltern verlassen können.

Kein Mensch schläft durch! Babys schaffen es (noch) nicht, sich selber zu beruhigen, sie rufen (bzw. schreien) um Hilfe. Auch die Babys oder Kleinkinder, die sich nachts nicht melden, schlafen nicht durch, aber sie haben bereits die Fähigkeit entwickelt, sich selber zu beruhigen, deshalb rufen sie nicht um Hilfe. Ab einem gewissen Alter nehmen sie das Geschehen selber in die Hand und schlüpfen in der Nacht ins elterliche Bett.

Dennoch ist es nicht ganz ungefährlich, wenn Babys im elterlichen Bett schlafen. Bereits kurz nach der Geburt oder bei der U2 werden Ihnen deshalb ein Flyer zur Vermeidung des plötzlichen Kindstodes (z.B. „Aktion Sicherer Babyschlaf", www.lgl.bayern.de) und der „Baby-Kompass" www.kinderaerzte-im-netz.de) ausgehändigt. Der „Baby-Kompass" enthält außerdem weitere hilfreiche Informationen für das erste Lebensjahr. Bei Unsicherheiten berät Sie Ihr Kinder- und Jugendarzt sicher ausführlich.

Das können Sie tun

- Dem Kind Nähe und Sicherheit geben, wenn es Nähe und Sicherheit braucht.
- Innerlich selber zur Ruhe kommen, Ihr Kind spürt, wenn Sie angespannt und ungeduldig sind.
- Leichtes Streicheln, Wiegen, Schaukeln oder Klopfen. Achtung: nicht zu viel, sonst kommt es zu einer Überstimulation und das Baby wird völlig überdreht.
- Singen: Schlaflieder wirken beruhigend.
- Warmes Bad vor dem Einschlafen: Das kann die Entspannung fördern.
- Ein ruhiger Tagesablauf: bewährt bei empfindsamen Kindern. Wenn Kinder tagsüber viel erleben, schlafen sie oft schlecht ein.

Empfehlungen für homöopathische Arzneimittel und Aromamischungen finden Sie im Kapitel „Einschlafen – manchmal nicht so einfach“ (siehe Seite 373).

Beißen – tut ziemlich weh

Ab etwa vier Monaten versucht der Säugling, seine Umgebung über den Mund kennenzulernen. Er probiert aus und nimmt alles in den Mund, was er zu fassen bekommt. So richtig schmerzhaft kann es werden, wenn die ersten Zähne kommen. Dann beißt das Kind einfach mal in alles hinein: in die Schulter der Person, die es gerade trägt, in den Finger usw. Das ist vor allem für stillende Mütter ausgesprochen schmerzhaft, denn das Baby hat überhaupt keine Ahnung, wie schmerzhaft das ist. Die heftige Reaktion der Mutter ist völlig nachvollziehbar, aber oft erschrecken die Kinder, weil sie noch nicht verstehen, warum die Mutter so heftig reagiert.

Vieles kann mit dem Beißen gemeint sein, wie zum Beispiel ausprobieren, wie die Zähne funktionieren, Lebensfreude zeigen, den eigenen Körper spüren oder nach Zuwendung und Kontakt suchen. Natürlich merken die Kleinen sehr schnell, dass Beißen dabei hilft, an ein ersehntes Spielzeug zu gelangen, Platz beim Spielen zu haben oder dem Geschwisterkind den Ärger zu zeigen.

Sich selber beißen die Kinder nicht – ist ja klar: Das tut doch weh! Dennoch haben sie lange kein Gefühl dafür, wie schmerzhaft ihre Bisse für andere sind. Das heißt, sie merken zwar durch die sofortige Reaktion auf den Biss (z. B. ein Aufschrei, eine schreckhafte Bewegung), dass irgendetwas nicht stimmt, aber das Warum können sie noch nicht verstehen. Über Jahre (!) lernen die Kinder langsam dazu, denn das Zubeißen bewusst zu dosieren, ist eine sehr komplexe Lernaufgabe.

> *Erst ab etwa vier Jahren können Kinder „zum Spaß“ so beißen, dass es nicht wehtut.*

Wenn Kinder in der Kindergrippe oder im Kindergarten vermehrt andere beißen, ist das oft ein Zeichen von Überreizung, sozialer Überforderung und Stress – dem Kind ist einfach „alles zu viel“, es weiß sich nicht mehr anders zu helfen. Wie auch schon in anderen Fällen unterstellen die Erwachsenen den Kindern dabei oft eine böswillige Absicht und werten das Kind ab. Dabei betrachten sie das Zubeißen oft aus ihrer Perspektive. Hier lohnt es sich zu versuchen, den Blickwinkel eines Kindes einzunehmen.

Das können Sie tun

- Wenn Ihr Kind Sie beißt, dann zeigen Sie deutlich, dass es Ihnen wehtut, und geben Sie ihm eine altersgerechte Erklärung – so etwas wird sicherlich mehrfach nötig sein.
- Wenn ein Kind ein anderes Kind beißt, dann hindern Sie es daran und zeigen Sie ihm einen altersgerechten anderen Weg, den Konflikt zu lösen.
- Wenn „alles zu viel“ ist, hilft oft ein wöchentlicher Pausentag, eine mehrtägige Pause oder die Verkürzung der Zeiten.
- Schützen sie das Kind vor unpassenden Zuschreibungen wie „Das ist ein Beißer!“, „Der ist böse!“, Der beißt immer!“.

Kleinkinder: Zwischen Begeisterung, Neugier und Widerstand

Wenn Kinder laufen und sprechen lernen, beginnen sie, aktiv ihre Umwelt zu erforschen. Dann wollen sie wissen, erleben, herausfinden, Spaß haben, sich selbst und ihre Eltern testen. Für den Umgang miteinander und den Frieden in der Familie sind eine klare Sprache (siehe Seite 337) und Verständnis wichtig (siehe Seite 343).

Bockig, trotzig, stur, verweigert: Wenn alles zu viel wird

Eine Blockade ist eigentlich ein Schutz und tritt unabhängig vom Lebensalter auf. Nichts geht mehr! Das Gehirn ist in Aufruhr und schaltet auf ein Notprogramm um – es ist, als würde die Festplatte hängen. Angst und Überforderung blockieren dann das Denken. Diskussionen sind in so einer Situation sinnlos, Argumente kommen nicht an.

In dieser Situation hat das Kind *keine* Lösung zur Verfügung, die Selbstberuhigungsmechanismen stehen gerade nicht ausreichend zur Verfügung. Das Kind weiß keinen Ausweg, ist verzweifelt, völlig mit der Situation überfordert.

Zunächst einmal geben die kleinen Kinder meist ein klares Signal, dass es ihnen nicht gut geht oder sie etwas anderes machen wollen. Wenn wir nicht auf die Signale reagieren oder sie nicht verstehen, dann werden die Kinder, je nach Alter, deutlicher und lauter. Die meisten Kleinkinder sind sehr direkt und klar, sie schreien laut und heftig. Wenige Kinder verstummen, reagieren nicht und machen nichts mehr.

Ein schreiendes, tobendes Kind ist verzweifelt und kann das Problem nicht mit Worten ausdrücken. So ein Weinen oder Schreien erschüttert, beunruhigt, es geht durch und durch. Wir spüren die große Not, sie berührt uns unangenehm und es ist unser Wunsch, dass es sofort aufhört.

Die Empfindung des Kindes ist: „Ich habe schreckliche Angst!", „Mir ist alles so unheimlich!", „Ich bin in Panik", „Ich fühle mich überfordert", „Ich habe Angst, etwas falsch zu machen!", „Ich will nicht!", „Ich kann nicht!". Zu viele Leute, zu viele Erlebnisse, zu laut, zu neu, zu unbekannt, zu schnell, zu viele Anforderungen, zu dunkel, zu hell, zu müde, zu viele Wünsche, alles ist zu langsam oder zu schnell, Hunger, Durst, Kälte, Hitze … die Liste ist lang.

> *Viele Menschen deuten dieses Verhalten fehl als „bockig, trotzig, stur" oder bei Kindern, die verstummen, als „brav".*

Auch die Umstehenden spüren die große Not und werden unruhig. Wenn sich das Schreien nicht verändert, reagieren viele genervt und das wiederum setzt die Eltern und Kinder noch mehr unter Druck.

Das können Sie tun

- Mitfließen – reagieren Sie direkt auf die Verzweiflung des Kindes.
- Ruhe, ein verständnisvoller Blick, Nähe, Trost, Abwarten, Beruhigung, freundliche Worte, Sicherheit sind jetzt wichtig.
- Seien Sie für das Kind da.
- Passen Sie auf, dass es sich nicht in Gefahr bringt.
- Ablenkung kann helfen, das heißt, nicht zu sehr auf die Situation eingehen.

Erst, wenn sich die Situation kurze Zeit später beruhigt hat, ist eine Klärung möglich, wenn das Kind es will:
- Gefühle ansprechen, kommentieren.
- Versuchen, den *Gefühlen des Kindes* Worte zu geben.

Nicht hilfreich ist:
- weiter diskutieren
- weiter auf das Kind einreden
- schreien, schimpfen, Strafe androhen

All das verschlimmert die Situation nur und das Kind fühlt sich völlig unverstanden. Mit zunehmendem Lebensalter gelingt es den Kindern und Jugendlichen immer besser, ihre Bedürfnisse, Probleme und Gefühle in Worte zu fassen und klar zu benennen.

Abgrenzung: Ich will aber!

Wenn das Kind partout etwas will, geht es um Abgrenzung. Auch dies ist ein notwendiges Verhalten – unabhängig vom Lebensalter, denn die Abgrenzung ist ein wichtiger Schritt hin zur Selbstständigkeit.

- Die Kinder wollen einfach mal nicht.
- Sie probieren aus, was passiert.
- Sie probieren sich in ihrem eigenen Denken aus.
- Sie haben eben auch mal keine Lust.
- Vielleicht wollen sie sich nicht bloßstellen lassen, weil sie etwas nicht können.

Das können Sie tun

- Den Kindern einen geschützten Rahmen geben, damit ihnen beim Ausprobieren nichts passiert.
- Die Kinder ernst nehmen, mit ihnen sprechen, verhandeln, diskutieren.
- Klar benennen, was man von ihnen will.
- Kompromisse erarbeiten.

Ausprobieren, was sich gut anfühlt

- Körperliche Zuwendung: Geborgenheit, Sicherheit, Nähe, Beruhigung
- geistige Zuwendung: Blick, Aufmerksamkeit, Reaktion auf das Kind
- verbale Zuwendung: Worte, Argumente, Beruhigung
- ein guter Zeitpunkt: eine gute Gelegenheit fürs Gespräch wählen

Es ist völlig normal, dass Kinder zuerst einmal ihren eigenen Vorteil sehen und dafür eintreten. Im Lauf der Jahre erlernen sie dann soziales Verhalten am Vorbild der Eltern und anderer Bezugspersonen. In der Familie, im geborgenen Rahmen, in den Auseinandersetzungen mit Geschwistern und Eltern kann das Kind soziales Verhalten erlernen und dies dann auch auf Situationen außerhalb der Familie übertragen.

Je nach Temperament und Situation können Auseinandersetzungen eher leise oder manchmal auch heftig ausfallen. In diesen Momenten nutzen die Kinder dann die Methoden zur Auseinandersetzung, die sie schon können, die ihnen gerade eingefallen sind und die sie für hilfreich erachten. Je jünger ein Kind ist, desto weniger Lösungsmöglichkeiten für Konflikte stehen ihm zur Verfügung. Es hat die Lösungsmöglichkeiten entweder noch nicht gelernt oder noch nicht verstanden. Nun kommen Sie, die Eltern, ins Spiel: Wie Sie darauf reagieren, ist für das Kind ein Vorbild: Aha, so kann man das Problem lösen!

Zu viele Entscheidungen, zu viele Fragen

Kindern werden oft viele Fragen gestellt, zum Beispiel „Was willst du jetzt machen?" oder „Wo sollen wir heute hingehen?". Inwieweit man den Kindern Vorgaben macht oder sie in die Entscheidung mit einbezieht, hängt sehr von Lebensalter ab. Dabei gilt zu bedenken, dass Kinder die Tragweite dessen, was es zu entscheiden gilt, oft noch nicht abschätzen können. Daher kann es sie durchaus verunsichern, wenn Erwachsene ständig fragen, was sie tun möchten. Manchmal haben die Kinder auch keine Meinung und wissen nicht, was sie wollen.

Als Möglichkeit bietet sich an, den Kindern eine Vorgabe zu machen bzw. sie zu informieren, zum Beispiel: „Wir gehen jetzt zum Einkaufen", „Ich bringe dich gleich in den Kindergarten" oder „Wir gehen jetzt auf den Spielplatz". Hilfreich ist es auch, Dinge anzukündigen, um das Kind nicht mit „jetzt" und „sofort" zu überrumpeln: „In fünf Minuten werden wir fahren, dann bitte ich dich mitzukommen" oder „Wenn du fertig gegessen hast, machen wir uns auf den Weg". Wenn das Kind dann nicht will, wird es sich melden, widersprechen, einen eigenen Vorschlag einbringen. Oder es wird sich passiv verhalten und einfach so tun, als hätte es nichts gehört. Auch passives Verhalten ist eine kindliche Art, sich vor Anforderungen zu schützen.

Bei dir ist unser Kind nicht so frech! Was mache ich falsch?

Bei Oma, Opa, Tante, Onkel, im Kindergarten, in der Schule: Das Kind ist ausgeglichen, kooperativ, lustig, freundlich, hilfsbereit, weint wenig … Aber kaum kommen die Eltern nach Hause, ist es frech, wird schnell grantig und heult. Und das ausgerechnet, wenn die eigene Mutter oder die Schwiegermutter das Kind betreut haben! Manche Mütter und Väter beginnen dann, an ihren Fähigkeiten zu zweifeln. Was ist passiert?

Wenn die Eltern nach Hause kommen, sind die Hauptbezugspersonen wieder da – und genau deswegen fällt beim Kind die Anspannung ab: Jetzt ist wieder alles gut, Mama und Papa sind wieder da! Gerade weil die Eltern das Vertrauen ihres Kindes genießen, kann es sich gehen lassen. Dann traut es sich, frech zu sein, zu widersprechen und zu experimentieren. „Jetzt kann ich mich wieder so benehmen, wie ich mich fühle!"

Das bedeutet, dass ein solches Benehmen grundsätzlich normal ist. Sie haben nichts falsch gemacht! Wenn das Kind in so einer Situation überdreht, ungeduldig, fordernd, erschöpft und dünnhäutig ist, ist es hilfreich, ruhig und geduldig zu bleiben. Aber Ruhe, Geduld und liebevolle Zuwendung fallen oft nicht leicht, vor allem wenn man selber abgespannt und erschöpft ist und vielleicht einen langen Arbeitstag hinter sich hat. Versuchen Sie, eine positive innere Haltung zu entwickeln: Sicher freuen Sie sich, dass Ihr Kind wieder bei Ihnen ist und dass es sich zu Hause fühlt. Sie werden feststellen, dass eine solche innere Haltung hilft, liebevoll, zugewandt und klar begrenzend zu handeln, denn das Gegenteil führt zu einer Eskalation.

Das können Sie tun

- Ruhe, Geduld und liebevolle Zuwendung
- etwas Schönes zusammen machen, das beiden guttut
- ein Buch vorlesen
- zusammen singen oder tanzen
- etwas Leckeres zusammen essen oder trinken
- sich gegenseitig in Ruhe lassen
- die innere Haltung: Du bist mein Kind – ich liebe dich!

Grenzen geben Sicherheit – Regeln helfen im Zusammenleben

Es heißt immer: „Kinder brauchen Grenzen!" Wir Erwachsenen aber genauso! (Wenn das nicht so wäre, kämen wir ohne Gesetze und Strafen aus.) So muss sogar ein Tempolimit in Wohngebieten, in denen viele Kinder leben, ständig kontrolliert werden. In einer Gemeinschaft erleichtern Regeln das Zusammenleben.

Kinder brauchen viel Zeit, um Lebenserfahrung zu sammeln bzw. die intellektuelle Fähigkeiten zu erlangen, um Regeln zu verstehen, einzuhalten oder sogar aufzustellen. Daher ist es bei kleineren Kindern unbedingt notwendig, Regeln vorzugeben, weil sie beispielsweise Gefahren oft noch nicht kennen und sie deshalb kaum einschätzen können. Bei ihnen überwiegt große Neugierde, Ablenkung oder Unbedarftheit – weshalb sie Verbote auch immer wieder übertreten.

Ältere Kinder überschätzen durchaus öfters ihre Fähigkeiten – hier bieten Grenzen einen Schutz, sie geben Sicherheit. Oft sind sich besonders Jugendliche der Gefahren, in die sie sich begeben, (noch) nicht bewusst und können sich dabei ernsthaft schaden (z. B. Rauchen, Verkehr, Drogen, Alkohol).

Bei Kindern steckt meist eine gewisse Unbedarftheit, eine Unwissenheit, ein Spiel bzw. die Suche nach Aufmerksamkeit hinter einem möglicherweise riskanten Verhalten und nicht eine gezielte oder gar böswillige Absicht. Und manchmal haben Kinder und Jugendliche einfach keine Lust, eine Regel einzuhalten – es sind Kinder! Erwachsene unterstellen Kindern beim Übertreten einer Regel oft eine böswillige Absicht, weil sie ihren eigenen Erfahrungsbereich auf Kinder übertragen – aber so viel böswillige Absicht kann ein kindliches Gehirn noch gar nicht leisten.

Das können Sie tun

- Geben Sie ein deutliches Signal, wenn sie ein „Nein" meinen.
- Erklären Sie die Folgen, die beim Übertreten der Grenze entstehen können:
  - Immer wieder geduldig – geduldig – geduldig.
  - Auch wir Erwachsene benötigen ständig wieder Hinweise auf Grenzen.
- Besprechen Sie mit Ihrem Sohn oder Ihrer Tochter vor dem nächsten Mal, wo die Grenze ist.
- Weisen Sie auf Konsequenzen hin, wenn die Grenze nicht beachtet wird – altersgerecht angepasst.
- Suchen Sie gemeinsam nach anderen Möglichkeiten, das ersehnte Ziel zu erreichen. Kindern und Jugendlichen fehlen mangels Lebenserfahrung oft noch die Ideen.
- Erstellen Sie zusammen mit Ihrem Kind Regeln, diskutieren Sie geduldig, bleiben Sie dran und – wichtig – erwarten Sie nicht zu viel. Es dauert eben seine Zeit, denn das Gehirn Ihres Kindes „reift" gerade. Was Ihr Kind in solchen Diskussionen lernt, ist die gegenseitige Rücksichtnahme, das Gefühl ernst genommen, gehört und respektiert zu werden. Das ist nichts Anderes als die Entwicklung eines Demokratieverständnisses. Sie werden merken, es lohnt sich!

Gefühlsstarke Kinder

Gefühlsstarke Kinder sind einerseits sehr ausdruckstark und andererseits sehr sensibel. Die Heftigkeit der Reaktion auf äußere Reize kann sehr ausgeprägt sein und ist für Außenstehende oft kaum nachvollziehbar. Wie die Kinder reagieren, hängt zum einen vom Stress ab, den sie empfinden, zum anderen vom Alter. Babys beispielsweise lassen sich beim Schreien nur schwer beruhigen. Kleinkinder sind vielleicht schon bei einer kleinen Verletzung aus den Häuschen und brüllen laut oder sie werfen sich bei Widerspruch sofort auf den Boden (Schulkinder und Jugendliche: Kapitel Hochsensitivität, siehe Seite 387).

Auf Reize von außen reagieren sie äußerst feinfühlig und dünnhäutig. Die Fähigkeit, Reize zur sortieren und herauszufiltern, ist vermindert, eigene Gefühle nehmen sie sehr intensiv wahr. Außerdem haben gefühlsstarke Kinder feine Antennen. Sie spüren genau, wenn schlechte Stimmung herrscht. Sie merken sofort, ob jemand angespannt ist, ob jemand es ehrlich meint oder genervt ist. Sie beziehen eine schlechte Stimmung schnell auf sich und denken, sie seien die Ursache dafür. Schon ein fragender Blick kann bei einem Jugendlichen das Gefühl auslösen, schon wieder alles falsch zu machen. „Keiner versteht mich!" Weil Ihr Kind zu Ihnen Vertrauen hat, traut es sich, Ihnen seine Wut und andere Gefühle zu zeigen.

> *Sensible, feinfühlige Kinder sind wie eine zarte Pflanze. Sie brauchen besonderen Schutz, um sich entwickeln zu können.*

Die Intensität der Gefühle zehrt an den Kraftreserven und führt zur Überreizung, deshalb brauchen die Kinder oder Jugendlichen viel Gelegenheit zum Rückzug. Sowohl zur Beruhigung als auch zur Erholung.

Die Säuglinge, Kinder oder Jugendlichen tragen diese Veranlagung in sich. Die Feinfühligkeit, die Ausdrucksstärke und die Intensität, mit der sie Reize und Gefühle aufnehmen und verarbeiten, sind genetisch angelegt. Ob das Gen aktiviert wird und, wenn ja, wie stark es aktiv wird, hängt von vielen inneren und äußeren Faktoren ab. Das kann zum Beispiel eine chronische Erkrankung sein oder eine schwere psychische Belastung in der Familie. Auch zu viele Reize können Kinder stressen:

- Spüren: Kleidung, Cremes usw. auf der Haut
- Sehen: Unordnung, helles Licht, grelle Farben, unruhige Muster, viele Menschen
- Hören: Lautstärke, viele Menschen sprechen durcheinander, Verkehrslärm
- Gerüche: Lebensmittel, Aromen, Putzmittel, Müllgeruch, Zigarettenrauch

- Emotionen: Unruhe, Drängeln, Schimpfen, Meckern, Ungerechtigkeiten sehen oder hören und nicht reagieren können
- Abweichung vom Vertrauten: nicht zu Hause übernachten, Umzug, neue Möbel, Kindergartenwechsel

Eltern von gefühlsstarken Kindern fühlen sich oft sehr unter Druck und sind verunsichert. Es sind die Frustration über das Verhalten ihres Kindes, die Sorge, wie das in Zukunft wohl weitergehen wird, der Zweifel an der eigenen Fähigkeit und ein Kind zu erziehen. Zu allem Übel kommt oft noch Druck von außen hinzu: „Kannst du denn dein Kind nicht richtig erziehen? Du machst ja alles falsch!"

Wie so oft wachsen die Eltern in ihre Aufgaben hinein und lernen die Feinfühligkeit und Empfindsamkeit ihres Kindes kennen. Auf diese Weise entwickeln sie Verständnis für ihr Kind und können so mit der Besonderheit besser umgehen. Hilfreich erscheint mir dabei das Zitat von Nora Imlau aus ihrem Buch *So viel Freude, so viel Wut*: „Jeder Mensch hat einen Grund für sein Handeln, auch wenn uns dieser nicht immer ersichtlich ist. Jede unserer heftigen Gefühlsreaktionen hat ihre Wurzel nicht in unserem Gegenüber, sondern in uns selbst."

Das Kind trägt keine Verantwortung dafür, wenn die Eltern mit ihm nicht zufrieden sind. Es ist richtig, so wie es ist.

Nora Imlau nennt in ihrem Buch fünf wichtige Botschaften, die die Eltern und die familiäre Situation entlasten können:

- Ihr seid nicht allein!
- Ihr seid nicht schuld!
- Euer Kind ist nicht schuld!
- Es ist normal, verschieden zu sein!
- Gefühlsstärke und Familienglück schließen sich nicht aus!

Sie, die Eltern, sind wie der Fels in der Brandung eines tobenden Meeres der Gefühle für die Kinder. Ihre Sicherheit ist für Ihr Kind als Stütze unermesslich. Von Ihnen lernt es, wie es mit Gefühlen umgehen kann. Sie liefern Ideen dafür, wie man die Gefühle benennt und wie man mit Erregung umgeht.

Auf dem Boden der Sicherheit durch Sie lernt Ihr Kind, dass es ein großer Schatz sein kann, Gefühle intensiv wahrzunehmen. Ihrem Kind bietet sich die Möglichkeit, seine künstlerische Ader zu entdecken und zum Ausdruck zu bringen. Außerdem ist es eine besondere Fähigkeit, ein Gespür für die Bedürfnisse und Gefühle anderer Menschen zu besitzen. So eine Fähigkeit ist für das soziale Zusammenleben ungeheuer bereichernd.

Besondere Kinder – Vorbereitung auf das Leben

Von Annette Imhof

Hochsensibilität, Autismus, Hochbegabung, ADHS, Lese-Rechtschreib-Schwäche oder Dyskalkulie – alles Kinder, die nicht der Norm entsprechen. Doch was genau ist die Norm, was ist Normalität? Hat nicht jeder Mensch unterschiedliche Stärken und Schwächen? Nicht immer treten sie deutlich hervor.

Kinder oder eigentlich generell Menschen in ihrer Besonderheit zu verstehen, fällt nicht immer leicht. Warum schreit ein Kind so viel, verweigert sich oft und wird manchmal aggressiv? Ist es einfach „schlecht erzogen", nicht ausreichend auf den Umgang mit anderen Menschen vorbereitet? Fühlt es sich nicht wahrgenommen und kämpft mit allen Mitteln um Aufmerksamkeit? Ist es mit der Situation überfordert, fehlen ihm gar gewisse Fähigkeiten? Sollte man eher mit Bestrafung oder mit Rücksichtnahme reagieren?

Menschen nehmen grundsätzlich Dinge unterschiedlich wahr, da alle Menschen durch unterschiedliche Erlebnisse geprägt wurden. Ängste spielen eine große Rolle, ob erklärbar oder in Form einer tiefsitzenden Grundangst, weil dem Kind durch negative Erlebnisse ein gewisses Urvertrauen fehlt. Menschen reagieren grundsätzlich unterschiedlich empfindlich auf Sinnesreize. Aus ganz unterschiedlichen Gründen können sich manche Kinder schwer anpassen und sind von besonderen Situationen schnell überfordert.

Kinder suchen von Anfang an nach einem Vorbild, nach einer Orientierung im Leben. Letztendlich wollen sie in ihrer Art geliebt werden und dazugehören. Meist akzeptieren Kinder ihre Eltern als solche Vorbilder und versuchen, sie in gewisser Weise nachzuahmen. Das ist ein wesentlicher Bestandteil der Evolution. Dafür bedarf es jedoch einer guten Eltern-Kind-Bindung, die vor allem in den ersten zwei Lebensjahren entsteht. Normalerweise handeln die Eltern entsprechend ihrer eigenen erlebten Erziehung – so werden Verhaltensweisen über Generationen weitergegeben. Was die Eltern tun, erkennen die Kinder als Gesetzmäßigkeit an, und indem sie sich daran orientieren, finden sie Stabilität im Leben. Meist beginnen die Kinder erst in der Pubertät, die Werte der Eltern zu hinterfragen – ein wichtiger Schritt zum eigenständigen Individuum.

Wenn Kinder sich nicht anpassen, dann gibt es Gründe. Für Eltern ist es wichtig, hier erst einmal das eigene Verhalten zu hinterfragen. Kein Kind wird „böse" geboren, sie reagieren auf Erlebtes.

Der nächste Entwicklungsschritt erfolgt in der Kita bzw. im Kindergarten, dort beginnen die stetigen Auseinandersetzungen mit Gleichaltrigen. Das natürliche Bestreben des Kindes ist es nun, dazuzugehören. Nur durch den Schutz der Gruppe konnten unsere Vorfahren überleben. Das prägt auch unser Verhalten in der heutigen Zeit, schon von klein auf. Kinder, die im Kindergarten plötzlich Verhaltensauffälligkeiten zeigen, können mit dieser völlig neuen Struktur des Zusammenlebens nicht umgehen. Manche suchen durch ihr auffälliges Verhalten Aufmerksamkeit und Bestätigung, um Sicherheit zu erlangen. Sie haben bisher nicht gelernt, sich im richtigen Maß in eine Gruppe einzubringen, um als wertvolles Mitglied anerkannt zu werden.

Für einige Kinder stellt diese neue Situation eine gewisse Überforderung dar, da sie sehr sensibel auf äußere Eindrücke reagieren oder auch das gesamte Umfeld inklusive Tagesablauf sehr von ihrer bisher gewohnten Struktur abweicht. Leider sind diese Strukturen auch schon im Kindergarten recht starr, besonders aber dann in der Schule. Hier muss nach individuellen Problemlösungen gesucht werden, wie sich das Kind langsam in dieser Normalität zurechtfinden kann. Integrationshelfer können dabei helfen. Da diese jedoch meist keine spezielle Ausbildung erhalten, sollte Eltern bewusst sein, dass es sich hier nur um eine kleine Hilfe bei der Erziehung ihres Kindes handeln kann. Die Hauptaufgabe liegt bei den Eltern.

Zudem sollten Rückzugsmöglichkeiten geschaffen werden, vielleicht helfen schon Ohrenschützer, um einer etwaigen Überforderung entgegenzuwirken. Wirkt das Kind hingegen eher unterfordert, braucht es zusätzliche Angebote, um sich individuell zu entfalten, was im Kindergarten oft jedoch nicht möglich ist. Meist kommt es dann zu Problemen, wenn ein Kind nicht gelernt hat, sich zurückzunehmen.

Besonders Eltern, die sich über ihre Kinder definieren („Mein ganzer Stolz!"), neigen dazu, die negativen Auffälligkeiten der eigenen Kinder zu ignorieren. Besteht eine Diagnose, wird diese oft als einziger Grund der Verhaltensauffälligkeiten angesehen. Die Ursache des Fehlverhaltens liegt in der diagnostizierten Erkrankung, nicht in der Erziehung. So werden oft erzieherische Möglichkeiten und Notwendigkeiten ignoriert oder abgelehnt. Manchmal entsteht sogar ein sekundärer Krankheitsgewinn, wie wir das in der Psychologie nennen. Die Kinder sind „etwas Besonderes" (so empfinden es meiner Ansicht nach die Eltern und Kinder), werden extrem umsorgt, die Eltern versuchen, dem Kind maximal gerecht zu werden. So lernt das Kind oft nicht, auf andere Rücksicht zu nehmen.

Im Kindergarten ist dann alles anders, hier ist es wichtig, sich in eine Gruppe einzufügen, auch mal die eigenen Bedürfnisse zurückzunehmen. Das ist das Kind nicht gewohnt, damit kann es nicht umgehen. Es ist somit sehr wichtig, neben der Rücksichtnahme auf die besonderen Bedürfnisse des Kindes durchaus auch frühzeitig Grenzen zu setzen. Auch besondere Kinder können und müssen lernen, in unserer Gesellschaft ihren Platz zu finden. Es geht nicht nur darum, das Kind zu schützen und in der Entwicklung zu fördern. Sie als Eltern müssen Ihr Kind auch auf das Leben in unserer Gesellschaft vorbereiten.

Lernt es nicht frühzeitig, die eigenen Bedürfnisse auch mal zurückzustecken, wird es sich mit zunehmendem Alter immer schwerer in einer Gruppe zurechtfinden. Aufgabe der Eltern ist es, ein Kind in seinem Wesen ernst zu nehmen und es in seinen Stärken zu fördern, damit es eine Nische in der Gesellschaft findet, in der es aufgrund seiner Stärken akzeptiert und geachtet wird. Soziales Leben ist überlebenswichtig – egal ob man dabei aktiv gestalterisch mitwirkt oder eher der stille Teilhaber im Hintergrund ist. Dazugehören ist wichtig für das eigene Wohlbefinden, dafür muss man seinen Platz finden.

Das können Sie tun

Kinder mit Defiziten, die in der Schule zutage treten, benötigen eine individuelle Hilfestellung ohne Stigmatisierung. Es gibt durchaus Fördermethoden, um die entstehenden Einschränkungen zu minimieren. Fragen sie ihren Kinder- und Jugendarzt. Gleichzeitig ist es auch bei diesen Kindern sehr wichtig, ihre Stärken zu stärken. „Schau, das kannst du besonders gut und das auch!" Erweitern Sie diese Gebiete auf Naturwissenschaft, Handwerk, Kunst, Sport oder einfach Kochen und Backen. Gehen Sie mit viel Phantasie auf Entdeckungsreise der Stärken. Dabei loben, loben, loben! Mit Loben wurde schon immer mehr erreicht als durch Kritik.

Es ist generell hilfreich, mit Kindern immer wieder über ihr Verhalten zu reden. Möglichst ohne Vorwurf, in erster Linie mit dem Willen, alles zu verstehen. Bringen Sie Ihr Kind durch gezielte Fragen dazu, über das eigene Verhalten nachzudenken. Warum machst du das? Schon auf diese Frage sollte Ihr Kind eine Antwort finden. Das kann einfach das gute Gefühl sein, was es empfindet. Daran lässt sich dann anknüpfen. Warum fühlt es sich gut an, obwohl andere darunter leiden? Dieses Bewusstmachen kann bereits zu einer Verhaltensänderung beitragen. Neben Ermunterungen dienen auch strikte Einschränkungen (negative Konsequenzen) als Leitfaden für ein angepasstes Verhalten.

Das Kind lernt den optimalen Umgang mit anderen Menschen auch im Umgang mit Natur und Umwelt, denn auch hier ist es oft nötig, andere Bedürfnisse wahrzunehmen. Es lernt leichter abzuschätzen, inwieweit sich die eigenen Bedürfnisse mit den Allgemeininteressen kombinieren lassen. Dann wird es Wege finden, wie und wo es sich durchsetzen kann und wann es Rücksicht nehmen muss.

Letztendlich geht es um Akzeptanz auf beiden Seiten. Das Kind sollte bestmöglich in den Alltag des Kindergartens oder der Schule integriert werden. Dabei wird soweit es geht Rücksicht auf besondere Bedürfnisse oder Defizite genommen. Aber auch das Kind lernt, Rücksicht zu nehmen und sich zu integrieren. Bereiten Sie Ihr Kind bestmöglich auf das Leben vor.

Dem Spieltrieb freien Lauf lassen

Spielen ist zweckfrei, es ist freiwillig ohne Ergebnisziel, ein Ausdruck von Neugier, Kreativität und Gestaltungsmöglichkeit. Spielen hat einen hohen Faktor von Spaß und Begeisterung. Es bietet die Möglichkeit, die Fähigkeiten auf körperlicher, geistiger und emotionaler Ebenen kennenzulernen und weiterzuentwickeln.

> *Spielen ist wichtig für die Entwicklung der Persönlichkeit und der sozialen Kompetenzen von Kindern.*

Zeit und Raum für freies Spielen ermöglicht den Kindern, in ihrem Tempo Erfahrungen zu sammeln und damit Lernschritte zu machen. Im freien Spiel können Kinder Grenzen austesten: Was schaffe ich gerade noch, was nicht? Aus Sicht der Hirnforscher ist das Gehirn besonders beim freien Spielen höchst aktiv. Weil das Erlebte ein gutes Gefühl verursacht, entstehen in Kopf neue Verknüpfungen zwischen den Nervenzellen, stimuliert von Dopamin, einem Botenstoff im Gehirn.

Stuart Brown und Christopher Vaughan berichten in ihrem Buch *Play* von einer Befragung von 6000 Menschen, die sie im Verlauf von 40 Jahren regelmäßig trafen. Die Autoren kommen zu dem Ergebnis: Kinder, die wenig Gelegenheiten haben, frei zu spielen, sind im späteren Leben ängstlicher, mutloser und verzagter.

Spielformen – mal experimentell und kreativ, mal regelkonform

Kinder experimentieren gerne mit ihrem Körper, zum Beispiel bei Hüpf- und Fingerspielen (sensomotorische Spiele). Besonders vielfältig ist die Körpererfahrung beim Spielen im Freien.

Oft spielen Kinder Situationen nach, die sie erlebt haben, zum Beispiel den Besuch des Kindergartens, das Einkaufen oder die Untersuchung beim Arzt. Das Nachspielen von Situationen dient unter anderem dazu, innere Anspannung und Angst abzubauen. So bereiten Kinder sich auch spielerisch auf Lebenssituationen vor, zum Beispiel auf die Schule. Sie üben Sozialverhalten in der Gruppe und testen in Rollenspielen eigene Persönlichkeitsanteile aus, zum Beispiel sind sie mal streng, mal verhandeln sie, mal verhalten sie sich wie ein Baby usw.

Die geistige Kreativität schreibt Gegenständen verschiedene Rollen zu, zum Beispiel ist ein Holzklotz in einem Spiel ein Auto, im nächsten ein Traktor und wieder später ein schwerer Stein in einer Burgmauer (Symbolspiele).

Bei Regelspielen gemeinsam mit anderen entwickeln Kinder einen bewussten Umgang mit Regel, zum Beispiel: „Jetzt bin ich an der Reihe!“ „Nein, beim Würfeln musst du den Würfel ausrollen lassen!“

Computerspiele sind beliebt. Sie sind spannend, geben das Gefühl, etwas zu bewirken, mächtig zu sein, bestimmen zu können, teilweise auch im Team. Helden bieten sich als Vorbilder an – stark, schön, ideenreich, machtvoll. Die Gefahr von Computerspielen besteht in der Verwischung der Grenze von Realität und Fantasie. Die Spielfigur kann Dinge bewirken (im PC-Spiel), die jenseits der Realität liegen. Identifizieren sich Jugendliche zu stark mit ihnen, besteht die Gefahr, dass sie beginnen, in der wirklichen Welt unrealistisch hohe Anforderungen an sich selbst zu stellen. Wenn sie diese Anforderungen nicht erfüllen können, zweifeln sie an ihrem Selbstwert. Diese Frustration über die eigene Unfähigkeit lässt sie dann vermehrt in die Spielwelt abtauchen, da sie dort mehr Anerkennung erfahren (siehe Seite 395). Auf der Seite www.kinderaerzte-im-netz.de findet sich in der Rubrik Mediathek ein Merkblatt mit „Empfehlungen für Eltern zum Bildschirmmediengebrauch“.

Unterstützen ja – Miterziehen nein danke!

Viele wollen miterziehen – dürfen die das? „Wir meinen es ja nur gut!“, „Sie sollten das so und das anders machen!“. Alle wissen einfach alles besser und ich als Mutter oder Vater habe angeblich keine Ahnung – die meisten jungen Eltern empfinden gut gemeinte Hinweise als bevormundende und „erschlagende“ Ratschläge.

In erster Linie gilt: Die Eltern sind für ihr Kind zuständig und verantwortlich. Andere dürfen ihre Ratschläge nur dann geben, wenn sie gefragt werden. Das gilt für alle – auch für Großeltern, Tanten, Onkel, Freunde, Nachbarn – für alle! Ein Satz hat sich bewährt: Ich nehme deine Anregung zur Kenntnis, wenn ich deinen Rat brauche, werde ich mich an dich wenden.

Die Erziehung eines Kindes ist sehr abwechslungsreich und anspruchsvoll und als junge Eltern ist man am Anfang im Bereich Erziehung meist unerfahren. Hier können die Großeltern und Freunde eine wertvolle Hilfe und Unterstützung sein. Sie können unter die Arme greifen, stärken, motivieren, loben, entlasten, kochen, den Haushalt machen …

Tic-Störungen als Zeichen innerer Anspannung

Tics können das Umfeld sehr irritieren, obwohl sie meist harmlos sind und sich in den meisten Fällen von selber legen. Charakteristisch sind plötzlich einschießende Bewegungen, die sich oft wiederholen (z. B. Blinzeln, Zucken im Kopf-Schulter-Bereich). Sie sind auf wenige Muskelgruppen beschränkt und nicht rhythmisch. Es findet sich eine große Vielfalt an Variationen, darunter auch bizarre Bewegungsmuster, die sich meist alle sechs bis zwölf Wochen verändern. Manche Kinder geben Geräusche von sich, zum Beispiel räuspern sie sich oder bellen. Etwa 4 bis 12 % der Kinder im Alter von neun bis 14 Jahren sind davon betroffen, Jungs viermal so häufig wie Mädchen, die Spontanheilungsrate ist sehr gut.

Um Kinder mit Tics besser verstehen zu können, ist es hilfreich, sich Tics als eine Art „Entladung“ zum Abbau der inneren Anspannung vorzustellen, als würde ein innerlich angestauter Druck durch ein Überdruckventil entweichen. Die Kinder machen diese Bewegungen nicht freiwillig und es ist ihnen kaum möglich, sie zu steuern.

Neben den typischen Auslösern wie Aufregung vor der Schule oder Stress mit Freunden, Geschwistern und Eltern können Tics auch Ausdruck einer freudigen Erregung sein, etwa vor einem Fest oder beim Ansehen eines Fernsehfilms.

Das können Sie tun

- Gelassen bleiben, denn Ihr Kind ist innerlich angespannt. Jede Ermahnung oder Kritik steigert die Anspannung und die Tics nehmen zu.
- Betrachten Sie die Tics als Zeichen dafür, wie angespannt Ihr Kind ist:
  - viele Tics = große Anspannung
  - wenige Tics = wenig Anspannung
- Überlegen Sie zusammen mit Ihrem Kind:
  - Wann sind die Tics besonders häufig?
  - Wie kann es die innere Anspannung auf andere Weise ausdrücken und damit abbauen? Zum Beispiel einen Ball kneten, mit einem Stift spielen, Sport machen, singen, tanzen usw.

Wann zur Ärztin oder zum Arzt?

- Wenn Sie durch die Tics Ihres Kindes beunruhigt sind.
- Wenn Ihr Kind durch die Tics selber beunruhigt ist.
- Wenn Tics häufig auftreten oder sehr intensiv sind.
- Wenn die Tics über einen Zeitraum von vielen Monate bestehen (einfache Tics können bis zu zwölf Monate lang auftreten, chronische Tics dauern länger als ein Jahr).
- Wenn die schulische Leistung und die soziale Entwicklung beeinträchtigt sind.

Schimpfwörter: Unbeabsichtigte Erweiterung des Wortschatzes

Der Kindergarten hat begonnen und Sie trauen Ihren Ohren nicht, welche neuen Wörter Sie zu hören bekommen. Die Neulinge im Kindergarten lernen von den Älteren schnell gewisse Wörter, besonders wenn sie etwas Prickelndes und einen Hauch von Verbotenem haben. Welche Bedeutung die Wörter auf Erwachsene haben, ist den Kindern zunächst nicht klar – sie spielen damit, ohne die genaue Bedeutung zu kennen und zu verstehen. Erst an der Reaktion der Umgebung erahnen sie dann langsam, was dahinterstecken könnte.

Anfangs kann es hilfreich sein, nicht auf die neuen Schimpfwörter zu reagieren. Reagiert niemand auf diese „Versuchsballons", dann wird es für das Kind uninteressant, die Wörter zu benutzen. Später, wenn es immer wieder Schimpfwörter verwenden, ist es sicher notwendig, die Bedeutung zu erklären und die beispielsweise dahinterliegende Abwertung, Kränkung, Verachtung usw. zu benennen. So bietet sich eine gute Gelegenheit, schon früh mit den Kindern – angepasst an das Alter – über ethische Werte wie Achtung, Wertschätzung, Gleichberechtigung usw. zu sprechen.

Einschlafen – manchmal nicht so einfach

Ähnlich wie bei den Säuglingen haben viele Kleinkinder, Kindergartenkinder, manche Schulkinder und zu gewissen Phasen auch Jugendliche in der Pubertät das Bedürfnis nach Anwesenheit eines Elternteils beim Einschlafen oder während der Nacht (siehe Seite 355). Hier bietet sich eine gute Gelegenheit für Kontakt, Nähe und Gespräche, zum Vorlesen usw. Den Kindern gehen, ähnlich wie den Erwachsenen, beim Einschlafen viele Gedanken durch den Kopf. Kleine Kinder haben oft Angst, alleine im dunklen Zimmer zu liegen, und brauchen deshalb *unbedingt* die beruhigende Anwesenheit einer vertrauten Person.

Weil Kinder viel lernen, brauchen sie viel Schlaf, um das Gelernte abzuspeichern und sich zu regenerieren. Deshalb schlafen Säuglinge und Kleinkinder so viel. Die Schlafdauer beträgt mit sechs Monaten etwa 14 Stunden pro Tag (mindestens zehn bis maximal 18 Stunden), mit vier Jahren zwölf Stunden (10 – 14), mit zwölf Jahren neun Stunden (8 – 10,5) und mit 16 Jahren acht Stunden (6,5 – 9,5). Tagsüber schlafen etwa 50 % der 3-Jährigen, 35 % der 4-Jährigen und noch etwa 5 % der 6-Jährigen.

Der Schlaf verläuft in Zyklen, die aus dem REM-Schlaf (beim Schlafen kann man unter den Augenlidern eine Augenbewegung erkennen = Rapid Eye Movement) und dem Nicht-REM-Schlaf mit seinen Leicht- und Tiefschlafphasen bestehen. Ein Zyklus beim Säugling und Kleinkind dauert etwa 45 – 60 Minuten, beim Erwachsenen 60 – 90 Minuten. Das erklärt gut, weshalb Eltern oft völlig übermüdet sind, wenn sie mitten im Tiefschlaf von ihrem Kind geweckt werden.

Im REM-Schlaf speichert das Gehirn vorwiegend emotionale Erlebnisse im Gedächtnis, im Leichtschlaf Faktenwissen und im Tiefschlaf wichtige Fähigkeiten, die wir tagsüber dann ganz automatisch anwenden, wie Gehen, Radfahren und Tanzen. Träume finden sich hauptsächlich im REM-Schlaf. Sie dienen der Zuordnung von neuen Erlebnissen zu dem, was das Gehirn bereits kennt. Beim Träumen sortiert das Gehirn Unwichtiges aus und macht Platz für Neues.

Der Nachtschreck – Pavor nocturnus

Nach der ersten Schlafphase schreit das Kind laut und heftig, oft wirkt es dabei auch panisch und beim Versuch, es zu beruhigen, reagiert es manchmal mit heftigen Abwehrbewegungen. Dabei ist es aber nicht wach und fast nicht erweckbar. Größere Kinder erinnern sich am nächsten Morgen nicht mehr an die schlechte Nacht. Diese Schlafstörung tritt meist bei Jungen in Vorschul- und Schulalter auf.

Allgemeine Maßnahmen

- Bettgeh- und Einschlafrituale: So kann sich Ihr Kind auf eine immer wiederkehrende Abfolge verlassen. Dazu gehören zum Beispiel umziehen, Zähne putzen, vorlesen, Schlaflied singen, kuscheln. Das Schlaf-Wach-Verhalten ist erlernbar, dafür sind stabile Rhythmen notwendig. Etwa ab sechs Monaten stimuliert Dunkelheit den Schlaf und natürliches Licht macht wach.
- Dem Kind Nähe und Sicherheit geben, wenn es Nähe und Sicherheit braucht.
- Innerlich selber zur Ruhe kommen, Ihr Kind spürt, wenn Sie angespannt und ungeduldig sind.
- Vorlesen: Gute-Nacht-Geschichten haben sich bewährt.
- Singen: Schlaflieder wirken beruhigend.
- Ruhiger Tagesablauf: bewährt bei empfindsamen Kindern. Wenn Kinder tagsüber viel erleben, dann schlafen sie oft schlecht ein.
- Den Rücken oder die Füße massieren: Die Kinder finden dann oft gut Ruhe, da die Gedanken auf den Rücken bzw. die Füße gelenkt werden, das wirkt entspannend.
- Kein wildes Toben vor dem Einschlafen: Manchmal kommt ein Elternteil spät von der Arbeit nach Hause und voller Freude geht die „Sause" los. Lieber das Toben zeitlich begrenzen und langsam herunterfahren, denn es wirkt äußerst aufputschend.
- PC, Tablet oder Handy nicht bis kurz vor dem Einschlafen benutzen: Der blaue Farbton und das helle Licht des Bildschirms machen munter.
- Ein warmes Bad vor dem Einschlafen fördert die Entspannung.
- Kneipp-Therapie: Leibwaschung – möglich etwa ab dem Kindergartenalter. Mit einem Waschlappen, getränkt mit kaltem Wasser, etwa dreimal im Urzeigersinn über den Bauch wischen, danach warm einpacken. Der kurze Kontakt mit

dem kalten Wasser stimuliert die Darmdurchblutung und damit den Parasympathikus, also den Nerv, der die Entspannung begünstigt.

- Häufiges Erwachen in der Nacht: Vorsichtig beruhigen, summen, leise singen. Zu frühes Stillen, Flasche geben oder Hochnehmen kann bewirken, dass die Kinder einen Schlafrhythmus lernen, bei dem sie regelmäßig aufwachen.

Pflanzenheilkunde und Aromatherapie

- Kamillentee oder Baldriantee vor dem Einschlafen.
- Passiflora Kinderzäpfchen von Wala (ab Geburt): abends 1 Zäpfchen.
- Lavendelöl 10 % von Stadelmann: 2 – 3 Tropfen für eine Fußmassage.
- Luftikus Naturparfüm von Stadelmann: 2 – 3 Tropfen auf den Puls oder für eine Fußmassage.
- SchlafSchönWickel Lavendel von Wachswerk (ab 4 Wochen).
- Kytta Sedativum (ab 3 Jahren): pflanzliches Heilmittel mit Baldrian, Hopfen und Passionsfrucht. Eine Stunde vor dem Schlafengehen ein Dragee geben.
- Notfalltropfen nach Dr. Bach können hilfreich sein, ebenso Healing Herbs Nacht Globuli, bis zu 4-mal 10 Globuli.

Homöopathie

- Passiflora comp. Golbuli (ab Geburt) – Komplexmittel von Wala bei nervöser Unruhe beim Einschlafen.
- Calmedoron – Komplexmittel von Weleda mit Baldrian, Hafer, Hopfen, Passionsblume. Vor dem Schlafengehen 5 Globuli (bis 1 Jahr), 10 Globuli (1 – 5 Jahre) bzw. 15 Globuli (ab 6 Jahren).
- Valeriana comp. Globuli – Komplexmittel von Wala, wenn das Ein- und Durchschlafen schwierig ist.
- *Ambra grisea* – schlaflos aus Kummer, ängstlich ruhelos.
- *Arsenicum album* – ängstliche Kinder.
- *Coffea* – reizempfindliche Kinder, wachen leicht auf. Schlechter durch Überreizung oder Übermüdung.
- *Jalapa* – tagsüber brav und nachts sehr unruhig, das Kind wacht oft auf und schreit viel.
- *Phosphorus* – ängstliche Kinder mit einer lebhaften Fantasie
- *Stramonium* – bei Nachtschreck jeden Abend vor dem Einschlafen
- *Zincum valerianicum* – unruhige Beine im Schlaf.

Schulmedizin

- Melatonin Einschlaf-Spray Dr Theiss: enthält Melatonin in geringer Dosis (1 Sprühstoß 0,5 mg) und Passionsblumenextrakt, abends 1 Sprühstoß in die Nase.
- Melatonin Tabletten (ab 2 Jahren): in der Apotheke frei verkäuflich, dennoch nur anwenden in Rücksprache mit Ihrem Kinder- und Jugendarzt.
- Verwenden Sie keine Melatonin-Gummibärchen, es besteht die Gefahr der Überdosierung und Verwechslung.

Wann zur Ärztin oder zum Arzt?

- Ihr Kind ist seit Tagen völlig übermüdet.
- Das Kind schnarcht im Schlaf laut oder sie bemerken, dass Ihr Kind sich beim Schnarchen schwertut einzuatmen.
- Die ganze Familie ist wegen der Schlafstörungen des Kindes am Rande ihrer Leistungsfähigkeit.
- Alle in der Familie sind genervt.

Schulkinder und Jugendliche

Mit dem Eintritt ins Schulalter ändert sich das Leben grundlegend: Neue Freundschaften werden geschlossen, Kenntnisse und Fähigkeiten erworben. Die Schule mit ihren eigenen Regeln und Abläufen stellt neue Anforderungen an die Kinder. Das macht vielen Kindern Spaß, kann aber auch Probleme zutage fördern. Und dann wartet da noch die Pubertät mit ihren Herausforderungen …

Alle wollen was – ganz schön anstrengend!

Von Beginn des Lebens an sind alle Kinder neugierig und wollen etwas lernen. Doch mit der Zeit steigen die Erwartungen an das Kind und an die Jugendlichen.

- Das Kind bzw. der Jugendliche will selber gut sein.
- Die Eltern wollen, dass ihr Kind gute Noten hat, damit später mal „etwas aus ihm oder ihr wird".
- Die Lehrer wollen aufmerksame Schüler, die gut lernen.
- Die Freunde – Peergroup – haben gewisse Regeln, an die sich das Kind gebunden fühlt, wegen denen es aber manchmal mit den Eltern in Konflikte gerät.
- Gesellschaft und Staat wollen, dass man Verantwortung übernimmt und Regeln einhält.

Auf Kindern und noch mehr auf Jugendlichen lastet somit von vielen Seiten ein enormer Erwartungsdruck. Je nach emotionaler Stabilität leiden sie mehr oder weniger darunter. Im Folgenden sind typische Problembereiche herausgegriffen. Bei Schlafproblemen helfen die auf Seite 373 dargestellten Maßnahmen.

Schulangst und Schulverweigerung

Wenn Kinder unter Schulangst leiden, bezieht sich ihre Angst auf alles, was sie mit der Schule in Verbindung bringen. Etwa 20 % (jedes fünfte Kind) leidet unter Schulangst. Knapp 2 % (jedes 50. Kind) bleibt deshalb etwa einmal in drei Monaten der Schule fern.

Mit Angst kann man weder gut denken, noch gut lernen.

Es kann die Angst sein, bei geforderten Leistungen zu versagen (leistungsbezogene Angst, Prüfungsangst), die Angst vor Mitschülern und Lehrern (soziale Angst), die Angst vor der Trennung von der Bezugsperson (Trennungsangst, v.a. bei jüngeren Schülern) und nicht zuletzt die Angst, den Leistungsansprüchen der Eltern nicht zu entsprechen. Bezogen auf das Verhalten der Mitschüler spricht man bei sozialer Ausgrenzung von Mobbing und bei tätlichen Übergriffen von Bullying.

Besonders Jugendliche stellen oft hohe Ansprüche an sich selber, an ihr äußeres Erscheinungsbild und ihre Leistungen. Wenn sie dem nicht gerecht werden können, besteht die Gefahr, dass sie in ein emotionales Loch fallen. Die Gedanken sind dann so belegt von der Enttäuschung über sich selbst, dass das Thema Schule zweitrangig wird (siehe Seite 391).

Manche Jugendliche flüchten sich in die Welt der Medien. Bei übermäßigem Medienkonsum (siehe Seite 395) können sie jedoch wichtige soziale Kompetenzen, die sie für die Bewältigung der Schulsituation brauchen, nicht ausreichend lernen, was die Schulangst weiter verstärkt.

Die körperliche Schwäche im Rahmen des Wachstums hat ebenfalls einen negativen Einfluss auf die emotionale Stimmungslage. Besonders im Rahmen der Pubertät, bedingt durch den Umbau des Frontalhirns, tauchen schnell Gefühle wie Minderwertigkeit, Frustration, soziale Abwertung usw. auf (siehe Seite 381). Dann ziehen negative Gefühle den Jugendlichen den Boden unter den Füßen weg: „Keiner mag mich!“, „Keiner versteht mich!“, „Das schaffe ich alles nicht!“, „Alle wollen was von mir!“, „Ich bin sowieso ein schlechter Schüler, eine schlechte Schülerin!“, „Die lachen mich immer aus!“, „Die lassen mich nicht in ihrer Clique mitmachen!“, „Meine Eltern hacken sowieso immer auf mir herum!“, „Nie ist es gut genug, was ich mache!“ …

Die logische Konsequenz ist die Schulverweigerung. Das unreife Gehirn entscheidet sich aufgrund der Ängste, dem Problem Schule aus dem Weg zu gehen. Nach der Logik des noch unreifen, unerfahrenen Gehirns ist die Angst vor der Schule größer als alle Probleme, die durch das Fernbleiben von der Schule entstehen. Das Verweigern erscheint zunächst als die einfachste und effektivste Lösung. Die Angst blendet alles aus. Ängste und Fantasien können sich sogar in einer Art Spirale hochschrauben und erscheinen dem Kind oder Jugendlichen dann viel ausgeprägter, als sie in Wirklichkeit sind.

Sie verweigern daher nicht mal einfach die Schule – es geht einfach nicht mehr. Innerlich stehen sie unter einem enormen Stress. Lediglich ein geringer Teil der Schulverweigerer schwänzt die Schule, um angenehmeren Tätigkeiten nachgehen zu können.

Dass daraus teils erhebliche Folgen und Konsequenzen entstehen, können die Kinder und Jugendlichen noch nicht abschätzen (schlechtere Schulbildung, höhere Arbeitslosigkeit, geringeres Einkommen, psychische Krankheiten usw.). Sie sind eben noch nicht erwachsen.

Körperliche Alarmzeichen

Wenn die Schulangst groß ist, können körperliche Symptome entstehen. Diese lassen sich die Kinder nicht einfach einfallen, sie empfinden und leiden wirklich unter Kopf- oder Bauchschmerzen, Übelkeit, Erbrechen, Durchfall, Schlafstörungen, Erschöpfung, vermehrtes Nägelkauen, Einnässen usw. Sie leiden nicht freiwillig. Beobachten Sie, an welchen Tagen, wie oft und wie lange die Beschwerden auftreten. Typisch ist zum Beispiel, dass am Wochenende, in den Ferien oder sobald klar ist, dass er oder sie zu Hause bleiben kann, keine Beschwerden bestehen. Am nächsten Morgen sind die Schmerzen dann wieder da.

Allgemeine Maßnahmen

- Beruhigen Sie Ihr Kind.
- Bieten Sie Unterstützung an, zum Beispiel bei den Hausaufgaben oder als Begleitung auf dem Schulweg.
- Fragen Sie nach, wovor Ihr Kind Angst hat. Möglicherweise gibt es eine einfache Lösung für bestimmte Probleme, auf die Ihr Kind selber noch nicht gekommen ist.
- Nehmen Sie Kontakt zur Schule auf, beraten Sie sich mit dem Klassenlehrer, Vertrauenslehrer und ggf. mit dem Beratungslehrer oder Schulpsychologen.
- Auch die Erziehungsberatung bietet eine wertvolle Unterstützung.
- Holen Sie sich frühzeitig professionelle Hilfe.
- Je länger Sie warten, desto länger bleibt Ihr Kind in seiner Not gefangen!
- Je länger Sie warten, desto tiefer wird die emotionale Narbe, die zurückbleibt.
- Ohne Behandlung besteht ein hohes Risiko für soziale und psychische Spätfolgen.
- Informieren Sie sich auch unter www.ich-bin-alles.de, ein Informationsportal rund um das Thema Depression und psychische Gesundheit bei Kindern und Jugendlichen.

Pflanzenheilkunde und Aromatherapie

- Kytta Sedativum (ab 3 Jahren): pflanzliches Heilmittel aus Baldrian, Hopfen und Passionsfrucht bei nervöser Unruhe. 1- bis 2-mal täglich 1 Dragee.
- Rhodiola Intercell (ab 12 Jahren): unter anderem mit Rosenwurzextrakt, zur vorübergehenden Linderung von Stresssymptomen wie Müdigkeit und Schwächegefühle.
- Orangenblütenhydrolat von Stadelmann: zum Aufsprühen.
- Kindermassageöl Strubbelpeter: abends den Rücken damit massieren und morgens 1 – 2 Tropfen auf den Handpuls geben.
- Lavendelöl 10 % von Stadelmann: Füße damit einreiben, bei größeren Kindern wenige Tropfen auf der Stirn verreiben.
- Melissenöl 10 % von Stadelmann: nach Bedarf bei Angstzuständen einen Tropfen auf den Handpuls geben.
- Notfalltropfen nach Dr. Bach.

Homöopathie

- Calmedoron – Komplexmittel von Weleda mit Baldrian, Hafer, Hopfen, Passionsblume. 5 Globuli (bis 1 Jahr), 10 Globuli (1 – 5 Jahre) bzw. 15 Globuli (ab 6 Jahren).
- Neurexan – Komplexmittel von Heel mit Hafer, Passionsblume, Kaffee, Zincum valerianicum 1- bis 3-mal täglich 1 Tablette (ab 12 Jahren).

Eine konstitutionelle Behandlung im Sinne der klassischen Homöopathie kann hilfreich sein.

Wann zur Ärztin oder zum Arzt?

- Zur Abklärung der Symptome, um eine körperliche Krankheit auszuschließen.
- Zur Abklärung, ob eine psychische Belastung zugrunde liegt, wie zum Beispiel eine depressive Störung.
- Zur Beratung, wie Sie als Eltern mit der Schulangst umgehen können.
- Zur Besprechung des weiteren Vorgehens.

Oft ist bis zu diesem Alter ein Vertrauensverhältnis zwischen Ihrer Tochter oder Ihrem Sohn und dem Kinder- und Jugendarzt entstanden. So kann auch der Arzt das Kind in seiner Not begleiten und mit ihm oder ihr zusammen überlegen, welche weiteren Schritte notwendig sind.

Sie als Eltern können den Kinder- und Jugendarzt auch um Unterstützung im Gespräch mit der Schule bitten. Außerdem erhalten Sie, wenn gewünscht, Adressen von Erziehungsberatungsstellen. Gegebenenfalls ist eine Überweisung zu einem Kinder- und Jugendpsychotherapeuten oder -psychiater sinnvoll. Wenn der oder die Jugendliche zu eingeschränkt ist und nicht mehr in der Lage ist, in die Schule zu gehen und dem Unterricht zu folgen, dann ist eine stationäre Behandlung im Krankenhaus notwendig.

Pubertät: Zwischen Chillen und Vollgas

Die Pubertät ist ein faszinierender Lebensabschnitt. Das Gehirn macht einen regelrechten Entwicklungssprung. Jugendliche haben ein ungeheures Potenzial für Veränderungen, eine beeindruckende Offenheit für Neues, einen oft herzerfrischenden Witz und eine enorme Begeisterungsfähigkeit. Auch das Immunsystem ist auf dem Gipfel seiner Leistungsfähigkeit und sogar die Wundheilung geschieht in keinem anderen Lebensalter so schnell wie in der Pubertät. Weil das anstrengend ist, brauchen Jugendliche viel Zeit zum „Chillen" – zum Ausruhen und Rumhängen.

> *Der Entwicklungssprung kostet enorm viel Kraft und Geduld, und zwar von allen Beteiligten.*

Der Pubertätsdurchhänger

In gewissen Zeiten sind Jugendliche oft kaum noch unternehmungslustig, am liebsten möchten sie einfach nur abhängen. „Unser Kind war doch früher ganz anders!", sagen Eltern dann. „Jetzt ist es zu nichts mehr zu gebrauchen!" Plötzlich tut den Jugendlichen schon nach leichter sportlicher Belastung alles weh. Sie kommen morgens nicht aus dem Bett, klagen ständig über Kopfschmerzen und Schwindel und haben oft – auch in der Schule – einen regelrechten Leistungseinbruch. Es ist die Phase eines Wachstumsschubs.

Der Beginn dieser Phase verlagert sich seit etlichen Jahren nach vorn: Mädchen sind meist im Alter zwischen elf und 14 Jahren betroffen, Jungs zwischen dem 13. und 16. Lebensjahr. Der „Durchhänger" kann ein bis zwei Jahre dauern – und stellt die Eltern häufig vor eine große Geduldsprobe …

Darüber sorgen sich nicht nur die Eltern. Auch die Jugendlichen sind meist von sich selbst enttäuscht und frustriert. Sie verstehen nicht, was mit ihnen los ist. Sie spüren ihre Kraftlosigkeit, wissen, dass sie früher einmal besser waren, und haben das Gefühl, jetzt gar nichts mehr zu können. Und weil sie sich unverstanden fühlen, sprechen sie zu allem Übel kaum darüber.

Die Jugendlichen sind meist über sich selbst enttäuscht und frustriert und machen sich Sorgen um ihre Gesundheit und die Zukunft.

Vonseiten der Schule und der Eltern kommen Vorwürfe und klare Ansage: „Du musst mehr tun", „Lass dich nicht so hängen", „Streng dich endlich mal an", „Wenn du so weiter machst, dann wird nichts aus Dir" – die Liste ist lang. Natürlich ist es die tiefe Sorge um die Zukunft ihres Kindes, die die Eltern bewegt, ständig auf ihr Kind einzureden. Dabei äußern sie ihre Kritik oft ungeduldig, deutlich, heftig oder schimpfen gar. In der Praxis berichten die Eltern von teils heftigen Auseinandersetzungen zu Hause. Die Jugendlichen selbst empfinden die Kritik als Abwertung, sie hören heraus, dass sie nicht okay sind, dass niemand sie mag und niemand sie versteht. Wenn sie sich das ständig anhören müssen, ist es kein Wunder, dass sie pampig, gereizt und abweisend reagieren.

Die Jugendlichen möchten gerne, können aber nicht! Es fehlt die Kraft. Die Frage, was mit ihnen los sei, können sie nicht so recht beantworten, weil es nicht gelingt, die „blöden Gefühle" in Worte zu fassen. Die kindliche Sorglosigkeit wird verdrängt von einer tiefsitzenden, echten Sorge um das eigene Leben.

Das können Sie tun

Sowohl den Jugendlichen als auch den Eltern helfen folgende Gedanken:

- Es ist nur eine Phase, wohl aber eine wichtige Phase der Entwicklung.
- Es ist normal, in der Pubertät durchzuhängen!
- Dein Körper braucht diese Phasen, um sich in Ruhe entwickeln zu können.

Häufig spielt ein niedriger Blutdruck eine wichtige Rolle. Hinweise zur Behandlung finden sich auf Seite 287.

ADHS/ADS: Aufmerksamkeitsstörung und Hyperaktivität

Über das Thema ADHS/ADS wurden schon viel geschrieben. Deshalb sei hier der Blickwinkel auf das gelenkt, was in den Kindern, Jugendlichen und Erwachsenen vor sich geht. Etwa 5 % (ein Kind von 20 – das bedeutet mindestens ein Kind pro Klasse) im Alter zwischen 3 und 17 Jahren sind davon betroffen (Jungen mit 6,5 % dreimal so häufig wie Mädchen mit 2,3 %). Weltweit wird die Zahl der Erwachsenen mit ADHS mit 2,8 % angegeben. Im Allgemeinen kann man also davon ausgehen, dass bei einem Drittel der Betroffenen die Symptome lebenslang unverändert bestehen, bei einem Drittel bessern sich die Symptome meist zwischen Pubertät und Erwachsenenalter und bei einem Drittel heilen sie aus. Die Ursachen können vielfältig sein, dazu gehören genetische Veranlagung (bis zu 80 % ein Mangel der Botenstoffe Dopamin und Noradrenalin im Gehirn), neurologische Erkrankungen und Umweltfaktoren wie Schule, soziale Gruppe, zu viele Medien, Erziehung usw. Oft treffen mehrere Faktoren zusammen, die sich gegenseitig verstärken.

Kurz definiert

ADHS = Aufmerksamkeits-Defizit- und Hyperaktivitäts-Syndrom
ADS = Aufmerksamkeits-Defizit-Syndrom

Drei Hauptsymptome: gestörte Aufmerksamkeit, Impulsivität und Hyperaktivität. Diese Symptome sind individuell unterschiedlich stark ausgeprägt. Bei ADS besteht keine Hyperaktivität.

Kinder mit ADHS haben viele Ideen – auch viele gute Ideen. Sie sind sehr einfallsreich, schnell zu begeistern, haben oft gute Scherze auf Lager, sind freundlich, nett, überschwänglich, gesellig, sie sind kaum müde zu bekommen. Häufig haben sie einen unersättlichen Bewegungsdrang – Bewegung hilft ihnen, überschüssige Energie loszuwerden. Unter den Kindern mit ADS, davon sind Mädchen häufiger betroffen, findet man die Träumer, die Stillen, Braven und diejenigen, die man leicht übersieht. Hier besteht das Aufmerksamkeits-Defizit-Syndrom ohne Hyperaktivität.

Bei beiden Formen sind, nach aktuellem Wissen, die Übertragungssignale, mit denen Informationen in den Nerven weitergeleitet werden, nicht intensiv genug. Daher können aufgenommene Signale nicht so gut verarbeitet und gespeichert werden. Das Gehirn ist zwar enorm aktiv, dabei aber wenig effektiv.

Die Aufmerksamkeitsstörung betrifft alle Ebenen

- Die Wahrnehmung des eigenen Körpers ist vermindert, das betrifft vor allem Hunger- und Durstgefühl, Hören, Sehen und Fühlen.
- Die Bewegungsabläufe, insbesondere die Feinabstufungen der Bewegung, sind betroffen, was etwa beim Malen, Zeichnen und Schreiben hinderlich ist.
- Auch das Sprechen bzw. die Aussprache kann betroffen sein. Sprechen ist ein Zusammenspiel des Sprachzentrums im Gehirn mit der Feinabstimmung von Mundmotorik und Stimmbändern.
- Das Denken wird ständig unterbrochen von neuen und wieder neuen Gedanken. Die Menschen wirken zerstreut, chaotisch und vergesslich. Viele beschreiben die Gedanken im Kopf als Gedankengewitter. Wie bei einem Wirbelsturm fliegen die Gedanken durcheinander.
- Das Gedächtnis ist vermindert, weil das Gehirn keine Zeit hat, die schnell vorbeisausenden Gedanken zu speichern.
- Die Betroffenen können sich nur kurz konzentrieren. Das fällt bereits im Kindergarten auf, in der Schule wird es dann zum Problem.
- Sie sind oft ungeschickt, es passieren viele Unfälle, besonders im Straßenverkehr sind sie stark gefährdet.
- Die Gefühlswelt ist zwar intensiv, doch auch die Gefühle sind mehr oder weniger flüchtig. Das darf jedoch nicht darüber hinwegtäuschen, dass häufig negativ empfundene Gefühle letztlich doch abgespeichert werden: „Ich kann nichts!", „Ich bin zu dumm!", „Keiner mag mich!", „Ich bin unmöglich!".
- Kontakt zu anderen, die Beziehung zu anderen ist wegen der Abgelenktheit oft schwierig.
- Es gelingt je nach Alter mehr oder weniger gut, die Reizflut zu sortieren.

> *Die schmerzlichen Folgen: Die Betroffenen werden für ein Verhalten geschimpft, dem eine angeborene Krankheit zugrunde liegt.*

Zu viele negative Erfahrungen

Menschen mit ADHS bekommen viel negative Zuwendung, sie werden ermahnt, geschimpft, gemaßregelt. Besonders in der Schule ernten sie viele Misserfolge, erleben deutlich mehr frustrierende Momente als andere Kinder. Sie merken, dass sie ständig nerven. Viele fühlen sich nicht gemocht und auch zu Hause gibt es oft Streit.

Kontakt zu knüpfen, fällt ihnen schwer, daher fühlen sie sich schnell isoliert. Um Aufmerksamkeit und Zuwendung zu erlangen, machen sie dann verrückte Dinge, benehmen sich zum Beispiel wie ein Klassenclown. Mit diesem Verhalten handeln sie sich dann noch mehr Ablehnung und Ausgrenzung ein. Oft wird ihnen fälschlicherweise unterstellt, sich absichtlich so zu verhalten – zu Unrecht: Sie sind einfach so lebendig, bei ADHS ist das so.

Bei so vielen negativen Erfahrungen müssten die Menschen eigentlich an sich verzweifeln. Gerade Jugendliche stellen sich die quälende Frage: Was soll aus mir noch werden? Oft ist die Aufmerksamkeitsstörung auch begleitet von einer Angststörung, Depression, Bindungsstörung, von Beziehungsproblemen, Störungen des Sozialverhaltens, Drogenkonsum usw.

Die guten Seiten stärken und fördern

Ob Kinder, Jugendliche oder Erwachsene – die Qualitäten von Menschen mit ADHS/ADS werden oft verkannt. Deshalb ist es wichtig, die Störung frühzeitig zu erkennen und, wenn nötig, rechtzeitig zu behandeln. Je später die Behandlung ansetzt, desto größer ist die Wahrscheinlichkeit, dass seelische Narben bleiben und der Selbstwert des Menschen dauerhaft beschädigt ist.

Ich erlebe immer wieder, dass ein Großteil unter einer angemessenen Behandlung aufblüht. Die Noten werden deutlich besser, die Momente der Frustration werden seltener, zu Hause gibt es kaum noch Streit, sie haben auf einmal Freunde … Vielfach sind die Kinder und Jugendlichen wie ausgewechselt. Eine Mutter hat es einmal so formuliert: „Wir haben endlich wieder ein Familienleben!"

Für Kinder und Jugendliche mit der Diagnose ADHS oder ADS kann der Hinweis hilfreich sein, dass sie mit dieser Krankheit nicht alleine dastehen, sondern sich im Kreise vieler berühmter Persönlichkeiten bewegen, darunter Eckart von Hirschhausen (bekannter Kabarettist, Arzt, Fernsehmoderator und Buchautor), Will Smith (amerikanischer Schauspieler), Hermann Hesse (1877 – 1962, bedeutender deutscher Schriftsteller).

Der Einfallsreichtum, die Lebendigkeit, die unerschöpfliche Energie – die Menschen können, wenn sie in ihren guten Seiten bestärkt und gefördert werden, Faszinierendes zustande bringen.

Das können Sie tun

- Holen Sie sich frühzeitig Unterstützung, nicht erst, wenn die Probleme gravierend sind.
- Die guten Seiten Ihrer Tochter oder Ihres Sohnes stärken und fördern – das gilt sowieso immer!
- Verständnisvoller Umgang und positives Denken.
- Selbstwert stärken durch Lob.
- Strukturierung und Aufteilen von Aufgaben.
- Diagnose sichern lassen beim Kinder- und Jugendpsychiater oder in einem sozialpädiatrischem Zentrum (SPZ).
- Beratung holen und an speziellen Elternschulungen teilnehmen.
- Mit Erzieher*innen und Lehrer*innen im ständigen Kontakt sein (für Lehrer gibt es auch Schulungsangebote).
- Kinder für spezielle Trainings anmelden (bei Kinder- und Jugendpsychiater oder SPZ).
- Verhaltenstrainings, Ergotherapie, Gruppentrainings und Psychotherapie führen zu einer Besserung.

Schulmedizin

Da es sich bei der Erkrankung in bis zu 80 % der Fälle um einen Mangel an Botenstoffen im Gehirn handelt, ist die medikamentöse Behandlung meist am Effektivsten. Besonders bekannt sind Methylphenidat (entdeckt 1944) und Elvanse. Mehr als 250 kontrollierte Studien belegen die Sicherheit, Verträglichkeit und gute Wirkung.

Homöopathie

Eine konstitutionelle homöopathische Behandlung kann hilfreich sein (siehe Seite 29). Besonders bewährt und in Studien gesichert hat sich die Behandlung mit der Polaritätsanalyse nach Dr. Frei, einem speziellen Verfahren innerhalb der Homöopathie.

Hochsensitivität – erhöhte Neurosensitivität

Etwa 20 % der Menschen haben eine Hochsensitivität (erhöhte Neurosensitivität). Es handelt sich dabei um eine angeborene Besonderheit der Wahrnehmung und Verarbeitung von Umweltreizen wie Geräusche, optische Eindrücke, Düfte, Berührungen, Musik und andere kulturelle Eindrücke, Gefühle und Nachrichten. Dazu gehören auch elektromagnetische Wellen oder Handystrahlung. Das Gehirn ist ausgesprochen aktiv und immer mit irgendwelchen Gedanken und Ideen beschäftigt. Diese erhöhte Hirnaktivität findet man auch im EEG (Elektroenzephalogramm = Hirnstromkurve). Bei genauer Betrachtung zeigen sich verschiedene Besonderheiten:

Besonders feine Wahrnehmung äußerer Reize: Betroffene nehmen Sinneseindrücke wie Berührung, Bewegung, Gerüche, Musik und Poesie sehr intensiv war und sind äußerst kreativ. Die Eindrücke der Welt um sie herum wirken auf diese Menschen intensiver als auf andere. Ihnen ist es oft kaum möglich, sich davor zu schützen, daher haben sie das Gefühl, Gespräche, Geräusche, Blicke, Gerüche und Musik würden ungefiltert in ihren Körper eindringen, zum Beispiel Gespräche am Nebentisch oder leise Musik, die von irgendwoher kommt. Auch ein nachdenklicher oder kritischer Blick, der vielleicht gar nichts mit ihnen zu tun hat, kann sie stark verunsichern.

Niedrige Reizschwelle: Diese führt leicht zu einer Reizüberflutung. Die Kinder sind schnell nervös, gestresst, überdreht, nervig, laut oder sie wirken vergesslich, zerstreut, abwesend oder klagen über Kopf- oder Bauschmerzen. Viele Menschen auf einem Fest, laute Geräusche auf dem Bahnhof oder fröhliches Treiben auf dem Jahrmarkt ist ihnen schnell zu viel. Ein kratziger Pulli, berührt zu werden oder im Gras zu liegen, kann unerträglich sein. Völlig überreizte Kinder schreien, toben, werfen sich auf den Boden und benehmen sich „unmöglich“ – in größter Not schlagen und beißen sie sogar. Oft zeigt sich die emotionale Dünnhäutigkeit erst nach einem Ereignis, auch nach sehr schönen Ereignissen, oder nach starker sportlicher Belastung.

Ausgeprägte Emotionalität: Die Menschen haben ein gutes Gespür (Empathie) für andere, sie sind mitfühlend und lassen sich von deren Schicksal berühren. Sie können sich gut einfühlen und merken sofort, wenn es dem Gegenüber nicht gut geht. Bereits beim Betreten eines Raumes haben sie die Stimmungen der Menschen erfasst. Ihre eigenen Emotionen bewegen sich in Extremen zwischen großer Freude und Begeisterung und tiefgründigen schweren Gedanken, zwischen Ausgelassenheit und Verzweiflung und sie sind schnell zu Tränen gerührt. Sie reagieren sogar körperlich (Unruhe, Schweißausbruch), wenn andere Menschen Stress haben oder in ihrer Nähe ein unangenehmer Tonfall herrscht, obwohl sie es gar nicht betrifft.

Verarbeitungstiefe von Informationen: Bei neuen Informationen entwickeln Betroffene sofort viele Ideen, spinnen weiterführende Gedanken und sind neugierig, das Problem zu durchdringen und die Essenz zu verstehen. Oft sprudeln die Gedanken nur so. Ihr hohes Maß an Selbstreflexion und Verantwortungsbewusstsein bringt sie dazu, sich ständig selbstkritisch zu hinterfragen. Gerade weil sie so viele Ideen haben und den Dingen auf den Grund gehen wollen, fühlen sie sich oft von anderen nicht verstanden, was dann wiederum zu Frustration und Selbstzweifeln führen kann. Manchmal sind es so viele Gedanken gleichzeitig, dass die Menschen von außen betrachtet wie lahmgelegt erscheinen, als wären sie abwesend und würden nicht zuhören – dabei scheint sich in ihrem Kopf gerade alles zu überschlagen. Das typische Grundgefühl in ihnen ist: „Ich bin falsch, ich bin anders!"

Das können Sie tun

- Das Kind vor Überreizung schützen, ihm Möglichkeiten an die Hand geben, sich selbst zu schützen (Kopfhörer, ggf. mit Noise-Cancelling-Funktion, Sonnenbrille, Mütze). Größere Kinder haben schon die Fähigkeit, sich Denkaufgaben zu stellen, um sich abzulenken, oder leise vor sich hin zu singen oder zu summen, um Geräusche von außen zu übertönen.
- Eine Möglichkeit zum Rückzug anbieten und von vorneherein mit einplanen, zum Beispiel vorzeitig das Fest verlassen, wenn es dem Kind nicht mehr gut geht.
- Ihm Zeit geben, sich von der Überreizung zu erholen – das kann erfahrungsgemäß länger dauern.
- Das Kind bei intensiv empfundenen Gefühlen begleiten und beruhigen.
- Seine Kommentare über andere Menschen ernst nehmen – oft steckt viel Wahrheit in dem, was Kinder sagen.
- Ihm helfen, die vielen Ideen zu sortieren.
- Achten Sie auf die Signale Ihres Kindes, wenn es nicht berührt oder angesprochen werden will – vielleicht ist im Moment einfach alles zu viel.
- Freuen Sie sich mit Ihrer Tochter oder Ihrem Sohn über die besonderen Begabungen.

Weitere Hinweise speziell auch für kleinere Kinder finden Sie im Kapitel über gefühlsstarke Kinder (siehe Seite 364).

Mobbing – verletzt und verängstigt

Mobbing gibt es schon im Kindergarten und kann in jeder weiteren Phase des Lebens vorkommen. „Du bist nicht mehr meine Freundin!“, „Verzieh dich, du bist unmöglich!“ – so etwas gab es immer schon, aber heute werden die digitalen Medien manchmal hemmungslos eingesetzt, um die Wirkung zu verstärken. Sie bieten außerdem leider die Möglichkeit, anonym zu bleiben. Mobbing geschieht oft hinten herum, leise, wie zufällig – Dinge verschwinden, zufällig wird etwas verschüttet, verletzende Fotos tauchen auf u.v.m. Etwa 10–20% der Jugendlichen sind von Mobbing betroffen, von Beleidigungen und falschen Behauptungen im Netz berichten fast 30%.

Abgelehnt, ausgeschlossen, gedemütigt, bloßgestellt oder geschlagen zu werden, ist eine schwere Kränkung und Abwertung. Mobbingopfer sind verzweifelt, widersinnigerweise fühlen sie sich oft selbst schuldig an der Situation. Zudem haben wir Menschen in 50000 Jahren Menschheitsgeschichte in einer Welt mit vielerlei Gefahren gelernt, dass das Leben in der Gruppe sicherer ist. Ausgeschlossen zu werden – egal aus welcher Gruppe – weckt auch heute noch bei uns allen den Urinstinkt, in Gefahr, vielleicht sogar in Lebensgefahr zu sein. All das kann das Selbstwertgefühl extrem verletzen und tiefgreifende Ängste triggern. Die psychische Gesundheit Ihres Kindes ist in Gefahr!

Während Säuglinge noch durchdringend schreien, wenn sie Zuwendung brauchen verstummen manche Kinder und Jugendliche, wenn sie gemobbt werden. Sie sind so eingeschüchtert, verletzt und wie gelähmt, dass sie sich lange nicht trauen, ihre Eltern zu informieren. Diese merken oft nur, dass etwas mit ihrem Kind nicht stimmt.

Warnsignale

- Kleidung oder Bücher gehen wiederholt kaputt oder verloren.
- Auffallend oft hat das Kind Verletzungen oder Schrammen.
- Ihr Kind hat wenig Kontakt zu Mitschülern und zieht sich zurück.
- Das Kind verliert das Interesse an der Schule, die Noten werden schlechter.
- Es geht nicht mehr gerne in die Schule und/oder hat Angst davor.
- Es berichtet vermehrt über Kopf- und Bauchschmerzen und kann deshalb den Unterricht nicht besuchen.

Das können Sie tun

- Stärken Sie Ihren Sohn oder Ihre Tochter:
  - Stellen Sie sich hinter Ihr Kind, unterstützen sie es: „Du bist nicht allein!"
  - Zuhause liebevolle Zuwendung, Aufmerksamkeit und Unterstützung zeigen.
  - Frage Sie, wo das Problem liegt: Mitschüler, Nachbarskinder, Internet oder Verein?
  - Manchen Kindern hilft es, einen Kampfsport zu erlernen, denn dabei erleben sie, dass sie sich bei Gefahr wehren können.
  - Langfristig sehr effektiv ist eine psychotherapeutische Unterstützung, denn Mobbingopfer bringen oft gewisse Eigenschaften mit, die die Täter zum Handeln reizen.
  - Denken Sie mit Ihrem Kind über einen Kindergarten- oder Schulwechsel, Wechsel der Arbeitsstelle oder des Vereins nach.
- Dokumentieren Sie genau:
  - Was berichtet Ihr Kind?
  - Machen Sie Screenshots bei Cybermobbing.
- Machen Sie das Mobbing öffentlich, sprechen Sie offen darüber:
  - Mobbing betrifft nicht nur das Opfer, sondern die ganze Gemeinschaft um das Kind herum.
  - Informieren Sie die Verantwortlichen in Kindergarten oder Schule und besprechen Sie mit ihnen eine Strategie. Es kann vorkommen, dass die Verantwortlichen das Problem klein reden wollen, kein Interesse oder gar Widerwillen zeigen. Na und?! Bleiben Sie trotzdem dran am Thema.
  - Elternvertreter und Elternabende bieten sich an, um sich Unterstützung zu holen.
  - Lassen Sie sich nicht beirren, Ihr Kind braucht Hilfe, schützen Sie Ihr Kind!
  - Schalten Sie einen Anwalt ein, wenn die Betroffenen keinerlei Einsicht zeigen. In schweren Fällen die Polizei.
- Zur Prävention ist das Programm von Olweus sehr effektiv, zur Intervention der No Blame Approach, bei dem Mobbingopfer, Mobbingtäter und auch der Klassenverband mit einbezogen werden. Sprechen Sie die Lehrerin oder den Lehrer darauf an.

Rückendeckung bieten

Ähnlich wie bei einem Computer steht uns zum Denken das Arbeitsgedächtnis zur Verfügung. Ist unser Denken mit bestimmten Dingen beschäftigt, zum Beispiel den vielen Aufgaben, die am nächsten Tag anstehen, und der damit verbundenen Sorge, sie nicht zu meistern, dann ist ein Teil des Arbeitsgedächtnisses belegt, und zwar umso mehr, je größer die Aufgaben sind.

Auch Erwachsene können, wenn der Stress übergroß wird oder Probleme überhand nehmen, manchmal nicht mehr klar denken. Es ist, als würde die eigene Festplatte hängen. Bei Jugendlichen kommt eine erschwerende Besonderheit hinzu: In der Pubertät werden bis zu 70 % des Gehirns umgebaut. Diese 70 % stehen zum Denken nur sehr eingeschränkt zur Verfügung. Das heißt, dass die gesamten Denkvorgänge von den restlichen 30 % erledigt werden müssen.

Sind diese restlichen 30 % dann mit Stress, Problemen, Sorgen, Versagensängsten und Gedanken an anstehende Aufgaben beschäftigt, dann sind zum Nachdenken kaum noch Kapazitäten frei. Und so können Denkvorgänge deutlich länger dauern oder sogar ganz unmöglich sein – wie bei einem alten PC mit einem kleinen Arbeitsspeicher.

Das Arbeitsgedächtnis ist unter anderem belegt mit:

- Anforderungen von Eltern, Schule Freunden: Alle wollen was von mir!
- Anforderungen der Peergroup: Wie halte ich Kontakt? Wie erhalte ich Anerkennung? Welche Kleidung, welche Musik kommt an?
- Sorgen um die eigene Gesundheit.
- Sorgen und Frust um die schulischen Leistungen, um den eigenen momentanen Durchhänger.
- Frustration über die Kritik der Lehrer und Eltern.

Die Jugendlichen merken selber deutlich, dass das Nachdenken schwierig ist:

- Ich weiß auch nicht warum das Nachdenken so schwierig und anstrengend ist, warum ich so kaputt bin.
- Ich bin doch selber so frustriert, dass ich so schlecht in der Schule bin, und zweifle an mir selber.
- Ich bemühe mich ja, aber es geht nicht.
- Die ganzen Anforderungen belasten mich schwer.
- Es geht so viel in meinem Kopf herum, ich kann das alles gar nicht sortieren.
- Manche komplexen Zusammenhänge begreife ich einfach nicht, ich kann Euch gedanklich nicht folgen, ihr seid mir zu schnell.
- Ich kann mich gar nicht aufs Lernen konzentrieren.

Manchmal kommt es zu Reaktionen, die für die Eltern oder andere Erwachsene nicht nachvollziehbar sind. Aber dem Gehirn stehen im Moment keine besseren Lösungen zur Verfügung.

- Rückzug als Schutz vor zu vielen Anforderungen
- Ablenkung als Flucht vor den Anforderungen, Vorwürfen, dem Gedankenwirrwarr: Computerspiele, ständige Verabredungen, Dauer-Chat usw.
- Verweigerung, speziell Schulverweigerung
- Krankheiten mit körperlichen Symptomen als Ausweg, zum Beispiel Kopfschmerzen oder Bauchschmerzen
- Abgleiten in eine Depression
- Aggression, wenn die Frustration maximal ist

Könnte Ihr Sohn oder Ihre Tochter in Worte fassen, wo das Problem liegt und was Sie für sie oder ihn tun könnten, dann würde es vermutlich so klingen:

> *„Ich brauche eure Rückendeckung und das Gefühl, dass ihr an mich glaubt."*

Hilfreiche Antworten und Angebote können sein:

- Ich merke, dass es dir gerade nicht so gut geht.
- Ich merke auch, wie sehr du dich bemühst.
- Bei mir war das damals auch so – ich versichere dir, dass es wieder anders wird.
- In der Pubertät darf man einfach einen Durchhänger haben, das ist normal.
- Wir lieben dich, du bist uns sehr wichtig, wir möchten, dass es dir gut geht.
- Wo können wir dich entlasten? Wo brauchst du unsere Hilfe?
- Ich glaube dir, dass du dich bemühst.
- Ich glaube dir, dass das Lernen gerade nur schwer geht, wobei kann ich dich unterstützen?
- Diese Phase wird vorübergehen – habe Geduld.
- Wenn es dich beruhigen würde, dann können wir einen Termin beim Kinder- und Jugendarzt ausmachen und ihn um eine Untersuchung bitten.

Sparringspartner sein

Der dänische Familientherapeut Jesper Juul bezeichnet die Pubertät als „Payback-Zeit", das heißt, jetzt wird zurückgezahlt. Wenn das Familienleben nun zur Hölle wird, so sei das in erster Linie das Ergebnis der ersten zehn Jahre der Erziehung, so Jesper Juul.

Möglicherweise unglücklich gelaufene Zeiten in der Erziehung können nicht mehr zurückgedreht werden. Deshalb ist die Pubertät eine äußerst wichtige Gelegenheit, vor dem Erreichen des Erwachsenenalters mit den Jugendlichen ins Gespräch zu kommen und im Gespräch zu bleiben.

> *Jugendliche brauchen Anerkennung und das Gefühl, ernst genommen zu werden.*

Das können Sie tun

Jugendliche wollen diskutieren und ihre Kräfte messen (siehe Seite 339). So begegnen Sie diesem Wunsch:

- Diskussionen wie einen sportlichen Wettkampf führen:
  - Mit Leichtigkeit, Finesse, Fairness, Spaß.
  - Nicht mit der Schwere der großen Verantwortung: „Was soll denn aus unserem Kind noch werden? Wenn das so weitergeht …"
- Kompromisse erarbeiten: Der oder die Jugendliche soll das Gefühl bekommen, dass sich Diskussionen lohnen. Das steigert das Selbstwertgefühl und das Gefühl, etwas zu bewirken.
- Ernsthafte Diskussionen führen, wertschätzend und achtsam.
- Interesse zeigen an der Welt des Jugendlichen: Vorlieben und Hobbys beachten, zu Wettkämpfen begleiten, an der Essensplanung beteiligen, Freunde zu Hause willkommen heißen, Raum zur Verfügung stellen.
- Sich Zeit nehmen, wenn der Jugendliche Zeit hat, Zeit miteinander verbringen, auch wenn eigentlich etwas anderes ansteht – selbst in an sich banalen Situationen entstehen oft gute Gespräche.
- Gelegenheiten nutzen, zum Beispiel zu einem Fest oder zu Freunden fahren und wieder abholen – auch mal mitten in der Nacht.
- Privatsphäre und Grenzen des Jugendlichen respektieren:
  - Anklopfen vor dem Betreten des Kinderzimmers.
  - Vor dem Betreten des Zimmers fragen: Darf ich hereinkommen?
  - Das Zimmer nicht in Abwesenheit durchsuchen, die gewaschene Wäsche vor die Tür legen usw.
- Sich einfühlen – Jugendliche tragen oft viel Last, viele Enttäuschungen und Sorgen mit sich herum.
- Sie haben zu viel zu lernen: Der Berg des unerledigten Lernens wird immer größer und scheint unüberwindbar.
- Sie machen sich Sorgen wegen schlechter Noten.

- Sie machen sich Sorgen über Freunde, denen es momentan schlecht geht.
- Sie werden in den sozialen Medien angegriffen, verleumdet, bloßgestellt.
- Sie werden in der Schule oder im Verein gemobbt.
- Weniger Streit ums Essen: Manchmal führen momentane Vorlieben zu einer etwas einseitigen Ernährung, aber der Körper kann sicher eine Zeitlang gut damit umgehen.
- Zeit geben zum Chillen geben. Jugendliche brauchen Zeit zum Faulsein, zum Wachsen.

Anstelle von Kritik und Strafen:
- Trost und Verständnis bieten.
- Vertrauen haben, dass der oder die Jugendliche nichts böswillig oder mit Absicht macht.
- Anerkennen, dass er oder sie sich bemüht, die Dinge gut und richtig zu machen, es oft aber einfach nicht klappt.
- Wissen, dass er oder sie manchen Verlockungen einfach nicht widerstehen kann, weil sie einfach stärker sind als die Angst vor den Eltern oder der Schule. Jugendliche sind eben noch keine erwachsenen Menschen, die Verantwortung für ihr Leben tragen müssen.
- Erkennen, dass er oder sie manchmal nicht anders handeln kann, weil zum Beispiel der Druck der anderen aus dem Freundeskreis (Peergroup) schwerer wiegt, als das, was Eltern oder Schule sagen.

Sie als Eltern sind in dieser wichtigen Zeit gefordert, denn:
- Sie tragen eine große Verantwortung.
- Sie machen sich Sorgen um die Zukunft.
- Sie haben manchmal Angst, dass dem Kind etwas zustoßen könnte.

Medien: Computer, Tablet, Smartphone

Smartphone, Tablet, PC, Fernseher, Playstation, soziale Netzwerke … Sie alle sind herausragende Erfindungen unserer Zeit. Sie bringen viele Vorteile und haben die Welt einfacher und verständlicher gemacht. Medien sind auch ein Tor zur Welt, sie bieten vielfältige Kontaktmöglichkeiten – auch für Menschen, die sonst wenig Gelegenheit haben, andere Menschen zu treffen. Sie vermitteln das Gefühl, nicht alleine zu sein, dazuzugehören und verringern so den emotionalen Stress, den viele Menschen beim Alleinsein empfinden.

Kinder lernen meist voneinander, die neuen Medien zu verwenden – ohne die Hilfe von Eltern oder Lehrern. Oft beherrschen sie sie besser als manch ein Erwachsener. Umso wichtiger ist ein guter Umgang mit Computer, Smartphone und Co. Dann können die Kinder davon profitieren. Dabei gilt es, einige wichtige Dinge dabei zu beachten.

Die reale Welt zuerst: Kinder sollen zuerst die reale Welt kennenlernen. Sie sollen die Welt mit dem Körper, mit allen fünf Sinnen erleben und dann erst in die Welt der Medien eintauchen. Wenn das Gehirn die vielfältigen Erfahrungen aus der realen Welt abgespeichert hat, dann kann es beim Blick auf einen Bildschirm oder auf ein Handy eine Verbindung zu bereits Bekanntem herstellen. Erleben die Kinder viel reale Welt, sind sie emotional stabiler und belastbarer.

Weniger als vier Stunden am Tag: Etwa ab der Pubertät sollten Jugendliche deutlich weniger als vier Stunden täglich mit den neuen Medien verbringen (siehe Seite 399). Bereits ab einer Nutzungsdauer von mehr als zwei Stunden pro Tag nehmen die Leistungsfähigkeit des Gehirns und damit die Konzentration ab, die Schulleistungen und die Ausdauer werden schlechter, die Neugier auf Neues nimmt ab und ebenso das Interesse, etwas zu lernen. Ab einer Zeitdauer von mehr als vier Stunden ist dieser Effekt noch deutlich ausgeprägter.

Das Smartphone lenkt ab: Selbst ein kurzer Blick dauert etliche Sekunden und danach brauchen wir erneut Zeit, um die Aufmerksamkeit zurückzulenken. Im Straßenverkehr kann das lebensbedrohlich sein. Im Gespräch mit anderen Menschen ist es schlicht unhöflich und respektlos.

Mein Smartphone ist wichtiger als du!

Wer im Gespräch mit anderen Menschen plötzlich auf sein Smartphone schaut, sendet unbewusst das Signal: Die Nachricht auf dem Handy ist wichtiger als du, wichtiger als der Kontakt zu dir. Das gilt für die Eltern genauso wie für die Kinder.

Eine Unterhaltung mit dem Sohn, eine interessante Diskussion, ein Spiel zusammen, die Tochter erzählt gerade etwas, das sie bewegt, und plötzlich ertönt ein „Pling" und die Eltern schauen auf ihr Handy. Für die Kinder ist das irritierend und abwertend. Gerade noch haben sie mit ihrer Mutter oder ihrem Vater gesprochen, da sind sie auf einmal nicht mehr wichtig?

Erwachsene können das angesprochene Thema danach einfach fortsetzen, bei Kindern und Jugendlichen bedeutet es mehr als nur die Unterbrechung eines Gespräches. Sie lesen daraus: „Du beachtest mich nicht mehr!", „Ich bin dir nicht mehr wichtig!", „Du interessierst dich nicht für mich!", „Du magst mich nicht mehr!".

Natürlich kann uns so ein Handysignal neugierig machen oder auch beunruhigen. Die kindliche Logik ist aber nicht vernunftgeleitet und das Kind hat auch kein Verständnis für die Neugier der Eltern. Es wird nicht beachtet und reagiert darauf mit Quengeln, Wut, überaktivem Verhalten oder möglicherweise mit Rückzug.

Dieselbe Situation lässt sich nahezu vollständig umkehren: Auch Jugendliche unterbrechen das Gespräch mit den Eltern sofort, wenn das Smartphone einen Ton von sich gibt, greifen danach und sind augenblicklich vertieft in die neue Nachricht. Oft haben sie danach vergessen, was vorher besprochen wurde. Auch für die Eltern ist das irritierend und abwertend. Weil sie sich ignoriert fühlen, kommt oft großer Ärger auf und so mancher Streit eskaliert.

Selbstverständlich wissen die Jugendlichen, dass die Eltern gerade etwas von ihnen wollen. Auch wollen sie den Eltern bestimmt nicht das Gefühl geben, unwichtig zu sein. Aber die Nachricht auf dem Smartphone überblendet einfach alles andere.

Denken Sie an Ihre Vorbildfunktion (siehe Seite 328) und treffen Sie in der Familie Abmachungen (siehe Kasten). Weitere Anregungen zum Umgang mit Medien finden sich auf Seite 399.

Abmachungen für Gespräche treffen

- Vor dem Gespräch die Abmachung treffen, das Handy auf lautlos zu schalten.
- Ansprechen, wenn absehbar ist, dass gleich eine wichtige Nachricht kommt und eine Unterbrechung in dem Moment unvermeidbar ist.
- Schon vorab vereinbaren, dass das Gespräch nach der Unterbrechung fortgesetzt wird.
- Und wenn es dieses Mal gar nicht klappt: Geduld! Es findet sich sicher eine neue Gelegenheit für ein Gespräch.

Medien und Selbsteffektivität: Ich bewirke etwas

Im echten Leben gilt: Ich tue etwas und dadurch verändert sich etwas. Zum Beispiel werfe ich einen Ball und dann fliegt er durch die Luft. Das gibt das gute Gefühl, etwas geschafft zu haben. Ich bewirke etwas, ich bin selbsteffektiv. Zusätzlich entsteht durch die Bewegung im Körper ein gutes Gefühl.

Beim Fernsehen sitzen die Kinder passiv vor dem Bildschirm, das heißt, sie sind nicht selbsteffektiv und es entsteht auch kein gutes Gefühl durch die Bewegung. Am Computer sind wir hingegen selbsteffektiv: Wir drücken auf eine Taste und im Computer geschieht etwas. Allerdings geschieht dies nur mit minimaler körperlicher Bewegung, das heißt, das gute Gefühl im Körper, das durch die Bewegung entsteht, fehlt.

Folgen eines zu langen Medienkonsums

- **Fernsehen:** macht dick, dumm und traurig.
- **Computer:** macht schlechte Schulnoten – je früher und je länger die Kinder vor PC und Fernseher sitzen, desto schlechter sind die Noten.
- **Smartphone:** lenkt ab – man braucht 20 Sekunden, um nach der Ablenkung wieder zum vorherigen Thema zurückzufinden.
- **Computerspiele:** bewirken, dass weniger, von dem, was in der Schule gelernt wurde, ins Langzeitgedächtnis überführt wird, denn dieser Übergang wird davon beeinflusst, was ein Kind in den Stunden nach dem Aneignen von Wissen emotional erlebt.

Informationsflut – Kinder bekommen alles mit

Kinder bekommen alles mit, auch wenn sie im selben Raum still für sich spielen. Sie hören Meldungen im Radio oder Fernsehen, sehen Bilder im Fernsehen und in herumliegenden Zeitschriften. Manchmal erschrecken sie bei scheinbar harmlosen Geschichten in Kinderbüchern oder Kinderfilmen. Sie verstehen Wortfetzen aus Gesprächen der Erwachsenen (z. B. Terroranschläge, Einbrüche in der Nachbarschaft, Unfälle von Bekannten), sie nehmen deren Stimmlage, den fröhlichen oder sorgenvollen Tonfall wahr und sie spüren die Spannung in der Luft bei Streit.

Wenn Sie merken, dass Ihr Kind irgendwie irritiert ist, wenn es zum Beispiel ohne Grund das Spiel unterbricht, sich bei Ihnen anschmiegt oder quengelnd versucht, das Gespräch zu stören, dann reagieren Sie auf Ihr Kind. Vielleicht ist es bedrückt von dem, was es im Gespräch aufgeschnappt hat, oder es spürt eine angespannte Stimmung. In der Praxis erlebe ich außerdem, dass Kinder sich Sorgen um die eigenen Eltern machen, wenn sich zum Beispiel deren Tonlage oder Körperhaltung im Gespräch verändert hat. Fragen Sie ernsthaft nach und erklären Sie die Situation kindgerecht, aber wahrheitsgemäß.

Oft bringen Kinder Fragen aus dem Kindergarten oder der Schule mit nach Hause, zum Beispiel „Darf man einen Menschen schlagen?", „Wie kommt das Baby in Deinen Bauch?", „Was bedeutet tot sein?" usw. Als Antwort bietet es sich an, zunächst einen Überblick zu geben und auf weitere Fragen Ihres Kindes zu warten.

Wenn weitere Fragen kommen, dann antworten Sie etwas genauer. Auf diese Weise geben Sie Stück für Stück mehr und mehr Informationen und Einschätzungen und Ihr Kind hat immer wieder die Gelegenheit, nachzufragen oder es dabei bewenden zu lassen. Die Kinder werden mit dem Fragen aufhören, wenn die Sache sie nicht mehr interessiert oder wenn die Details ihnen zu viel Angst breiten. Auf diese Weise schützen sie sich vor zu viel Information.

Legen Sie bei Ihren Antworten die Betonung auf die positiven Seiten und helfen Sie dem Kind, die Information einzuordnen, indem Sie zum Beispiel erklären, wie wichtig sie ist, wie aktuell sie ist, wie wahrscheinlich eine mögliche Gefahr ist usw. Ebenso können sie gemeinsam Lösungen überlegen.

Neue Medien: Tipps für eine gesunde Balance

Kinder an den guten Umgang mit Medien heranzuführen, ist sinnvoll und wichtig. Fast die Hälfte aller Eltern wünscht sich dabei Unterstützung. Auf der Seite www.kinderaerzte-im-netz.de findet sich in der Rubrik Mediathek ein Merkblatt mit „Empfehlungen für Eltern zum Bildschirmmediengebrauch". Die Online-Plattform „Schau hin! Was Dein Kind mit den Medien macht" bietet ebenfalls wertvolle Hilfe mit aktuellem Bezug (www.schau-hin.info). In Zusammenarbeit unter anderem von BVKJ, der Drogenbeauftragten der Bundesregierung und der Stiftung Kinder und Jugend entstand die Infokampagne „Leben mit Medien" (www.leben-mit-medien.de). Die Leitlinie zur „Prävention dysregulierten Bildschirmmediengebrauchs in Kindheit und Jugend" gibt unter anderem konkrete Vorgaben für eine angemessene Bildschirmzeit in Abhängigkeit vom Alter (siehe Kasten).

- Seien Sie Ihrem Kind ein Vorbild: Es wird Ihre Gewohnheiten übernehmen.
- Erziehung nicht mit Medienzeit: Setzen Sie Medien nicht als Erziehungsmaßnahme (z. B. als Belohnung oder Entzug als Strafe) ein.
- Rausgehen und entdecken: Machen Sie mit Ihrem Kind reale Erfahrungen, zum Beispiel beim Handwerken, beim Spielen in der Natur usw. Das Gehirn lernt besser in einer natürlichen Umgebung.
- Essenszeit ist handyfrei: Beim Essen legen alle das Handy weg.
- Formulieren Sie klare Regeln – ähnlich wie beim Umgang mit Süßigkeiten. Dabei hat jede Familie ihre eigenen Regeln. Welche in Ihrer Familie funktionieren, finden Sie gemeinsam im Gespräch und durch Ausprobieren heraus.
- Verhandeln lohnt sich! Fangen Sie früh an, das Aushandeln zu üben und begleiten Sie die ersten Erfahrungen.

- Achten Sie bei den Medien auf die Altersangaben und einen qualitativ hochwertigen Inhalt.
- „Ich brauche WhatsApp! Sonst krieg ich nix mit!" Wenn Kinder oder Jugendliche keinen Zugang zu sozialen Medien haben, droht die Gefahr, dass sie aus der Gruppe ausgeschlossen werden. Idee: Stellen Sie einen festen Familienrechner ins Wohnzimmer, auf dem WhatsApp installiert ist. Dann bemerken Sie auch, wenn die Kinder danach zu YouTube, Facebook oder einer anderen Plattform wechseln.
- Ihr eigenes Handy sollte für Ihr Kind so lange wie möglich tabu sein.
- Ab wann soll das Kind ein Handy bekommen? Vorschlag: Telefon ohne Internet ab zehn Jahren, Smartphone mit Prepaidkarte ab 9 Jahren, Smartphone komplett ab 16 Jahren.
- Achten Sie die Privatsphäre Ihres Kindes und kontrollieren Sie nicht ohne sein Wissen das Smartphone oder den Browserverlauf im Computer.
- Erinnern Sie sich: Die Generationen vor uns sind mit Hunger, Krieg und Krankheiten fertig geworden. Es gibt Schlimmeres als die neuen Medien.
- Und nutzen Sie die Gelegenheit: Daddeln, chatten, spielen Sie wenigstens hin und wieder einmal mit. So verbringen Sie Zeit mit Ihrem Kind und bekommen einen besseren Eindruck davon, was es am Bildschirm treibt.

Altersentsprechenden Grenzen des Medienkonsums

Folgende Richtzeiten gelten laut Leitlinie zur „Prävention dysregulierten Bildschirmmediengebrauchs in Kindheit und Jugend":

- **Bildschirmfrei bis 3:** So nennt sich eine Initiative der Universität Witten/Herdecke. Ich würde den Kontakt mit anderen Familienmitgliedern und Freunden über Skype, Zoom, Facetime etc. davon ausnehmen.
- **3 – 6 Jahre:** bis 30 Minuten am Tag in Anwesenheit der Eltern.
- **6 – 9 Jahre:** bis 45 Minuten am Tag, danach über die Inhalte sprechen. Kein freier Internetzugang, keine frei zugängliche Spielkonsole.
- **9 – 12 Jahre:** bis 60 Minuten, danach über die Inhalte sprechen. Eigenes Smartphone mit eingeschränktem Internetzugang.
- **12 – 16 Jahre:** 1 – 2 Stunden täglich bis maximal 21 Uhr. Idealerweise beschränkter Internetzugang.
- **16 – 18 Jahre:** eigener Handyvertrag erst ab 16 Jahren.
- **Achtung, ab 2 Stunden pro Tag** nimmt die Konzentration ab, die Schulleistungen und die Ausdauer werden schlechter und das Interesse, etwas Neues zu lernen, lässt nach.

Zu viel Medienkonsum hat Nebenwirkungen

Zu frühe und zu lange Bildschirmnutzung hat für die körperliche und geistige Entwicklung der Kinder schwere Nachteile (siehe auch www.bildschirmfrei-bis-3.de.):

- Verzögerte Sprachentwicklung: Wer nur zuschaut, spricht, singt und unterhält sich nicht. Somit wird die Sprache nicht geübt.
- Verzögerte motorische Entwicklung: Beim Zuschauen fehlt die körperliche Bewegung und die Motorik wird nicht geschult.
- Schlafprobleme: Die Reizüberflutung hindert am Ein- und Durchschlafen.
- Augenerkrankungen und Kurzsichtigkeit: Die Häufigkeit der Brillenverordnung hat seit Einführung des Smartphones zugenommen. Häufige und lange Nutzung von Handys, Tablets und Co. führt zu einer schlechteren Durchblutung und zur Degeneration der Netzhaut. Grund: Der Augapfel wird größer und dadurch die Netzhaut dünner (siehe auch Kapitel Augen).
- Verringerte Vorstellungskraft: Die Kinder nehmen die Inhalte nur mit Augen und Ohren wahr und erleben sie nicht mit dem ganzen Körper. Dadurch fehlt eine wichtige Komponente der Wahrnehmung.
- Schwäche beim Lesen, Schreiben und Rechnen: Lässt sich das Kind zu oft passiv mit Inhalten berieseln, lernt das Gehirn wichtige Fähigkeiten wie Lesen, Schreiben und Rechnen nicht so schnell oder weniger gut.
- Übergewicht: Je mehr Bildschirmzeit, desto größer das Risiko für Übergewicht (siehe Seite 319).
- Strukturelle Hirnveränderung: Messbar bei Kleinkindern bereits ab einer Stunde Mediennutzung.
- Gefühle: Das Einfühlungsvermögen (Empathie) nimmt ab und die Aggressivität zu.
- Depressionen: Das Risiko, an einer Depression zu erkranken, steigt auf das 4,6-Fache.
- Mediensucht: Die Gefahr, eine Mediensucht zu entwickeln, nimmt zu. Der Short CIUS ist ein Test zur Selbsteinschätzung einer möglichen Bildschirmsucht. Zu den allgemeinen Warnsignalen gehören Kopfschmerzen, Müdigkeit, Muskelverspannung und tränende Augen. Sie finden ihn auf der Internetseite der Ludwig-Maximilian Universität (www.lmu.de, „Short CI-US" in das Suchfeld eingeben).

Ab zwei Stunden am Tag entstehen Nachteile

Ab zwei Stunden pro Tag nimmt die Konzentration ab, die Schulleistungen und die Ausdauer werden schlechter und das Interesse, etwas Neues zu lernen, lässt nach.

Handystrahlung – Mobilfunk

Wenige Menschen nehmen Mobilfunkstrahlung als unangenehm wahr und leiden darunter, etwa durch Konzentrationsstörung Kopfschmerzen, Schlafstörungen und Antriebslosigkeit. Es gilt, Möglichkeiten zu suchen, um diese Menschen zu schützen. Es existieren zum Beispiel spezielle Kabelisolationen, Schlafunterlagen, Kleidung, Wandtapeten und Folien zum Schutz vor Elektrosmog, die zum Beispiel in die Wände von Holzhäusern eingebaut werden können.

Mobilfunkt erzeugt hochfrequente elektromagnetische Felder (G5 liegt zwischen 1 und 3,7 GHz, siehe Kasten), die vom Körper aufgenommen werden und eine geringe Erwärmung des Gewebes bewirken (thermische Wirkung). Das heißt, wird ein Handy beim Telefonieren ans Ohr gehalten, erwärmt sich in direkter Umgebung des Ohres das Gewebe, auch im Gehirn. Da das Gewebe jedoch durchblutet wird, transportiert das Blut einen Teil der Wärme ab, dadurch bleibt der Effekt gering.

Mehr Sendemasten bedeuten mehr elektromagnetische Strahlung, allerdings ist laut Bundesamt für Strahlenschutz unser Handy die stärkste Strahlungsquelle. Je weiter das Handy vom Sendemast entfernt ist, desto mehr Strahlung gibt es ab, was wiederum bedeutet, dass bei mehr Sendemasten die Handystrahlung abnimmt.

Die Sendeleistung eines WLAN-Routers liegt bei bis zu 0,1 Watt, eines Handys bei bis zu 0,2 Watt. Bei einer 5G-Basisstation beträgt sie ca. 50 Watt und ist somit 500-mal stärker als bei WLAN. Allerdings ist der WLAN-Router meist nur wenige Meter von dem Ort entfernt, an dem wir uns aufhalten, bei 5G-Sendemasten sind es meist mehrere hundert Meter. Um diese Zahlen zu verstehen, hilft der Vergleich der elektrischen Feldstärke: Sie beträgt 0,87 V/m beim WLAN-Router und 1,22 V/m beim Handy, wenn wir uns in einem Abstand von 2 m dazu befinden. Beim 5G-Sendemast sind es im Abstand von 200 m nur 0,19 V/m, die Strahlung bei WLAN ist somit 4,5-mal stärker als bei 5G.

Gesundheitliche Risiken

Die IARC (Internationale Agentur für Krebsforschung) stuft Handystrahlung in die Kategorie 2B ein: möglicherweise krebserregend. Sie befindet sich damit in der gleichen Gruppe wie Aloe vera, Autoabgase und Dieselkraftstoff. Die UK Million Women Study, eine Studie mit 776 000 Teilnehmerinnen, ergab jedoch, dass das Krebsrisiko nicht erhöht ist. Eine weitere Studie mit 900 Kindern fand keinen Zusammenhang zwischen Dauer und Häufigkeit der Handynutzung und dem Risiko für einen Hirntumor (MOBI-Kids-Studie).

Der Wissenschaftliche Ausschuss für Gesundheit, Umwelt- und neu aufkommende Risiken (Scientific Committee on Health, Environmental and Emerging Risks [SCHEER]) ist ein unabhängiges wissenschaftliches Gremium, das die Europäische Kommission berät. Laut dieses Gremiums gibt es bisher keinen wissenschaftlichen Nachweis für gesundheitliche Risiken im Bereich der zugelassenen Grenzwerte (100 Kilohertz bis 300 Gigahertz). Die Mobilfunkfrequenz von 5G liegt zwischen 1 und 3,7 Gigahertz und damit weit unterhalb des Grenzwertes.

Manche Untersuchungen lassen jedoch aufhorchen. Eine Studie im Auftrag der WHO mit teilnehmenden 13 000 teilnehmenden Kindern legte einen Zusammenhang nahe zwischen häufiger Handynutzung in der Schwangerschaft und um die Geburt mit Verhaltensauffälligkeiten bei Schuleintritt, wie beispielsweise emotionalen Problemen und Hyperaktivität. Daten einer Schweizer Studie zeigten einen Zusammenhang zwischen häufiger Handynutzung und geringerer Spermienkonzentration. Beginn der Studie war allerdings 2008 unter den Bedingungen von 2G-Netzen, die eine höhere Sendeleistung hatten als die aktuellen 4G- oder 5G-Netze.

Lebensbereich	Frequenz	
Hören	$16-20^4$ Hz	16 Hz bis 20 KHz
Radio/Fernseher	10^5-10^8 Hz	100 KHz bis 100 MHz
Mobilfunk 5G	**10^9 Hz**	**1–3,7 GHz**
Bluetooth	10^9 Hz	2,4 GHz
Mikrowelle	10^9 Hz	300 MHz bis 3 GHz
WLAN	10^9 Hz	2,4 bis 5,7 GHz (Grenzwert 300 GHz)
Sehen/Sonnenlicht	10^{14} Hz	384–789 THz
Röntgenstrahlung	10^{18} Hz	30 PHz bis 30 EHz

Frequenz: Wenn unser Herz 60-mal pro Minute schlägt, dann hat unser Puls eine Frequenz von 1 Hertz (Hz). Die Einheit ist nach dem Physiker Heinrich Hertz benannt. 1 Hertz ist eine Wiederholung pro Sekunde. Liegt der Puls bei 90, dann beträgt die Frequenz 1,5 Hz.
1 KHz = 1 Kilohertz = 1000 Hz = 10^3 Hz, **1 MHz** = 1 Megahertz = 1000 KHz = 1000 000 Hz = 10^6 Hz, **1 GHz** = 10^9 Hz, **1 THz** = 10^{12} Hz, **1 PHz** = 10^{15} Hz, **1 EHz** = 10^{18} Hz

Tab. 20: *Frequenzen, die uns in unserem Leben umgeben*

Immer gab es und wird es Menschen geben, die Dinge wahrnehmen, fühlen oder sehen können, die die Wissenschaft (noch) nicht oder nur andeutungsweise nachweisen kann. Für diese Phänomene der besonderen Begabungen, Talente oder Wahrnehmungsfähigkeiten wurde die Bezeichnung Neurodiversität eingeführt. Dazu zählen unter anderem Elektrohypersensibilität (EHS), Chemikalienunverträglichkeiten, Allergien, ADHS und Hochsensitivität. Das Wissen über Neurodiversität kann helfen, betroffene Menschen besser zu respektieren und gesellschaftlich anzuerkennen.

Das können Sie tun

Nach dem allgemeinen Kenntnisstand haben die meisten Menschen mit Mobilfunk kein Problem. Generell würde ich gerade bei kleinen Kindern im Hinblick auf mögliche Gefahren aufmerksam sein – im Grunde wie bei vielen Dingen, wie zum Beispiel bei Sonnenstrahlen, heißem Essen, einem hohen Klettergerüst, schnellem Fahren mit dem Rad, beim Schwimmen, bei Süßigkeiten ... Auch in der Schwangerschaft empfiehlt es sich, die Handynutzung zu reduzieren.

Prüfen Sie deshalb für sich folgende Möglichkeit, Handystrahlung oder WLAN zu reduzieren, wenn Sie es für nötig erachten:

- Handy und WLAN nachts ausschalten.
- Flugmodus einschalten, wenn Sie nicht erreichbar sein müssen.
- Legen Sie Ihr Handy in einem gewissen Abstand neben sich.
- Legen Sie es nicht in den Kinderwagen, wenn Ihr Kind darin liegt.
- Überlassen Sie Ihr Handy nur kurz Ihrem Kind zum Spielen.
- Kaufen Sie den Kindern möglichst wenige Spielsachen mit Funktechnologie.
- Führen Sie längere Telefonate mit dem Handy über ein strahlungsarmes (AERO-) Headset oder die Freisprecheinrichtung.
- Achten Sie, wenn möglich, auch am Arbeitsplatz auf eine kabelgebundene Kommunikation.
- Die OnToGo-Funktion ermöglicht einen LAN-Anschluss für Smartphones.
- Je weniger Apps auf dem Handy aktiv sind, desto geringer ist die Handystrahlung. Dasselbe gilt auch für Hintergrunddienste des Smartphones („Mobile Dienste“ bzw. „Datennetzmodus“).
- Verwenden Sie wenige Funktechniken wie DECT-Telefone, DECT-Babyphones und Geräte mit WLAN-Anwendungen.
- Bedenken Sie, dass bei schlechter Empfangsqualität die Sendeleistung bis auf ihr Maximum ansteigen kann. Router oder Access-Points sind starke Strahlungsquellen.

Menschen mit Elektrohypersensitivität werden sicher versuchen, alle Möglichkeiten zu ihrem Schutz voll auszuschöpfen. Dazu gehören auch Folien für Wände und spezielle Kleidungsstücke mit eingewebtem Schutz vor elektromagnetischer Strahlung.

Es gibt Therapieansätze, die die Lernfähigkeit des Gehirns nutzen, zum Beispiel Traumatherapie, Reframing (Satir, Erickson) und Gupta Gehirn Retraining Programm (https://guptaprogram.com/de/). Ashok Gupta, der Entwickler des Programms, erklärt, dass bestimmt Regionen im Gehirn (Amygdala und Insula) bei chemischen oder immunologischen Bedrohungen Schutzmechanismen aktivieren, die gewisse Krankheiten hervorrufen können. Das Programm nutzt die Lernfähigkeit eines weiteren Hirnareals (limbisches System), um die fehlgesteuerte Immunantwort zu korrigieren.

Entwicklung des Gehirns: Lernen, wissen, entscheiden

Das Gehirn trifft immer die beste Entscheidung – auf der Grundlage dessen, was ihm an Informationen zur Verfügung steht. Dazu gehören Wissen, Erfahrung, Fertigkeiten, Lösungsideen, Selbstberuhigungsmechanismen. Außerdem werden diese Entscheidungen beeinflusst von Temperament, Willensstärke, Wohlgefühl, Durst, Hunger, dem Bedürfnis nach Aufmerksamkeit, dem Bedürfnis nach Nähe.

Einem kleinen Kind stehen je nach Alter nur wenige intellektuelle Möglichkeiten zur Verfügung. Es reagiert zum Beispiel bei Unwohlsein mit Quengeln oder auf ein Verbot mit Wut und Schreien. Ein Kind kann meist seine Gefühle noch nicht in Worte fassen und hat auch noch keine Argumente bereit für Diskussionen. Außerdem fehlen ihm oft Ideen für gute und konstruktive Lösungen. Je älter ein Kind wird, desto größer ist das Repertoire an „Handwerkszeug", das ihm zur Verfügung steht.

Die Eltern können bei dieser Entwicklung entscheidend helfen und dienen als Vorbild. Kinder beobachten ihre Eltern und andere Erwachsene genau. Sie hören, wie die Eltern nachfragen und verhandeln und auch Lösungen anbieten, zum Beispiel indem sie vorschlagen, ein Spielzeug mit einem anderen Kind zu tauschen.

Aus den Reaktionen der Eltern lernt das Kind, die eigenen Gefühle in Worte zu fassen. Zum Beispiel hört es, es sei ärgerlich, weil es laut geschrien hat, oder es sei enttäuscht, weil es etwas nicht bekommen hat. Außerdem lernt es, dass es sich bei den Eltern Hilfe holen kann, wenn es nicht weiterweiß. Und es erfährt, dass die Eltern aufpassen, dass nichts passiert.

Das Gehirn wächst mit seinen Aufgaben

Das Gehirn beginnt seine faszinierende Entwicklung bereits in der Schwangerschaft. Bei der Geburt und bis etwa zwei Monate danach sind die Gehirnzellen nur in geringem Maß miteinander vernetzt. Danach kommt es vor allem bis zum Alter von zwei Jahren zu einer massiven Neubildung von Nervenzellen. Das Gehirn hat die in diesem Alter maximale Anzahl von Nervenzellen erreicht (etwa 60 Milliarden)! Diese Zellen werden in den ersten Lebensjahren stetig miteinander vernetzt. Während wir neue Eindrücke erleben und Fähigkeiten erlernen, bildet sich ein dichtes Geflecht von Nervenfasern.

In der Pubertät werden die Verbindungen, die wir nicht brauchen, wieder zurückgebaut, sodass nur jene bleiben, die wir wirklich benötigen. Gleichzeitig werden die verbliebenen Nervenfasern zunehmend ummantelt, um eine schnellere Signalübertragung zu gewährleisten. In den mit einer Myelinschicht umhüllten Leitungen können Signale bis zu 100-mal schneller übertragen werden. Bei einem Computer würde man sagen: Die Rechenleistung steigt.

Durch das Lernen werden Verbindungen zwischen den Nervenzellen geknüpft. Häufig gebrauchte Verbindungen werden ausgebaut, selten oder nicht benutzte werden abgebaut. Ebenso verhält es sich auch mit den Nervenzellen: Nicht benutzte werden abgebaut.

Treffen Informationen auf den Körper – Hören, Sehen, Fühlen, Gefühle – dann werden diese in den entsprechenden Regionen vorsortiert, bearbeitet und es entstehen Eindrücke, Gefühle, Gedanken, Handlungen usw. Sind diese Informationen für das Gehirn von Nutzen, dann werden sie abgespeichert.

Diese Vorgänge verbrauchen viel Energie: Auf das Gehirn entfallen nur etwa 2 % des Körpergewichts (Beispiel: Bei einem 70 kg schweren Menschen wiegt das Gehirn 1,4 kg), aber es verbraucht 20 % der gesamten Energie, die der Körper aufnimmt.

Die Regionen des Gehirns und ihre Funktionen

Direkt oberhalb der Stelle, an der das Rückenmark (es liegt geschützt in der Halswirbelsäule) ins Gehirn eintritt, liegt das Stammhirn. Es kontrolliert lebenswichtige Funktionen wie Atmung, Herzschlag, Hunger, Körpertemperatur und Bewegungsdrang. Und bei extremem Stress reguliert es auch die Notfallreaktionen: Angriff oder Flucht (siehe Seite 412).

Dem Stammhirn folgt das limbische System, eine hochkomplexe Hirnstruktur mit der Aufgabe, das affektive Verhalten (Angst, Wut, Sexualität, Aggression) zu kontrollieren. Außerdem ist es an Lernprozessen beteiligt und spielt eine wichtige Rolle bei der Abspeicherung von Gedächtnisinhalten. Dem limbischen System werden unter anderem die Amygdala und der Hippocampus zugeordnet.

Die Amygdala (Mandelkern) ist an der Wahrnehmung, Bewertung und Wiedererkennung von Situationen und der Analyse möglicher Gefahren beteiligt. Sie ist zudem eine wichtige Region für unser Erleben von Angst und Stress. Sie verknüpft Ereignisse mit Emotionen und speichert sie. Beispielsweise entstehen im Nervenkern der Amygdala ausdrucksstarke Gefühle wie super, toll, überwältigend, herzergreifend, hässlich, fürchterlich, schrecklich, abstoßend, blöd usw. und aggressives Verhalten kann angestoßen werden. In Verbindung mit Geruch wird alles noch schneller und besser gespeichert und auch leichter wieder abrufbar. Daher können Gerüche Gefühle in Erinnerung bringen, beispielsweise wenn es so riecht wie im Urlaub („Sicher wird es jetzt auch wieder schön!") oder wie im Krankenhaus („Tut es jetzt gleich wieder weh?").

Der Hippocampus hat die Aufgabe, Informationen vom Kurzzeit- in das Langzeitgedächtnis zu überführen. Die Informationen werden dann an verschiedenen Stellen in der Großhirnrinde gespeichert.

Im Frontalhirn (präfrontaler Cortex, das ist der Bereich hinter der Stirn) werden die ungefilterten Gefühle, die von der Amygdala kommen, bearbeitet und so umgewandelt, dass sie, angepasst an die jeweilige Situation, umgesetzt werden können. Das Frontalhirn ist somit zuständig für verantwortungsvolles Handeln, soziales Bewusstsein, vernünftige Entscheidungen und zukünftiges Handeln.

Die Großhirnrinde (Cortex) ist zuständig für das Denken, das Gedächtnis und für Entscheidungen.

Pubertät: Gehirn im Umbau

Ein besonders eingreifender und effektiver Umbau des Gehirns geschieht in der Pubertät. 70 % des Frontalhirns werden umgebaut, neu sortiert. Damit können die spontanen Impulse aus der Amygdala nur ungenau kontrolliert werden. Bei diesem Umbau entstehen viele neue Verbindungen. Es werden neue Impulse gesetzt und wichtige Verbindungen weiter ausgebaut. Das ist der Grund dafür, dass sich in der Pubertät das Verhalten schlagartig ändern kann. Erst im Alter von 20 bis 25 Jahren ist dieser Umbau beendet.

Während des gesamten Lebens werden durch Lernen neue Verbindungen zwischen den Nervenzellen geschaffen und durch den Gebrauch bestehende Verbindungen intensiviert, damit sie schneller funktionieren. Nicht benutzte Zellen sterben ab (Alkohol und Rauchen beschleunigen diesen Abbau).

Gefühle – kleiner Unterschied bei Mädchen und Jungen

Im Lauf der Entwicklung der Menschen haben sich einige Unterschiede zwischen den Geschlechtern als vorteilhaft erwiesen. Solche angeborene Unterschiede bestehen beispielsweise in der Verarbeitung und Wahrnehmung von Gefühlen bei Mädchen und Jungen – wie immer gibt es fließende Übergänge:

Mädchen können laut dem bekannten Hirnforscher Martin Korte offenbar leichter ihre Gefühle zeigen und beschreiben, Gefühle anderer erkennen und Empathie empfinden. Ihr Frontalhirn (präfrontaler Cortex, siehe vorheriges Kapitel) ist allgemein aktiver als bei Jungen und damit besser in der Lage, die Gefühlssignale der Amygdala (siehe vorheriges Kapitel) in ihrer Ausdrucksstärke und Heftigkeit zu dämpfen und zu kontrollieren.

Bei Jungen ist die Amygdala größer als bei Mädchen und die kontrollierende Aktivität des Frontalhirns ist geringer. Das erklärt gut, warum Jungen oft sehr viel Energie haben, Stress intensiver erleben, eher mal impulsiv und heftig reagieren oder sich gar aggressiv verhalten. Durch viele Gespräche, Vorbilder und Grenzen lernen Jungen trotz dieser Unterschiede, ihre emotionale Seite zu entwickeln und ihr heftiges Verhalten zu reflektieren. Herumtoben, sich in der Natur ausleben, mit anderen rangeln und in spielerische/sportliche Wettkämpfe zu treten, sind sicher eine gute Art, mit dieser angeborenen Energie umzugehen. Werden auf diese natürliche Art und Weise heftige Gefühle und Impulse kanalisiert, sind Jungen weniger aggressiv und fühlen sich in ihrer Eigenart verstanden und akzeptiert.

Leichter Lernen

In jedem Lebensalter kann das Gehirn lernen. Gehirnzellen und ihre Nervenbahnen werden durch den häufigen Gebrauch sogar schneller und aktiver. Dann sind wir motiviert, etwas zu lernen oder zu tun, weil es sich für uns lohnt.

- Am effektivsten lernen wir, wenn der Inhalt mit einem positiven Gefühl verbunden ist.

- 85 % des Lernens passiert unbewusst.
- Ein neugieriges Gehirn lernt optimal und speichert das Gelernte in den verschiedensten Bereichen des Gehirns ab. Dann kann das Gelernte in den unterschiedlichsten Zusammenhängen abgerufen und mit den Inhalten kreativ gearbeitet werden.
- Vorlesen, ein Musikinstrument spielen, basteln und malen fördert die Konzentrationsfähigkeit.
- Mit Angst lernt es sich schlecht, denn die Angst blockiert das Arbeitsgedächtnis. Dann werden Lerninhalte nur im Angstzentrum abgespeichert. Dieses Wissen kann zwar auch abgerufen, aber kaum kreativ eingesetzt werden.
- Geliebte Gerüche oder Düfte motivieren und aktivieren bestimmte Hirnareale, helfen beim Lernen und stärken die Konzentration.
- Ausreichend trinken, denn bereits ab einem Wassermangel von 1 – 2 % im Körper lässt die Fähigkeit zu denken nach.

Konzentration

Die Konzentrationsfähigkeit des Menschen ist je nach Alter begrenzt:
- Sechsjährige: ca. 15 Minuten
- Neunjährige: ca. 20 Minuten
- Elfjährige: ca. 30 Minuten

Sport macht schlau

Etwas zu wissen und zu können gibt ein gutes Gefühl und es gibt eine einfache Methode, Lernen einfacher zu machen – Sport! Dafür gibt es mehrere Gründe und viele Untersuchungen, die das aufzeigen.
- Sport steigert das Lernvermögen und die Konzentration. Der Bereich des Gehirns, der für die Bewegung zuständig ist (motorischer Cortex) liegt neben dem Lernzentrum. Das bedeutet, dass bei Sport auch die Durchblutung des Lernzentrums gefördert wird.
- Sport fördert die Neubildung von Gehirnzellen im Hippocampus und dieser Bereich ist zuständig dafür, welche Inhalte im Langzeitgedächtnis gespeichert werden.
- Sport macht weniger stressanfällig.
- Sport hat einen positiven Einfluss auf das psychische Wohlbefinden.

- Beim Sport können wir abschalten, denn die Aufmerksamkeit wird von allein auf die Bewegung gelenkt. Es gilt als erwiesen, dass die geistige Leistungsfähigkeit danach höher ist als zuvor.
- Regelmäßiger Sport führt zu besseren Schulnoten – dies zeigte eine Untersuchung an 4755 Mädchen und Jungen im Alter von 11, 13 und 16 Jahren.
- Sport vor der Schule – auch das Laufen oder Radeln zur Schule – verhilft zu besserer Konzentration im Unterricht und stärkt das Sozialverhalten.
- Sind Sport und Bewegung möglichst vielfältig, werden alle Sinne angesprochen.
- Empfehlungen mehrerer Fachgesellschaften für die Bewegungsdauer:
  - Säuglinge und Kleinkinder sollen so wenig wie möglich in ihrem Bewegungsdrang gehindert werden und sich so viel wie möglich bewegen.
  - Kindergartenkinder drei Stunden und mehr pro Tag.
  - Grundschulkinder 90 Minuten und mehr pro Tag, dazu zählen auch Alltagsaktivitäten wie der Schulweg.
  - Jugendliche 90 Minuten und mehr pro Tag, dazu zählen auch Alltagsaktivitäten.

Stress: Wenn Kinder überfordert sind

Jeder Mensch hat eine individuelle Stressanfälligkeit. Daher kann ein und dieselbe Gegebenheit bei einem Menschen Stress auslösen, beim anderen nicht. Der Umgang mit Stress ist unter anderem abhängig von der Situation, vom Lebensalter und der Lebenserfahrung. So kann das Geräusch des Staubsaugers auf manche Babys beruhigend wirken, andere schreien in Panik und klammern sich fest an die Bezugsperson, um Schutz zu suchen. Wird das Kind dann größer, hat es plötzlich Lust, beim Staubsaugen zu helfen.

Akuter Stress – zwischen Herausforderung und Überlastung

Aber nicht jeder Stress ist negativ. Empfindet man eine Situation als Herausforderung, die wir glauben, bewältigen zu können, spricht man von positivem Stress. Auch dann werden Stresshormone ausgeschüttet, um die Aufmerksamkeit und Leistungsfähigkeit zu steigern. Wichtig ist, dass solche Situationen nicht zu lang anhalten oder gar zum Dauerzustand werden: Mit akutem Stress in überwindbarem Ausmaß können die meisten Menschen umgehen.

Die Folgen von akutem negativem Stress dürfte allen bekannt sein: Das Kind will etwas erzählen und gerät dabei ins Stocken, bei einer Schulaufgabe kommt es zum Blackout und plötzlich ist alles weg – Stress kommt auf und nichts geht mehr. Wichtig ist, dass Sie als Eltern diese Situation erkennen und verstehen. Ihr Kind braucht Ihre Hilfe, um mit diesem Stress umgehen zu lernen.

Auch hinter dem oft als trotzig oder bockig fehlgedeuteten Verhalten der Kleinkinder steht Stress (siehe Seite 358). Und nicht zuletzt stellen auch Streitfälle im Familienalltag Stresssituationen dar (siehe Seite 343).

Blackout in der Schule

Glauben Sie an Ihr Kind und seine Fähigkeiten! Beruhigen Sie es erst einmal, denn es ist selber von sich enttäuscht und frustriert. Wenn Ihr Kind zu Hause beim Abfragen das Gelernte gut wiedergeben kann, dann ist klar, dass es den Schulstoff eigentlich beherrscht. Entwickeln Sie gemeinsam Strategien, wie es Stresssituationen in der Schule besser meistern kann. Der Umgang mit dem Stress lässt sich lernen und so wird Ihr Kind in Leistungstests sein Wissen besser zeigen können.

Als genetisch angelegtes Programm waren Stressreaktionen in erster Linie vorgesehen, um sofort auf eine akute Bedrohung zu reagieren, und zwar mit Flucht oder Kampf. Entwicklungsgeschichtlich war so ein genetisches Programm überlebensnotwendig, denn lebensbedrohliche Situationen, die schnelles Handeln erforderten, gab es zu Beginn der Menschheit zuhauf. Geraten wir heutzutage plötzlich unter Druck, dann läuft augenblicklich dasselbe Programm ab. So haben sich zwar die Ursachen für Stress verändert, die Stressreaktionen aber nicht:

- Kreatives Denken ist erst einmal nicht möglich – sich zurückzulehnen und nachzudenken war damals unter Umständen lebensgefährlich.
- Das Sprechen gerät ins Stocken, wir fangen an zu stottern oder finden gar keine Worte.
- Wir können nicht mehr zuhören und hören schlechter: Bei heftigem Stress wird im Mittelohr der Muskelzug auf das Trommelfell so verändert, dass wir nur noch tiefe Töne hören (entwicklungsgeschichtlich gesehen sicher eine gute Reaktion, denn so konnten tiefe bedrohliche Tierstimmen, zum Beispiel von Bären oder Wölfen, besser wahrgenommen werden).

Allgemeine Maßnahmen

- Wichtig ist, dass Sie als Eltern verstehen, warum bei Stress vieles nicht mehr geht.
- Tief durchatmen, sich Zeit nehmen, um den akuten Stressreiz abklingen zu lassen (Adrenalin ist nach wenigen Minuten wieder abgebaut).
- Musik, Singen und Tanzen, ein angenehmer Duft wirken entspannend.
- Bewegung hilft, zum Beispiel kurz im Garten austoben, Arme und Beine strecken usw.

- Nach einiger Zeit, wenn sich alles wieder beruhigt hat, das Gespräch suchen, zum Beispiel am Abend vor dem Zubettgehen.
- Ein „Wellnessprogramm" wirkt Wunder: Rücken oder Füße massieren, an einem beliebten ätherischen Öl oder einem anderen Naturduft schnuppern, Vorlesen usw. Das Kind kann sich auch selbst die Finger oder Stirn massieren.
- An etwas Schönes oder einen schönen Ort denken, zum Beispiel an den letzten Urlaub am Meer, an ein schönes Fest usw.
- Eine Gedankenreise durch den Körper machen.
- Bezugspersonen suchen, bei denen sich Ihr Kind wohlfühlt – wenn nötig den Kindergarten wechseln.
- Für bekannte Stresssituationen im Voraus gemeinsam mit Ihrem Kind oder dem Jugendlichen ein Repertoire zusammenstellen und einüben, damit es bei Stress eingesetzt werden kann.
- Entspannungsverfahren können das gestresste Gehirn auf andere Gedanken bringen, zum Beispiel Autogenes Training, Yoga, progressive Muskelentspannung.

Pflanzenheilkunde und Aromatherapie

- Motivationsduft von Stadelmann: Naturparfüm, als Riechfläschchen oder einen Tropfen auf den Handpuls geben.
- Kytta Sedativum (ab 3 Jahren): pflanzliches Heilmittel aus Baldrian, Hopfen und Passionsfrucht bei nervöser Unruhe. 1- bis 2-mal täglich 1 Dragee.
- Notfalltropfen nach Dr. Bach.
- Rhodiola Intercell (ab 12 Jahren): unter anderem mit Rosenwurzextrakt, zur vorübergehenden Linderung von Stresssymptomen wie Müdigkeit und Schwächegefühle.

Homöopathie

- *Aconitum* – bei Angst vor der Schule.
- Calmedoron – Komplexmittel von Weleda: mit Baldrian, Hafer, Hopfen und Passionsblume. Bei innerer Unruhe 5 Globuli (bis 1 Jahr), 10 Globuli (1 – 5 Jahre) bzw. 15 Globuli (ab 6 Jahren).
- Neurexan – Komplexmittel von Heel mit Hafer, Passionsblume, Kaffee, Zincum valerianicum 1- bis 3-mal täglich 1 Tablette (ab 12 Jahren).

Eine konstitutionelle Behandlung im Sinne der klassischen Homöopathie kann hilfreich sein.

Wann zur Ärztin oder zum Arzt?

- Wenn Sie den Verdacht haben – und sei er noch so gering – dass etwas schweren Stress bei Ihrem Kind verursacht.
- Je früher eine Psychotherapie beim Kinder- und Jugendpsychotherapeuten begonnen wird, desto geringer sind die Folgen fürs spätere Leben.

Chronischer Stress – Bedrohung für die geistige Entwicklung

Dauerhafte Überforderung und chronischer Stress wirken sich nachhaltig negativ aus. Dann steigt längerfristig der Blutspiegel von Kortisol und Adrenalin. Die Folge: Nervenverbindungen zwischen den Nervenzellen werden abgebaut, auch im Hippocampus, der wichtig ist für die Aufnahme und das Speichern von Informationen. Unter anderem hat chronischer Stress somit eine direkte Auswirkung auf das Gedächtnis.

Besonders schwere Auswirkungen auf Hirnentwicklung und Entwicklung einer gesunden Psyche haben schwerer (toxischer) und wiederholter Stress früh im Kindesalter. Er tritt unter anderem bei schweren Verlustängsten, Missbrauch, Todesangst, Verkehrsunfällen und anderen Traumatisierungen auf. Gekennzeichnet sind diese Stressformen durch Verhaltensauffälligkeiten, Muskelschwäche, Sprachlähmung, Panikattacken, Schlafstörungen usw. Erst Jahre später können dann posttraumatische Belastungsstörungen, Depressionen und teils schwere psychische Störungen auftreten. Im Gehirn – bei Kindern, Jugendlichen und Erwachsenen gleichermaßen – lauern Erinnerung und wie aus dem Nichts tauchen plötzlich schreckliche Erinnerungsfetzen auf. Deshalb kann sich das Gehirn kaum gesund entwickeln.

Zur Linderung eignen sich die im Kapitel über akuten Stress dargestellten Maßnahmen (siehe Seite 413). Sinnvoll ist es zudem, die Ursachen zu beseitigen – wenngleich das nicht in allen Fällen möglich ist.

Wann zur Ärztin oder zum Arzt?

- Wenn Sie den Verdacht haben – und sei er noch so gering – dass etwas schweren Stress bei Ihrem Kind verursacht.
- Eine psychotherapeutische Behandlung kann nicht früh genug begonnen werden. Je früher eine Psychotherapie beim Kinder- und Jugendpsychotherapeuten begonnen wird, desto besser.

Wenn der Stress überhandnimmt

Für Kinder, die sehr früh wiederholten Stresssituationen ausgesetzt sind, also chronisch unter Stress stehen, und vor allem für Kinder nach traumatisierenden Ereignissen gilt: Je früher man eingreift, desto geringer sind die Folgen fürs spätere Leben! Ihr Kinder- und Jugendarzt kann Sie beraten und an die entsprechenden Stellen verweisen.

Die Zukunft unserer Kinder und die (Um)Welt, die wir ihnen übergeben

> *Die Menschheit schuldet dem Kind das Beste, was sie zu geben hat. – Kinderrechtskonvention der Vereinten Nationen vom 20. 11. 1959*

In den letzten Jahren hat sich in unserer Gesellschaft immer mehr das Bewusstsein für eine gesunde Lebensführung und eine intakte Umwelt entwickelt. Es ist deutlich geworden, dass wir alle viel dazu beitragen können, die Zukunft unserer Kinder zu gestalten – mit vielen kleinen Dingen in unserem täglichen Leben.

Die Freude an der Entwicklung unserer Kinder und unser sehnlicher Wunsch, dass es ihnen gutgehen möge, eröffnen einen neuen Blick auf die Zukunft, auf die wir unsere Kinder vorbereiten. Dieses Bewusstsein macht es leichter, dem Schutz unserer Umwelt und der Umwelt unserer Kinder mehr Beachtung zu schenken.

Viele Dinge sind so schön, so praktisch, so einfach, so billig, so schnell, so perfekt – schnell gekauft und genauso schnell überflüssig. Und was nicht mehr gebraucht wird, wandert in den Müll. Dazu gehören nicht nur die praktischen Helfer im Alltag, sondern auch ein Großteil des Spielzeugs.

Die Kinder könnten sagen: „Ihr produziert den Müll und wir bleiben darauf sitzen." Und dann? Müllberge, Rohstoffknappheit, Luftverschmutzung. Remo Largo formuliert es in seinem Buch *Das passende Leben* treffend: „Wir sollten uns aber nicht nur fragen, was wir der Natur antun, sondern auch, wie sehr wir uns selber damit schaden." Die Verschmutzung der Umwelt mit Plastik ist schon so weit fortgeschritten, dass wir pro Woche über die Atemwege und das Essen etwa 5 g Plastik zu uns nehmen, das entspricht in etwa dem Gewicht einer Kreditkarte! Mineralwasser enthält 20-mal so viel Mikroplastik wie Leitungswasser.

Folgen der Klimaerwärmung

Es gibt mehr Fehlgeburten, die Anzahl der Frühgeburten nimmt zu und das Geburtsgewicht der Kinder ist geringer. Allergien und Asthma nehmen zu, da die Pollenflugzeit länger und intensiver ist. Ozon und Feinstaub verstärken die Allergenität der Pollen. Asthma, eine der häufigsten chronischen Erkrankungen vermindert die Lebensqualität der Kinder und Jugendlichen.

- Infektionskrankheiten wie Magen-Darm-Grippen werden häufiger.
- Es ist zu beobachten, dass sich Krankheiten, die bisher nur in wärmeren Ländern auftraten, langsam in Europa ausbreiten (u.a. Malaria, Denguefieber, Zika-Virus, West-Nil-Virus). Diese werden vor allem durch Stechmücken übertragen und seit Jahren finden sich exotische Stechmücken wie die asiatische Tigermücke in der Rheinebene.
- Die Angst vor der Zukunft hat bei Heranwachsenden in den letzten Jahren zugenommen.
- Von der Luftverschmutzung sind Kinder stärker betroffen als Erwachsene, da sie im Verhältnis zu ihrer Körpergröße mehr Schadstoffe einatmen.
- Kinder haben häufiger akute und chronische Atemwegserkrankungen.
- Die Sterblichkeit von Säuglingen und Kleinkindern nimmt zu.
- Bereits vor der Geburt führt die Belastung mit Feinstaub und Stickstoffdioxiden zu genetischen Veränderungen, Wachstumsverzögerungen und Entwicklungsstörungen.

Wir können viele kleine Dinge tun, die zusammen eine große Wirkung haben. Wir können etwas einsparen, zum Beispiel indem wir Leitungswasser trinken und so auf Plastikflaschen verzichten. Wir können regionale und Bio-Produkte bevorzugen und bewusster einkaufen, denn für die billigen Dinge wird an anderer Stelle der Preis gezahlt. Auch kann eine pflanzenbetonte Ernährung Treibhausgase durch Nahrungsmittel halbieren.

> *Unsere Kinder sollen es einmal genauso gut haben wie wir. Wir übergeben ihnen diese Erde!*

Ein Wunsch zum Schluss

Auf viele Fragen konnte das Buch Ihnen sicher eine Antwort geben. Manche Fragen können jedoch nur bei einem Arztbesuch im persönlichen Gespräch und durch eine Untersuchung geklärt werden. Vielleicht ist auch eine Zusammenarbeit mit Vertretern anderer Fachdisziplinen sinnvoll.

Ich wünsche Ihnen, dass Sie zwischen all den Krankheiten, Sorgen und Herausforderungen die Zeit mit Ihren Kindern in vollen Zügen genießen, dass Sie sich an deren Entwicklung und allen dazugehörigen Überraschungen freuen können.

Anhang

Zum Lesen, Hören, Ansehen

Empfehlenswerte Bücher

- Brisch, Karl Heinz: Bindungsstörung: Von der Bindungstheorie zur Therapie. Klett Cotta, Stuttgart 2018
- Brisch, Karl Heinz: Bindung und emotionale Gewalt. Klett Cotta, Stuttgart 2017
- Dorsch, Walter; Schmid, Ludwig; Heck, Julia: In 26 Schritten zum kompetenten Kneippianer. Kneipp-Verlag, Bad Wörishofen 2005
- Drocsi-Ulrich, Mira: Das Beste für mein Kind – Ärztliche Homöopathie im Alltag. Hahnemann Institut GmbH, Greifenberg 2018 (E-Book)
- Fickl, Stefan: Auf den Zahn gefühlt. Kiepenheuer & Witsch, Köln 2022
- Hirte, Martin: Impfen pro und contra. Knaur, München 2018
- Hörlexikon für Kinder: www: kinderaerzte-im-netz.de Mediathek Hörlexikon
- Hüther, Andrea; Saring, Barbara; Kaesen, Sonja: Das ELIXIER für Eltern hochbegabter Kinder. BoD, Nordersted 2020
- Hüther, Gerald: Was wir sind und was wir sein könnten. Fischer, Frankfurt 2013
- Hüther, Gerald: Jedes Kind ist hoch begabt. btb, Berlin 2013
- Hüther, Gerald: Rettet das Spiel. btb, Berlin 2018
- Imlau, Nora: Mein kompetentes Baby – Wie Kinder zeigen was sie brauchen. Kösel, München 2016
- Imlau, Nora: So viel Freude, so viel Wut. Penguin, München 2021
- Imlau, Nora: Du bist anders, Du bist gut. Penguin, München 2021
- Imlau, Nora: Meine Grenze ist Dein Halt. Belz, Weinheim 2022
- Juul, Jesper: Leitwölfe sein: Liebevolle Führung in der Familie. Beltz, Weinheim 2018
- Juul, Jesper: Das kompetente Kind. Rowohlt, Reinbek 2009
- Juul, Jesper: Dein selbstbestimmtes Kind. Kösel, München 2020
- Juul, Jesper: Nein aus Liebe. Klare Eltern – starke Kinder. Beltz, Weinheim 2018
- Lang, Martin; Rauh, Wilhelm: Homöopathische Behandlung von Kindern. Haug, Stuttgart 2013
- Largo, Remo: Babyjahre. Piper, München 2019
- Largo, Remo: Kinderjahre. Piper, München 2020
- Korte, Martin: Wie Kinder heute lernen. DVA, München 2009

- Renz-Polster, Herbert: Kinder verstehen. Born to be wild. Kösel, München 2022
- Renz-Polster, Herbert: Schlaf gut, Baby! Gräfe und Unzer, München 2016
- Renz-Polster, Herbert: Gesundheit für Kinder. Kösel, München 2017
- Renz-Polster, Herbert: Die Kindheit ist unantastbar. Beltz, München 2018
- Renz-Polster, Herbert: Erziehung prägt Gesinnung. Kösel, München 2019
- Renz-Polster, Herbert; Hüther, Gerald: Wie Kinder heute wachsen. Beltz, Weinheim 2022
- Renz-Polster, Herbert: Mit Herz und Klarheit. Piper, München 2024
- Rogge, Jan Uwe: Pubertät – Loslassen und Haltgeben. Rowohlt, Reinbek 2010
- Rogge, Jan Uwe: Erziehung. Rowohlt, Reinbek 2012
- Rogge, Jan Uwe; Bartram, Angelika: Wie Sie reden damit Ihr Kind zuhört. Gräfe und Unzer, München 2017
- Schilcher, Heinz; Stadelmann, Ingeborg; Herb, Christian: Duft- und Heilpflanzen. Sehen – verstehen – anwenden. Stadelmann, Wiggensbach 2012
- Soldner, Georg: Kinderkrankheiten natürlich behandeln. Gräfe und Unzer, München 2014
- Stadelmann, Ingeborg: Die Hebammen-Sprechstunde. Stadelmann, Wiggensbach 2021
- Stadelmann, Ingeborg: Homöopathische Haus- und Reiseapotheke. Stadelmann, Wiggensbach 2019
- Stadelmann, Ingeborg: Aromapflege. Praktische Aromatherapie für den Pflegealltag. Stadelmann, Wiggensbach 2020
- Stadelmann, Ingeborg: Bewährte Aromamischungen. Mit ätherischen Ölen leben, gebären, sterben. Stadelmann, Wiggensbach 2009
- Stadelmann, Ingeborg: Aromamischungen für Mutter und Kind. Stadelmann, Wiggensbach 2021
- Stadelmann, Natalie: Ernährung in Schwangerschaft und Stillzeit. Stadelmann, Wiggensbach 2021
- Stadelmann, Natalie: Das große Buch von Babybrei & Beikost. Pilcher, Wien 2019
- Stadelmann, Natalie: Baby isst mit. Edition Styria, Wien 2016
- Stadelmann, Natalie: Baby-Ernährung bei Allergien und Unverträglichkeiten. Kneipp, Bad Wörishofen 2017
- Stumpf, Werner: Homöopathie: Das bewährte Standardwerk. Gräfe und Unzer, München 2021
- Sommer, Sven: Homöopathie für Kinder: Die wichtigsten Mittel für eine natürliche, sanfte Behandlung. Gräfe und Unzer, München 2017
- Uhlemayr, Ursula: Wickel & Co. – Bärenstarke Hausmittel für Kinder. Urs, Oy-Mittelberg 2021

- Uhlemayr, Ursula; Wolz Dietmar: Wickel und Auflagen: Beratung, Auswahl und Anwendung. Deutscher Apotheker Verlag, Stuttgart 2015
- Weber, Andreas: Mehr Matsch! Kinder brauchen Natur. Ullstein, München 2012
- Wiesenauer, Markus: Quickfinder – Homöopathie für Kinder. Gräfe und Unzer, München 2018

Informationen im Internet

Auf der Internetseite des Stadelmann-Verlags finden sich weitere Informationen, Links und Materialien, die frei heruntergeladen werden können. Dazu den QR-Code scannen oder die Internetseite aufsuchen:
www.stadelmann-verlag.de/sprechstunde-kinderarzt.html

Zum Download
- Literaturverzeichnis: Verzeichnis der verwendeten Quellen
- Zahnpflege: praktische Anleitung zur Zahnpflege und Kariesprophylaxe
- Schmerztagebuch mit numerischer Schmerzskala und Gesichterskala

Allgemein:
- www.kinderaerzte-im-netz.de: Elternportal des Berufsverbandes der deutschen Kinder- und Jugendärzt*innen (BVKJ – www.bvkj.de)
- www.kindergesundheit-info.de: Informationen der Bundeszentrale für gesundheitliche Aufklärung (BZGA)
- www.dgkj.de: Deutsche Gesellschaft für Kinder- und Jugendmedizin e.V.
- www.dzvhae.de: Deutscher Zentralverein homöopathischer Ärzte
- www.arzneipflanzenlexikon.de: Informationen über Heilpflanzen des Instituts für Pharmazie der Ernst-Moritz-Arndt-Universität Greifswald
- www.awmf.org: Leitlinien für Ärzt*innen und Gesundheitspersonal
- www.kinderformularium.de: Arzneimitteln bei Kindern und Jugendlichen
- www.gpau.de: Gesellschaft für Pädiatrische Allergologie und Umweltmedizin

Impfungen:
- www.stiko.de: offizielle Seite des Robert Koch Instituts (www.rki.de)
- www.impfen-info.de: Informationen der Bundeszentrale für gesundheitliche Aufklärung (BZGA)
- www.impf-info.de: Internetseite von Dr. Steffen Raabe, München

Umgang mit neuen Medien:
- www.kinderaerzte-im-netz.de, Rubrik Mediathek: Empfehlungen zum Bildschirmmediengebrauch
- https://medienfasten.org: wissenschaftliches Projekt der Universität Herdecke/Witten und des Berufsverbandes der Kinder- und Jugendärzt*innen (BVKJ)

Hygiene bei Mädchen:
- www.kindergynaekologie.de/fileadmin/pdf/korasion90_merkblatt.pdf: Toiletten- und Waschhygiene

Blasentagebuch:
- www.kinderaerzte-im-netz.de/media/58b2db12b49d3811b1002422/source/blasentagebuch-pdf..pdf

Medikamente in Schwangerschaft und Stillzeit:
- www.embryotox.de (Universität Berlin)

Notrufnummern

Notruf Deutschland: 112

Notarzt: 112 – auch über Handy, ohne Vorwahl
Ärztlicher Bereitschaftsdienst: 116 117
Polizei: 110

Notruf Europäische Union und Schweiz: 112

Giftnotrufzentralen
- Berlin: 030/19240
- Bonn: 0228/19240
- Erfurt für Mecklenburg-Vorpommern, Sachsen, Sachsen-Anhalt, Thüringen: 0361/730730
- Freiburg für Baden-Württemberg: 0761/19240
- Giftinformationszentrum-Nord für Hamburg, Niedersachsen, Schleswig-Holstein: 0551/19240
- Gift-Info-Zentrale Homburg/Saar: 06841/19240
- Giftinformationszentrum Rheinland-Pfalz/Hessen: 06131/19240
- München für Bayern: 089/19240

- Wien: +43 140 643 43
- Zürich: +41 442 515 151

Weitere Infos im Internet unter www.giftnotruf.de

Nummer gegen Kummer
Beratung für Kinder und Jugendliche: 0800 111 0333, für Eltern 0800 111 0550.

Danksagung

Für die Unterstützung bei der Arbeit an diesem Buch möchte ich danken:

- Meiner Kollegin Dr. Petra May und unserem Team, ohne deren engagierte Unterstützung die Versorgung der Kinder und Jugendlichen nicht möglich wäre. Besonders hervorheben möchte ich dabei Frau Andrea Groß für Korrekturen beim Entstehen von Texten und die Erstellung der Merkblätter zum Zähneputzen.
- Meinen Lehrer*innen Dr. J. Metz und Prof. J. Schöber (Schulmedizin), Prof. M. Dorsci, Dr. A. Geukens, Dr. H. Frei (Homöopathie), meinem Kollegen Georg Soldner (Anthroposophie), Anne Huschens, Anna Krieb und Almut Schmale-Riedel (Transaktionsanalyse).
- Meiner Tochter Dorothee für die Illustrationen und die vielen wichtigen Korrekturhinweise.
- Den vielen Menschen, die Anregungen gegeben und zu den Korrekturen beigetragen haben, besonders hervorheben möchte ich dabei Frau Dr. Bach-Blattner.
- Meinem Kollegen Dr. Willi Rauh für die kritische Prüfung der medizinischen Fakten der 1. Auflage.
- Meiner Kollegin Annette Imhof für die Unterstützung bei der 4. Auflage.
- Frau Marietta Geyer für die wertvollen Anregungen im Bereich Mobilfunk und Elektrohypersensitivität.
- Meinem Kollegen Dr. Herbert Renz-Polster, dessen treffende Art, über Kinder zu schreiben, mich in meinem Berufsleben sehr bereichert und geprägt hat.
- Der Lektorin Frauke Bahle und der Hebamme, Buchautorin und Verlegerin Ingeborg Stadelmann sowie dem Stadelmann Verlag für die fruchtbare, interessante und gewinnbringende Zusammenarbeit und die Möglichkeit, das Buch in dieser Form zu veröffentlichen.
- Besonderer Dank gebührt Ingeborg Stadelmann für ihre Ergänzungen im Bereich Aromatherapie und Natalie Stadelmann für die kritische Durchsicht und wertvollen Anregungen im Kapitel über Ernährung.

- Meinen Kindern, bei denen ich erfahren durfte, was Elternsein und Erziehung bedeutet.
- Meiner Frau Theresia mit ihren sehr konstruktiven Anregungen und Ermutigungen, dieses Buch zu schreiben.

Der Autor

Dr. med. Peter Büttner ist Kinder- und Jugendarzt mit Zusatzbezeichnung Homöopathie und Vater von drei Kindern. Während seiner Zeit im Kinderkrankenhaus München arbeitete er als Kindernotarzt, in der Kinderintensivstation, in der kardiologischen Ambulanz, der Ultraschallambulanz und der kinderchirurgischen Abteilung. Seit 1993 ist er in eigener Praxis in Memmingen tätig. Er ist Mitglied im Berufsverband der Kinder- und Jugendärzt*innen e.V., in der Deutschen Gesellschaft für Kinder- und Jugendmedizin e.V., im Paednetz Allgäu e.V., im Deutschen Zentralverein homöopathischer Ärzte und in der Deutschen Gesellschaft für Transaktionsanalyse. Ausbildung in Transaktionsanalyse in den Bereichen Pädagogik und Beratung – Abschluss als TA-Berater. Er hält zahlreiche Webinare, außerdem Vorträge in Kindergärten, bei Hebammen und vielen anderen Interessengruppen.

Während des Studiums absolvierte er 1982 ein zweimonatiges Praktikum in einem Provinzkrankenhaus in Kolumbien. Inmitten der Armut und der schlechten medizinischen Versorgung der Menschen auf dem Land sah er, wie gut die medizinische Versorgung in Deutschland ist und welches Privileg es ist, hier zu leben.

Bildnachweis

Cover und S. 14/15, 299 (Hintergrundstruktur): pixabay /48: Hicks CL, von Baeyer CL, Spafford P, van Korlaar I, Goodenough B. The Faces Pain Scale – Revised: Toward a common metric in pediatric pain measurement. Pain 2001;93:173–183. Bieri D, Reeve R, Champion GD, Addicoat L, Ziegler J. The Faces Pain Scale for the self-assessment of the severity of pain experienced by children: Development, initial validation and preliminary investigation for ratio scale properties. Pain 1990;41:139–150. /71: vecton – stock.adobe.com /72: bilderzwerg – stock.adobe.com /123: Consilium pädiatrie. Sonderausgabe 2014;1:2. Daten nach Brazelton (1962), Hunziker & Barr (1986) und Michaelsson et al. (1990)

Alle anderen Abbildungen stammen von Dorothee Büttner oder aus Vorlagen des Autors.

Register